妇产科疾病诊疗基础与护理精要

主编 赵文转 周 蕾 康 爽 杨亚妮 孙 瑜

中国出版集团有限公司

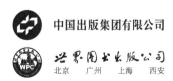

世界图书出版公司

北京 广州 上海 西安

图书在版编目（CIP）数据

妇产科疾病诊疗基础与护理精要 / 赵文转等主编.
北京 ： 世界图书出版有限公司北京分公司，2024. 12.
ISBN 978-7-5232-2048-1

Ⅰ．R71；R473.71

中国国家版本馆CIP数据核字第2025PH6279号

书　　名　妇产科疾病诊疗基础与护理精要
　　　　　FUCHANKE JIBING ZHENLIAO JICHU YU HULI JINGYAO

主　　编　赵文转　周　蕾　康　爽　杨亚妮　孙　瑜

责任编辑　刘梦娜
特约编辑　李辉芳　郑家麟
封面设计　石家庄健康之路文化传播有限公司

出版发行　世界图书出版有限公司北京分公司
地　　址　北京市东城区朝内大街 137 号
邮　　编　100010
电　　话　010-64038355（发行）　64033507（总编室）
网　　址　http://www.wpcbj.com.cn
邮　　箱　wpcbjst@vip.163.com
印　　刷　中煤（北京）印务有限公司
开　　本　787 mm×1092 mm　1/16
印　　张　20
字　　数　500 千字
版　　次　2024 年 12 月第 1 版
印　　次　2024 年 12 月第 1 次印刷
书　　号　ISBN 978-7-5232-2048-1
定　　价　98.00 元

编委会

主　编：赵文转　曹县人民医院

　　　　周　蕾　枣庄市妇幼保健院

　　　　康　爽　中国人民解放军空军特色医学中心

　　　　杨亚妮　西安市鄠邑区妇幼保健计划生育服务中心

　　　　　　　　（区妇幼保健院）

　　　　孙　瑜　四平市中心人民医院

副主编：段纳纳　山东省菏泽市郓城县中医医院

　　　　王庆花　东平县银山镇中心卫生院

　　　　李晓华　成都市第六人民医院

　　　　李晶晶　中国人民解放军联勤保障部队第九八五医院

　　　　彭　娜　昆明市呈贡区人民医院

　　　　梁爱萍　海南医科大学第一附属医院

　　　　金　悦　北京市怀柔区妇幼保健院

编　委：谷张萍　余姚市妇幼保健院（余姚市第二人民医院）

　　　　杨　晴　余姚市妇幼保健院（余姚市第二人民医院）

　　　　张建萍　余姚市妇幼保健院（余姚市第二人民医院）

赵文转，男，主治医师，现就职于曹县人民医院，2014 年毕业于滨州医学院，临床医学专业，本科学历。2019～2022 年完成国家住院医师规范化培训，并获得优秀规培学员荣誉称号。工作期间，先后获得优秀院级质控员、优秀科级质控员、优秀共青团员荣誉称号。

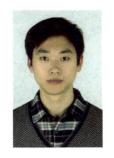

周蕾，女，主管护师，现就职于枣庄市妇幼保健院，毕业于潍坊医学院，护理学专业，本科学历。2011 年 1 月至今一直从事产房助产工作，13 余年来，多次被医院评为先进工作者。2017 年在全市生育全程服务技能大赛中获得个人三等奖。2019～2022 年多次获得院级新生儿窒息复苏竞赛一等奖和三等奖。2019 年至今担任山东省妇幼保健协会助产专业学会委员。

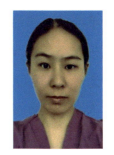

康爽，女，主管护师，现就职于中国人民解放军空军特色医学中心，毕业于中国医科大学，护理学专业，本科学历。从事妇产科护理 9 余年，在妇产科理论和母婴护理、新生儿保健、母乳喂养等方面有丰富的经验。获得欧洲生物反馈协会（BFE）认证。担任中国护士网高级母乳顾问。曾发表专科护理经验交流论文数篇。

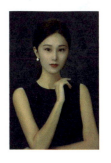

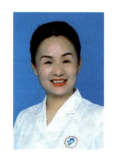

杨亚妮，女，副主任医师，现就职于西安市鄠邑区妇幼保健计划生育服务中心，担任妇女保健部主任，2005年7月毕业于延安大学，临床医学专业，2017年6月取得西安交通大学妇产科学医学硕士学位。从事妇产科工作近20年，在妇科及产科方面均有丰富的临床经验，基础理论扎实，能熟练进行妇产科常见病、多发病的诊治及危急重症患者的抢救工作。擅长妇科各种炎性疾病、宫颈病变、妇科内分泌疾病、多囊卵巢综合征、女性不孕症等疾病的诊治，以及青春期保健、更年期保健、女性生育力评估。曾多次代表全区参加西安市妇幼健康技能竞赛、西安市危重孕产妇和新生儿救治技能竞赛及鄠邑区各项技能竞赛，并取得个人一等奖、优秀选手、团体一等奖、团体二等奖等多项荣誉。发表省级以上期刊论文4篇。

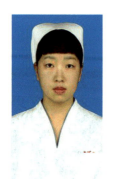

孙瑜，女，副主任护师，现就职于四平市中心人民医院，担任妇科护士长，毕业于吉林大学，护理学专业，本科学历。从事妇产科护理工作20余年。担任院级教练员，连续多年被医院评为优秀护士、工会积极分子、优质护理服务先进个人，被市里评为优秀护理管理者。曾获得护理三级大赛技术能手称号，多次获得院级护理三级大赛全能第一名，荣获吉林省品管圈一等奖。自主研究设计预防下肢深静脉血栓的组合防护垫，获得国家专利1项。

前　　言

　　《妇产科疾病诊疗基础与护理精要》旨在为从事妇产科临床工作的医生和护理人员提供一部综合性的指南，其涵盖了妇产科领域的核心诊疗和护理知识。本书以妇产科常见疾病、护理要点及助产技术为主线，全面介绍了女性生殖系统的基础解剖和生理，以及妊娠、分娩、产褥期各阶段的护理策略和技术。

　　全书共分为十二章，首先详细描述了女性生殖系统的解剖与生理，为理解妇产科疾病的发生和发展提供了必要的理论基础。接下来深入探讨了生殖系统的各类炎症、女性内分泌疾病及妊娠相关问题，内容涵盖子宫颈炎症、盆腔炎性疾病、自发流产、早产及妊娠并发症等方面，帮助医护人员在诊治过程中识别和处理复杂的临床情况。

　　在妊娠期、分娩期及产褥期护理方面，本书专设多个章节，系统讲解了正常和异常妊娠的护理技巧、分娩期的常见并发症，以及产褥期病变的防治措施，为临床护理人员提供了详细的护理流程和干预方案，最大限度保障母婴健康。

　　此外，第十章提供了实用的助产技术操作指南，包括阴道窥器的使用、人工破膜及产道损伤修补术等，对于从事临床助产的医生和助产士尤为重要。新生儿护理部分则重点讨论了新生儿常见疾病的诊疗与护理，如黄疸、呼吸窘迫综合征和新生儿感染性疾病，帮助护理人员更好地识别和处理新生儿常见疾病。

　　本书还专门探讨了母乳喂养的指导及健康教育的策略，强调了母婴护理中的综合性干预方法。这些章节不仅为医护人员提供了科学的护理措施，还为新手父母提供了实用的健康教育指导。

　　《妇产科疾病诊疗基础与护理精要》通过全面整合妇产科疾病的诊治原则与护理技术，帮助医护人员系统掌握临床工作中的各个环节，提升医疗服务质量，促进妇女和儿童的健康发展。

　　本书的编写受到时间、编写人员能力及水平的限制，对书中的不足或错误之处，恳请广大读者、同行专家给予批评指正。

目　　录

第一章　女性生殖系统解剖与生理

第一节　女性生殖系统解剖

一、外生殖器

外生殖器位于女性身体的外部，在女性的生殖系统中发挥着重要的作用。

1. 阴阜

阴阜位于耻骨前部，是一个由脂肪组织覆盖的隆起区域。在青春期后，阴阜处会逐渐生长出毛发，这是女性第二性征发育的表现之一。阴阜的主要作用是在身体结构上为女性的外生殖器提供一定的保护和缓冲。其脂肪组织不仅能起到填充和塑形的作用，还能够在一定程度上减轻外部冲击对内部生殖器官的伤害。同时，阴阜上的毛发也具有一定的保护功能，可以减少外部细菌和异物的侵入。

2. 大阴唇

大阴唇是位于女性外生殖器两侧的皮肤皱褶。大阴唇主要起保护作用，包裹并保护着小阴唇、阴道口及尿道口等重要的生殖器官结构。大阴唇的皮肤较为厚实，富含脂肪组织和弹性纤维，这使大阴唇具有一定的弹性和韧性，能够在日常活动中承受一定的摩擦和压力。同时，大阴唇的皮肤表面也分布着皮脂腺和汗腺，这些腺体能够分泌油脂和汗液，保持大阴唇的湿润和清洁。在性刺激时，大阴唇可能会出现充血的现象，进一步增强其对内部生殖器官的保护作用。

3. 小阴唇

小阴唇位于大阴唇内侧，是两片薄的皮肤皱襞。小阴唇的主要作用是保护阴道口和尿道口，防止外部细菌和异物的侵入。小阴唇的皮肤非常细腻，富含神经末梢和血管，在性刺激时会充血增厚。这种充血现象不仅能够增加小阴唇的敏感度，还能够为性行为提供更好的润滑和保护。此外，小阴唇的形状和大小在不同的女性个体之间存在一定的差异，这是正常的生理现象。

4. 阴蒂

阴蒂是一个小而敏感的性器官，由海绵体组织构成。阴蒂富含神经末梢，是女性身体中最为敏感的区域之一。在性刺激时，阴蒂会充血膨胀，进一步增强其敏感度。阴蒂的主要功能是在性行为中提供性快感和性满足。同时，阴蒂的刺激也能够引起女性生殖器官的一系列生理反应，如阴道分泌物的增加、子宫的收缩等，这些反应有助于性行为的顺利进行和生殖功能的实现。

5. 阴道前庭

阴道前庭是小阴唇之间的区域，包含阴道口、尿道口和一些小腺体的开口。阴道前庭是女性外生殖器和内生殖器的过渡区域，具有重要的生理功能。其中，阴道口是连接女性外生殖器和内生殖器的通道，是性行为和分娩的重要部位。尿道口则是尿液排出的通道，需要保持清洁和通畅，以防尿路感染的发生。此外，阴道前庭中还分布着一些小腺体，如前庭大腺。这些腺体能够分泌黏液，润滑阴道，为性行为和分娩提供必要的条件。

6. 处女膜

处女膜是覆盖阴道口的薄膜状组织。处女膜的形态和厚度在不同的女性个体之间存在一定的差异。处女膜的主要作用是在青春期前保护阴道口，防止外部细菌和异物的侵入。随着年龄的增长、身体活动和性行为的发生，处女膜可能会部分或完全破裂。处女膜的破裂通常不会对女性的身体健康造成影响，但在一些文化和社会观念中，处女膜的完整性被赋予了特殊的意义。然而，从医学角度来看，处女膜的破裂并不能作为判断女性是否有过性行为的唯一标准。

二、内生殖器

内生殖器位于骨盆腔内，在女性的生殖系统中起着至关重要的作用。

1. 阴道

阴道是一条肌性管道，长度为 7～10cm，位于子宫和外部阴部之间，起着连接子宫颈与外界的重要作用。阴道内壁覆盖着黏膜，具有良好的伸展性。在性行为中，阴道能够接纳阴茎，为性行为的进行提供了必要的通道。同时，阴道也是排出月经的通道，在女性的生理周期中扮演着重要的角色。此外，在分娩过程中，阴道的伸展性使胎儿能够顺利通过，成为分娩的重要通道。

阴道的黏膜层含有丰富的血管和神经末梢，能够对外部刺激产生反应。阴道内的环境通常呈弱酸性，有助于抑制有害细菌的生长，维持阴道的健康。阴道的肌肉层具有一定的收缩能力，在性行为和分娩过程中能够发挥重要的作用。此外，阴道的分泌物也能够起到润滑和清洁的作用，保持阴道的正常生理功能。

2. 子宫

子宫位于盆腔中部，呈倒梨形。它由多个部分组成，每个部分都有着特定的功能。

3. 子宫体

子宫体占大部分子宫结构，其肌肉层发达。子宫体的肌肉组织具有很强的收缩能力，在分娩过程中能够将胎儿推出子宫。子宫体内衬着子宫内膜，子宫内膜是一层黏膜组织，受激素的作用会周期性地增厚和脱落。在月经周期中，子宫内膜的增厚是为了为受精卵的着床做准备。如果没有受精卵着床，子宫内膜就会脱落，形成月经。

4. 子宫底

子宫的上方部分是子宫底，是输卵管开口的部位。输卵管将卵子输送到子宫底，在这里如果有精子存在，就可能发生受精。受精后的受精卵会在子宫内膜上着床，开始胚胎的发育。

5. 子宫颈

子宫颈是连接子宫与阴道的狭窄部分，分为子宫颈口（外口）和子宫颈管。子宫颈管内覆盖着黏液，起到保护子宫腔的作用。在不同的生理周期中，子宫颈黏液的性质会发生变化。例如，在排卵期，子宫颈黏液会变得稀薄、透明，有利于精子的通过；而在其他时期，子宫颈黏液会变得黏稠，起到阻止细菌和其他有害物质进入子宫腔的作用。

6. 子宫内膜

子宫内膜是子宫内部的黏膜层，受激素的作用会周期性地增厚和脱落。在月经周期的开始阶段，子宫内膜在雌激素的作用下逐渐增厚。随着卵泡的发育和成熟，雌激素水平不断升高，子宫内膜也会继续增厚。如果在这个周期中没有发生受精，黄体就会逐渐萎缩，孕激素水平下降，导致子宫内膜失去支持而脱落，形成月经。

如果发生了受精，受精卵会在子宫内膜上着床，开始胚胎的发育。此时，子宫内膜会继续增厚，并为胚胎提供营养和支持。子宫内膜的厚度和质量对于受精卵的着床和胚胎的发育至关重要。如果子宫内膜过薄或存在其他问题，可能会导致不孕或流产等问题。

7. 输卵管

输卵管是两侧连接子宫的一对细长管道，长度为 10 ～ 12cm。输卵管的主要作用是接收卵巢排出的卵子，并提供受精场所。输卵管的内壁覆盖着纤毛和黏膜，纤毛的摆动和黏膜的分泌能够帮助卵子向子宫方向移动。

输卵管的伞端位于靠近卵巢处，呈漏斗状，末端有伞状突起。这些伞状突起能够帮助捕捉从卵巢排出的卵子，并将其输送到输卵管内。在输卵管内，如果有精子存在，就可能发生受精。受精后的受精卵会在输卵管的蠕动和纤毛的推动下向子宫方向移动，最终在子宫内膜上着床。

8. 卵巢

卵巢是一对椭圆形腺体，位于骨盆腔的两侧。卵巢的主要功能是产生卵子和分泌激素（如雌激素、孕激素）。在女性的生殖周期中，卵巢中的卵泡会逐渐发育成熟，其中一个卵泡会在特定的时间破裂，释放出卵子，这个过程称为排卵。每月排卵一次，排卵的时间通常在月经周期的中间阶段。

除了产生卵子，卵巢还可分泌雌激素和孕激素等。这些激素对于女性的生殖系统和身体的其他方面都有着重要的作用。雌激素能够促进女性第二性征的发育，如乳房的发育、骨盆的变宽等。同时，雌激素还能够维持子宫内膜的生长和修复，为受精卵的着床做准备。孕激素则在妊娠过程中起着重要的作用，能够维持子宫内膜的稳定，为胚胎的发育提供支持。

三、女性生殖系统的功能

1. 生殖功能

女性生殖系统最基本的功能是完成生殖过程。每个周期，卵巢会进行排卵，释放一个成熟的卵子，通过输卵管进入子宫。输卵管是受精的主要场所，在排卵后，卵子和精子可以在输卵管内结合形成受精卵。受精卵在输卵管内逐步发育，并移动至子宫腔内着床，完成妊娠过程。子宫为受精卵的着床和胚胎的发育提供了必要的环境，其内膜会随着妊娠进程发生变化，支持胚胎和胎儿的发育，直至分娩。

2. 内分泌功能

卵巢是女性生殖系统的内分泌器官，分泌多种激素，尤其是雌激素和孕激素，对于维持女性的月经周期、促进生殖器官的正常功能、维持妊娠及表现性特征具有至关重要的作用。雌激素促进子宫内膜的增生、调节月经，并在青春期促使乳房发育和女性体态的形成。孕激素则在排卵后由黄体分泌，维持子宫内膜的稳定，为胚胎的着床和发育做好准备。此外，孕激素在妊娠早期帮助支持妊娠过程，防止子宫过早收缩。

3. 妊娠与分娩支持

（1）子宫功能：在女性妊娠的过程中，子宫发挥着至关重要的作用。随着妊娠期的进展，子宫会逐渐扩大，为胎儿的生长提供适宜的环境。子宫内膜在这个过程中也起着关键作用，它能够为胎儿提供营养支持。胎盘作为连接母体与胎儿的重要器官，通过母体的血供进行氧气和营养物质的交换。胎盘由胎儿的部分组织和母体的部分组织共同构成，其高效的物质交换功能确保了胎儿能够获得充足的营养和氧气，同时将胎儿产生的代谢废物排出体外。这种复杂而精妙的生理机制为胎儿的健康发育奠定了坚实的基础。

（2）分娩：当胎儿发育至足月时，子宫会开始收缩。这种收缩是一种强有力的生理过程，其目的是推动胎儿通过产道完成分娩。子宫收缩的强度和频率会逐渐增加，直至胎儿顺利出生。分娩过程是一个充满挑战和风险的生理过程，需要母体和胎儿的共同努力及医疗人员的专业支持。子宫的收缩力、产道的通畅性及胎儿的位置和大小等因素都会影响分娩的顺利进行。

4. 性功能

女性生殖系统在性活动中扮演着重要的角色。尤其是外生殖器和阴道的结构功能，对性活动起着关键作用。阴道作为性活动的接纳器官，具有一定的弹性和伸展性，能够适应性行为中的各种变化。外阴则为生殖器官提供保护，并通过分泌润滑液以增加性交的舒适度。在性刺激下，女性生殖器官会发生一系列生理变化，如阴道充血、分泌物增加等，这些变化有助于提高性活动的质量和满意度。同时，女性的性反应也受到心理、生理和社会因素的综合影响。

5. 保护功能

女性生殖系统通过多种机制抵御病原体的侵入，保护生殖健康，降低感染风险。其中，黏液屏障是一种重要的保护机制。在阴道和子宫颈部位，会分泌出黏液，这种黏液能够阻止病原体的进入，同时还具有一定的抗菌作用。此外，阴道的酸性环境可抑制大多数病原体的生长繁殖。阴道内的正常菌群也能够通过竞争营养物质和产生抗菌物质等方式，抑制病原体的生长。同时，女性生殖系统还具有免疫机制，能够识别和清除侵入的病原体。这些保护功能共同作用，确保了女性生殖系统的健康。

第二节　女性生殖系统生理

一、月经周期

月经周期是女性生殖系统的核心生理功能，通常为 28 日左右，但可在 21 ～ 35 日范围内有所变动。月经周期包括卵泡期、排卵期、黄体期和月经期四个阶段。

1. 卵泡期

在女性月经周期的卵泡期，下丘脑发挥着关键的调控作用。下丘脑分泌促性腺激素释放激素（GnRH），这种激素犹如一个精确的指令信号，对垂体进行细致的调控。垂体作为重要的内分泌器官，在接收到下丘脑的 GnRH 刺激后，开始分泌促卵泡激素（FSH）。FSH 如同一位使者，带着特定的使命奔赴卵巢内的卵泡，促使卵泡从相对静止的状态开始发育。在这个过程中，发育中的卵泡并非仅被动地接受刺激，而是积极地发挥着自身的作用，分泌出具有重要生理功能的雌激素。

雌激素在女性身体中扮演着至关重要的角色。它具有促使子宫内膜增生的强大能力，为可能发生的妊娠精心营造适宜的生理环境。子宫内膜在雌激素的作用下，细胞不断增殖、增厚，变得更加富有弹性和营养，为受精卵的着床提供了一个理想的场所。在卵泡期，女性身体仿佛一个精心筹备的舞台，各个器官和系统都在为潜在的受孕机会默默努力。卵巢中的卵泡在 FSH 的刺激下逐渐成熟，分泌出的雌激素则在全身范围内发挥着调节作用，从内分泌系统到生殖系统，从血液循环到免疫系统，都在为可能到来的新生命做好准备。

2. 排卵期

当卵泡在卵泡期的精心培育下发育成熟后，一个关键的时刻来临——排卵期。在这个阶段，垂体分泌的黄体生成素（LH）会出现高峰。这个 LH 高峰具有决定性的关键作用，它就像一把钥匙，能够诱发排卵这一重要过程。成熟的卵子在 LH 高峰的触发下，从卵巢排出，进入输卵管，开启一段充满期待的旅程。在输卵管中，卵子静静地等待着与精子相遇受精。排卵期是受孕的关键时期，对于渴望生育的女性来说，准确把握排卵期具有至关重要的意义。通过各种方法检测排卵迹象，如基础体温变化、子宫颈黏液观察、排卵试纸检测等，可以大大提高受孕的概率。在这个短暂而关键的时期，女性身体的生理状态发生着显著的变化，激素水平的波动、生殖器官的功能调整，都为新生命的诞生创造着机会。

3. 黄体期

排卵后，卵泡完成了阶段性使命，其残余结构会迅速转变为黄体。黄体作为一个新的内分泌器官，开始分泌孕激素。孕激素如同一位守护者，在子宫内膜上发挥其作用。在孕激素的影响下，子宫内膜进入分泌，此时的子宫内膜更加适合受精卵的着床。如果受精卵成功着床，妊娠就会正式开始，一系列复杂而神奇的生理变化将随之展开。然而，如果未受精，黄体就会逐渐萎缩。随着黄体的萎缩，孕激素水平也会随之下降。这个过程是身体对未受孕状态的一种自然反应，为下一个月经周期的开始做好准备。在黄体期，女性身体处于一种微妙的平衡状态，既期待着新生命的到来，又为可能的未受孕情况做好了应对的准备。

4. 月经期

如果卵子在这个周期内未受精，子宫内膜就会失去激素的支持，如同失去养分的花朵，开始脱落。这一过程形成了月经出血。月经期通常持续 3～7 日，这是内膜剥离的具体表现。在这个时期，女性身体通过排出子宫内膜和血液，进行着一场自然的清理和更新。子宫内膜的脱落是身体为下一个月经周期的开始所做的准备，它将旧的、未受孕的子宫内膜清除，为新的周期中可能的受孕创造一个全新的环境。在月经期，女性会经历生理和心理上的一系列变化，可能会出现身体不适、情绪波动等情况。然而，这个过程也是身体自我调节和更新的重要环节，为未来的生育机会和身体健康奠定基础。

二、激素调节

女性生殖系统受多种激素的精密调节。

1. 促性腺激素释放激素（GnRH）

促性腺激素释放激素（GnRH）是由下丘脑分泌的关键调节激素。GnRH 以脉冲形式分泌，通过作用于腺垂体，调控促卵泡激素（FSH）和黄体生成素（LH）的释放。GnRH 的脉冲频率和强度直接影响 FSH 和 LH 的分泌，进而影响卵巢功能。GnRH 的分泌由多种内分泌信号调节，包括体内的雌激素和孕激素水平。这一调控机制确保了卵巢周期的正常进行。

2. 促卵泡激素（FSH）和黄体生成素（LH）

促卵泡激素（FSH）和黄体生成素（LH）均由腺垂体分泌，是直接作用于卵巢的重要激素。FSH主要促进卵巢中的卵泡发育，刺激卵泡中的颗粒细胞分泌雌激素，并帮助初级卵泡逐渐发育为成熟卵泡。随着卵泡发育，雌激素水平逐渐上升，达到峰值时，LH会突然大幅升高，导致排卵。LH在排卵后继续作用于黄体，维持其分泌孕激素，帮助子宫内膜为妊娠做好准备。FSH和LH的协调分泌是月经周期中卵泡发育和排卵过程的关键。

3. 雌激素

雌激素是由卵巢分泌的主要性激素之一，主要由卵泡中的颗粒细胞和黄体分泌。雌激素不仅在月经周期中起到重要作用，还能维持女性的第二性征。雌激素在卵泡期促进子宫内膜的增生，增强子宫的血供，为可能的妊娠做准备。此外，雌激素在调节乳腺发育、脂肪分布及骨骼健康方面也起着重要作用。雌激素的水平在排卵前迅速上升，达到峰值后触发LH峰，进而诱发排卵。

4. 孕激素

孕激素主要由黄体分泌，在排卵后的黄体期起关键作用。孕激素的主要功能是维持子宫内膜的厚度和血管生成，使其为受精卵的着床做好准备。如果受精成功着床，孕激素的分泌会继续增加，支持妊娠的早期阶段，直至胎盘完全形成并接替黄体的功能。孕激素同时还抑制子宫的过度收缩，避免流产的发生。

三、排卵及其调节机制

排卵是女性生殖周期中的关键过程，是指卵巢内一个成熟的卵泡释放卵子的过程，通常发生在月经周期的中期（约第14日）。这一过程由复杂的神经内分泌系统调节，涉及下丘脑、垂体和卵巢的相互作用。

1. 卵泡发育

（1）卵泡的早期发育：在月经周期伊始，数个处于初始状态的原始卵泡在促性腺激素释放激素（GnRH）的调控作用下，开始对促卵泡激素（FSH）产生响应，进而启动发育进程。每个卵泡内部都包含着一个卵子，这是未来新生命的核心要素。随着卵泡的不断成熟，卵泡细胞，即颗粒细胞，开始分泌雌激素（E2）。这一过程标志着卵泡逐渐从初始的未成熟状态向成熟状态转变，为后续的排卵过程奠定基础。

（2）卵泡选择：在众多发育中的卵泡中，通常仅有一个卵泡能够在促卵泡激素（FSH）的持续刺激下迅速成熟，这个卵泡称为优势卵泡。而其余的卵泡则会逐渐发生闭锁，停止发育。优势卵泡在这一过程中不断增大，内部积聚的卵泡液也逐渐增多，同时雌激素的分泌量也持续增加。这种优势卵泡的选择机制确保了在每个月经周期中，只有一个成熟的卵子能够被排出，提高了生殖的效率和质量。

2. 排卵的调节机制

（1）雌激素的作用：随着卵泡的持续发育，颗粒细胞分泌的雌激素浓度逐渐升高，直至达到高峰。高浓度的雌激素在生殖系统中发挥着重要的调节作用，通过正反馈机制作用于下丘脑和垂体。具体来说，高浓度的雌激素促使垂体大量分泌黄体生成素（LH），从而形成LH高峰。LH高峰是排卵的关键触发因素，通过多种方式促进排卵过程。首先，LH高峰促进卵泡液的积聚，增加卵泡内的压力。其次，LH高峰刺激卵泡壁局部蛋白酶的活化，这些蛋白酶能够分解卵泡壁，为卵母细胞的释放创造条件。最终，促使卵母细胞释放，并完成第一次减数分裂，实现排卵。

（2）卵子释放：在 LH 高峰出现后的约 36 小时内，卵子从卵泡中成功释放，进入输卵管等待受精。这个过程需要精确的时间控制和协调，以确保卵子能够在合适的时间和地点与精子相遇。

3. 黄体形成

排卵后，残余的卵泡会迅速转变为黄体。黄体是由卵泡的颗粒细胞和卵泡膜细胞共同形成的结构，具有重要的内分泌功能。黄体会分泌大量孕激素（P4），以及少量的雌激素。孕激素的分泌对于子宫内膜的准备至关重要，能够使子宫内膜为可能的胚胎着床做好充分准备，维持子宫内膜的厚度和血供。如果没有足够的孕激素，子宫内膜可能无法为胚胎提供适宜的生长环境。

4. 激素的反馈调节

排卵后，黄体分泌的雌激素和孕激素会通过负反馈机制抑制促性腺激素释放激素（GnRH）、促卵泡激素（FSH）和黄体生成素（LH）的分泌。这种负反馈调节的目的是防止新的卵泡在同一周期内发育，确保生殖过程的有序进行。如果未发生受精，黄体会在14 日内逐渐退化，导致孕激素和雌激素水平下降。这种激素水平的变化最终会引发子宫内膜脱落，即月经的出现。

5. 排卵的异常与疾病

排卵过程中的任何异常都可能导致排卵障碍，引发一系列临床问题，如无排卵周期、多囊卵巢综合征（PCOS）、卵巢功能早衰等疾病。这些疾病可能导致不孕、月经紊乱等问题，对女性的生殖健康和生活质量产生严重影响。治疗排卵障碍包括激素调节，如使用克罗米芬、促卵泡激素（FSH）等促排卵药物。这些药物通过调节体内的激素水平，促进卵泡的发育和排卵，提高受孕的概率。然而，使用促排卵药物应谨慎，因为过度刺激可能会导致多胎妊娠、卵巢过度刺激综合征等并发症。

四、受精与胚胎发育早期

受精是精子与卵子的结合，形成受精卵（合子）的过程，胚胎发育早期则是受精卵在输卵管中向子宫移动并着床的阶段，涉及多个重要的生理步骤。

1. 受精的过程

（1）精子的迁移：在性行为中，射精后大量精子被释放进入女性生殖道。精子开始了一段艰难的旅程，首先要通过子宫颈进入子宫腔。在此过程中，精子需要突破子宫颈黏液的重重阻碍，而子宫颈黏液就如同一个天然的筛选器，只有那些健康、活力充沛的精子才能成功穿过，继续沿输卵管上行。最终目标是到达输卵管壶腹部，这里是受精的主要场所。

（2）精子获能：当精子进入女性生殖道后，会发生一系列复杂的生理变化，这个过程称为获能。在女性生殖道的特定环境中，精子逐渐获得了使顶体酶被激活的能力。顶体酶的激活对于后续穿透卵子外围的透明带至关重要。获能使得精子具备了与卵子结合的关键条件，为受精过程做好准备。

（3）卵子的准备：排卵发生后，卵子从卵巢释放进入输卵管。在输卵管中，卵子被输卵管纤毛和肌肉运动推动着向壶腹部缓慢移动。在此期间，卵子处于次级卵母细胞阶段，并且正在为完成第二次减数分裂做准备。这个过程对于卵子的成熟和后续受精起着关键作用。

（4）精子与卵子的结合：当精子历经千辛万苦到达卵子附近时，精子的顶体开始释放酶类物质。这些酶类有助于精子穿透卵子外围厚厚的透明带。一旦精子成功穿透透明带，精子与卵子的细胞膜便会融合，随后精子核进入卵母细胞。这一过程触发了卵母细胞完成第二次减数分裂，形成成熟的卵子和第二极体。

（5）受精卵形成：随着精子核进入卵母细胞，精子和卵子的染色体开始结合，最终形成具有完整二倍体染色体组的受精卵。这个新生命的起点随后便开始了快速分裂，开启了胚胎发育的历程。受精过程是一个极其复杂而精妙的生理现象，每一个步骤都至关重要，共同为新生命的诞生奠定基础。

2. 受精卵的早期发育

（1）卵裂：受精完成后，受精卵便开启了至关重要的早期发育历程，其中卵裂是这一阶段的关键步骤。在受精后，受精卵迅速开始进行细胞的快速分裂，此过程称为卵裂。值得注意的是，在卵裂过程中，虽然细胞数量不断增加，但细胞的总大小并未随之增加。最初经过分裂产生的细胞称为卵裂球，这些卵裂球在持续不断的分裂作用下逐渐形成桑葚胚。桑葚胚是一个由多个细胞紧密聚集而成的结构，其外观类似于桑葚，是受精卵早期发育的一个重要标志。

（2）囊胚形成：当卵裂球分裂至 16～32 个细胞时，细胞开始发生分化，逐渐形成内细胞团和外细胞层，进而构建出囊胚结构。内细胞团在后续的发育过程中具有至关重要的作用，将逐步发育成为胚胎本身，承载着未来新生命的核心结构和功能。而外细胞层则会进一步发育为滋养层，滋养层在妊娠过程中扮演着关键角色，将来会形成胎盘。胎盘作为连接母体与胎儿的重要器官，负责物质交换、营养输送和废物排泄等重要功能。

3. 胚胎的运输与着床

（1）输卵管中的输送：囊胚的运输是一个精细而复杂的过程。在输卵管中，囊胚主要通过输卵管纤毛的运动及输卵管自身的蠕动进入子宫腔。这个过程通常需要 5～7 日。在此期间，囊胚依靠自身的营养储备维持代谢活动，同时为即将到来的着床过程做好充分准备。输卵管的纤毛运动和蠕动对于囊胚的顺利运输至关重要，任何影响输卵管功能的因素都可能干扰囊胚的正常输送，从而对妊娠产生不利影响。

（2）着床：当囊胚进入子宫后，着床过程便开始启动。囊胚依靠滋养层细胞分泌的酶来溶解子宫内膜的部分组织，从而实现侵入子宫内膜上皮的目的。在此过程中，子宫内膜的厚度和血供起着关键作用，它们受孕激素的精细调节。合适的子宫内膜厚度和良好的血供能够为囊胚的着床提供理想的环境，确保着床成功。如果子宫内膜条件不佳，可能会导致着床失败，进而引发不孕或早期流产等问题。

（3）胚胎发育早期：一旦着床成功，胚胎便通过滋养层与母体的血供进行营养和废物的交换。同时，胚胎开始分泌人绒毛膜促性腺激素（hCG）。hCG 具有重要的生理功能，能够维持黄体功能，促使黄体继续分泌孕激素。孕激素对于维持妊娠至关重要，能够抑制子宫收缩，为胚胎的发育提供稳定的环境。

4. 胚胎早期发育的异常与病理

（1）异位妊娠：在正常情况下，受精卵应顺利到达子宫并在子宫内着床。然而，如果受精卵未能正常到达子宫，而是在输卵管或其他部位着床，这种情况称为异位妊娠。异位妊娠是一种极其危险的病理情况，随着胚胎的发育，可能会导致输卵管破裂、出血等严重后果，危及患者的生命。因此，对于异位妊娠需要进行早期干预，通常采用手术或药物治疗等方法来终止异位妊娠。

（2）不孕与受精障碍：当精子和卵子在输卵管中无法正常结合时，就可能导致不孕。这种受精障碍可能由多种因素引起，如输卵管堵塞、精子质量问题、卵子成熟障碍等。体外受精（IVF）技术为解决此类问题提供了一种有效的方法。该技术通过在体外将精子和卵子进行培养，使它们结合形成受精卵，然后将受精卵移植入子宫内，以实现妊娠的目的。然而，体外受精技术也存在一定的风险和局限性，需要在专业医生的指导下进行。

第二章　生殖系统炎症

第一节　外阴及阴道炎症

外阴及阴道炎症是指外阴和阴道组织受到感染、刺激或炎性反应所引发的炎症性疾病。其病因复杂，可由感染性因素（如细菌、真菌、病毒、寄生虫等）或非感染性因素（如化学物质刺激、变态反应、内分泌失调等）引起。外阴及阴道炎症在女性中较为常见，尤其是育龄女性。

一、诊断与鉴别诊断

外阴及阴道炎症的诊断与鉴别诊断涉及多种不同病因的感染性和非感染性疾病，在临床表现、病原学特征及治疗方式上存在差异。

（一）诊断

外阴及阴道炎症的准确诊断对于制定有效的治疗方案至关重要，通常基于多方面的综合评估，包括详细的病史采集、全面的体格检查及精准的实验室检查。

1. 病史采集

医生在诊断过程中首先应进行详细的病史采集。这一步骤旨在了解患者的症状表现及其持续时间，以便对病情有初步的认识。患者可能出现的症状多种多样，如阴道分泌物增多，可能是由于炎症刺激导致阴道黏膜分泌增加所致。外阴瘙痒也是常见症状之一，这种不适会给患者带来极大的困扰，影响其日常生活和心理健康。阴道灼痛则提示炎症较为严重，对阴道黏膜产生了强烈的刺激。排尿困难可能是由于炎症波及尿道，引起尿道刺激征状。性交痛则会对患者的性生活质量产生负面影响，甚至可能影响夫妻关系。

病史采集中还应涵盖患者的月经周期，因为月经周期的变化可能与炎症的发生发展有关。性活动史也是重要的考量因素，包括性生活的频率、性伴侣的情况等。不同的性行为方式会增加特定类型炎症的风险。避孕方式也需要了解，某些避孕方法可能会影响阴道的微生态环境，从而增加炎症的发生概率。

此外，既往相关疾病史也不容忽视，如既往有无阴道炎、盆腔炎等疾病，以及是否有变态反应史等。同时，医生还应注意评估患者是否有过度清洁或使用外部化学刺激物的情况。过度清洁可能破坏阴道的正常菌群平衡，导致炎症的发生。使用肥皂等刺激性清洁剂或某些避孕药具可能引起变态反应，进而引发炎症。

2. 体格检查

体格检查是诊断外阴及阴道炎症的重要环节。通过妇科检查，医生可以直接观察外阴及阴道的外观，以判断是否存在异常表现。外阴红肿可能是炎症刺激引起的局部充血反应。溃疡的出现则可能提示较为严重的感染或其他病理情况。阴道充血表明阴道黏膜处于炎症状态，血管扩张。检查分泌物的性状、颜色和气味有助于初步判断病因。常见的异常情况包括黄色或绿色分泌物，这通常与细菌感染有关。奶酪样分泌物则高度提示假丝酵母菌感染。泡沫状分泌物可能是滴虫感染的表现，而恶臭分泌物往往意味着严重的细菌感染或混合感染。

3. 实验室检查

（1）pH 测试：正常情况下，阴道 pH 为 3.8～4.5，处于一个相对酸性的环境。阴道 pH 的升高提示可能存在细菌性阴道病或滴虫感染。在这些情况下，细菌或滴虫的代谢活动会改变阴道的酸碱度。而假丝酵母菌感染时 pH 通常不变，因为假丝酵母菌对阴道 pH 的影响相对较小。

（2）显微镜检查：取阴道分泌物在生理盐水和 10% 氢氧化钾溶液下进行显微镜检查是一种常用的实验室检查方法。检测生理盐水中白细胞计数可以判断炎症的程度。同时，观察真菌孢子、假菌丝可以确定是否存在假丝酵母菌感染。滴虫的形态较为独特，通过显微镜检查可以较为容易地发现滴虫。线索细胞则是细菌性阴道病的重要标志之一。

（3）病原学检测：根据具体情况，可能需要进行病原学检测。细菌培养可以确定细菌的种类，以便选择针对性的抗生素进行治疗。真菌培养则用于明确假丝酵母菌的类型。核酸扩增测试具有较高的敏感性和特异性，可以快速、准确地确定病原体的种类。

（4）快速诊断试剂：如滴虫抗原检测或 DNA 检测，也可用于快速诊断特定病原体引发的感染。这些工具操作简便、快速，可以在较短的时间内为医生提供诊断依据，有助于治疗方案的制定。

（二）鉴别诊断

外阴及阴道炎症的鉴别诊断对于准确确定病因并制定针对性的治疗方案至关重要。以下是五种常见疾病的详细鉴别要点。

1. 细菌性阴道病

细菌性阴道病主要是由于阴道内正常的乳酸杆菌减少，而厌氧菌增多所导致的一种炎症状态。在这种情况下，阴道微生态平衡被打破，引发一系列症状。患者常表现为阴道分泌物增多，白带呈现出稀薄的状态，并且带有明显的鱼腥味。这是因为厌氧菌代谢产生的特殊物质导致了白带气味的改变。

阴道 pH 升高是细菌性阴道病的一个重要特征。在显微镜下观察可见线索细胞，线索细胞是阴道上皮细胞表面覆盖着大量细菌的一种特殊细胞形态，对诊断细菌性阴道病具有重要意义。细菌性阴道病需要与其他感染性疾病进行区分，尤其是与外阴阴道假丝酵母菌病和滴虫性阴道炎的鉴别较为关键。与外阴阴道假丝酵母菌病相比，细菌性阴道病的分泌物无白色块状或奶酪样表现，且通常无外阴瘙痒和阴道灼痛等典型的假丝酵母菌感染症状。与滴虫性阴道炎相比，细菌性阴道病的分泌物一般不是泡沫状、黄绿色，也没有滴虫性阴道炎特有的恶臭。

2. 外阴阴道假丝酵母菌病

外阴阴道假丝酵母菌病是由白假丝酵母菌等真菌感染所引起的炎症。其典型表现为外阴瘙痒，这种瘙痒往往较为强烈，给患者带来极大的不适。同时，患者还会出现阴道灼痛，尤其是在排尿或性行为后疼痛可能会加重。此外，白色块状或奶酪样分泌物是外阴阴道假丝酵母菌病的一个显著特征。这种分泌物的出现是由于假丝酵母菌在阴道内繁殖，引起阴道黏膜的炎症反应，导致分泌物的性状发生改变。

阴道 pH 通常正常（＜4.5），这与细菌性阴道病和滴虫性阴道炎的 pH 变化有所不同。在显微镜检查下可见假菌丝或孢子，这是假丝酵母菌感染的重要标志。与细菌性阴道病和滴虫性阴道炎的区别在于，外阴阴道假丝酵母菌病无恶臭，其分泌物呈块状，而不是细菌性阴道病的稀薄鱼腥味白带或滴虫性阴道炎的泡沫状、黄绿色分泌物。

3. 滴虫性阴道炎

滴虫性阴道炎是由阴道毛滴虫引起的一种性传播感染。典型症状包括泡沫状、黄绿色的阴道分泌物，这种分泌物的颜色和性状与其他类型的阴道炎有明显区别。同时，伴有恶臭也是滴虫性阴道炎的一个特点。阴道 pH 通常高于 4.5，这与细菌性阴道病的 pH 变化有一定相似性，但可以通过显微镜检查进行鉴别。

在显微镜下可见活动的滴虫，这是滴虫性阴道炎的确诊依据。滴虫性阴道炎应与细菌性阴道病和外阴阴道假丝酵母菌病相鉴别。与细菌性阴道病相比，滴虫性阴道炎的分泌物泡沫多且有臭味，而细菌性阴道病的分泌物主要是稀薄且有鱼腥味。与外阴阴道假丝酵母菌病相比，滴虫性阴道炎的分泌物不是白色块状或奶酪样，且有明显的臭味。

4. 变应性或接触性外阴炎

某些化学物质（如肥皂、洗涤剂、避孕药具等）可引起外阴和阴道的接触性皮炎，从而导致变应性或接触性外阴炎。这种炎症并非由感染引起，而是由于外界物质对局部皮肤的刺激所导致。患者会出现局部红肿、瘙痒或烧灼感等症状。

此类炎症并无感染特征，阴道 pH 正常，显微镜下无病原体。与感染性炎症的鉴别在于无明显分泌物异常及无病原体存在。感染性炎症通常会有特定的病原体，并且会伴有不同类型的分泌物异常，而变应性或接触性外阴炎主要是由于接触了特定的化学物质引起的局部变态反应，没有病原体的参与。

5. 淋病或衣原体感染

性传播感染（如淋病和衣原体感染）可能导致外阴阴道炎症，这两种感染通常是通过性行为传播的。患者除了可能出现外阴阴道炎症的一般症状，还常伴有尿频、尿急或性交痛等症状。这是因为淋病和衣原体感染不仅会影响外阴和阴道，还可能波及泌尿系统，引起尿路刺激征。

实验室检测（如核酸扩增测试）可用于检测病原体，这是确诊淋病或衣原体感染的重要手段。与其他类型的外阴阴道炎症相比，淋病或衣原体感染具有明确的性传播途径，实验室检测结果可以明确病原体的种类，从而与其他非性传播感染的炎症进行鉴别。

二、临床表现

外阴及阴道炎症的临床表现多种多样，因其病因不同而有所差异。通常，患者会出现以下常见的症状，这些症状可能因感染类型和炎症的严重程度而有所不同。

1. 局部症状

（1）瘙痒：是外阴及阴道炎症最为常见的症状之一，在外阴阴道假丝酵母菌病和变应性外阴炎中表现得尤为突出。患者常会感受到外阴和阴道区域出现明显的瘙痒感，这种不适的感觉可能会持续存在，给患者带来极大的困扰。瘙痒的产生主要是由于炎症刺激了局部的神经末梢，引发了身体的瘙痒反应。

在外阴阴道假丝酵母菌病中，白假丝酵母菌的感染导致阴道黏膜受损，释放出一些炎症介质，刺激神经末梢，从而引起瘙痒。而在变应性外阴炎中，可能是由于接触了某些变应原，如香皂、卫生巾、避孕药具等，引发了变态反应，导致局部组织充血、水肿，进而刺激神经末梢产生瘙痒。

（2）灼热感：外阴及阴道的灼热感在细菌性阴道炎或真菌感染中较为常见，并且在排尿或性交时，这种灼热感会进一步加剧。灼热感的出现主要是由于炎症导致局部组织充血、水肿，神经末梢对温度和刺激的敏感性增加。在排尿时，尿液中的化学成分可能会进一步刺激已经受损的黏膜组织，从而加重灼热感。性交时，由于局部组织的摩擦和刺激，也会使灼热感更加明显。这种灼热感不仅给患者带来身体上的不适，还可能对患者的性生活质量产生负面影响。

（3）疼痛：患者可能在外阴或阴道区域感到疼痛，尤其是在感染严重时。疼痛的程度可能因感染的类型和严重程度而有所不同。在日常活动中，如行走、坐立等，局部组织的摩擦和压力可能会加重疼痛。而在性交时，疼痛会更加显著，这种疼痛称为性交痛。性交痛的产生主要是由于阴道黏膜受损，神经末梢暴露，性交过程中的摩擦和刺激会直接作用于敏感的神经末梢，从而引起疼痛。此外，炎症还可能导致局部组织的痉挛和收缩，进一步加重疼痛。

（4）红肿：外阴和阴道组织可能出现红肿和炎性反应。在细菌和真菌感染时，这种现象尤为明显。外阴皮肤或黏膜可变得发红或肿胀，这是由于炎症导致局部血管扩张、充血，组织液渗出增加所致。红肿的出现不仅影响患者的外观，还可能进一步加重瘙痒、灼热感和疼痛等症状。同时，红肿的组织也更容易受到外界刺激，增加感染扩散的风险。

2. 白带异常

（1）增多：阴道分泌物（白带）的量通常会显著增加，这是外阴及阴道炎症的典型表现之一。白带增多的原因主要是炎症刺激了阴道黏膜和子宫颈腺体，导致其分泌功能增强。在正常情况下，白带的量较少，质地清稀，无色无味。然而，当发生炎症时，白带的量会明显增多，质地也会发生变化。

（2）颜色和质地变化：根据感染类型的不同，白带的外观会有所不同。

①细菌性阴道炎：通常表现为灰白色、稀薄、均匀的白带，伴有腥臭味。这是由于细菌感染导致阴道内的正常菌群失调，产生了一些特殊的代谢产物，使白带的颜色和质地发生改变。同时，细菌分解蛋白质等物质产生的气味也会导致白带出现腥臭味。

②外阴阴道假丝酵母菌病：白带通常为白色、浓稠、呈奶酪样，无特殊气味，但伴随明显的瘙痒。假丝酵母菌感染会使阴道黏膜表面形成一层白色的假膜，这是由假丝酵母菌的菌丝和坏死的上皮细胞组成的。当假膜脱落时，就会表现为白色、浓稠的白带。

③滴虫性阴道炎：白带通常为黄色或绿色、泡沫状，可能伴有强烈的臭味。滴虫感染会破坏阴道内的正常环境，导致白细胞增多，同时滴虫本身也会产生一些代谢产物，使白带的颜色和质地发生改变，并伴有强烈的臭味。

3. 排尿症状

（1）尿痛：患者在排尿时可能感到尿道灼痛，这一症状常伴随外阴的灼热感，尤其是在假丝酵母菌感染或刺激性外阴炎时明显。尿痛的产生主要是由于炎症扩散到尿道周围组织，导致尿道黏膜受损。在排尿过程中，尿液中的化学成分会刺激受损的尿道黏膜，从而引起灼痛。此外，炎症还可能导致尿道狭窄或痉挛，使排尿困难，进一步加重尿痛。

（2）尿频和尿急：在部分感染性炎症中，如滴虫性阴道炎，患者可能出现尿频、尿急等症状。尿频和尿急的出现主要是由于炎症刺激了膀胱和尿道的神经末梢，使膀胱的敏感性增加。当膀胱内有少量尿液时，就会产生强烈的排尿欲望，从而导致尿频和尿急。

4. 性交痛

在外阴及阴道炎症时，患者的阴道黏膜变得脆弱，容易引发性交时的疼痛。这种现象常见于炎症较为严重或局部组织损伤的情况下。炎症导致阴道黏膜充血、水肿，神经末梢暴露，性交过程中的摩擦和刺激会直接作用于这些敏感的神经末梢，从而引起疼痛。此外，炎症还可能导致局部组织的痉挛和收缩，进一步加重疼痛。性交痛不仅会影响患者的性生活质量，还可能对患者的心理产生负面影响，导致焦虑、抑郁等情绪问题。

5. 气味异常

（1）腥臭味：尤其是细菌性阴道炎，由于病原菌导致的代谢产物，常伴有明显的腥臭味。细菌在阴道内繁殖过程中，会分解阴道内的蛋白质等物质，产生一些特殊的气味物质，如胺类化合物等，从而使白带出现腥臭味。

（2）酸味：在真菌性阴道炎中，白带有时可能带有轻微酸味。这是由于真菌的代谢产物和阴道内环境的改变所致。虽然酸味相对较轻，但也会给患者带来不适，同时也提示了阴道内存在炎症。

三、治疗方式

外阴及阴道炎症的治疗方式依据其病因、症状的严重程度及患者的个体情况进行调整。治疗通常分为针对感染性病因的药物治疗和针对非感染性病因的对症治疗。以下是外阴及阴道炎症的常见治疗方式。

（一）感染性炎症的治疗

外阴及阴道炎症最常见的原因是感染，主要包括细菌、真菌、寄生虫等。针对不同病原体的感染，治疗方式不同。

1. 细菌性阴道炎

在药物治疗中首选抗生素，其主要作用是恢复阴道的正常菌群，控制致病菌的过度生长。常用的药物包括甲硝唑和克林霉素。甲硝唑可口服或局部应用，口服剂量为500mg，每日2次，疗程为5～7日；若使用阴道凝胶，剂量为0.75%，每日1次，连续使用5日。克林霉素也可口服或局部使用，口服剂量为300mg，每日2次，疗程7日；阴道乳膏剂量为2%，每日1次，连续使用7日。

2. 外阴阴道假丝酵母菌病

外阴阴道假丝酵母菌病是由白假丝酵母菌感染引起的常见阴道感染。该疾病通常表现为阴道瘙痒、灼热感、白带异常等症状，白带常呈浓稠的、白色或奶酪样分泌物。治疗的主要目标是消除感染，恢复正常的阴道菌群平衡，并预防复发。

抗真菌药物是治疗外阴阴道假丝酵母菌病的基础，旨在消除白假丝酵母菌，抑制其在阴道内的过度生长。这类药物可以口服或局部应用。常用的抗真菌药物包括氟康唑、克霉唑和咪康唑等。

（1）氟康唑：是一种常用的口服抗真菌药物，适用于治疗急性发作的外阴阴道假丝酵母菌病。推荐单次剂量为200mg，通过系统性作用清除白假丝酵母菌，并有良好的疗效。对于严重或复发性患者，可能需要多次剂量或延长疗程。

（2）克霉唑：是一种局部抗真菌药物，以栓剂或霜剂形式用于阴道内，通常每日使用一次。推荐连续使用 3 ～ 7 日，每晚使用一次，能够有效控制局部感染，减轻症状。栓剂和霜剂均有较好的局部吸收效果，并能快速缓解症状。

（3）咪康唑：与克霉唑作用相似，也是常用的局部抗真菌药物。以阴道栓剂或霜剂形式使用，通常每日使用一次，推荐连续使用 3 ～ 7 日。咪康唑通过局部直接作用于阴道内的假丝酵母菌，抑制其生长，恢复阴道的正常菌群。

3. 滴虫性阴道炎

滴虫性阴道炎是由阴道毛滴虫引发的性传播感染，主要表现为阴道分泌物增多、泡沫样黄绿色白带、伴随腥臭气味、瘙痒和排尿时的不适等。该疾病在性活跃的女性中较为常见，治疗的主要目标是清除滴虫感染，改善症状并防止复发。

治疗滴虫性阴道炎的关键是使用抗原虫药物来消除阴道毛滴虫感染，推荐的药物为甲硝唑或替硝唑。这些药物通过破坏滴虫的 DNA 合成，导致其死亡，进而清除感染。

（1）甲硝唑：是治疗滴虫性阴道炎的首选药物。其推荐的给药方式包括单次剂量 2g 口服，或 500mg，每日 2 次，疗程为 7 日。甲硝唑具有广谱抗原虫活性，能够有效清除滴虫感染，疗效确切。患者应注意在治疗期间避免酒精摄入，因为甲硝唑与酒精会产生双硫仑样反应，导致严重的恶心、呕吐和头痛。

（2）替硝唑：是另一种用于治疗滴虫性阴道炎的抗原虫药物，其作用机制与甲硝唑相似，但其半衰期更长，因此通常可以单次口服 2g 解决感染，疗效相当可靠。替硝唑的不良反应较少，耐受性更好，是甲硝唑治疗失败或耐受性不佳患者的常用替代方案。

（二）非感染性炎症的治疗

对于由非感染性因素引起的外阴及阴道炎症，治疗主要以去除诱因、局部对症治疗为主。

1. 刺激或变应性外阴炎

（1）局部治疗：在刺激或变应性外阴炎的治疗中，首要步骤是去除可能导致变态或刺激的物质。例如，某些香皂可能含有刺激性成分，卫生巾的材质可能引发变态反应，避孕药具也可能成为变应原之一。通过识别并去除这些潜在的致病因素，可以有效减轻症状。局部采用温水坐浴是一种较为温和的治疗方法，能够缓解外阴的瘙痒和不适。温水可以促进局部血液循环，减轻炎症反应，同时也能清洁外阴部位，减少细菌滋生。

（2）局部类固醇药物：对于明显的外阴炎症反应，可考虑使用低强度的类固醇霜剂，如氢化可的松霜。这种药物具有抗炎作用，能够减轻局部的炎症反应，缓解瘙痒、红肿等症状。每日外用两次的使用方法可以确保药物在局部持续发挥作用。然而，类固醇药物应短期使用，以免长期使用可能带来的不良反应，如皮肤变薄、色素沉着等。在使用类固醇药物期间，应密切观察症状的变化，如症状改善不明显或出现不良反应，应及时就医调整治疗方案。

2. 萎缩性阴道炎

（1）雌激素治疗：萎缩性阴道炎主要发生在绝经后女性，其原因是雌激素水平下降导致阴道黏膜萎缩。这种情况下，雌激素治疗成为一种重要的治疗手段。雌激素可以促进阴道黏膜细胞的生长和分化，增加阴道黏膜的厚度和弹性，从而改善阴道干燥、瘙痒等症状。

（2）局部雌激素治疗：通常采用雌激素阴道栓剂或霜剂。这些制剂可以直接作用于阴道黏膜，提高局部雌激素水平，从而发挥治疗作用。每日或每周使用的频率可以根据患者的具体情况进行调整。局部雌激素治疗的优点是作用直接、不良反应相对较小，尤其适用于症状较轻的患者。

（3）全身雌激素治疗：对于症状严重者，全身雌激素治疗可能是必要的。全身雌激素治疗可以同时改善其他绝经症状，如潮热、盗汗、失眠等。然而，全身雌激素治疗需要谨慎使用，因为它可能增加患乳腺癌、子宫内膜癌等疾病的风险。在进行全身雌激素治疗之前，应充分评估患者的健康状况和风险因素，并在医生的指导下进行治疗。

第二节　子宫颈炎症

子宫颈炎症是指子宫颈黏膜及其周围组织的炎症反应，常由感染性和非感染性因素引起。感染性子宫颈炎最常见的病原体包括细菌（如淋球菌、衣原体）、病毒［如人乳头瘤病毒（HPV）］、真菌和寄生虫。非感染性子宫颈炎则可能由机械刺激（如宫内节育器）或化学物质（如阴道洗液、避孕药具）等引发。临床表现包括白带异常、阴道出血、下腹痛和性交痛等。子宫颈炎症根据其病程分为急性和慢性，急性炎症主要表现为明显的症状，而慢性炎症则可能长期无症状，但仍可引发严重的生殖系统并发症，如不孕或宫颈癌的发生风险增加。治疗应针对病因，通常包括抗生素或局部治疗。

一、诊断与鉴别诊断

子宫颈炎症的诊断与鉴别诊断涉及多种病因，主要包括感染性和非感染性因素。子宫颈炎症可能是急性或慢性过程，表现为子宫颈充血、水肿、分泌物增多，有时伴随疼痛或出血。因此，准确的诊断对于明确病因并制定合适的治疗方案至关重要。

1. 病史采集

子宫颈炎症的准确诊断始于详细的病史采集，这一环节对于了解患者的病情状况及确定可能的病因至关重要。患者在就诊时可能会报告一系列症状，这些症状为医生提供了重要的诊断线索。异常阴道分泌物是常见的症状之一，其表现形式多样，可能是分泌物增多、颜色改变、质地异常或伴有异味。这种异常分泌物的出现通常是由于子宫颈炎症导致子宫颈腺体和阴道黏膜的分泌功能发生改变，或者是由于病原体感染引起的炎症反应所致。

性交后出血也是子宫颈炎症的一个重要症状表现。在性交过程中，子宫颈受到外力刺激，炎症部位的血管容易破裂出血。这种出血现象可能是间歇性的，也可能是持续性的，出血量和颜色因个体差异和病情严重程度而异。下腹疼痛可能是由于炎症扩散至周围组织，刺激神经末梢引起的。患者可能会感到下腹部隐痛、坠胀感或钝痛，有时还可能伴有腰骶部的不适。排尿不适则可能是由于炎症波及尿道附近的组织，导致患者出现尿频、尿急、尿痛等症状。

医生在采集病史时，应详细询问患者的性活动史。不洁性交是导致子宫颈炎的一个重要危险因素，如与多个性伴侣发生性行为、不使用安全套等。了解患者的避孕方式也很重要，某些避孕方法可能会影响子宫颈的微生态环境，增加感染的风险。既往性传播疾病史和反复感染史对于诊断也具有重要参考价值，因为这些因素可能导致子宫颈组织的抵抗力下降，容易再次发生炎症。此外，还应询问月经情况，包括是否有月经异常、经期延长或经量增多。月经异常可能与子宫颈炎引起的内分泌紊乱或子宫内膜炎等并发症有关。

2. 体格检查

妇科检查是诊断子宫颈炎症的关键步骤之一。在检查过程中，医生可以直接观察子宫颈的外观和状态，以确定是否存在炎症表现。子宫颈充血是炎症的常见表现之一，这是由于炎症刺激导致子宫颈组织的血管扩张，血液流量增加所致。水肿则表明子宫颈组织内的液体增多，可能是由于炎症引起的血管通透性增加，导致组织液渗出。脓性分泌物增多也是子宫颈炎症的一个重要特征，这种分泌物通常是黄色或绿色的，质地较为浓稠，可能伴有异味。

子宫颈的触痛或压痛可提示炎症较为严重或存在急性感染。当医生用手指轻轻按压子宫颈时，患者会感到疼痛，这表明子宫颈组织处于炎症状态，神经末梢受到刺激。对于慢性子宫颈炎，子宫颈表面可能出现糜烂、肥厚、息肉等病变。子宫颈糜烂是指子宫颈表面的上皮细胞受损，露出下面的柱状上皮，表现为红色的糜烂面。肥厚则是指子宫颈组织增生，变得肥大。息肉是指子宫颈表面长出的赘生物，通常是由于慢性炎症刺激引起的。在检查时，医生应特别注意分泌物的性状和子宫颈表面变化，这些信息对于确定炎症的类型和严重程度具有重要意义。

3. 实验室检查

（1）阴道和子宫颈分泌物的常规检查：通过阴道分泌物涂片或子宫颈刮片检查，可以在显微镜下观察白细胞计数升高和其他感染指征。白细胞计数升高是炎症的一个重要标志，表明机体正在对病原体进行免疫反应。此外，还可以观察到其他感染指征，如细菌、真菌、原虫等病原体的存在，以及上皮细胞的形态变化等。这些检查可以帮助医生初步判断炎症的类型和严重程度，并为进一步的病原学检测提供线索。

（2）病原学检测：细菌、病毒、真菌或原虫等病原体是子宫颈炎的常见致病因素。可以通过细菌培养、真菌培养或核酸扩增测试（NATTs）等方法，检测特定病原体。细菌培养是将阴道和子宫颈分泌物接种到特定的培养基上，让细菌生长繁殖，然后通过观察细菌的形态、生化特性等确定病原体的种类。

真菌培养则是用于检测真菌感染，通过培养真菌并观察其形态特征来确定真菌的种类。核酸扩增测试（NATTs）是一种高灵敏度的检测方法，可以快速检测出特定病原体的核酸序列，如淋病奈瑟菌、沙眼衣原体、单纯疱疹病毒等。这些检测方法可以帮助医生确定病原体的种类，从而选择针对性的治疗药物。

（3）子宫颈液基细胞学检查（TCT）：可用于筛查子宫颈炎症是否伴有上皮细胞的异常变化，如癌前病变等，并排除宫颈癌的可能。TCT 检查是通过采集子宫颈表面的细胞，然后进行细胞学分析，观察细胞的形态、结构和染色质等特征，以判断是否存在异常细胞。如果发现异常细胞，可能提示存在癌前病变或宫颈癌的风险，需要进一步进行活体组织检查以明确诊断。

（4）HPV 检测：人乳头瘤病毒（HPV）感染与宫颈癌及其前病变密切相关，检测高危型 HPV 有助于鉴别子宫颈的慢性炎症是否与癌前病变相关。HPV 是一种常见的性传播病毒，某些高危型 HPV 持续感染可能导致宫颈癌的发生。通过检测 HPV 可以了解患者是否感染了高危型 HPV，以及感染的程度和类型。如果患者同时存在子宫颈炎症和高危型 HPV 感染，需要更加密切地关注病情的发展，定期进行检查，以防宫颈癌的发生。

（二）鉴别诊断

子宫颈炎症的鉴别诊断至关重要，涉及多种感染性和非感染性疾病，准确区分不同病因对于制定恰当的治疗方案和改善患者预后具有重要意义。

1. 性传播疾病（STI）引起的子宫颈炎

性传播疾病确实是子宫颈炎的主要病因之一。淋病奈瑟菌和沙眼衣原体感染在其中占据重要地位。淋病性子宫颈炎通常呈现出较为典型的症状，脓性分泌物是其显著特征之一。这种脓性分泌物质地较为浓稠，颜色为黄色或黄绿色，同时子宫颈充血明显，表明炎症反应较为剧烈。这是由于淋病奈瑟菌在子宫颈组织中大量繁殖，引发强烈的免疫反应，导致血管扩张和渗出增加。

衣原体感染引起的子宫颈炎则常表现为轻度的子宫颈炎症，与淋病性子宫颈炎相比，症状相对较轻。分泌物相对稀薄，呈透明色或白色，量也相对较少。通过核酸扩增测试（NAATs）可以准确确诊这些感染。NAATs 是一种高灵敏度和特异性的检测方法，能够检测出病原体的核酸序列，即使在感染早期或病原体数量较少的情况下也能得出可靠的结果。对于疑似性传播疾病引起的子宫颈炎患者，及时进行 NAATs 检测有助于明确病因，为针对性治疗提供依据。

2. 非感染性子宫颈炎

非感染性因素在子宫颈炎的发展中也不容忽视。过度使用阴道清洗剂、避孕药具或化学物质的刺激都可能导致子宫颈炎症。这类炎症通常症状较轻，这是因为其并非由病原体感染引起，而是由于外部物理或化学因素对子宫颈组织的刺激所致。一般不伴有明显感染指征，如分泌物性状改变或白细胞计数升高。分泌物可能仍保持正常的外观和质地，白细胞计数也在正常范围内。

在这些情况下，诊断主要通过排除性感染和病原体检测阴性来确定。医生会首先进行详细的病史询问，了解患者是否有接触可能导致非感染性子宫颈炎的因素，如近期是否使用过新的阴道清洗剂、更换了避孕药具等。然后进行全面的妇科检查，观察子宫颈的外观和分泌物情况。同时，进行病原体检测，包括细菌培养、真菌培养、核酸扩增测试等，如果这些检测结果均为阴性，结合患者的病史和临床表现，可考虑诊断为非感染性子宫颈炎。

3. 宫颈癌前病变

子宫颈的慢性炎症在某些情况下可能掩盖癌前病变的存在，这使得鉴别诊断变得尤为关键。因此，慢性子宫颈炎症患者应进行子宫颈液基细胞学检查（TCT）及 HPV 检测。TCT 是一种通过采集子宫颈表面的细胞，进行细胞学分析的检查方法。它可以观察细胞的形态、结构和染色质等特征，以发现异常细胞。

HPV 检测则用于检测人乳头瘤病毒的感染情况，因为高危型 HPV 持续感染与宫颈癌及其前病变密切相关。癌前病变常无明显症状，患者可能在很长一段时间内都不会察觉到任何异常，仅通过细胞学和组织学检查才能发现异常。如果 TCT 检查发现异常细胞，或者 HPV 检测结果为高危型阳性，需要进一步进行阴道镜检查和活体组织检查，以明确是否存在癌前病变。早期发现和治疗癌前病变对于预防宫颈癌的发生至关重要。

4. 子宫颈息肉

子宫颈息肉是慢性子宫颈炎的常见并发症之一。它通常表现为阴道不规则出血或性交后出血。这些出血症状可能是由于息肉表面的血管较为脆弱，容易受到刺激而破裂出血。通过妇科检查和子宫颈刮片检查，可以发现子宫颈息肉的存在。在妇科检查中，医生可以直接观察到子宫颈表面突出的息肉组织，其颜色可能与周围组织有所不同，质地较软。

子宫颈刮片检查可以排除其他子宫颈病变的同时，也有助于确定息肉的性质。虽然子宫颈息肉一般为良性病变，但长期慢性炎症刺激可能导致息肉复发或伴有其他病理变化。因此，对于发现子宫颈息肉的患者，需行病理活体组织检查明确诊断。病理活体组织检查可以通过切除息肉组织，进行组织学分析，确定息肉的类型、是否存在恶变等情况。这对于制定后续的治疗方案和随访计划具有重要指导意义。

5. 急性盆腔炎

子宫颈炎若未及时治疗，可能向上蔓延引发急性盆腔炎。急性盆腔炎是一种较为严重的妇科疾病，其症状与子宫颈炎有一定的相似之处，也有明显的区别。急性盆腔炎导致盆腔疼痛，疼痛程度通常较为剧烈，可能为下腹部持续性疼痛或坠胀感。同时，患者可能出现发热症状，体温升高是机体对炎症的一种免疫反应。

阴道分泌物增多也是常见症状之一，但其分泌物的性状可能与子宫颈炎有所不同，可能更为浓稠或伴有异味。急性盆腔炎与子宫颈炎的鉴别需要结合临床表现及实验室检查结果。盆腔检查时，盆腔区触痛、压痛明显，这是由于炎症波及盆腔内的组织和器官，引起局部的炎症反应。发热及白细胞计数升高也提示盆腔炎症，通过血液检查可以发现白细胞计数升高，C反应蛋白等炎症指标也可能升高。此外，超声检查等影像学检查也可以帮助医生观察盆腔内的情况，确定是否存在积液、包块等异常表现。

二、临床表现

子宫颈炎症的临床表现因急性或慢性炎症的程度不同而有所差异。以下是常见的临床症状。

1. 白带异常

白带增多作为子宫颈炎症的主要表现之一，在临床上具有重要的诊断意义。子宫颈部位在正常生理状态下，其腺体和阴道黏膜会分泌一定量的液体，以维持阴道内的微生态平衡和清洁。然而，当子宫颈炎发生时，炎症刺激会打破这种平衡，促使子宫颈腺体和阴道黏膜的分泌功能亢进，进而导致白带增多。

炎症的影响机制较为复杂，一方面，病原体感染子宫颈组织后，会引发机体的免疫反应，刺激局部细胞释放多种炎性介质。这些炎性介质可以作用于分泌细胞，使其分泌活动增强。另一方面，炎症还可能导致子宫颈组织的血管通透性增加，使得更多的液体渗出到阴道内，进一步加重白带增多的症状。

并且，白带的颜色和质地会因病因的不同而呈现出多样化的变化。常见的情况为白带呈现黄色或脓性，这通常表明炎症较为严重。黄色或脓性白带往往是由细菌感染等原因所引起，如常见的淋病奈瑟菌、沙眼衣原体、大肠埃希菌等病原体感染。这些病原体在子宫颈部位大量繁殖，引发炎症反应，导致白细胞计数升高，与子宫颈和阴道的分泌物混合后，使白带呈现出黄色或脓性的外观。

此外，白带还常伴有异味。这种异味的产生主要是由于病原体在代谢过程中产生的一些特殊物质，以及炎症导致局部组织坏死和细胞分解所释放的气味。异味会给患者带来不适，不仅在身体上造成困扰，还会在一定程度上对患者的社交活动及心理健康造成不良影响。患者可能会因为担心异味被他人察觉而产生焦虑、自卑等情绪，影响其正常的社交和生活质量。

2. 阴道出血

子宫颈炎患者可能会出现接触性出血的症状，这一症状在性交后或者妇科检查时表现得尤为明显。其发生机制主要是因为在这些情况下，子宫颈受到外力的刺激，炎症部位的血管容易发生破裂从而导致出血。子宫颈组织在炎症的影响下，血管变得脆弱，同时周围组织也可能出现充血、水肿等改变。当受到外力作用时，如性交过程中的摩擦、妇科检查时的器械触碰等，这些脆弱的血管就容易破裂出血。

除此之外，在慢性子宫颈炎中，患者还有可能出现不规则阴道出血的情况。这种出血的出现往往较为复杂，可能是由于慢性炎症长期刺激子宫颈组织，导致局部组织增生、血管异常扩张等。同时，炎症还可能影响子宫内膜的正常功能，使其出现不规则脱落，从而引起阴道出血。不规则阴道出血的出现往往会让患者感到担忧和恐惧，因为这种症状不仅暗示着病情的复杂性和严重性，还可能与其他一些严重的妇科疾病相混淆，如宫颈癌、子宫内膜癌等。患者在面对这种情况时，往往会产生巨大的心理压力，担心自己的健康状况出现严重问题。

3. 下腹疼痛

由于炎症扩散至周围组织，患者可能会感受到下腹部隐痛或者坠胀感。子宫颈炎引发的炎症反应不仅仅局限于子宫颈部位，随着病情的发展，炎症可以通过淋巴系统、血液循环等途径扩散到周围的组织器官，如子宫、输卵管、卵巢及盆腔结缔组织等。当炎症波及这些部位时，会刺激周围的神经末梢，引发疼痛感觉。

这种疼痛有时还会伴有腰骶部的不适。这是因为盆腔内的神经分布较为广泛，炎症可以通过神经传导影响到腰骶部的神经，从而引起腰骶部的疼痛。疼痛的出现是身体对炎症的一种反应，同时也提醒着患者需要及时就医进行治疗。如果疼痛持续加重或者伴有其他症状，如发热、恶心、呕吐等，可能提示病情进一步恶化，需要及时进行全面的检查和治疗，以防炎症扩散引发更严重的并发症。

4. 尿路症状

部分子宫颈炎患者可能会出现类似尿路感染的症状，这主要是因为炎症有可能波及尿道附近的组织。子宫颈与尿道在解剖位置上较为接近，炎症容易蔓延扩散。当炎症波及尿道周围的组织时，会刺激尿道黏膜，导致患者出现尿频、尿急、尿痛等症状。

尿频是指患者排尿次数明显增多，这是由于炎症刺激尿道黏膜，使其敏感性增加，膀胱的充盈感提前出现，从而导致患者频繁产生尿意。尿急是指患者突然出现强烈的排尿欲望，难以控制。尿痛则是在排尿过程中，尿道黏膜受到刺激而产生的疼痛感觉。这些症状不仅会给患者带来身体上的不适，还可能会影响患者的睡眠质量及日常生活。患者可能会因为频繁的排尿需求而影响夜间睡眠，导致疲劳、精神不振等问题。在日常生活中，频繁的上厕所也会给患者带来诸多不便，影响工作效率和生活节奏。

5. 性交疼痛

子宫颈炎可能会导致性交时的疼痛，即性交痛。尤其是在炎症较为严重或者慢性炎症导致子宫颈黏膜变得脆弱时，性交痛的表现会更加明显。在性交过程中，阴茎与子宫颈的接触会对子宫颈产生一定的压力和摩擦，当子宫颈存在炎症时，这种刺激会加重炎症部位的疼痛感觉。

炎症较为严重时，局部组织充血、水肿，神经末梢敏感性增加，对刺激的反应更为强烈。而在慢性炎症的长期影响下，子宫颈黏膜可能会出现萎缩、变薄等改变，变得更加脆弱。此时，即使是轻微的刺激也可能导致疼痛的发生。这种疼痛会对患者的性生活产生负面影响，降低患者的性满意度和性愉悦感。长期的性交痛还可能影响夫妻之间的关系，导致夫妻之间的亲密感减少，甚至引发矛盾和冲突。患者可能会因为害怕疼痛而避免性生活，从而对夫妻关系造成一定的压力。

三、治疗方式

子宫颈炎症的治疗方式主要根据病因、感染类型及炎症的严重程度来制定，治疗目标是消除病原体、减轻炎症和防止并发症的发生。以下是常见的治疗方式。

1. 局部治疗

（1）阴道栓剂：对于轻度子宫颈炎或者局部炎症相对较轻的患者而言，阴道栓剂是一种较为适宜的治疗方式。通常所使用的药物涵盖抗菌、抗病毒或者抗真菌的栓剂。每日使用一次，持续使用 5～7 日。阴道栓剂能够直接作用于病变部位，有助于直接消除局部的病原体，从而减轻炎症反应。通过将栓剂放置于阴道内，药物可以逐渐释放，直接作用于子宫颈部位，发挥其抗菌、抗病毒或抗真菌的功效。这种治疗方式具有针对性强、局部药物浓度高的优势，能够有效地缓解轻度子宫颈炎患者的症状，促进炎症的消退。

（2）局部消毒冲洗：使用消毒溶液（如高锰酸钾、复方硼砂溶液）对子宫颈部位进行冲洗，是另一种局部治疗方法。这种方式可以有效地帮助清除局部的病原微生物，减少分泌物的产生，并改善患者的症状。消毒溶液能够杀灭病原体，减少炎症刺激，同时冲洗过程可以清除子宫颈部位的分泌物和坏死组织，为子宫颈的修复创造良好的环境。局部消毒冲洗通常在医院或专业医疗机构进行，由医护人员操作，以确保冲洗的安全和有效。

2. 物理治疗

（1）电灼疗法：适用于慢性子宫颈炎，尤其是伴有子宫颈糜烂的患者。该疗法通过高频电流消除病变组织，促进新生组织的修复。电灼过程中，电流产生的热量能够迅速破坏病变组织，使其凝固、坏死，然后脱落。随后，身体会启动自我修复机制，促进新的健康组织生长。电灼疗法具有操作相对简单、疗效较为显著的特点，但需要专业医生进行操作，以确保治疗的安全性和有效性。

（2）冷冻疗法：利用低温冷冻病变区域，破坏炎症组织，使其坏死脱落，进而促进新的上皮组织再生。此方法常用于处理顽固的慢性子宫颈炎。在冷冻过程中，低温会使病变组织的细胞受损，导致组织坏死。随着时间的推移，坏死的组织会逐渐脱落，被新的健康组织所取代。冷冻疗法具有创伤较小、恢复较快的优点。

（3）激光治疗：通过激光能量精确消除病变组织。这种治疗方式创伤较小，适用于慢性子宫颈炎伴子宫颈上皮异常者。激光能够准确地聚焦在病变部位，对病变组织进行精确切割和破坏，同时对周围正常组织的损伤较小。激光治疗后，患者的恢复时间相对较短，并发症的发生率也较低。

3. 手术治疗

对于反复发作、顽固性子宫颈炎，且伴有子宫颈结构明显异常或怀疑有癌前病变的患者，可能需要进行子宫颈锥切术。此手术通过切除子宫颈部分组织，清除炎症源。子宫颈锥切术是一种较为复杂的手术方式，需要在专业的医疗机构由经验丰富的医生进行操作。手术过程中，医生会根据患者的具体情况，精确地切除病变组织，以达到治疗的目的。手术后，患者需要进行适当的休息和护理，以促进伤口的愈合和身体的恢复。

第三节　盆腔炎性疾病

盆腔炎性疾病（PID）是指女性上生殖道，包括子宫、输卵管、卵巢及其周围组织的感染和炎症性反应。PID通常由病原体，特别是性传播的微生物（如淋球菌、衣原体）引起，感染可从下生殖道（阴道、子宫颈）向上扩展，导致多个生殖器官的炎症。PID的发生不仅限于性传播感染，还可能由分娩后感染、流分娩后感染、宫内操作引发。PID可表现为急性、亚急性或慢性，临床症状多样，包括下腹疼痛、发热、阴道分泌物异常等。未及时治疗的PID可导致严重并发症，如不孕、异位妊娠及慢性盆腔痛。PID的早期诊断和治疗至关重要，以预防长期并发症的发生。

一、诊断与鉴别诊断

盆腔炎性疾病（PID）的诊断与鉴别诊断是基于临床症状、体格检查及实验室检查与影像学检查相结合的多维评估过程。PID是由上行感染引起的一种复杂的妇科疾病，主要累及子宫、输卵管、卵巢及其周围组织，严重时可引发盆腔脓肿、输卵管阻塞等并发症。因此，PID的早期诊断及正确的鉴别诊断至关重要。

（一）诊断

盆腔炎性疾病（PID）的准确诊断对于患者的及时治疗和良好预后至关重要。以下将从病史采集、体格检查、实验室检查和影像学检查四个方面详细阐述PID的诊断方法。

1. 病史采集

PID的病史采集是诊断的重要基础。医生应全面了解患者的性活动史，包括性行为的频率、性伴侣的数量及性行为的安全性等。既往性传播疾病史也是关键信息之一，若患者曾患有淋病、衣原体感染等性传播疾病，其再次发生PID的风险可能增加。多性伴史同样提示患者处于较高的感染风险中，因为多个性伴侣会增加接触病原体的机会。避孕方式中的宫内节育器使用史也需要重点关注，虽然宫内节育器本身是一种有效的避孕方法，但在某些情况下可能增加PID的发生风险。

患者的主要症状包括下腹痛、发热、阴道分泌物异常、性交痛、月经不规则等。下腹痛是PID较为常见的症状，疼痛的程度和性质因人而异，可能为隐痛、胀痛或剧烈疼痛。发热是炎症反应的表现之一，体温升高的程度也不尽相同。阴道分泌物异常表现为分泌物增多、颜色改变、质地异常或伴有异味。性交痛会对患者的性生活质量产生不良影响，同时也提示盆腔内可能存在炎症。月经不规则可能表现为月经量增多、减少、经期延长或缩短等。

特别要注意询问是否有急性发作的症状，如突然出现的剧烈腹痛，伴随发热、寒战等全身症状。急性发作的PID往往病情较为严重，需要及时进行诊断和治疗。此外，还应了解患者的症状持续时间、发作频率及是否有加重或缓解的因素等，这些信息对于判断病情的发展和制定治疗方案具有重要意义。

2. 体格检查

盆腔检查是 PID 诊断的关键步骤之一。医生应仔细进行盆腔检查，以评估子宫和附件的情况。检查子宫和附件是否存在压痛是重要的诊断依据之一。特别是子宫颈举痛，即在移动子宫颈时出现明显疼痛，这是 PID 的特征性体征之一。当存在盆腔炎性疾病时，子宫颈周围的组织受到炎症刺激，移动子宫颈会引起疼痛。

盆腔区域的触痛也是常见的体征之一。医生可以通过双手触诊盆腔，感受盆腔内组织的质地、压痛情况及是否有包块等异常发现。附件区压痛或包块提示盆腔内可能存在炎症。附件包括输卵管和卵巢，当输卵管或卵巢发生炎症时，会出现压痛。如果炎症较为严重，可能形成包块，如输卵管积水、卵巢囊肿等。

3. 实验室检查

（1）白细胞计数及 C 反应蛋白（CRP）：白细胞计数升高和 CRP 升高是 PID 的非特异性炎症标志物。在炎症反应中，机体的免疫系统会动员白细胞参与抵抗病原体，导致白细胞计数升高。CRP 是一种急性时相蛋白，在炎症发生后会迅速升高。这些指标有助于评估炎症的严重程度，但不能单独作为 PID 的确诊依据，因为其他疾病也可能导致白细胞计数和 CRP 升高。

（2）阴道和子宫颈分泌物检测：通过细菌培养、核酸扩增测试（NAATs）等方法，可以检测淋病奈瑟菌、沙眼衣原体等性传播病原体。衣原体和淋球菌是 PID 的常见致病菌，但其他厌氧菌、需氧菌及支原体也可参与感染。细菌培养是将阴道和子宫颈分泌物接种到特定的培养基上，让细菌生长繁殖，然后通过观察细菌的形态、生化特性等确定病原体的种类。NAATs 是一种高灵敏度的检测方法，可以快速检测出病原体的核酸序列，对于衣原体和淋球菌的检测具有较高的准确性。

（3）血清 β-hCG 检测：对于育龄女性，应首先排除异位妊娠，因为异位妊娠可与 PID 的症状相似，尤其是在急性腹痛伴阴道出血时。血清 β-hCG 检测是检测是否妊娠的重要手段。如果血清 β-hCG 阳性，需要进一步进行超声检查等，以确定是否为异位妊娠。如果血清 β-hCG 阴性，则可以排除异位妊娠的可能性，更倾向于 PID 的诊断。

4. 影像学检查

（1）盆腔超声：可以帮助评估盆腔脓肿、输卵管积液、卵巢囊肿等 PID 相关的并发症。超声是一种无创的检查方法，可以清晰地显示盆腔内的器官和组织。对于检测盆腔脓肿非常敏感，尤其是输卵管或卵巢周围的液体积聚。液体积聚可能是由于炎症导致组织渗出液增多形成的。输卵管积液或输卵管增厚提示输卵管炎，这是 PID 的常见表现之一。卵巢囊肿也可能是 PID 的并发症之一，超声可以显示囊肿的大小、形态和内部结构等。

（2）腹腔镜检查：对于不典型患者或诊断不明确时，腹腔镜可用于直接观察盆腔内炎症、脓肿或粘连情况，并可同时进行治疗干预，如脓肿引流。腹腔镜是一种微创手术方法，可以通过小切口将腹腔镜插入腹腔，直接观察盆腔内的情况。腹腔镜下可以清晰地看到盆腔内的炎症表现，如红肿、渗出、粘连等。如果发现脓肿，可以进行脓肿引流，以减轻炎症反应。此外，腹腔镜还可以获取组织样本进行病理学检查，以明确诊断。

（二）鉴别诊断

盆腔炎性疾病在临床上的表现较为复杂，且与其他多种急腹症或妇科疾病存在相似之处，因此进行准确的鉴别诊断至关重要。这不仅有助于制定正确的治疗方案，还能避免误诊带来的不良后果。

1. 急性阑尾炎

急性阑尾炎是需要与盆腔炎性疾病（PID）进行鉴别的常见疾病之一。在临床表现方面，两者都可出现下腹痛和发热的症状，这给鉴别诊断带来了一定的难度。然而，仔细分析可以发现一些不同之处。PID 的下腹痛通常位于双侧附件区，这是由于盆腔炎主要累及子宫、输卵管和卵巢等附件区域。同时，患者还会伴有子宫颈举痛，这是因为炎症刺激了子宫颈周围的组织和神经。

此外，不规则阴道分泌物也是 PID 的常见症状之一，这是由于炎症导致阴道黏膜分泌异常所致。而急性阑尾炎的疼痛最初表现为上腹痛或脐周痛，这是由于阑尾的神经支配与胃肠道的神经支配有一定的重叠，所以在发病初期疼痛部位较为不典型。随后，疼痛会逐渐转移至右下腹，这是急性阑尾炎的典型疼痛部位。通过超声或 CT 扫描，可以进一步鉴别两者。急性阑尾炎在超声或 CT 图像上常表现为阑尾增厚、积液及周围炎性改变。阑尾增厚是由于炎症导致阑尾壁水肿和充血；积液则是由于阑尾腔内渗出液增多；周围炎性改变包括周围脂肪组织的模糊、渗出及淋巴结的肿大等。

2. 异位妊娠

异位妊娠常见于育龄女性，其临床表现与 PID 有一定的相似性。异位妊娠主要表现为急性腹痛、阴道不规则出血，严重时还会伴有低血压和晕厥。这些症状与 PID 较为相似，容易造成误诊。然而，异位妊娠具有独特的特点，可以帮助鉴别诊断。异位妊娠的特点是伴随妊娠相关的症状，其中血清 β-hCG 检测阳性是一个重要的诊断依据。

β-hCG 是由胎盘分泌的一种激素，在正常妊娠时会逐渐升高。而在异位妊娠时，虽然血清 β-hCG 水平可能低于正常妊娠，但通常也会呈阳性。此外，超声检查也是鉴别异位妊娠的重要手段。超声可见盆腔内无正常妊娠囊，而见宫外包块或游离液体，这提示异位妊娠的可能性较大。宫外包块可能是异位妊娠的妊娠囊，而游离液体则可能是由于妊娠囊破裂出血所致。

3. 卵巢囊肿扭转

卵巢囊肿扭转也可表现为急性下腹痛，与 PID 的症状容易混淆。然而，两者的疼痛特点有所不同。卵巢囊肿扭转的疼痛常为突发性、剧烈的，患者往往会突然感到一侧下腹部剧烈疼痛，疼痛程度较为严重。这是由于卵巢囊肿扭转后，囊肿的蒂部发生扭转，导致卵巢的血液供应受阻，引起缺血性疼痛。而 PID 的腹痛通常为缓慢发作性，疼痛程度相对较轻。

体格检查时，附件区可能有明显压痛或触及肿块。这是因为卵巢囊肿扭转后，卵巢和囊肿会发生肿胀和淤血，导致附件区出现压痛和肿块。超声检查可见卵巢增大、囊肿或周围液体积聚。彩色多普勒超声显示卵巢血流受阻，这是卵巢囊肿扭转的重要诊断依据。卵巢血流受阻是由于蒂部扭转导致卵巢的血液供应中断，通过彩色多普勒超声可以观察到卵巢内的血流信号明显减少或消失。

4. 急性肠炎或肠梗阻

肠炎或肠梗阻也可表现为腹痛、恶心、呕吐及发热，与 PID 有一定的相似之处。然而，通过仔细观察可以发现两者的区别。PID 患者通常伴随妇科症状，如异常阴道分泌物、性交痛、月经不规则等。

这些症状是由于盆腔炎性疾病主要累及女性生殖系统所致。而肠梗阻则可能伴有腹胀和排便、排气停止。这是由于肠梗阻导致肠道内容物无法正常通过，引起肠道梗阻和扩张。影像学检查（如腹部 X 线检查或 CT 扫描）可帮助鉴别肠梗阻。在腹部 X 线或 CT 图像上，可以看到肠管扩张、液气平面或积气。肠管扩张是由于肠道梗阻后，肠道内的气体和液体无法排出，导致肠管膨胀；液气平面是由于肠道内的液体和气体在不同的层面上形成的分界线；积气则是由于肠道内的气体增多所致。

5. 子宫内膜异位症

子宫内膜异位症患者常表现为慢性盆腔痛、性交痛及月经期加重的腹痛，这些症状与慢性 PID 相似。然而，子宫内膜异位症具有一些独特的特点，可以帮助鉴别诊断。子宫内膜异位症多与月经周期相关，患者的疼痛通常在月经期加重，这是由于子宫内膜异位病灶在月经期会受到激素的影响，发生出血和炎症反应，导致疼痛加重。

而慢性 PID 的疼痛通常与月经周期没有明显的关系。腹腔镜检查可发现子宫内膜异位病灶，这是诊断子宫内膜异位症的重要手段。在腹腔镜下，可以看到子宫内膜异位病灶呈结节状、斑块状或囊肿状，颜色可能为红色、蓝色或黑色。病理学检查可确诊子宫内膜异位症。通过对腹腔镜下取到的病灶组织进行病理学检查，可以观察到异位的子宫内膜组织，从而明确诊断。

二、临床表现

盆腔炎性疾病（PID）的临床表现因感染的病原体、炎症的范围及病程长短而有所不同，常表现为急性、亚急性或慢性症状。症状可能从轻微到严重，部分患者甚至无症状。以下是 PID 较为详细的临床表现。

1. 下腹疼痛

（1）持续性或间歇性：下腹疼痛作为盆腔炎性疾病（PID）最为常见的症状，具有多种表现形式。一般情况下，患者会感受到双侧下腹部持续性钝痛，这种疼痛犹如一种持续的压迫，给患者带来不适。然而，疼痛也可能表现为阵发性加重，即在一段时间内疼痛程度突然加剧，随后又可能有所缓解。疼痛程度可轻可重，其严重程度往往与病变部位及感染范围密切相关。如果病变主要局限于某一特定部位，疼痛可能相对较轻；而当感染范围广泛，涉及多个器官组织时，疼痛则会较为剧烈。

（2）盆腔压痛：当病变累及子宫、输卵管及卵巢等重要生殖器官时，盆腔深处的疼痛可能会进一步加剧。在这种情况下，患者在进行一些特定活动时，疼痛会变得尤为明显。例如，行走时身体的晃动可能会刺激到病变部位，导致疼痛加重；性交过程中，由于器官的运动和接触，也会使疼痛显著增强。这不仅给患者的日常生活带来极大困扰，还可能对其性生活质量和心理健康产生负面影响。

（3）放射痛：在某些情况下，疼痛并不局限于下腹部，还可能放射至腰背部、大腿内侧或直肠等部位。这种放射痛的出现提示炎症已经扩展至子宫旁组织或腹膜。当炎症扩散到这些周围组织时，神经受到刺激，疼痛信号便会沿着神经传导路径传递到其他部位，引起放射痛。这也意味着病情可能较为复杂和严重，需要及时进行全面的诊断和治疗。

2. 异常阴道分泌物

（1）白带增多：在 PID 患者中，常出现大量黏液性或脓性白带。这种白带的增多通常是下生殖道的感染蔓延至上生殖道的重要表现之一。正常情况下，女性的阴道分泌物量较少，且质地较为清稀。然而，当发生 PID 时，由于炎症刺激，子宫颈和阴道黏膜的分泌功能增强，导致白带量明显增多。其颜色可能呈黄绿色，这往往是由于感染的病原体产生的代谢产物或炎症细胞的存在所致。有时，白带还会伴有恶臭，这不仅给患者带来身体上的不适，还可能影响其社交生活和心理健康。

（2）血性分泌物：少数 PID 患者可能出现血性分泌物。这种情况提示子宫颈或子宫内膜有出血现象，尤其是在伴随子宫颈炎症或内膜炎时更为常见。炎症可能导致局部组织的充血、水肿和脆弱，容易发生出血。血性分泌物的出现往往让患者感到担忧和恐惧，需要及时就医进行进一步的检查和诊断，以确定出血的原因和严重程度，并采取相应的治疗措施。

3. 发热和全身症状

（1）中度至高热：急性 PID 患者常会出现发热症状。体温一般在 38℃ 以上，严重感染时甚至可以达到 39℃ 或更高。发热是身体对感染的一种免疫反应，表明机体正在努力抵抗病原体的入侵。然而，高热也会给患者带来身体上的不适，如头痛、乏力、食欲下降等。

（2）寒战：高热伴随寒战常提示感染较为严重，尤其是当盆腔脓肿或腹膜炎形成时。寒战是身体的一种自我保护机制，通过肌肉的快速收缩产生热量，以对抗感染引起的体温下降。但寒战也会让患者感到极度不适，同时也表明病情已经发展到较为危险的阶段，需要及时进行有效的治疗。

（3）全身不适：除了发热和寒战，患者还常感到全身乏力、倦怠。这种乏力感可能是由于身体在抵抗感染过程中消耗了大量能量，以及炎症反应对身体各个系统的影响所致。此外，患者还可能伴有头痛、恶心、呕吐等非特异性症状。这些症状的出现进一步增加患者的痛苦，影响其生活质量和日常活动能力。

4. 月经异常

（1）月经紊乱：PID 常伴有月经周期的改变。表现为经期延长，即月经持续的时间比正常情况下更长；月经量增加，可能导致患者出现贫血等并发症；经间期出血，即在两次月经之间出现少量的阴道出血。这些月经异常主要与子宫内膜受累有关。当子宫内膜发生炎症时，其正常的生理功能受到破坏，导致月经周期和月经量的改变。若输卵管受感染，可能导致月经推迟甚至闭经。输卵管的炎症可能影响卵巢的功能和激素的分泌，从而对月经产生影响。

（2）痛经加重：部分患者可能出现继发性痛经，即在原有痛经的基础上，经期时下腹疼痛加重。这种情况提示炎症波及子宫及附件。炎症刺激周围的神经和组织，导致疼痛敏感性增加。痛经的加重不仅给患者带来身体上的痛苦，还可能影响其心理健康和生活质量。

三、治疗方式

盆腔炎性疾病（PID）的治疗方式依据患者的病情严重程度、病因和个体情况进行调整。PID 的治疗目的是消除感染、缓解症状、预防并发症和减少长期后遗症，如不孕和慢性盆腔痛。以下是 PID 的常见治疗方式。

（一）药物治疗

盆腔炎性疾病（PID）的治疗主要依赖于抗生素，早期且足量地使用抗生素治疗是预防长期并发症的关键所在。通常情况下，医生会依据临床经验进行广谱抗生素治疗，以覆盖可能的病原体，如衣原体、淋球菌、需氧菌和厌氧菌等。

1. 广谱抗生素的使用

（1）头孢曲松：在针对淋球菌感染的情况时，可采用单次肌内注射 250mg 的方式。头孢曲松作为一种常用的抗生素，对淋球菌具有较强的抗菌作用。通过肌内注射的方式，能够使药物迅速进入体内，发挥治疗效果。

（2）多西环素：主要用于覆盖衣原体和其他革兰阴性菌。患者应口服 100mg，每日 2 次，疗程为 14 日。多西环素能够有效地抑制衣原体等病原体的生长繁殖，对于由这些病原体引起的感染具有重要的治疗作用。

（3）甲硝唑：口服剂量为 500mg，每日 2 次，疗程为 14 日。甲硝唑主要用于覆盖厌氧菌，尤其适用于盆腔脓肿或合并细菌性阴道病的患者。在盆腔炎性疾病中，厌氧菌感染较为常见，甲硝唑能够有效地杀灭厌氧菌，减轻炎症反应，促进患者的康复。

2. 静脉抗生素治疗

对于病情较为严重的患者，如出现高热、严重腹痛、盆腔脓肿或怀疑腹膜炎的情况，通常需要住院并给予静脉抗生素治疗。这种治疗方式能够使药物更快地进入血液循环，发挥更强的抗菌作用。

（1）头孢曲松＋多西环素＋甲硝唑联合静脉滴注。这一联合治疗方案能够同时覆盖多种可能的病原体，提高治疗效果。一旦患者病情有所改善，可改为口服抗生素，继续治疗至 14 日，以确保彻底清除病原体，防止复发和并发症的发生。

（2）氟喹诺酮类药物（如左氧氟沙星）：对于无法耐受头孢菌素类药物的患者，可以使用氟喹诺酮类药物进行治疗。剂量为 500mg，每日 1 次，可静脉滴注或口服。氟喹诺酮类药物具有抗菌谱广、抗菌活性强等优点，对于盆腔炎性疾病也有一定的治疗效果。

3. 口服抗生素疗程

轻度至中度 PID 患者可在门诊进行口服抗生素治疗。一般来说，疗程为 10 ～ 14 日。在治疗过程中，患者必须严格按照医嘱完成全部疗程，这一点至关重要。只有完成全部疗程，才能确保彻底清除病原体，防止复发和并发症的发生。如果患者在治疗过程中擅自停药或减少剂量，可能会导致病原体未能被完全清除，从而增加复发的风险，并可能引发一系列严重的并发症，如输卵管堵塞、不孕等。因此，患者应充分认识到完成全部疗程的重要性，积极配合医生的治疗。

（二）手术治疗

手术治疗主要用于以下情况。

（1）输卵管卵巢脓肿：在盆腔炎性疾病中，若输卵管卵巢出现脓肿，且抗生素治疗无法取得预期效果时，脓肿可能需要通过经阴道或腹腔进行引流。这是因为当抗生素难以控制感染时，通过引流可以将脓液排出体外，减轻感染的程度。如果脓肿较大且无法进行引流操作，那么可能就需要进行手术切除。这种情况下，手术的目的是彻底清除感染源，防止感染的进一步扩散，保护患者的生殖系统功能。

（2）腹膜炎：当严重的感染扩散至腹腔，引发弥漫性腹膜炎时，可能需要进行剖腹探查。腹膜炎是一种严重的并发症，可危及患者生命。通过剖腹探查，可以清除感染灶，阻止脓肿破裂及感染的继续扩散。这一手术措施对于控制病情、挽救患者生命至关重要。

（3）慢性盆腔痛：对于长期患有盆腔炎性疾病的患者，反复感染或盆腔器官粘连可能导致严重的慢性疼痛。在这种情况下，可能需要通过手术松解粘连。手术的目的是缓解疼痛，改善生殖功能。粘连的存在会影响盆腔器官的正常功能，导致疼痛和生殖障碍，通过手术可以解除这些问题，提高患者的生活质量。

（三）支持性治疗

支持性治疗旨在缓解症状、促进恢复并帮助预防长期后遗症。

（1）止痛药：在急性期，患者常伴随剧烈的腹痛。此时，可以使用非甾体抗炎药，如布洛芬或对乙酰氨基酚。这些药物能够减轻疼痛和炎症反应，缓解患者的痛苦。止痛药的使用可以提高患者的舒适度，有助于患者更好地配合治疗。

（2）静脉补液：对于有呕吐、腹泻或脱水症状的患者，静脉补液能够维持水、电解质平衡。在盆腔炎性疾病中，患者可能由于身体的不适而出现呕吐、腹泻等症状，导致水、电解质紊乱。通过静脉补液，可以及时补充身体所需的水分和电解质，维持身体的正常功能。

（3）卧床休息：在急性发作期，建议患者卧床休息，避免过度活动加重腹痛。适当的休息可以减轻身体的负担，有助于炎症的消退和身体的恢复。过度活动可能会刺激炎症部位，加重疼痛，延长恢复时间。

第四节　女性生殖内分泌疾病

女性生殖内分泌疾病是指由于内分泌腺体（如下丘脑、垂体、卵巢、甲状腺、肾上腺等）功能异常，导致女性生殖系统的激素分泌失调，从而引发的一系列疾病。这类疾病主要影响女性的生殖功能和性激素调节，并可能引起月经紊乱、不孕、排卵障碍、性发育异常等问题。常见的女性生殖内分泌疾病包括多囊卵巢综合征（PCOS）、功能性下丘脑闭经、高催乳素血症、卵巢功能早衰和甲状腺功能障碍等。这些疾病通常表现为激素分泌过多或不足，导致女性月经周期、排卵、性激素水平及生殖能力受到影响，需要通过内分泌检测、影像学检查和激素治疗进行诊断和管理。

一、诊断与鉴别诊断

女性生殖内分泌疾病的诊断与鉴别诊断涉及多个方面，包括生理性激素波动、内分泌腺功能失调、代谢异常等。这类疾病常伴随月经失调、不孕、闭经、多毛、肥胖及其他全身性症状。准确的诊断和鉴别诊断对于制定有效的治疗方案至关重要。

（一）诊断

1. 病史采集

详细的病史采集在诊断女性生殖内分泌疾病中起着至关重要的作用，为后续的诊断步骤提供了关键的线索和方向。医生首先需要对患者进行全面深入的询问，以了解其月经史的各个方面。初潮年龄是一个重要的指标，可反映患者青春期发育的时间点。正常的初潮年龄通常在 12～14 岁，如果初潮年龄过早或过晚，都可能提示存在内分泌疾病的风险。

月经周期的规律性也是判断生殖内分泌功能的重要依据，正常的月经周期一般为 21～35 日，周期过长或过短都可能是内分泌失调的表现。经期持续时间和月经量同样不容忽视，正常的经期持续时间为 3～7 日，月经量适中。如果患者出现月经稀发，即月经周期延长至 35 日以上；闭经，即月经停止 6 个月以上；或过度经血，即月经量明显增多等情况，都需要引起高度关注，这些症状可能是多种生殖内分泌疾病的表现。

在询问病史时，医生还应特别关注患者的性发育情况。性发育异常可能与内分泌疾病密切相关，如性早熟或性发育延迟都可能是由于激素水平平衡失调引起的。不孕史也是一个重要的方面，对于有生育需求的患者，不孕可能是生殖内分泌疾病的一个严重后果。多毛、肥胖、皮肤异常等表现也可能提示内分泌疾病的存在。多毛通常是由于雄激素水平升高引起的，表现为面部、胸部、腹部等部位毛发增多、增粗。肥胖与多种内分泌疾病有关，如多囊卵巢综合征（PCOS）患者常伴有肥胖。皮肤异常（如黑棘皮病）是胰岛素抵抗的一个常见表现，也可能与某些内分泌疾病相关。此外，家族史中是否有多囊卵巢综合征、糖尿病或甲状腺疾病也非常重要。这些疾病具有一定的遗传倾向，如果家族中有相关疾病的患者，那么患者本人患生殖内分泌疾病的风险也会增加。

2. 体格检查

生殖内分泌疾病的体格检查应包括全身和生殖系统的检查，以全面评估患者的身体状况。全身检查需要观察患者是否有肥胖、多毛、痤疮等提示高雄激素状态的体征。肥胖是许多生殖内分泌疾病的常见表现之一，通过测量体重、身高及计算体重指数（BMI），可以客观地评估患者的肥胖程度。BMI 是一个常用的指标，通过体重（千克）除以身高（米）的平方来计算。

正常的 BMI 范围为 18.5～23.9，BMI 超过 24 被认为是超重，超过 28 则为肥胖。多毛和痤疮通常是由于雄激素水平升高引起的，医生需要仔细观察患者的面部、胸部、腹部、四肢等部位的毛发分布和生长情况，以及面部是否有痤疮等皮肤病变。此外，还应检查皮肤是否有黑棘皮病等胰岛素抵抗相关表现。黑棘皮病表现为皮肤增厚、粗糙，颜色加深，通常出现在颈部、腋窝、腹股沟等部位。

妇科检查则应评估子宫、卵巢大小及形态，是否有盆腔压痛或包块。通过妇科检查，医生可以直接触诊子宫和卵巢，了解其大小、形状、质地等情况。子宫和卵巢的异常大小或形态可能提示存在内分泌疾病，如 PCOS 患者的卵巢通常体积增大，内部存在多个小卵泡。盆腔压痛可能是由于盆腔炎等疾病引起的，而包块则可能是卵巢囊肿、子宫肌瘤等病变的表现。这些异常情况都需要进一步的检查和诊断。

3. 实验室检查

（1）激素检测：生殖内分泌疾病常涉及多种激素异常，激素检测是诊断的重要手段之一。激素检测包括促黄体生成素（LH）、促卵泡激素（FSH）、雄激素（睾酮）、雌激素（E2）、甲状腺激素及催乳素水平的检测。不同的激素在生殖内分泌系统中发挥着不同的作用，其水平的变化可以反映出疾病的状态。

例如，PCOS 患者常表现为 LH/FSH 比值升高，这是由于垂体分泌 LH 相对增多，而 FSH 相对减少所致。雄激素增高也是 PCOS 的一个重要特征，过高的雄激素水平会导致多毛、痤疮等症状。而雌激素水平相对较高可能与 PCOS 患者的卵巢功能异常有关。甲状腺功能亢进或减退的患者会有相关激素的异常，甲状腺功能亢进时，血清促甲状腺激素（TSH）降低，游离甲状腺素（FT_4）和游离三碘甲状腺原氨酸（FT_3）升高；甲状腺功能减退时，TSH 升高，FT_4 和 FT_3 降低。

（2）口服葡萄糖耐量测试（OGTT）：胰岛素抵抗是 PCOS 和其他代谢性内分泌疾病的常见并发症，OGTT 可用于评估患者的葡萄糖代谢情况，尤其是在肥胖患者中。OGTT 是一种检测人体对葡萄糖的耐受能力的方法，通过让患者口服一定量的葡萄糖，然后在不同时间点检测血糖水平，以了解患者的胰岛素分泌和血糖调节功能。如果患者存在胰岛素抵抗，那么在 OGTT 过程中，血糖水平升高较快，胰岛素分泌也会出现异常。这对于早期发现和预防糖尿病等并发症具有重要意义。

（3）催乳素检测：对于有闭经或乳溢的患者，应检测血清催乳素水平，以排除高催乳素血症。催乳素是一种由垂体分泌的激素，对乳腺的发育和乳汁的分泌起着重要作用。高催乳素血症是指血清催乳素水平升高，可以导致闭经、乳溢、不孕等症状。通过检测血清催乳素水平，可以确定是否存在高催乳素血症，并进一步查找病因。如果催乳素水平显著升高，可能需要进行头颅 MRI，以排除垂体腺瘤等病变。

4. 影像学检查

（1）盆腔超声：是诊断女性生殖内分泌疾病的重要手段，尤其是对于 PCOS，典型表现为双侧卵巢多囊样改变，即卵巢体积增大，内部存在多个小卵泡。盆腔超声可以清晰地显示子宫和卵巢的形态、大小、结构等情况，对于发现卵巢囊肿、子宫肌瘤等病变也有重要价值。在 PCOS 患者中，超声检查可以看到卵巢体积增大，通常大于 10mL，内部有多个直径为 2 ～ 9mm 的小卵泡，呈"项链征"。此外，超声还可以评估子宫内膜的厚度和形态，对于判断月经周期和排卵情况有一定的帮助。

（2）头颅 MRI：若患者出现高催乳素血症，应行头颅 MRI 以排除垂体腺瘤，特别是在催乳素水平显著升高或伴随头痛、视力改变时。垂体腺瘤是高催乳素血症的常见原因之一，可以分泌过多的催乳素，导致血清催乳素水平升高。头颅 MRI 可以清晰地显示垂体的结构和形态，对于发现垂体腺瘤具有很高的敏感性和特异性。如果头颅 MRI 发现垂体有占位性病变，那么需要进一步评估病变的性质和大小，以确定治疗方案。如果 MRI 结果正常，则可以排除垂体腺瘤，进一步查找引起高催乳素血症的其他原因。

（二）鉴别诊断

女性生殖内分泌疾病由于其临床表现的多样性及涉及多个激素轴的功能失调，在诊断过程中准确的鉴别诊断至关重要。以下将对四种常见的女性生殖内分泌疾病的鉴别诊断进行详细阐述。

1. 多囊卵巢综合征（PCOS）

PCOS 作为常见的女性生殖内分泌疾病，其临床表现具有一定的特征性，但在鉴别诊断时应考虑多种可能与之混淆的疾病。

（1）甲状腺功能异常：甲状腺功能减退症可能引起月经稀发或闭经，与 PCOS 的月经失调表现较为相似。在生理机制上，甲状腺激素对女性生殖系统的正常功能起着重要作用。患有甲状腺功能减退症（简称甲减）时，甲状腺激素水平降低，会影响下丘脑－垂体－卵巢轴的功能，导致月经周期的紊乱。

而 PCOS 主要是由于内分泌及代谢紊乱，以雄激素过高、持续无排卵和卵巢多囊改变为特征，从而引起月经不调。通过甲状腺功能检查，包括检测血清促甲状腺激素（TSH）、游离甲状腺素（FT_4）等指标，可以排除甲状腺疾病。如果甲状腺功能检查结果显示 TSH 升高、FT_4 降低，则提示甲状腺功能减退症；而如果甲状腺功能正常，则可进一步考虑 PCOS 的可能性。

（2）先天性肾上腺皮质增生症（CAH）：是一种由于肾上腺皮质激素合成过程中酶的缺陷导致的疾病。CAH 可导致雄激素水平升高，表现出类似 PCOS 的多毛、痤疮及月经不调症状。在 CAH 患者中，由于酶的缺陷，肾上腺皮质激素合成受阻，导致雄激素合成过多。

而 PCOS 患者的雄激素过多主要是由于卵巢和肾上腺分泌雄激素增加，以及外周组织中雄激素转化增加所致。为了鉴别 CAH 和 PCOS，应检测 17- 羟孕酮水平。CAH 患者的 17- 羟孕酮水平显著升高，而 PCOS 患者通常在正常范围内或仅轻度升高。此外，CAH 患者还可能伴有其他临床表现，如盐皮质激素过多引起的高血压、低钾血症等，有助于进一步鉴别诊断。

（3）高催乳素血症：可引起闭经及不孕，与 PCOS 的部分症状相似。高催乳素血症是由于各种原因导致血清催乳素水平升高，从而影响下丘脑－垂体－卵巢轴的功能，导致月经紊乱和不孕。PCOS 患者也可能出现催乳素水平轻度升高，但通常不如高催乳素血症患者明显。

通过检测催乳素水平可以排除高催乳素血症。如果血清催乳素水平显著升高，同时伴有闭经、乳溢等症状，则考虑高催乳素血症；如果催乳素水平正常或轻度升高，且伴有雄激素过多、月经不调等症状，则更倾向于 PCOS 的诊断。

2. 高催乳素血症

高催乳素血症的主要表现为闭经、乳溢及不孕，在鉴别诊断时需要与以下疾病相区分。

（1）甲状腺功能减退症：患者常有高催乳素血症，可能引起类似的症状。这是因为甲状腺激素对催乳素的分泌有一定的调节作用。甲减时，甲状腺激素水平降低，会影响下丘脑－垂体轴的功能，导致催乳素分泌增加。通过甲状腺功能检测可以区分两者。如果甲状腺功能检查结果显示甲减，则需要治疗甲减，随着甲状腺功能的恢复，催乳素水平可能会下降。如果甲状腺功能正常，而催乳素水平仍然升高，则考虑高催乳素血症的诊断。

（2）垂体腺瘤：是高催乳素血症的常见原因之一。垂体腺瘤可分泌过多的催乳素，导致血清催乳素水平升高，从而引起闭经、乳溢及不孕等症状。通过 MRI 可以发现垂体腺瘤的存在。MRI 能够清晰地显示垂体的结构，对于直径较小的垂体腺瘤也有较高的检出率。如果 MRI 发现垂体有占位性病变，则考虑垂体腺瘤的可能性较大；如果 MRI 结果正常，则可排除垂体腺瘤，进一步考虑引起高催乳素血症的其他原因。

3. 卵巢功能早衰（POF）

POF 的表现为闭经、低雌激素水平及不孕，患者常在 40 岁前出现卵巢功能衰退。在鉴别诊断时应考虑以下疾病。

（1）慢性消耗性疾病：如慢性肾病、恶性肿瘤等慢性疾病可引起月经失调及卵巢功能下降。慢性肾病患者由于肾功能受损，可能影响内分泌系统的正常功能，导致月经紊乱。

恶性肿瘤患者在接受化学治疗、放射治疗等治疗过程中，也可能对卵巢功能造成损害，引起月经失调。

通过病史询问和相应的检查可以区分。对于慢性肾病患者，可以进行肾功能检查，如检测血清肌酐、尿素氮等指标；对于恶性肿瘤患者，可以进行肿瘤标志物检测、影像学检查等，以明确诊断。如果发现患者有慢性肾病或恶性肿瘤等慢性消耗性疾病的证据，则需要针对原发病进行治疗；如果排除了这些疾病，则考虑 POF 的可能性较大。

（2）自身免疫性疾病：如系统性红斑狼疮，可伴随卵巢功能衰退。系统性红斑狼疮是一种自身免疫性疾病，可累及多个器官系统。在部分患者中，免疫系统可能攻击卵巢组织，导致卵巢功能受损。

应结合其他系统表现及自身抗体检测进行鉴别。系统性红斑狼疮患者可能出现面部红斑、关节疼痛、口腔溃疡等症状，同时血清中可检测到抗核抗体、抗双链 DNA 抗体等自身抗体。如果患者有这些临床表现和自身抗体阳性，则考虑系统性红斑狼疮的可能性较大；如果没有这些表现，且排除了其他疾病，则更倾向于 POF 的诊断。

4. 功能性子宫出血（DUB）

功能性子宫出血的特点是无明显器质性病变，患者表现为不规则月经出血。在鉴别诊断时应排除其他导致月经不规则的病因。

（1）子宫内膜息肉或子宫肌瘤：可导致不规则出血。子宫内膜息肉是子宫内膜局部过度生长形成的突出于宫腔内的单个或多个光滑肿物。子宫肌瘤是子宫平滑肌组织增生形成的良性肿瘤。它们都可能影响子宫内膜的正常脱落，导致月经不规则出血。

通过超声检查可发现这些结构性病变。超声可以清晰地显示子宫的形态、结构及子宫内膜的情况。如果超声检查发现子宫内膜息肉或子宫肌瘤，则需要根据病变的大小、位置和患者的症状进行相应的治疗；如果超声检查结果正常，则可考虑功能性子宫出血的诊断。

（2）恶性肿瘤：如子宫内膜癌、宫颈癌等也可表现为异常子宫出血。子宫颈细胞学检查及宫腔镜活体组织检查有助于鉴别。子宫颈细胞学检查可以筛查宫颈癌，通过采集子宫颈细胞进行细胞学分析，检测是否存在异常细胞。

宫腔镜活体组织检查则可以直接观察子宫内膜的情况，并取组织进行病理检查，以确定是否存在子宫内膜癌等恶性病变。如果子宫颈细胞学检查或宫腔镜活体组织检查发现恶性肿瘤细胞，则需要进一步进行治疗；如果检查结果正常，则可排除恶性肿瘤，考虑功能性子宫出血的可能性较大。

二、临床表现

女性生殖内分泌疾病的临床表现多样，取决于具体的疾病类型、激素失调的种类和严重程度。

1. 月经紊乱

（1）月经周期异常：月经周期的正常与否是女性生殖健康的重要标志之一。月经周期异常主要包括闭经、稀发月经、月经过多或过少等情况。闭经即无月经现象，可能是严重疾病的表现，对女性的身体健康和心理状态都有极大影响。稀发月经是指月经间隔时间超过 35 日，如多囊卵巢综合征（PCOS）患者常伴有稀发月经甚至闭经症状。

多囊卵巢综合征是一种常见的妇科内分泌疾病，其发病机制较为复杂，可能与遗传、环境、内分泌等多种因素有关。在 PCOS 患者中，卵巢功能异常，导致激素分泌平衡失调，从而影响月经周期。而卵巢功能早衰则表现为绝经前后的月经紊乱，卵巢功能早衰通常是由于遗传、自身免疫、环境等因素导致卵巢功能过早衰退，使得雌激素水平下降，月经周期变得不规律，最终可能导致闭经。月经过多或过少也可能是生殖内分泌疾病的信号，过多的月经可能导致贫血等疾病，而过少的月经则可能反映出卵巢功能减退或子宫内膜病变等情况。

（2）无排卵周期：在许多生殖内分泌疾病中较为常见，是导致月经周期不规律或无月经的重要原因之一。正常的月经周期需要有排卵的参与，排卵后形成黄体，分泌孕激素，使子宫内膜从增生期转变为分泌期。如果没有排卵，就会出现月经周期不规律或无月经的情况。无排卵周期可能是由于多种因素引起的，如多囊卵巢综合征、功能性下丘脑闭经等。这些疾病会影响下丘脑－垂体－卵巢轴的正常功能，导致激素分泌失调，从而影响排卵。

2. 不孕

许多女性生殖内分泌疾病可导致排卵障碍，这是造成不孕的重要原因之一。例如，多囊卵巢综合征或功能性下丘脑闭经等疾病，患者往往因排卵异常而难以自然受孕。排卵障碍会影响卵子的正常排出，使得精子与卵子结合的机会大大减少。在正常的生殖过程中，排卵是关键环节之一，只有排出成熟的卵子，才有可能与精子结合形成受精卵，进而实现妊娠。如果排卵出现问题，就会严重影响生育能力。

3. 雄激素过多症状

（1）多毛症：雄激素水平升高是导致多毛症的主要原因之一，常见于多囊卵巢综合征。多毛症表现为脸部、胸部、下腹部和四肢的过度毛发生长，给患者带来身体和心理上的困扰。雄激素过多会刺激毛囊生长，导致毛发增多、增粗。这种症状不仅影响患者的外貌美观，还可能是内分泌紊乱的重要信号。

（2）痤疮和脂溢性皮炎：雄激素过多可导致皮脂分泌增加，从而表现为严重的痤疮或油性皮肤。皮脂分泌过多会堵塞毛孔，引起细菌感染，导致痤疮的发生。脂溢性皮炎则表现为皮肤油腻、发红、瘙痒等症状。这些皮肤问题不仅影响患者的外貌，还可能对患者的心理健康造成负面影响。

（3）脱发：雄激素水平升高还可引起女性型脱发，即头皮毛发稀疏或脱落，尤以头顶部明显。脱发会影响患者的外貌美观，给患者带来心理压力。女性型脱发的发病机制较为复杂，可能与遗传、内分泌、免疫等因素有关。

4. 乳房异常

（1）泌乳：不当的乳汁分泌通常为高催乳素血症的表现，常见于垂体腺瘤或药物引起的内分泌紊乱。高催乳素血症会导致乳汁分泌异常，即使在非哺乳期也可能出现泌乳现象。这种情况需要引起重视，及时进行检查和治疗，以确定病因并采取相应的治疗措施。

（2）乳房胀痛：由于激素水平波动，如黄体功能不全或雌激素水平异常，部分患者可能出现乳房胀痛或敏感。乳房胀痛是一种常见的症状，可能与月经周期、妊娠、哺乳等生理过程有关，也可能是某些疾病的表现。激素水平的波动会影响乳腺组织的生长和发育，导致乳房胀痛或敏感。这种症状在月经周期中较为常见，尤其是在月经前和月经期。如果乳房胀痛严重或持续时间较长，应及时就医，以排除乳腺疾病的可能。

三、治疗方式

(一) 多囊卵巢综合征 (PCOS)

多囊卵巢综合征作为一种常见的生殖内分泌疾病,其治疗目标具有多方面的考量。旨在调节月经周期,恢复排卵功能,降低雄激素水平,并改善与之相关的代谢异常状况。

1. 药物治疗

(1) 口服避孕药:在多囊卵巢综合征的治疗策略中,口服避孕药占据着关键地位。其主要通过对体内激素环境进行精细调节来发挥作用。口服避孕药能够有效地干预月经周期的调节机制,使得原本紊乱的月经周期逐渐恢复正常。这是因为口服避孕药可以对体内的激素水平进行精准调控,从而减少月经紊乱现象的发生。同时,口服避孕药在降低雄激素水平方面也表现出显著功效。对于多囊卵巢综合征患者而言,雄激素过高常引发痤疮和多毛症等症状,口服避孕药通过调节激素平衡,能够有效控制这些因雄激素过高而产生的不良表现,进而提升患者的生活质量。

(2) 抗雄激素药物:以螺内酯为例,这类抗雄激素药物在治疗多毛症和痤疮方面具有特定的作用。其作用机制在于通过抑制雄激素的生物活性,从而减少毛发的过度生长及痤疮的发生。对于深受多毛症和痤疮困扰的患者来说,抗雄激素药物能够显著改善他们的外貌状况,对提高患者的生活质量有着重要意义。

(3) 促排卵药物:对于渴望生育的多囊卵巢综合征患者,促排卵药物(如氯米芬或来曲唑)成为至关重要的治疗选择。这些药物能够针对患者的排卵功能障碍进行针对性治疗,通过特定的生理机制帮助恢复排卵功能。这一作用对于增加患者受孕的机会具有重大意义,为患者实现生育愿望提供了有效的治疗途径。

(4) 胰岛素增敏剂:二甲双胍作为一种常见的胰岛素增敏剂,在多囊卵巢综合征的治疗中发挥着多方面的积极作用。在多囊卵巢综合征患者中,胰岛素抵抗现象较为普遍。二甲双胍能够提高机体对胰岛素的敏感性,从而有效降低血糖水平。同时,二甲双胍还具有促进排卵的作用,这对于患者的生殖功能及整体的代谢健康都有着积极的影响。

2. 生活方式干预

(1) 体重管理:通过饮食控制和运动减轻体重,对于多囊卵巢综合征患者至关重要。体重过重会加重胰岛素抵抗和雄激素水平升高的状况,而减轻体重可以改善这些异常,有助于恢复月经周期和排卵功能。合理的饮食控制包括减少高热量、高脂肪和高糖食物的摄入,增加蔬菜、水果和全谷物的比例。运动方面,可以选择适合自己的有氧运动和力量训练,如跑步、游泳、练瑜伽等,每周至少进行一定时间的运动。

(2) 低糖饮食:控制血糖对于改善胰岛素敏感性具有重要意义。低糖饮食可以减少血糖的快速上升和下降,降低胰岛素的分泌需求,从而改善胰岛素抵抗。患者应避免食用高糖饮料、糕点和加工食品,选择低糖、高纤维的食物,如全麦面包、豆类、蔬菜等。

(二) 高催乳素血症

高催乳素血症通常由垂体腺瘤引起,对患者的生殖健康产生严重影响,导致月经紊乱、不排卵和不孕等问题。

1. 药物治疗

(1) 多巴胺激动剂:如溴隐亭或卡麦角林,是治疗高催乳素血症的主要药物。这些药物能够抑制催乳素的分泌，通过调节垂体的功能，恢复月经周期和排卵。多巴胺激动剂的作用机制是刺激多巴胺受体，抑制催乳素的合成和释放，从而降低血清催乳素水平。

2. 手术治疗

对于药物治疗无效或垂体腺瘤较大的患者，可考虑经蝶窦垂体手术切除腺瘤。手术治疗是一种较为激进的治疗方法，需要根据患者的具体情况进行评估和决策。手术的目的是切除垂体腺瘤，解除对垂体的压迫，恢复正常的激素分泌功能。然而，手术治疗存在一定的风险和并发症，如出血、感染、垂体功能低下等，需要在专业医生的指导下进行。

（三）卵巢功能早衰

卵巢功能早衰是指40岁之前卵巢功能衰竭的情况，表现为月经紊乱或闭经、性激素水平下降等症状。

1. 激素替代疗法（HRT）

对于卵巢功能早衰的患者，雌激素和孕激素联合治疗是常用的治疗方法。这种治疗可以恢复雌激素水平，缓解潮热、骨质疏松和其他绝经症状。对于仍有子宫的患者，应同时给予孕激素以防子宫内膜增生。激素替代疗法可以改善患者的生活质量，减轻更年期症状，但需要在医生的指导下进行，定期进行检查和评估，以确保治疗的安全性和有效性。

2. 生育需求的管理

对于希望生育的患者，可以考虑辅助生殖技术（ART），如卵子捐献和体外受精（IVF）。由于卵巢功能早衰患者自身的卵子数量和质量下降，通过辅助生殖技术可以利用捐赠的卵子进行受精和胚胎移植，实现生育的愿望。然而，辅助生殖技术也存在一定的风险和限制，需要患者和医生共同进行充分的讨论和决策。

（四）功能性下丘脑闭经

功能性下丘脑闭经常由精神压力、过度运动或体重过轻引发，导致月经停止。

1. 生活方式调整

（1）体重恢复：增加体重，恢复正常的体脂水平，对于促进下丘脑－垂体－卵巢轴的恢复至关重要。体重过轻会影响激素的分泌和调节，导致月经停止。通过合理的饮食和适当的运动增加体重，可以改善身体的营养状况，恢复激素的正常水平。

（2）减少过度运动：有助于恢复月经周期。过度运动可能会导致身体疲劳和压力增加，影响激素的分泌和调节。患者应根据自身情况，调整运动强度和时间，避免过度运动。

（3）心理治疗：对于因压力或饮食失调引发的闭经，心理干预或认知行为疗法（CBT）可能有效。心理压力和饮食失调会影响下丘脑的功能，导致月经停止。通过心理治疗，可以帮助患者缓解压力，调整饮食行为，恢复正常的月经周期。

2. 激素替代疗法

如果体重恢复和生活方式调整不能恢复月经，可能需要激素替代治疗来恢复雌激素水平。激素替代疗法可以模拟正常的月经周期，促进子宫内膜的生长和脱落，恢复月经。但同样需要在医生的指导下进行，以确保治疗的安全性和有效性。

第三章　正常妊娠护理

第一节　正常妊娠期护理

一、概述

正常妊娠期护理是指在整个妊娠期间，通过系统的健康管理和护理措施，保障母体和胎儿的健康，预防和早期发现可能的妊娠并发症，并为顺利分娩和分娩后恢复提供支持的一系列护理干预。护理内容包括定期产前检查、健康教育、饮食与营养管理、体重控制、心理支持、适当运动、睡眠与休息、预防妊娠相关并发症等。正常妊娠期护理的核心目标是促进母体健康，监测胎儿发育，确保妊娠期的生理与心理需求得到充分满足，并为分娩和分娩后恢复做好准备。

二、妊娠期护理措施

正常妊娠期护理是保障孕妇和胎儿健康、预防妊娠并发症的关键。护理措施涵盖了妊娠期的各个阶段，包括健康监测、饮食管理、体重控制、预防并发症、心理支持等。以下是详细的妊娠期护理措施。

1. 妊娠期体检

（1）早期检查：在妊娠早期阶段，即妊娠前 12 周进行初次产前检查具有重大意义。这一时期的检查主要是确定妊娠情况，通过各种检查手段来明确孕妇是否确实妊娠及妊娠的状态。医生会详细了解孕妇的健康史，包括既往是否患有慢性疾病、手术史等，这些信息对于评估孕妇在妊娠期可能面临的风险至关重要。家族史的了解也不容忽视，询问家族中是否存在遗传疾病、妊娠并发症等情况，有助于判断孕妇是否有遗传相关疾病的潜在风险。

月经史对于确定妊娠时间和评估妊娠期可能出现的问题有一定的参考价值，如月经不规律的孕妇可能在妊娠期的诊断和监测中需要更加谨慎。生育史同样重要，了解既往的妊娠次数、分娩方式、是否有流产史等，可以帮助医生更好地了解孕妇的身体状况和可能面临的风险，评估是否存在高危因素，如高龄孕妇、多胎妊娠、既往有不良妊娠结局等情况，以便提前采取相应的预防和干预措施。

（2）超声检查：在妊娠期起着关键作用。在妊娠早期，超声检查可以确认宫内妊娠，排除异位妊娠及其他异常情况。异位妊娠是一种危险的妊娠状态，如果未能及时发现和处理，可能会对孕妇的生命造成严重威胁。通过超声检查，可以清晰地看到子宫内的妊娠囊，确定胚胎的位置，以及观察胚胎的发育情况。此外，超声检查还可以检测是否存在多胎妊娠、葡萄胎等异常情况。在整个妊娠期，超声检查会多次进行，以持续监测胎儿的生长发育、胎盘的位置和功能、羊水量等重要指标。

（3）血液及尿液检查：妊娠期的血液及尿液检查对于孕妇和胎儿的健康评估至关重

要。评估孕妇的血红蛋白水平可以判断是否存在贫血，贫血可能会影响胎儿的发育和孕妇的身体健康。确定血型不仅对于可能的输血需求有重要意义，还可以评估母婴血型不合的风险。感染标志的检测，如乙肝、梅毒、HIV 等，是为了及时发现孕妇是否感染这些疾病，以便采取相应的治疗和预防措施，降低对胎儿的传播风险。

甲状腺功能的检查也非常重要，甲状腺功能异常可能会影响胎儿的神经系统发育和孕妇的代谢功能。同时，监测尿液中的蛋白质和糖分可以早期发现妊娠高血压和妊娠期糖尿病等并发症的风险。如果尿液中出现蛋白质，可能提示妊娠高血压；而尿液中糖分升高，则可能是妊娠糖尿病的早期表现。

（4）定期产前检查：从妊娠 12 周开始，孕妇应按照规定的时间进行定期产前检查。每 4 周进行一次常规产前检查，这个阶段主要是监测孕妇和胎儿的基本情况。妊娠 28 周后，由于胎儿的生长发育加快，风险也相应增加，改为每 2 周进行一次检查。妊娠 36 周后，胎儿随时可能出生，每周一次检查可以确保及时发现任何潜在的问题。检查内容包括体重及血压监测、胎心率监测、腹围及宫高测量等。体重及血压监测可以帮助医生评估妊娠高血压及其他并发症的风险。

妊娠期体重的合理增加是胎儿正常生长发育的重要标志，但体重增加过快或过慢都可能提示存在问题。血压的变化也是需要密切关注的指标，妊娠高血压是妊娠期常见的并发症之一，严重时可能会危及孕妇和胎儿的生命。胎心率监测可以定期评估胎心率，确保胎儿发育正常。正常的胎心是胎儿健康的重要标志之一，通过听诊器或胎心监护仪可以监测胎心的频率和节律。腹围及宫高测量可以追踪子宫的生长和胎儿的发育情况。随着妊娠期的进展，子宫会逐渐增大，腹围和宫高也会相应增加。如果腹围和宫高的增长不符合预期，可能提示胎儿生长受限、羊水过多或羊水过少等问题。

2. 饮食与营养

（1）均衡饮食：在妊娠期间，孕妇的饮食对于自身和胎儿的健康至关重要。摄入均衡的营养是确保母婴健康的基础。蛋白质是身体细胞的重要组成部分，对于胎儿的生长发育起着关键作用。孕妇可以通过食用瘦肉、鱼类、蛋类、豆类等食物来获取充足的蛋白质。碳水化合物是提供能量的重要来源，全谷物、薯类等食物是优质碳水化合物，能够提供稳定的能量供应，同时还含有丰富的膳食纤维，有助于预防便秘。脂肪也是妊娠期饮食中不可或缺的一部分，健康的脂肪，如橄榄油、鱼油、坚果中的不饱和脂肪酸，对胎儿的神经系统发育有益。

微量元素在妊娠期同样具有重要意义。铁是预防贫血的关键营养素，孕妇在妊娠期血容量增加，对铁的需求也相应增加。瘦肉、动物肝脏、豆类、绿叶蔬菜等食物富含铁元素。钙对于胎儿骨骼和牙的发育至关重要，乳制品、豆制品、海鲜等是钙的良好来源。碘是合成甲状腺激素的重要元素，对胎儿的神经系统发育和智力发展起着重要作用。

海鲜、加碘盐等是碘的主要来源。叶酸在妊娠期尤为重要，有助于预防胎儿神经管畸形。建议孕妇每日补充 400μg 叶酸，至少至妊娠 12 周。绿叶蔬菜、豆类、坚果等食物中也含有一定量的叶酸。鼓励孕妇多食用水果、蔬菜、瘦肉、全谷物及乳制品，这些食物不仅富含各种营养素，还能提供丰富的维生素和矿物质，满足妊娠期的特殊营养需求。

（2）叶酸补充：叶酸在妊娠期的重要性不可忽视。在胚胎发育的早期，神经管的闭合是一个关键过程，而叶酸在这个过程中起着至关重要的作用。如果孕妇在妊娠期缺乏叶酸，胎儿神经管畸形的风险将大大增加，如脊柱裂、无脑儿等。因此，建议孕妇在妊娠早期每日补充 400μg 叶酸。可以通过口服叶酸片的方式进行补充，同时也可以通过饮食摄入富含叶酸的食物，如绿叶蔬菜、豆类、坚果等。补充叶酸应至少持续至妊娠 12 周，以确保胎儿神经管的正常发育。

（3）铁和钙的补充：铁在妊娠期的作用主要是预防贫血。孕妇在妊娠期血容量增加，对铁的需求也相应增加。如果铁摄入不足，容易导致缺铁性贫血，影响孕妇的身体健康和胎儿的生长发育。富含铁的食物包括瘦肉、动物肝脏、豆类、绿叶蔬菜等。对于一些容易出现贫血的孕妇，需要在医生的指导下补充铁剂。

钙对于胎儿骨骼发育至关重要。胎儿在妊娠期需要大量的钙来构建骨骼和牙。孕妇可以通过食用乳制品、豆制品、海鲜等食物来摄入充足的钙。如果饮食中的钙摄入不足，可能需要补充钙片。但在补充铁和钙时，应注意避免同时服用，以免影响吸收。可以在不同的时间段分别补充铁剂和钙片，或者在医生的指导下进行合理的补充。

（4）避免有害物质：孕妇在妊娠期应避免吸烟、饮酒及摄入咖啡因过多。吸烟会导致胎儿缺氧、生长发育迟缓、早产、低出生体重等不良后果。饮酒也会对胎儿造成严重的损害，如胎儿酒精综合征，表现为面部畸形、智力发育迟缓等。咖啡因摄入过多可能会增加流产、早产的风险，还可能影响胎儿的生长发育。

妊娠前药物的使用必须在医生指导下进行，因为许多药物可能会对胎儿产生潜在危害。在妊娠期，孕妇的身体发生了很多变化，对药物的代谢和排泄也与妊娠前不同。一些药物可能会通过胎盘传递给胎儿，对胎儿的器官发育和功能产生不良影响。因此，孕妇在使用任何药物之前，都应咨询医生的意见，确保药物的安全性。

3. 体重管理

（1）健康体重增长：整个妊娠期体重增加通常建议在 10.0～12.5kg，但具体的体重增加范围取决于妊娠前体重指数（BMI）。妊娠前体重正常的孕妇，妊娠期体重增加相对较为稳定。妊娠早期由于胎儿生长缓慢，加上孕妇可能会出现恶心、呕吐等反应，体重增加较少，一般在 1～2kg。妊娠中期和晚期，胎儿生长迅速，孕妇的体重增加也较为显著。每周体重增加应控制在一定范围内，以确保胎儿的正常生长发育和孕妇的身体健康。

对于妊娠前体重过轻的孕妇，妊娠期可以适当增加体重，以满足胎儿的生长需求。但也应避免体重增加过快，以免引发妊娠期糖尿病、妊娠高血压等并发症。孕前超重或肥胖的孕妇，需要特别关注体重控制。妊娠期体重过度增加会增加妊娠期糖尿病和妊娠高血压的风险，还可能导致难产、巨大儿等不良后果。孕妇可以在医生和营养师的指导下，制定合理的饮食和运动计划，控制体重的增长。

（2）超重或肥胖：超重的孕妇在妊娠期面临着更高的健康风险。妊娠期糖尿病是超重孕妇常见的并发症之一。由于体内胰岛素抵抗增加，孕妇的血糖调节能力下降，容易出现高血糖。妊娠高血压也是超重孕妇需要关注的问题。肥胖会导致血管内皮功能受损，血压升高的风险增加。此外，超重孕妇还容易出现难产、剖宫产率增加、分娩后出血等情况。因此，超重的孕妇需要特别关注体重控制，通过合理的饮食和适度的运动，控制体重的增长。可以选择低脂肪、高纤维的食物，增加蔬菜、水果的摄入，减少高热量、高脂肪食物的摄入。同时，进行适度的运动，如散步、练孕妇瑜伽等，有助于消耗多余的热量，控制体重。

（3）体重过轻：体重过轻的孕妇在妊娠期需要增加营养摄入，以促进胎儿生长，降低低出生体重儿的风险。低出生体重儿出生后可能面临着各种健康问题，如呼吸困难、感染、发育迟缓等。体重过轻的孕妇可以在医生和营养师的指导下，制定个性化的饮食计划，增加蛋白质、碳水化合物、脂肪等营养素的摄入。可以选择高热量、高营养的食物，如坚果、奶酪、全麦面包等。同时，要注意饮食的均衡，确保摄入充足的维生素和矿物质。定期进行产检，监测胎儿的生长发育情况，根据胎儿的生长情况及时调整饮食和营养补充方案。

4. 运动与活动

（1）适当运动：鼓励孕妇进行适度的体育活动，这对于保障孕妇和胎儿的健康有益。散步是一种非常适合孕妇的运动方式，可以增强孕妇的心肺功能，促进血液循环，缓解妊娠期的不适。游泳也是一种很好的运动方式，水的浮力可以减轻孕妇的身体负担，同时还能锻炼全身的肌肉。孕妇瑜伽可以帮助孕妇放松身心，增强身体的柔韧性和平衡能力。但孕妇在进行运动时，应避免剧烈运动和高风险活动，以免增加流产或早产的风险。例如，避免跑步、跳跃、举重等剧烈运动，以及攀岩、骑马等高风险活动。

（2）体位调整：妊娠中晚期，孕妇的身体负担逐渐加重，需要注意体位调整。建议孕妇避免长时间仰卧，因为长时间仰卧可能会导致仰卧位综合征的发生。仰卧位综合征是由于孕妇仰卧时，增大的子宫压迫下腔静脉，导致回心血量减少，引起血压下降、心率加快等症状。侧卧尤其是左侧卧位有助于改善子宫血供，有利于胎儿发育。左侧卧位可以减轻子宫对下腔静脉的压迫，增加回心血量，提高心输出量，从而改善子宫和胎盘的血液供应。孕妇可以在睡觉时使用孕妇枕，帮助保持左侧卧位的姿势。

5. 心理健康支持

（1）情绪管理：妊娠期的身体和情绪变化可能引起焦虑、抑郁或其他情绪问题。孕妇在妊娠期体内激素水平发生变化，身体不适症状增多，对未来的担忧等因素都可能导致情绪波动。保持良好的情绪稳定对孕妇和胎儿的健康至关重要。孕妇可以通过一些方式来调节情绪，如听音乐、阅读、与朋友交流等。同时，孕妇也应认识到自己的情绪变化是正常的生理反应，不要过分自责或焦虑。如果情绪问题较为严重，可以寻求专业心理医生的帮助。

（2）家庭支持：家庭成员特别是配偶应提供情感支持，鼓励孕妇表达情绪，给予关怀和陪伴。妊娠期是一个特殊的时期，孕妇需要家人的关心和支持。配偶可以陪伴孕妇去产检、参加孕妇课程等，让孕妇感受到关爱和安全感。家人还可以帮助孕妇分担家务，减轻孕妇的身体负担。鼓励孕妇表达自己的情绪，倾听孕妇的感受，给予积极的回应和支持。

（3）心理咨询：对于情绪问题严重的孕妇，建议寻求专业心理医生的帮助。专业心理医生可以通过心理评估和咨询，帮助孕妇了解自己的情绪问题，提供有效的应对策略和心理支持。心理医生还可以根据孕妇的具体情况，进行心理治疗或药物治疗。但在进行药物治疗时，应充分考虑药物对胎儿的潜在影响，在医生的指导下谨慎使用。

第二节　正常分娩期护理

一、概述

正常分娩期护理是指在分娩过程中对产妇进行的系统护理干预，以确保母婴安全、减轻产妇痛苦、促进分娩顺利进行，并为新生儿的顺利诞生和母体的分娩后恢复做好准备。

分娩期护理主要包括产程监测、产妇心理支持、疼痛管理、分娩指导和新生儿初步护理等。护理的核心目标是通过全面的评估和支持，确保分娩过程中的每个阶段顺利进行，降低分娩并发症的风险。

二、正常分娩期护理的措施

正常分娩期护理的具体措施不仅涵盖产程监测和心理支持，还包括其他关键的护理干预，以确保母婴安全并促进分娩顺利进行。以下是更多正常分娩期护理的措施。

1. 产妇体位管理

（1）分娩体位调整：在分娩过程中，根据产程的进展和产妇的舒适度来协助产妇采取不同的分娩体位具有重要意义。不同的分娩体位对胎儿的顺利娩出有着不同的影响。侧卧位是一种较为舒适的体位，产妇可以侧卧在床上，双腿弯曲。这种体位有助于减轻子宫对下腔静脉的压迫，从而增加回心血量，改善胎盘的血液循环。同时，侧卧位还可以减轻腰骶部的压力，缓解疼痛。半卧位则可以让产妇上半身稍微抬高，双腿自然分开。

这个体位有利于产妇观察分娩的进展，同时也方便医护人员进行监测和操作。站立位或蹲位可以利用重力的作用，促进胎儿的下降。当产妇处于站立位时，子宫的重力方向与产道一致，有助于胎儿更快地通过产道。蹲位则可以增加骨盆出口的径线，为胎儿的娩出创造更有利的条件。体位管理不仅有助于减轻疼痛，还能促进产程进展。通过调整体位，产妇可以更好地适应分娩的过程，减少因疼痛和不适导致的紧张和焦虑。同时，不同的体位可以刺激子宫的收缩，加速产程的进展。此外，合理的体位管理还可以减少分娩后并发症的发生。例如，长时间保持仰卧位可能会导致子宫压迫下腔静脉，引起低血压和胎盘灌注不足。而采取侧卧位或半卧位等体位可以避免这种情况的发生。

（2）定期变换体位：在分娩过程中，帮助产妇定期改变体位是非常必要的。长时间保持同一姿势会使产妇的身体感到疲劳，影响分娩的进展。定期变换体位可以减轻身体的疲劳感，让产妇在分娩过程中保持良好的状态。同时，变换体位还可以促进血液循环，为子宫和胎儿提供充足的氧气和营养物质。例如，产妇可以在一段时间内保持侧卧位，然后再改为半卧位或站立位。这样的变换可以让身体的不同部位得到休息，同时也可以刺激子宫的收缩，促进产程的进展。在帮助产妇变换体位时，医护人员需要注意动作的轻柔，避免对产妇和胎儿造成不必要的伤害。同时，还需要根据产妇的具体情况和产程的进展来选择合适的体位，以达到最佳的分娩效果。

2. 呼吸与放松技巧

（1）呼吸训练：在分娩过程中起着至关重要的作用。指导产妇根据宫缩的强弱进行节律性呼吸，可以有效地减轻疼痛、放松身心，并提高分娩的效率。在宫缩开始时，产妇可以采用腹式呼吸的方法。这种呼吸方法可以让产妇的腹部充分膨胀，增加氧气的吸入量，同时也可以放松腹部肌肉，减轻疼痛。当宫缩逐渐增强时，产妇可以改为节律性浅快呼吸。这种呼吸方法可以让产妇快速地吸入和呼出空气，分散注意力，减轻疼痛。在呼吸训练中，医护人员需要耐心地指导产妇，让其掌握正确的呼吸方法。同时，还需要根据产妇的具体情况和宫缩的强度来调整呼吸的节奏和深度，以达到最佳的效果。

（2）放松训练：帮助产妇学会在宫缩间歇期放松身体，保持肌肉的放松和精神的稳定，对于减轻分娩过程中由于紧张导致的过度疲劳至关重要。在宫缩间歇期，产妇可以通过深呼吸、冥想、渐进性肌肉松弛等方法来放松身体。深呼吸可以让产妇的身体得到充分的氧气供应，同时也可以放松神经系统，减轻紧张和焦虑。冥想则可以让产妇的注意力集中在内心的平静和安宁上，忘却分娩的疼痛和不适。渐进性肌肉松弛是一种通过逐步放松身体各个部位的肌肉来达到全身放松的方法。产妇可以从脚部开始，依次放松小腿、大腿、臀部、腹部、胸部、手臂和头部的肌肉。在放松训练中，医护人员需要给予产妇充分的支持和鼓励，让其感受到关爱和安全感。同时，还需要引导产妇将注意力集中在身体的感觉上，及时发现紧张的部位，并进行针对性的放松。

3. 补液和营养支持

（1）静脉补液：在分娩期间，确保产妇有充足的水分和电解质补充是非常重要的。尤其是在长时间的产程中，产妇可能会因为出汗、呕吐等原因导致水分和电解质的丢失。如果不及时补充，可能会引起脱水和低血糖等问题，影响分娩的进展和产妇的健康。必要时通过静脉补液来维持体内的水、电解质平衡。静脉补液可以快速地补充水分和电解质，满足产妇的身体需求。在进行静脉补液时，医护人员需要根据产妇的具体情况和产程的进展来调整补液的速度和量。同时，还需要密切观察产妇的生命体征和尿量等指标，确保补液的安全和有效。

（2）适量饮食：在产程早期或中期，允许产妇摄入一些能量较高的流质食物是非常必要的。这些食物可以为产妇提供能量，维持产程中的能量需求。例如，果汁、汤或补充糖水等都是不错的选择。这些流质食物容易消化吸收，不会给产妇的肠胃带来过多的负担，同时，还可以提供一定的水分和能量，帮助产妇保持良好的体力和精神状态。在给产妇提供饮食时，医护人员需要注意食物的温度和卫生，避免引起产妇的不适和感染。同时，还需要根据产妇的具体情况和产程的进展来调整饮食的种类和量，以满足产妇的身体需求。

4. 膀胱护理

（1）鼓励定期排尿：在分娩过程中，定期提醒和帮助产妇排尿是非常重要的。膀胱过度充盈可能影响子宫收缩和胎儿下降的进展，导致产程延长。因此，医护人员需要定期询问产妇是否有尿意，并鼓励其及时排尿。如果产妇因为疼痛或其他原因无法自行排尿，医护人员可以给予适当的帮助，如提供便盆、协助产妇改变体位等。同时，还可以通过热敷、按摩等方法来刺激膀胱的收缩，促进排尿。

（2）导尿：如果产妇由于宫缩剧烈或疼痛无法自行排尿，可能需要进行导尿。导尿是一种通过插入导尿管将尿液引出体外的方法。在进行导尿时，医护人员需要严格遵守无菌操作原则，避免引起感染。同时，还需要根据产妇的具体情况和产程的进展来选择合适的导尿管型号和插入深度。导尿可以及时排出膀胱内的尿液，避免膀胱膨胀影响分娩进程。同时，还可以减轻产妇的不适，提高分娩的舒适度。

5. 分娩后早期护理

（1）母婴皮肤接触：鼓励产妇在分娩后立即与新生儿进行皮肤接触具有重要意义。母婴皮肤接触可以促进母婴间的情感连接，让产妇感受到母爱的温暖和幸福。同时，皮肤接触还可以帮助婴儿适应外部环境，稳定体温和心率，减少哭闹和不安。此外，母婴皮肤接触还可以促进早期哺乳。婴儿通过与母亲的皮肤接触，可以闻到母亲的气味，找到乳头，开始吸吮。在进行母婴皮肤接触时，医护人员需要为产妇和婴儿提供一个安静、温暖、舒适的环境。同时，还需要指导产妇正确地抱持婴儿，让婴儿的皮肤与母亲的皮肤充分接触。

（2）初乳喂养：协助产妇尽早开始母乳喂养，初乳富含免疫因子，对新生儿健康极为重要。初乳是分娩后最初数日内分泌的乳汁，含有丰富的蛋白质、免疫球蛋白、生长因子等营养物质，对新生儿的免疫系统发育和肠道成熟起着至关重要的作用。护理人员应提供支持和指导，确保正确的哺乳姿势。正确的哺乳姿势可以让婴儿有效地吸吮乳汁，同时也可以避免乳头疼痛和破裂。护理人员可以指导产妇采用坐姿或侧卧姿进行哺乳，让婴儿的头部和身体保持一条直线，嘴巴对准乳头，含住整个乳晕。同时，还可以帮助产妇调整婴儿的位置和姿势，确保婴儿的呼吸顺畅。在母乳喂养过程中，护理人员还需要密切观察产妇和婴儿的情况，及时发现问题并进行处理。例如，如果产妇出现乳头疼痛、乳汁分泌不足等问题，护理人员可以给予相应的指导和建议。如果婴儿出现吸吮困难、呕吐等问题，护理人员也需要及时进行检查和处理。

6. 心理调适与情感支持

（1）情感关怀：在正常分娩期，情感关怀至关重要。产妇在分娩过程中面临着巨大的身体和心理压力，尤其是当产程较长或分娩进展缓慢时，容易产生焦虑、恐惧等情绪波动。此时，医护人员应表现出足够的关怀和耐心，给予产妇安慰、鼓励和陪伴。通过温暖的话语、轻柔的触摸等方式，让产妇感受到被关心和支持，增强其信心和勇气，帮助其顺利度过分娩的艰难时刻。这种情感上的支持不仅有助于缓解产妇的紧张情绪，还能促进分娩的顺利进行，对产妇和胎儿的健康都有着积极的影响。

（2）分娩教育：在产程中，结合实际情况为产妇进行必要的健康教育具有重要意义。医护人员可以根据分娩的不同阶段，为产妇讲解如何正确用力、配合宫缩及分娩后注意事项等知识。通过分娩教育，产妇能够更好地理解分娩过程，增强自主参与感和对分娩的掌控感。这有助于产妇在分娩过程中更加积极主动地配合医护人员，提高分娩的效率和质量，同时也为分娩后的恢复和育儿做好准备。

7. 会阴护理

（1）会阴保护：在第二产程中，会阴保护至关重要。可通过会阴按摩或支持等适当技巧来降低会阴撕裂和侧切的风险。护理人员在胎头即将娩出时，应迅速采取会阴保护措施，以减少对会阴部位的压力。这可以通过用手轻轻托住会阴、控制胎头娩出速度等方式实现。尽量避免严重的撕裂伤，有助于产妇分娩后的快速恢复和减少并发症的发生。会阴保护不仅需要专业的技巧，还需要护理人员密切观察产程进展，准确判断胎头娩出的时机，以便及时、有效地进行保护。

（2）会阴侧切或修复护理：若需要进行会阴侧切术，术后的伤口护理极为关键。应对伤口进行严格的消毒，保持伤口清洁、干燥，防止感染。同时，要评估会阴撕裂情况，必要时进行仔细缝合。在分娩后，应定期检查伤口愈合情况，观察是否有红肿、渗出、疼痛加剧等异常表现。若发现问题，应及时处理，确保伤口顺利愈合。

第三节　正常产褥期护理

一、概述

正常产褥期护理是指在分娩后至产妇生殖器官和全身功能恢复至未孕状态的一段时期内，采取的一系列护理干预措施。产褥期通常为分娩后 6～8 周，这一阶段的护理主要关注产妇的生殖系统恢复、乳房护理、心理健康、预防并发症及促进母乳喂养。其目标是通过系统的健康监测和支持，促进子宫的恢复、预防感染、确保分娩后康复和新生儿护理的顺利进行，帮助产妇尽快适应母亲角色并恢复正常的生理和心理状态

二、正常分娩期护理的措施

（一）环境营造与安全保障

1. 营造舒适环境

在分娩室内营造温馨、安静的环境对于产妇的分娩过程至关重要。分娩是一个充满挑战和压力的生理过程，产妇在这个过程中需要尽可能地放松身心，以促进分娩的顺利进行。温馨的环境可以通过柔和的灯光、舒适的床铺、温暖的色调等元素来营造。例如，使用暖黄色的灯光可以给人一种温暖、安心的感觉，减少产妇的紧张情绪。安静的环境则可以通过降低噪音、减少人员走动等方式来实现。外界的干扰会增加产妇的焦虑，因此，保持分娩室的安静对于产妇的心理状态有着积极的影响。此外，还可以在分娩室内播放轻柔的音乐，帮助产妇放松心情。音乐的选择可以根据产妇的喜好来确定，一般来说，舒缓的古典音乐、自然声音等都是不错的选择。这些音乐可以帮助产妇分散注意力，减轻宫缩带来的疼痛。

2. 安全保障

确保分娩过程中的无菌操作是保障产妇和新生儿安全的重要措施。在分娩过程中，产妇的生殖道会有一定程度的开放，这增加了感染的风险。因此，医护人员必须严格遵守无菌操作规范，包括洗手、戴手套、使用无菌器械等。在分娩前，分娩室应该进行彻底的清洁和消毒，确保环境的卫生。同时，要对产妇的生命体征进行密切监测，包括体温、心率、血压、呼吸等。这些生命体征的变化可以反映产妇的身体状况，及时发现异常情况并采取相应的措施。例如，如果产妇的体温升高，可能提示感染的发生；如果心率加快或血压下降，可能提示出血等并发症的出现。此外，还要对胎儿的情况进行监测，特别是胎心的变化。胎心率异常可能提示胎儿窘迫，需要及时处理。如果出现产程过长等突发情况，医护人员应迅速做出判断，并与医生沟通，决定是否需要采取相应的干预措施。例如，如果产程过长，可能需要考虑使用催产素等药物来促进宫缩，或者进行剖宫产手术以确保母婴的安全。

（二）产妇个人卫生护理

1. 清洁护理

保持产妇会阴部清洁是预防感染的重要措施。在分娩过程中，会阴部会受到一定程度的压迫和损伤，容易滋生细菌。因此，每次排尿后使用温水进行清洗是非常必要的。温水清洗可以去除会阴部的污垢和细菌，降低感染的风险。尤其在分娩后第一阶段（产程活跃期）和第二阶段（胎儿娩出期），产妇的会阴部会有较多的分泌物和血液，适当的护理有助于降低感染风险。在清洗时，要注意使用干净的毛巾或纸巾轻轻擦拭，避免用力过猛损伤会阴部皮肤。同时，要保持清洗用品的清洁和干燥，避免交叉感染。

2. 衣物更换

产程中，产妇可能会大量出汗，这是由于分娩过程中的体力消耗和紧张情绪等因素引起的。出汗会使产妇的衣物湿透，如果不及时更换，容易导致感冒或皮肤不适。因此，应

及时更换湿透的衣物，保持身体干燥。在更换衣物时，要注意选择宽松、舒适的棉质衣物，避免穿着过紧或不透气的衣物。同时，要注意保暖，避免着凉。可以为产妇准备一些干净的毛巾或毯子，在更换衣物时为产妇提供温暖和隐私保护。

（三）产妇水合作用的维护

鼓励产妇在产程早期适当饮水对于维持身体的正常功能非常重要。水合作用有助于维持正常血容量，尤其在分娩过程中可能有轻度失血时，及时补充水分尤为重要。在产程早期，产妇可以适量饮用一些温开水或果汁等液体，以保持产妇身体水分充足。同时，要注意观察产妇的尿量和颜色，以判断水分摄入是否足够。如果尿量减少或颜色加深，可能提示水分摄入不足，需要及时补充水分。此外，还可以根据产妇的具体情况，在医生的指导下给予静脉补液等方式进行水分补充。

（四）心理疏导与应激管理

1. 情绪疏导

对产妇进行情绪疏导是分娩过程中的重要环节。在宫缩疼痛加剧时，产妇容易出现紧张、恐惧等情绪，这会影响分娩的顺利进行。因此，护理人员应及时对产妇进行情绪疏导，帮助其保持冷静。可以通过与产妇交谈、倾听其感受、给予安慰和鼓励等方式来缓解产妇的紧张情绪。同时，要提供持续的心理支持，让产妇感受到关爱和安全感。在产妇表现出积极的行为时，要给予正向反馈，提升产妇对分娩的信心。例如，当产妇在宫缩时能够正确地呼吸和放松时，可以及时给予表扬和鼓励，让产妇感受到自己的努力得到了认可。

2. 应对焦虑

在分娩过程中，产妇可能会出现焦虑情绪，特别是在第一产程活跃期及产程延长时。焦虑情绪会影响产妇的身体和心理状态，增加分娩的难度。因此，护理人员应通过鼓励性语言和心理暗示来缓解产妇的精神紧张。可以告诉产妇分娩是一个自然的过程，她们有能力顺利地完成分娩。同时，可以通过一些放松技巧，如深呼吸、冥想、渐进性肌肉松弛等，帮助产妇缓解焦虑情绪。此外，还可以为产妇提供一些分散注意力的方法，如听音乐、看电影、阅读等，让产妇在分娩过程中能够放松心情。

（五）产程进展中的密切观察

1. 宫缩监测

通过定时评估宫缩的强度、频率和持续时间，可以了解子宫的收缩情况，确保子宫有效收缩，以促进产程进展。在分娩过程中，宫缩的变化是产程进展的重要指标。护理人员可以通过触诊子宫、使用胎心监护仪等方式来监测宫缩。触诊子宫可以感受到子宫的硬度和紧张度，从而判断宫缩的强度。使用胎心监护仪可以同时监测胎心和宫缩的情况，更加准确地了解胎儿的状况和产程进展。如果宫缩异常或产程延长，应及时与医生沟通，决定是否需要采取催产素等药物干预。例如，如果宫缩过弱或不规律，可能需要使用催产素来加强宫缩；如果产程延长，可能需要考虑剖宫产手术以确保母婴的安全。

2. 胎位与胎头位置评估

在第二产程中，定期评估胎位和胎头下降情况对于胎儿的顺利娩出至关重要。胎位的正常与否直接影响分娩的方式和难度。如果胎位异常，如臀位、横位等，可能需要采取剖宫产手术。因此，在第二产程中，要密切观察胎位的变化，及时发现异常情况并采取相应的措施。同时，要评估胎头下降的情况，了解胎儿在产道中的位置。如果胎头下降缓慢或停滞，可能需要采取一些措施来促进胎头下降，如改变产妇的体位、使用助产工具等。护理人员可以通过触诊、阴道检查等方式来评估胎位和胎头位置，为医生的决策提供依据。

（六）分娩用力指导

1. 有效用力指导

在宫口全开和胎儿即将娩出时，护理人员应指导产妇在宫缩时进行正确的用力。正确的用力方法可以帮助产妇有效地将胎儿推出产道，减少疲劳，并保护会阴部。一般来说，产妇在宫缩时应该深吸一口气，然后闭住嘴，像解大便一样用力向下屏气。同时，要注意配合宫缩的节奏，避免过早或过猛用力。过早用力会导致体力消耗过快，而过猛用力则可能会损伤会阴部。护理人员可以通过示范、讲解等方式来指导产妇正确用力，让产妇在分娩过程中能够更加顺利地将胎儿推出产道。

2. 分娩时节省体力

帮助产妇合理分配体力是确保分娩顺利进行的重要措施。在产程较长时，产妇容易出现疲劳，因此，适当的体力保存至关重要。护理人员可以鼓励产妇在宫缩间歇时放松休息，避免过度紧张和用力。可以让产妇采取舒适的体位，如侧卧、半卧位等，放松身体肌肉，缓解疲劳。同时，要为产妇提供一些能量补充，如饮用果汁、吃巧克力等，以增加体力。在分娩过程中，要根据产程的进展和产妇的体力状况，合理安排用力的时间和强度，避免过度消耗体力。

（七）胎儿娩出后的初步护理

1. 新生儿初步评估

胎儿娩出后，立即进行新生儿的 Apgar 评分是评估新生儿生命体征的重要方法。Apgar 评分包括呼吸、心跳、皮肤颜色、肌张力及反应性等五个方面。通过对这些方面的评估，可以快速了解新生儿的健康状况，确保新生儿生命体征稳定。如果新生儿的 Apgar 评分较低，可能需要进行进一步的检查和治疗。例如，如果新生儿呼吸不畅，可能需要进行呼吸道清理；如果心动过缓，可能需要进行心肺复苏等。护理人员要熟练掌握 Apgar 评分的方法和标准，及时、准确地对新生儿进行评估，并根据评估结果采取相应的措施。

2. 呼吸道清理

帮助清理新生儿的呼吸道是预防窒息或呼吸困难的重要措施。在胎儿娩出时，新生儿的呼吸道可能会被羊水、黏液等物质堵塞，影响呼吸。因此，要及时帮助清理新生儿的呼吸道，确保气道通畅。可以使用吸球、吸管等工具将新生儿口腔和鼻腔中的羊水、黏液等物质吸出。在清理呼吸道时，要注意动作轻柔，避免损伤新生儿的呼吸道黏膜。同时，要观察新生儿的呼吸情况，确保呼吸顺畅。如果新生儿出现呼吸困难、发绀等症状，需要进行进一步的治疗。

（八）分娩后胎盘娩出与出血监测

1. 胎盘娩出管理

在胎儿娩出后，应协助产妇分娩胎盘，确保胎盘完整娩出。胎盘滞留是分娩后常见的并发症之一，如果胎盘不能及时完整娩出，可能会引发出血或感染等严重后果。因此，护理人员要密切观察胎盘的娩出情况，在胎盘娩出过程中，可以轻轻按摩产妇的子宫，促进胎盘的排出。如果胎盘娩出困难，可能需要医生进行手取胎盘等操作。同时，要检查胎盘的完整性，确保胎盘没有残留。如果发现胎盘残留，可能需要进行清宫手术等进一步的处理。

2. 预防性按摩子宫

胎盘娩出后，进行子宫按摩是预防分娩后出血的重要措施。子宫按摩可以促进子宫收缩，减少出血。护理人员可以用手在产妇的腹部轻轻按摩子宫，刺激子宫收缩。同时，要观察子宫的硬度和收缩情况，确保子宫收缩良好。如果子宫收缩不良，可能需要使用药物来促进子宫收缩，如缩宫素等。此外，还要密切观察产妇的出血情况，包括出血量、颜色、性质等。如果出血量过多或出血不止，可能提示分娩后出血的发生，需要及时采取相应的措施进行处理。

（九）家庭陪伴与支持

鼓励家属特别是伴侣在分娩过程中为产妇提供情感支持是非常重要的。分娩是一个家庭事件，家属的陪伴可以让产妇感受到关爱和安全感，增强产妇的分娩信心。在分娩过程中，家属可以为产妇提供心理支持，如安慰、鼓励、陪伴等。同时，家属还可以协助护理人员照顾产妇，如为产妇提供饮食、帮助产妇更换衣物等。伴侣的陪伴对于产妇来说尤为重要，他们可以在产妇最需要的时候给予关爱和支持，让产妇感受到家庭的温暖。此外，家属的陪伴还可以减少产妇的孤独感和焦虑情绪，让产妇更加放松地面对分娩过程。

第四章　异常妊娠

第一节　自然流产

自然流产是指在妊娠 20 周（或根据某些指南规定的 24 周）之前，由于非人为原因导致妊娠终止，胚胎或胎儿无法存活的情况。自然流产的发生率较高，通常由胚胎或胎儿的染色体异常、子宫异常、母体疾病、内分泌紊乱、感染或免疫系统问题等原因引发。自然流产可分为先兆流产、不可避免流产、完全流产、不完全流产和习惯性流产等类型，其症状包括阴道出血、腹痛及子宫颈扩张等。

一、病因与发病机制

自然流产的病因复杂多样，涉及胚胎、母体和环境等多种因素，其发病机制通常与胚胎发育异常、母体健康状况、子宫环境和免疫机制等因素相关。以下是主要病因和发病机制的分类及详细说明。

（一）胚胎因素

1. 染色体异常

染色体异常作为自然流产最常见的病因，在妊娠过程中起着关键作用。染色体是遗传物质的载体，其数目或结构的异常会对胚胎的正常发育产生严重影响。占自然流产患者的 50% ～ 60% 的染色体异常情况多种多样。非整倍体是其中一种常见的异常类型，即染色体数目不是正常的二倍体。例如，三体综合征就是由于某一条染色体出现了三份拷贝，导致胚胎发育过程中基因表达平衡失调，无法正常进行细胞分化和器官形成。单体综合征则是某一条染色体只有一份拷贝，同样会破坏胚胎发育的正常进程。

平衡易位是指两条染色体之间发生了片段的交换，但基因的总数没有改变。这种情况下，虽然个体本身可能没有明显的异常表现，但在生殖过程中，易位的染色体可能会导致胚胎染色体的平衡失调，从而引发流产。染色体断裂也是一种可能的异常情况，由多种因素引起，如辐射、化学物质暴露等。断裂后的染色体可能无法正确地修复，导致遗传信息的丢失或错误，进而影响胚胎的发育。这些染色体异常使胚胎发育不良，无法继续正常发育，最终导致自然流产的发生。

2. 基因突变

除了染色体异常，胚胎的基因突变或遗传缺陷也是引发自然流产的重要因素之一。基因突变是指 DNA 序列中的碱基发生改变，这种改变可能会影响基因的功能。在胚胎发育的早期阶段，基因的正常表达对于细胞的分裂、分化和器官的形成至关重要。如果关键基因发生突变，可能会导致胚胎发育异常。

例如，某些基因突变可能影响胚胎的细胞信号传导通路，干扰细胞的正常生长和分化。或者某些基因突变可能导致胚胎的代谢过程出现问题，无法为细胞提供足够的能量和营养物质。遗传缺陷则是由于家族遗传或新发突变引起的。部分遗传疾病可在胚胎发育的早期就表现出来，导致胚胎无法继续发育。基因突变和遗传缺陷可能单独发生，也可能与染色体异常同时存在，共同作用导致自然流产的发生。

（二）母体因素

1. 内分泌异常

（1）黄体功能不足：黄体在妊娠过程中起着重要的作用，其分泌的孕激素对于维持子宫内膜的稳定性至关重要。如果黄体功能不足，孕激素分泌不足，子宫内膜就无法为胚胎提供足够的支持和营养，从而引发流产。黄体功能不足可能由多种因素引起，如卵巢功能减退、垂体疾病、甲状腺功能异常等。在诊断黄体功能不足时，可以通过检测孕激素水平、超声检查等方法来确定。如果确诊为黄体功能不足，可以通过补充孕激素来维持妊娠。

（2）多囊卵巢综合征（PCOS）：是一种常见的内分泌紊乱疾病，患者常伴有胰岛素抵抗和高雄激素水平。胰岛素抵抗会影响葡萄糖的代谢，导致血糖升高，进而影响胚胎的发育。高雄激素水平会干扰卵巢的正常功能，影响卵子的质量和排卵。此外，PCOS患者还可能存在其他内分泌异常，如黄体生成素与促卵泡激素的比例失调等。这些因素共同作用，增加了自然流产的风险。对于PCOS患者，在妊娠前应进行全面的评估和治疗，控制血糖、调节内分泌，以降低流产的风险。

（3）糖尿病：未控制良好的糖尿病对妊娠的影响非常大。高血糖水平会影响胚胎的发育，可能导致胚胎畸形、生长受限等问题。高血糖还会影响胎盘的功能，导致胎盘血管病变，影响胎儿的营养供应。此外，糖尿病患者还可能存在其他并发症，如高血压、肾病等，这些并发症也会增加流产的风险。对于糖尿病患者，在妊娠前应严格控制血糖，调整治疗方案，以确保血糖在正常范围内。在妊娠期间，应密切监测血糖、血压等指标，及时调整治疗方案。

2. 免疫因素

（1）自身免疫疾病：抗磷脂综合征是一种常见的自身免疫疾病，会使母体产生抗体攻击胚胎或干扰胎盘的发育。抗磷脂抗体可以与胎盘表面的磷脂结合，激活补体系统，导致胎盘炎症和损伤。此外，抗磷脂抗体还可以干扰凝血系统，导致胎盘血栓形成，影响胎儿的血液供应。其他自身免疫疾病，如系统性红斑狼疮、干燥综合征等，也可能通过类似的机制影响妊娠。对于患有自身免疫疾病的孕妇，应在妊娠前进行全面的评估和治疗，使用免疫抑制剂等药物来控制病情，降低流产的风险。

（2）免疫排斥反应：母体的免疫系统在正常情况下会识别和排斥外来物质，但在妊娠期间，母体的免疫系统需要对胚胎进行免疫耐受。如果母体的免疫系统无法正确识别胚胎，将其视为外来物质，就可能触发免疫排斥反应，导致胚胎丢失。免疫排斥反应的机制非常复杂，涉及多种免疫细胞和分子的相互作用。目前，对于免疫排斥反应的诊断和治疗还存在一定的困难，但有研究表明，使用免疫调节剂等药物有助于降低免疫排斥反应的风险。

3. 子宫解剖异常

（1）子宫畸形：是指子宫的形态、结构异常，如双角子宫、子宫纵隔等。这些畸形会影响胚胎的着床和发育。双角子宫是指子宫的外形呈双角状，宫腔空间较小，可能会影响胚胎的生长。子宫纵膈是指子宫腔内存在一条纵行的隔膜，将子宫分为两个部分。隔膜可能会影响胚胎的着床和胎盘的形成。子宫畸形的诊断可以通过超声检查、宫腔镜检查等方法来确定。对于子宫畸形的孕妇，应在妊娠前进行评估，根据畸形的类型和严重程度，选择合适的治疗方法，如手术矫正等。

（2）宫颈功能不全：是指子宫颈无法维持妊娠时的闭合状态，常在妊娠中期发生无痛性流产。宫颈功能不全可能是先天性的，也可能是由于分娩、手术等因素引起的。诊断宫颈功能不全可以通过超声检查、子宫颈扩张试验等方法来确定。对于宫颈功能不全的孕妇，可以在妊娠早期进行子宫颈环扎术，以加强子宫颈的支撑力，预防流产的发生。

4. 感染因素

（1）生殖道感染：是自然流产的常见原因之一。细菌、病毒、寄生虫等病原体可以感染生殖道，引起胚胎损害或胎膜炎。弓形虫、风疹病毒、巨细胞病毒等是常见的导致胚胎感染的病原体。弓形虫感染可能导致胎儿畸形、神经系统损伤等问题。风疹病毒感染可能导致胎儿先天性心脏病、耳聋等问题。巨细胞病毒感染可能导致胎儿生长受限、神经系统损伤等问题。生殖道感染的诊断可以通过检测病原体的抗体、核酸等方法来确定。对于有生殖道感染的孕妇，应及时进行治疗，使用抗生素、抗病毒药物等，以减少对胚胎的损害。

（2）全身感染：如肺炎、肾盂肾炎、败血症等系统性感染也可能影响妊娠。感染引起的发热、毒素作用等可能会影响胚胎的生长。全身感染的诊断可以通过临床表现、实验室检查等方法来确定。对于有全身感染的孕妇，应及时进行治疗，使用抗生素、退烧药等，以控制感染，减少对胚胎的影响。

5. 环境因素

（1）药物和毒物暴露：妊娠期接触放射线、化学物质、某些药物或毒品，均可影响胚胎发育并引发流产。放射线具有很强的致畸作用，可能导致胚胎染色体异常、器官畸形等问题。化学物质（如铅、苯、汞等）可能会影响胚胎的神经系统发育、造血功能等。某些药物（如四环素类抗生素、某些化学治疗药物等）可能会导致胚胎畸形、生长受限等问题。毒品（如大麻、可卡因等）会对胚胎造成严重的损害，增加流产的风险。孕妇在妊娠期应避免接触这些有害物质，如果必须接触，应采取相应的防护措施。

（2）不良生活习惯：吸烟、饮酒、摄入过多咖啡因或使用毒品等不良生活习惯都会显著增加自然流产的风险。吸烟会导致血管收缩，减少胎盘的血液供应，影响胚胎的生长。饮酒会影响胚胎的神经系统发育，导致胎儿酒精综合征。摄入过多咖啡因会影响胚胎的心功能。使用毒品会对胚胎造成严重的损害，增加流产的风险。孕妇在妊娠期应养成良好的生活习惯，戒烟、戒酒、减少咖啡因的摄入，避免使用毒品。

6. 创伤与物理因素

（1）物理创伤：外伤、严重跌倒或腹部挤压等物理创伤可能导致子宫损伤或胎盘剥离，引发流产。物理创伤可能会引起子宫收缩、出血等问题，影响胚胎的生长。孕妇在妊娠期应注意避免物理创伤，如果发生物理创伤，应及时就医进行检查和治疗。

（2）子宫手术：妊娠期进行的某些侵入性手术或诊断操作，如宫腔镜检查或多次人工流产史，可能会导致子宫损伤或子宫粘连，从而影响妊娠的维持。子宫手术可能会破坏子宫内膜的完整性，影响胚胎的着床和发育。多次人工流产史会增加子宫粘连的风险，影响子宫的正常形态和功能。孕妇在妊娠期应尽量避免进行不必要的子宫手术，如果必须进行手术，应选择经验丰富的医生，并在术后进行密切的观察和护理。

二、临床表现

1. 阴道出血

阴道出血作为自然流产最早出现的表现，在整个流产过程中呈现出不同的特点和变化。通常情况下，阴道出血从少量的点滴出血开始，这一初始阶段的出血较为轻微，可能仅在擦拭时发现少量血迹。其出现的原因主要是由于胚胎发育异常或母体因素导致的妊娠不稳定，使子宫内膜与胚胎之间的连接出现松动，从而引起微小血管的破裂出血。随着流产的进展，出血量逐渐增多，早期流产的出血量通常较少，颜色为鲜红或暗红。鲜红色的出血往往提示新鲜的出血点，可能是由于血管破裂较为严重或者出血较为急促所致；暗红色的出血则可能是血液在宫腔内停留了一段时间后才排出体外。

在先兆流产时，出血量较少，此时虽然出现了阴道出血的症状，但妊娠仍有可能继续。这种情况下，出血往往是间歇性的，可能与子宫的轻微收缩或胚胎的不稳定状态有关。随着流产进展，可伴有血块排出，血块的出现表明出血量有所增加，同时也可能意味着胚胎与子宫内膜的分离程度进一步加大。如果发生不完全流产，阴道出血量较多，且出血持续时间较长。不完全流产是指部分胚胎组织或胎盘组织残留在宫腔内，持续刺激子宫收缩，导致出血不止。此时的出血可能呈现持续性，且出血量较大，给孕妇的身体带来较大的负担。

而在完全流分娩后，出血会逐渐减少并停止。完全流产意味着胚胎和胎盘组织完全排出体外，子宫逐渐恢复正常状态，出血也随之停止。这一过程通常需要一定的时间，在此期间，孕妇需要密切观察出血情况，如有异常应及时就医。

2. 腹痛或痉挛

伴随阴道出血的症状之一是下腹部疼痛，这种疼痛呈间歇性痉挛性疼痛，类似月经痛。下腹部疼痛的出现主要是由于子宫收缩引起的。在自然流产过程中，子宫会试图将异常的胚胎组织排出体外，从而产生收缩。疼痛常位于下腹部，这是因为子宫位于盆腔内，其收缩会直接影响到下腹部的感觉神经。随着子宫收缩加强，可能会出现剧烈的疼痛。这种疼痛的程度因人而异，取决于流产的进展速度和个体的疼痛耐受程度。在早期流产阶段，疼痛可能相对较轻，但随着流产的进一步发展，疼痛会逐渐加剧。

随着流产进展，子宫会出现强烈收缩，导致更剧烈的痉挛感，特别是胎盘组织排出前后。胎盘组织的排出是自然流产的一个关键阶段，此时子宫需要更大的力量将胎盘从子宫内膜上剥离下来，因此收缩会更加剧烈。这种强烈的收缩会给孕妇带来极大的痛苦，同时也可能伴有大量的出血。

在完全流分娩后，胎儿及胎盘组织排出，腹痛通常会迅速缓解。这是因为子宫完成了排出异常组织的任务，不再需要强烈的收缩，从而疼痛也会随之减轻。然而，在流分娩后的一段时间内，孕妇可能仍会感到一些轻微的不适，这是子宫恢复过程中的正常现象。

3. 子宫颈改变

在不可避免流产和不完全流产的过程中，子宫颈口通常是开放的，这一现象提示流产无法逆转。通过阴道检查可以发现子宫颈口扩张，这是由于子宫收缩和胚胎组织的排出压力使子宫颈逐渐松弛和开放。子宫颈口的开放程度可以反映流产的进展情况，一般来说，开放程度越大，流产的进展就越接近完成。

而在先兆流产时，子宫颈通常是关闭的，此时胚胎尚未排出，流产有时可以逆转。子宫颈的关闭状态表明子宫仍在努力维持妊娠，通过适当的治疗和休息，有可能阻止流产的进一步发展。因此，在出现先兆流产症状时，及时就医并进行相应的治疗非常重要。

4. 胎盘及组织排出

在不完全流产或完全流产时，孕妇可能会排出血块或组织，通常为胚胎组织或胎盘组织。这些排出物的出现是自然流产的重要标志之一。如果排出后出血减少，提示完全流产已发生。完全流产时，胚胎和胎盘组织完全排出体外，子宫收缩逐渐减弱，出血也会逐渐停止。此时，孕妇需要注意休息和恢复，避免感染等并发症的发生。

如果是不完全流产，胎儿和胎盘组织部分排出后，仍会有较多出血和疼痛，需要进一步处理。不完全流产会导致子宫内残留部分组织，这些组织会持续刺激子宫收缩，引起出血和疼痛。此时，需要及时就医进行清宫手术等处理，以清除残留的组织，避免感染和出血不止等严重后果。

三、治疗方式

（一）药物治疗

药物治疗是处理不完全流产或稽留流产的常见方法，旨在帮助清除宫腔内残留的妊娠组织，减少感染、出血等并发症的发生，避免外科手术干预。对于某些流产类型，如稽留流产或不完全流产，药物治疗被广泛应用，以促进子宫收缩和妊娠组织的排出，具有一定的效果和安全性。

1. 适用对象

在自然流产的复杂情况中，对于稽留流产及不完全流产的患者，药物治疗可以发挥重要作用。稽留流产是指胚胎已停止发育但尚未自然排出的情况，这种状态若持续存在，会给孕妇的身体带来诸多潜在风险。而不完全流产则是部分妊娠组织未能完全排出，同样需要及时干预以免出现进一步的并发症。在这些情况下，药物可以帮助促进子宫收缩，从而促使宫腔内的妊娠组织排出体外，为孕妇的身体恢复创造有利条件。

2. 常用药物

（1）米索前列醇：作为一种前列腺素 E1 类似物，在自然流产的治疗中具有关键作用。米索前列醇主要通过刺激子宫平滑肌收缩，增强子宫的张力和收缩力，进而帮助排出宫腔内的妊娠组织。对于稽留流产或不完全流产，米索前列醇的使用较为常见。通常采用阴道用药或口服的方式给予，阴道用药剂量一般为 800μg，口服剂量为 600μg。根据病情的不同，可能一次使用即可达到效果，也可能需要重复使用。在使用过程中，医生会密切观察孕妇的身体反应，确保药物的安全性和有效性。

（2）米非司酮：是一种孕激素拮抗剂，在与米索前列醇联合治疗自然流产中发挥着重要作用。米非司酮通过阻断孕激素对子宫的作用，使子宫对前列腺素的敏感性增加，从而促进子宫颈软化和子宫收缩。在稽留流产的治疗中，米非司酮通常先于米索前列醇使用。常用剂量为 200mg 口服。米非司酮的作用机制使其能够为后续米索前列醇的使用创造良好的条件，提高妊娠组织排出的成功率。

（3）效果观察：在药物治疗后，需要密切观察宫腔内妊娠组织的排出情况。一般在24～48小时内，医生会通过观察孕妇的症状，如阴道出血、腹痛等，以及进行超声检查来确认组织是否完全排出。超声检查可以清晰地显示宫腔内的情况，判断是否仍有残留的妊娠组织。如果组织未完全排出，可能需要进一步的治疗措施，如再次使用药物或进行手术干预。

（二）手术治疗

手术治疗在自然流产的处理中具有特定的适用范围，主要针对不完全流产、不可避免流产、严重出血或感染并发症的患者，以及药物治疗失败后需要清除宫腔内容物的情况。

1. 适用对象

（1）大量出血：当自然流产伴随大量阴道出血时，情况往往较为危急。大量出血可能导致孕妇贫血、休克等严重后果，此时需要紧急清除宫腔内容物以达到止血的目的。这种情况下，迅速采取手术措施可以有效地控制出血，保障孕妇的生命安全。

（2）不完全流产：部分妊娠组织未能完全排出，残留在宫腔内。这不仅会导致持续的阴道出血和疼痛，还可能引发感染等并发症。如果药物治疗未能有效清除这些妊娠组织，手术治疗就成为必要的选择。通过手术，可以彻底清除宫腔内的残留组织，促进子宫的恢复。

（3）稽留流产：是指胚胎已死亡且长期滞留宫内的情况。这种情况极易引发感染等并发症，因为死亡的胚胎组织会在宫腔内逐渐分解，释放出有害物质，影响子宫的正常生理环境。手术治疗可以及时清除这些滞留的胚胎组织，降低感染的风险。

2. 常用手术

（1）子宫刮宫术：是一种常见的手术方法，通过子宫颈扩张，使手术器械能够进入宫腔。然后使用刮匙或吸引器清除宫腔内的妊娠组织。子宫刮宫术适用于不完全流产或稽留流产的清宫治疗。在手术过程中，医生需要小心操作，避免损伤子宫壁。同时，要确保尽可能地清除所有的妊娠组织，以减少术后并发症的发生。

（2）负压吸引术：在子宫颈扩张后，使用负压吸引器将宫腔内的妊娠组织吸出。这种方法相对较为温和，对子宫的损伤较小。负压吸引术适用于早期流产的清宫处理，可以快速有效地清除宫腔内的妊娠组织，降低出血和感染的风险。

（3）术后处理：手术后的处理至关重要。应密切监测出血情况，观察阴道出血量、颜色和性质的变化。如果出血量过多或持续时间过长，应及时采取措施进行止血。同时，要预防感染的发生。手术后的子宫较为脆弱，容易受到细菌的侵袭。必要时使用抗生素，可以有效预防感染。如果出现发热、腹痛等感染症状，应及时进行检查和处理，调整抗生素的使用方案，以确保感染得到及时控制。

（三）抗生素治疗

1. 适用情况

在不完全流产或感染并发症风险较高的情况下，抗生素的使用是非常必要的。不完全流分娩后，残留的妊娠组织可能成为细菌滋生的温床，增加感染的风险。此外，如果孕妇在流产前就存在生殖道感染等情况，也需要使用抗生素进行治疗。常用的抗生素包括广谱抗生素，如头孢菌素类、甲硝唑等。这些抗生素可以有效地覆盖多种常见的病原菌，降低感染的发生概率。

2. 抗生素的使用

通常在清宫术后或宫腔感染时使用抗生素。医生会根据感染的程度调整抗生素的剂量和疗程。对于轻度感染，可能使用较低剂量的抗生素，疗程也相对较短。而对于严重感染，需要使用较高剂量的抗生素，并延长疗程。在使用抗生素的过程中，要密切观察患者的反应，如是否出现变态反应等不良反应。同时，要定期进行复查，评估感染的控制情况，以便及时调整治疗方案。

第二节 早产

早产是指妊娠 28～37 周，由于各种原因导致胎儿提前娩出的情况。早产的胎儿通常未达到足月发育的程度，体重较轻，器官功能尤其是肺部和神经系统尚未完全成熟，容易出现各种并发症。早产分为自发性早产和医源性早产，前者多由于宫缩早发或胎膜早破等因素引起，后者则是因为母体或胎儿出现危及健康的情况需要早期终止妊娠。早产是围产期病死率和并发症的重要原因。

一、病因与发病机制

（一）母体因素

母体健康状态及病理状况对早产的发生有着至关重要的影响，以下将详细阐述与感染、内分泌失调及疾病相关的各种情况。

1. 感染

（1）生殖道感染：下生殖道感染在早产的发生中扮演着关键角色。细菌性阴道病、淋病、衣原体感染等下生殖道感染情况，对妊娠过程构成严重威胁。这些病原体可通过上行感染的途径，逐渐蔓延至子宫内部。当感染到达胎膜部位时，容易引发胎膜早破（PPROM）。胎膜早破使羊水外流，破坏了胎儿生长的稳定环境，同时也增加了感染进一步扩散的风险。此外，感染还会促使子宫产生炎症反应。炎症状态下，子宫的免疫系统被激活，释放出多种炎症因子，这些因子会刺激子宫平滑肌，导致宫缩提前启动。正常的宫缩是在妊娠晚期为分娩做准备，但过早的宫缩会使胎儿在尚未完全发育成熟的情况下被迫娩出，从而导致早产。

（2）全身性感染：母体的全身性感染同样不可忽视。泌尿系统感染、呼吸道感染等全身性感染情况，会引起全身炎症反应。在感染过程中，机体释放出大量的细胞因子，如白细胞介素、肿瘤坏死因子等。这些细胞因子不仅在感染局部发挥作用，还会通过血液循环到达子宫。在子宫内，细胞因子会刺激子宫肌层，使其收缩力增强，导致宫缩早发。此外，全身性感染还可能导致孕妇发热、身体不适等症状，间接影响妊娠的稳定性，增加早产的风险。

2. 妊娠高血压

妊娠高血压、子痫前期等疾病是引发早产的重要因素之一。妊娠高血压会导致血管收缩，减少胎盘的血液灌注。胎盘是胎儿获取营养和氧气的重要器官，灌注不足会影响胎儿的正常生长发育，导致胎儿发育受限。在这种情况下，为了保障胎儿的生命安全，可能需要提前终止妊娠，从而诱发医源性早产。此外，母体的血管病变不仅影响胎盘的血液供应，还可能导致胎盘功能异常。胎盘功能异常会影响胎儿的营养供应和氧气交换，使胎儿处于缺氧和营养不良的状态。这种不良的宫内环境会刺激子宫，增加早产的风险。

3. 母体内分泌异常

（1）糖尿病：未得到良好控制的糖尿病患者在妊娠过程中面临着诸多风险。高血糖状态会影响胎儿的生长发育，易出现胎儿生长受限的情况。同时，糖尿病患者还可能出现羊水过多的问题。过多的羊水会使子宫过度膨胀，增加子宫肌层的张力，从而容易引发宫缩。此外，糖尿病患者的宫缩异常也较为常见，可能出现宫缩过强或过频的情况，这些都增加了早产的风险。

（2）甲状腺功能异常：母体的甲状腺功能失调对胎儿发育有着深远影响。甲状腺功能减退时，甲状腺激素分泌不足，会影响胎儿的神经系统发育和代谢功能。甲状腺功能亢进时，过多的甲状腺激素会加速母体的新陈代谢，使孕妇处于高代谢状态，可能对胎儿产生不良影响。无论是甲状腺功能减退还是亢进的女性，早产风险都会明显增加。

4. 子宫颈无力

子宫颈在维持妊娠过程中发挥着重要作用。在宫颈功能不全的情况下，子宫颈无法维持闭合状态，尤其是在妊娠中期。正常情况下，妊娠中期的子宫颈应该保持紧闭，以防胎儿和胎膜的脱落。但当宫颈功能不全时，宫口容易过早扩张，为早产埋下了隐患。胎儿及胎膜会在重力和子宫压力的作用下逐渐向子宫颈口移动，最终导致胎膜早破和早产。子宫颈无力常见于有子宫颈手术史、子宫颈结构异常或损伤的女性。例如，曾经进行过子宫颈锥切术等手术的女性，子宫颈的组织结构可能受到破坏，从而影响其正常功能。

5. 多胎妊娠

多胎妊娠会使子宫过度扩张。与单胎妊娠相比，多胎妊娠的子宫承受着更大的压力。随着胎儿的生长发育，子宫的容积逐渐增大，子宫肌层的张力也不断增加。这种过度扩张的状态容易引发宫缩，增加早产的概率。此外，多胎妊娠还易发生胎膜早破和胎盘异常。多个胎儿在子宫内的活动可能会对胎膜造成更大的压力，导致胎膜早破。同时，多胎妊娠时胎盘的面积较大，容易出现胎盘前置、胎盘早剥等异常情况，这些都可能导致早产。

6. 其他母体因素

（1）年龄：孕妇的年龄也是影响早产的一个重要因素。35岁以上的孕妇称为高龄孕妇，她们的身体机能逐渐下降，卵子质量也可能有所降低。此外，高龄孕妇更容易患上慢性疾病，如高血压、糖尿病等，这些疾病都会增加早产的风险。而18岁以下的孕妇，由于身体尚未完全发育成熟，生殖系统和内分泌系统还不够稳定，也容易出现早产的情况。

（2）体重过低或过高：孕妇的体重状况对妊娠结局有着重要影响。体重过低的孕妇常伴有营养不足的问题。营养不足会影响胎儿的生长发育，使胎儿生长缓慢，增加早产的可能性。同时，体重过低的孕妇自身的免疫力较弱，容易受到感染等因素的影响，进而引发早产。肥胖者则易患妊娠并发症，如糖尿病或高血压。这些并发症不仅会影响孕妇的健康，还会增加早产的风险。肥胖孕妇的子宫肌层较为肥厚，影响子宫的收缩功能，增加早产的风险。

（二）胎儿因素

胎儿本身的异常在早产的发生中起着重要的推动作用，以下分别从胎儿发育异常和胎儿宫内窘迫两个方面进行阐述。

1. 胎儿发育异常

（1）胎儿先天性畸形：是早产的一个重要诱因。神经管缺陷、心脏畸形等结构性异常，对胎儿的生存带来了巨大的挑战。神经管缺陷包括脊柱裂、无脑儿等，这些异常会严重影响胎儿的神经系统发育，使胎儿在子宫内的生存能力大大降低。心脏畸形则可能导致胎儿心功能不全，无法有效地进行血液循环，为身体各器官提供充足的氧气和营养物质。在严重的情况下，为了避免胎儿在子宫内继续遭受痛苦或死亡，医生可能会建议早期终止妊娠，从而导致医源性早产。这种决策通常是在综合考虑胎儿的畸形程度、预后及对母体的潜在风险等因素后做出的。

（2）胎儿生长受限（IUGR）：表现为胎儿在子宫内发育迟缓，其体重、身长等生长指标明显低于同孕周的正常胎儿。这种情况通常伴有胎盘功能不良，胎盘无法为胎儿提供足够的营养和氧气，导致胎儿生长缓慢。胎盘功能不良可能是由于多种原因引起的，如胎盘老化、胎盘血管病变等。为了避免进一步的胎儿损伤，如胎儿缺氧、营养不良等，医生可能会考虑提前分娩。提前分娩可以将胎儿从不良的宫内环境中解救出来，给予其更好的医疗护理和生存机会。然而，提前分娩也意味着胎儿可能尚未完全发育成熟，面临着一系列早产相关的并发症风险。

2. 胎儿宫内窘迫

胎儿在宫内出现缺氧、营养供给不足的情况时，早产往往成为一种无奈的选择。胎儿宫内窘迫是一种紧急的状况，可能由多种原因引起。例如，胎盘功能不全、脐带受压、母体严重贫血等都可能导致胎儿缺氧。当胎儿缺氧时，其身体会出现一系列的生理反应，如心率加快、胎动频繁等。如果缺氧状况持续得不到改善，胎儿的生命将受到严重威胁。为了确保胎儿的生存，医生可能需要提前分娩。此外，营养供给不足也会对胎儿造成严重影响。母体的营养状况不佳、胎盘功能障碍等都可能导致胎儿无法获得足够的营养物质。长期的营养供给不足会影响胎儿的生长发育，甚至可能导致胎儿器官功能受损。在这种情况下，提前分娩也是为了给胎儿提供更好的营养支持和医疗护理。

（三）胎盘和子宫因素

胎盘和子宫的功能异常是早产的重要诱因之一，以下分别从胎盘早剥、前置胎盘、胎膜早破及子宫解剖异常等四个方面进行阐述。

1. 胎盘早剥

胎盘早剥是一种严重的妊娠并发症，对母婴的生命安全构成极大威胁。正常位置的胎盘在胎儿娩出前部分或全部从子宫壁剥离，导致母体出血及胎儿缺氧。当胎盘早剥发生时，母体可能会出现腹痛、阴道出血等症状。同时，胎盘剥离会影响胎儿的氧气和营养供应，导致胎儿缺氧、窘迫甚至死亡。由于胎盘早剥的病情进展迅速，常需要进行紧急剖宫产提前结束妊娠，从而导致早产。医生在诊断胎盘早剥时，通常会结合孕妇的症状、体征及超声检查等手段进行综合判断。一旦确诊，必须立即采取紧急措施，以最大程度地保障母婴的安全。

2. 前置胎盘

前置胎盘是指胎盘部分或完全覆盖子宫颈内口。这种情况在妊娠晚期容易导致出血，尤其是在分娩过程中，出血风险更高。为了避免产程中大出血对母婴造成严重危害，往往需要提前进行剖宫产，从而导致早产。前置胎盘的发生可能与多种因素有关，如子宫内膜损伤、胎盘异常附着等。孕妇在妊娠期如果被诊断为前置胎盘，需要密切观察病情变化，严格遵守医生的建议进行休息和监测。一旦出现出血等症状，应立即就医，以便及时采取相应的治疗措施。

3. 胎膜早破（PPROM）

胎膜早破是自发性早产的重要原因之一。胎膜在妊娠 37 周之前自发破裂，羊水流出，使胎儿失去羊水的保护，易引发感染和宫缩早发。胎膜破裂后，细菌容易进入宫腔，导致宫内感染。感染会进一步刺激子宫收缩，加速分娩进程。此外，羊水的流出会减少宫腔内的压力，对胎儿的生存环境造成破坏。为了避免感染对胎儿的严重危害，通常需要尽早分娩。医生在处理胎膜早破时，会根据孕周、胎儿状况及感染的风险等因素综合考虑，制定合适的治疗方案。

4. 子宫解剖异常

子宫畸形，如双角子宫、纵隔子宫等，可能影响胎儿正常生长和宫腔的扩展，从而增加早产风险。这些子宫畸形会导致子宫的形态和结构异常，使得胎儿在子宫内的生长空间受限。胎儿在受限的空间内无法正常发育，容易出现胎位异常、生长受限等问题。同时，子宫畸形还可能影响子宫的收缩功能，增加早产的可能性。

子宫肌瘤，尤其是位于子宫腔内的肌瘤，会对妊娠产生不良影响。肌瘤会导致宫腔空间减少，影响胎儿的发育。肌瘤还可能影响子宫的血液循环，导致胎盘功能不良。此外，肌瘤在妊娠期可能会发生变性、出血等情况，增加孕妇的痛苦和早产的风险。对于患有子宫肌瘤的孕妇，医生需要密切关注肌瘤的变化和胎儿的发育情况，及时采取相应的治疗措施。

二、临床表现

1. 子宫收缩

子宫规律收缩是早产最为典型的表现之一，对孕妇的身体和妊娠进程产生重大影响。孕妇在早产发生时，可能会明显感到腹部阵发性紧缩感，这种感觉与足月分娩的宫缩有一定相似之处。其产生的机制主要是由于子宫肌层的不规律兴奋，导致子宫平滑肌的收缩。这些宫缩通常具有一定的节律性，每 10 分钟发生 4 次或更多，持续时间为 30 ～ 60 秒。这种频繁的宫缩会给孕妇带来明显的不适，同时也预示着妊娠进程的异常加速。

疼痛的性质方面，腹部的宫缩常伴有下腹坠痛或背部疼痛。这主要是因为子宫收缩时，会对周围的组织和器官产生压力和牵拉作用。特别是在腰部和下腹部，这种疼痛可能类似于月经痛或持续性的腹部胀痛。月经痛主要是由于子宫内膜脱落时释放的前列腺素等物质引起子宫平滑肌收缩，而早产时的宫缩疼痛与之有相似之处，但强度和频率通常更高。持续性的腹部胀痛则是由于子宫持续收缩，导致腹部压力增加，引起内脏器官的不适。这种疼痛不仅会影响孕妇的身体感受，还可能对胎儿的生存环境造成不良影响。频繁的宫缩会减少子宫内的空间，影响胎儿的活动和氧气供应，增加胎儿窘迫的风险。

2. 阴道出血

阴道少量出血是早产的一个重要警示症状，其出现往往意味着妊娠过程出现了异常情况。出血量通常较少，颜色为粉红色、鲜红色或褐色。这种出血的原因可能是多方面的，通常提示子宫颈变化或胎盘问题。子宫颈在妊娠期会发生一系列的生理变化，如子宫颈变软、缩短等。如果子宫颈出现异常变化，如子宫颈糜烂、子宫颈息肉等，可能会导致少量出血。此外，胎盘问题也是引起阴道出血的常见原因之一。胎盘早剥或前置胎盘都可能导致阴道出血。胎盘早剥是指胎盘在胎儿娩出前部分或全部从子宫壁剥离，导致母体出血及胎儿缺氧。前置胎盘则是指胎盘部分或完全覆盖子宫颈内口，容易导致出血。

出血可能伴随宫缩，也可能单独出现。如果出血伴随宫缩，说明早产的风险进一步增加。这是因为宫缩会进一步加重胎盘与子宫壁的分离，导致出血加重。而如果是胎盘早剥或前置胎盘引起的出血，即使没有宫缩，也需要高度警惕早产的发生。因为这些情况会影响胎儿的氧气和营养供应，可能需要提前终止妊娠。

3. 胎膜早破

胎膜早破（PPROM）是早产的主要诱因之一，对妊娠结局有着重要影响。表现为阴道突然有大量透明液体流出，这说明羊水破裂。胎膜是包裹胎儿和羊水的重要结构，其在正常情况下应该在分娩发动后才破裂。但如果在妊娠 37 周之前发生胎膜早破，就会增加早产的风险。胎膜早破通常不伴有宫缩，但破水后宫缩往往迅速启动。这是因为羊水的流出会改变子宫内的压力和环境，刺激子宫收缩。

羊水流出可呈持续性，羊水呈透明或带有少量血液。如果羊水呈绿色（胎粪污染），则提示胎儿可能存在宫内窘迫。胎粪污染是由于胎儿在宫内缺氧时，肛门括约肌松弛，导致胎粪排出进入羊水中。这种情况需要立即采取措施，因为胎儿宫内窘迫会严重威胁胎儿的生命安全。医生通常会根据羊水的情况、孕周及胎儿的状况来决定是否需要立即分娩。

4. 子宫颈变化

随着早产的进展，子宫颈会发生一系列的变化，这些变化是早产不可避免的重要标志之一。子宫颈可能逐渐扩张，并变得柔软、缩短或变薄（子宫颈成熟）。通过妇科检查可发现子宫颈的这些变化。正常情况下，在妊娠晚期，子宫颈会逐渐成熟，但这个过程是缓慢的。而在早产时，子宫颈的变化会加速，且可能在较短的时间内完成。

子宫颈无力的情况下，宫口可能在无明显疼痛的情况下扩张，特别是在妊娠中晚期出现无痛性宫口扩张时，早产的风险极高。子宫颈无力可能是由于多种原因引起的，如子宫颈手术史、子宫颈结构异常或先天性宫颈功能不全等。这种情况下，子宫颈无法有效地维持闭合状态，容易导致胎儿和胎膜的脱落，从而引发早产。医生在发现子宫颈变化时，会根据具体情况采取相应的措施，如给予保胎药物、进行子宫颈环扎术等，以尽量延长妊娠时间。

5. 下腹疼痛与腰背痛

孕妇在早产时可能会感到下腹坠痛或腰背痛，这是早产的常见症状之一。疼痛性质类似于持续的钝痛或隐痛，甚至是阵发性痉挛痛。这种疼痛通常伴随子宫收缩，并随着宫缩的加强而逐渐加剧。下腹坠痛主要是由于子宫收缩对盆腔器官的压迫和牵拉引起的。随着子宫的收缩，盆腔内的压力增加，会导致膀胱、直肠等器官受到挤压，引起不适。腰背痛则可能是由于子宫增大对腰部肌肉和脊柱的压力增加，以及子宫收缩时引起的神经反射所致。

这种疼痛不仅会给孕妇带来身体上的痛苦，还可能影响孕妇的心理状态。持续的疼痛会使孕妇感到焦虑和恐惧，担心胎儿的健康和安全。因此，在出现下腹疼痛与腰背痛时，孕妇应及时就医，医生会通过检查和监测来确定疼痛的原因，并采取相应的治疗措施。如果是早产引起的疼痛，医生会根据孕周和胎儿的状况来决定是否需要进行保胎治疗或提前分娩。

三、治疗方式

（一）延迟分娩的治疗（抑制宫缩）

延迟分娩的治疗核心在于通过抑制宫缩来尽可能地延长妊娠时间，尤其是在妊娠28 ～ 34 周这个关键阶段。此时争取时间对于促进胎儿肺成熟至关重要，能显著提高早产儿的生存质量和预后。

1. 钙通道阻滞剂

硝苯地平作为一种钙通道阻滞剂，在早产抑制中发挥着重要作用。子宫平滑肌的收缩依赖于钙离子的内流，硝苯地平能够有效地阻断这一过程。通过抑制子宫平滑肌中的钙离子内流，硝苯地平降低了细胞内钙离子浓度，从而使子宫平滑肌松弛，抑制宫缩。硝苯地平口服后起效较快，这对于紧急情况下的早产抑制非常有利。而且，与其他宫缩抑制剂相比，硝苯地平的不良反应相对较少。在临床应用中，推荐剂量为 10 ～ 20mg 口服，首次用药后每 6 小时重复一次。医生会根据宫缩的实际情况灵活调整剂量，以达到最佳的治疗效果。在用药过程中，需要密切监测孕妇的血压、心率等生命体征，以及胎心率、胎动等情况，确保药物的安全性和有效性。

2. β_2 受体激动剂

利托君是一种典型的 β_2 受体激动剂，其作用机制是通过与子宫平滑肌上的 β_2 受体结合，激活腺苷酸环化酶，增加细胞内环磷酸腺苷（cAMP）的浓度，从而松弛子宫平滑肌，抑制宫缩。然而，利托君在使用时需要特别注意心血管系统的不良反应。由于其对 β_2 受体的激动作用，可能会导致心率加快、低血压等不良反应。在临床应用中，通常采用静脉滴注的方式给药。初始剂量为 50 ～ 100μg/min，然后逐步增加至有效剂量。最大剂量一般为 350μg/min。在滴注过程中，医护人员需要密切监测孕妇的心率、血压等生命体征，一旦出现严重的不良反应，应立即调整剂量或停止用药。

3. 前列腺素合成抑制剂

吲哚美辛通过抑制前列腺素的合成来延迟宫缩。前列腺素在子宫收缩中起着重要的调节作用，抑制其合成可以减少子宫平滑肌的收缩。吲哚美辛适用于妊娠早期或中期的短期使用，尤其在胎膜未破裂的情况下效果较好。推荐剂量为 50 ～ 100mg 首次口服，随后每 6 小时 25mg。需要注意的是，吲哚美辛不宜长期使用，因为长期使用可能会导致胎儿动脉导管关闭及羊水过少等不良反应。一般来说，使用时间不得超过 48 小时。在使用吲哚美辛期间，医生需要密切监测胎心率、羊水量等指标，以及孕妇的胃肠道反应、肾功能等情况，确保药物的安全使用。

4. 硫酸镁

硫酸镁在早产治疗中具有独特的作用，主要起到神经保护的作用。对于妊娠 32 周前的早产儿，硫酸镁能够降低新生儿脑瘫的发生风险。其作用机制可能与抑制神经肌肉的兴奋性、减少钙离子内流等有关。在临床应用中，常用剂量为静脉滴注 4 ～ 6g 负荷剂量给药，随后以 1 ～ 2g/h 维持剂量输注。在使用硫酸镁过程中，需要密切监测孕妇的呼吸、心率、血压等生命体征，以及膝反射、尿量等指标。如果出现镁中毒的症状，如呼吸抑制、膝反射消失、尿量减少等，应立即停止用药，并采取相应的解毒措施。

（二）促进胎儿肺成熟

在妊娠 28 ～ 34 周的早产孕妇中，为了降低早产儿呼吸窘迫综合征（RDS）的风险，给予糖皮质激素以促进胎儿肺成熟是一种重要的治疗手段。

1. 地塞米松

地塞米松是一种常用的糖皮质激素，能够有效地促进胎儿肺表面活性物质的生成。肺表面活性物质对于维持肺泡的稳定性至关重要，缺乏肺表面活性物质会导致新生儿呼吸窘迫综合征。地塞米松通过促进胎儿肺部细胞合成和分泌肺表面活性物质，降低新生儿呼吸窘迫综合征及颅内出血的风险。推荐剂量为 6mg 肌内注射，每 12 小时一次，连用 4 次（总剂量 24mg）。在使用地塞米松期间，需要密切监测孕妇和胎儿的情况，特别是胎心率、胎动等。

2. 倍他米松

倍他米松也是一种常用的糖皮质激素，具有与地塞米松相似的作用。倍他米松同样能够促进胎儿肺表面活性物质的生成，降低新生儿呼吸窘迫综合征的发生风险。推荐剂量为 12mg 肌内注射，每 24 小时一次，共 2 次（总剂量 24mg）。在使用倍他米松时，也需要密切关注孕妇和胎儿的身体状况，确保治疗的安全、有效。

（三）抗生素治疗

在胎膜早破（PPROM）引起的早产中，抗生素治疗具有重要意义。

1. 青霉素类抗生素

阿莫西林／克拉维酸是一种常用的青霉素类抗生素，用于预防胎膜早破后可能引发的上行感染。胎膜早破后，细菌容易通过破损的胎膜进入宫腔，引起宫内感染。阿莫西林／克拉维酸能够有效地抑制细菌的生长繁殖，降低感染的风险。常用剂量为 875mg/125mg 口服，每 12 小时一次，疗程为 7 日。在使用过程中，需要注意观察孕妇是否有变态反应等不良反应。

2. 红霉素

在对青霉素类药物过敏的孕妇中，红霉素是一种可供选择的抗生素。红霉素具有抗菌谱广、不良反应相对较少等优点。推荐剂量为 500mg 口服，每 6 小时一次，持续 7 日。在使用红霉素期间，需要密切观察孕妇的胃肠道反应、肝功能等情况，以及胎儿的情况，确保治疗的安全、有效。

第三节　过期妊娠

过期妊娠是指妊娠超过 42 周（294 日），即从末次月经首日计算妊娠超过 42 周尚未分娩的情况。过期妊娠可能伴随胎盘功能逐渐减退，导致胎儿供氧和营养不足，增加围产期胎儿并发症和死亡的风险。其病因尚不完全明确，但可能与胎儿、母体及胎盘功能的异常有关。过期妊娠需要密切监测胎儿的健康状况，必要时采取引产或剖宫产等措施，以降低母婴并发症的发生率。

一、病因与发病机制

（一）病因

1. 遗传因素

（1）家族史：过期妊娠的发生与家族遗传存在一定的关联。当女性有过期妊娠家族史时，其自身出现过期妊娠的可能性显著增加。有研究发现，若母亲或姐妹有过期妊娠史，该女性在妊娠过程中发生过期妊娠的风险更高。这可能是由于遗传因素影响了妊娠过程中的某些生理机制，从而导致妊娠时间延长。具体的遗传机制目前尚不完全清楚，但可能涉及多个基因的相互作用及遗传变异对妊娠相关生理过程的调控。家族史作为一个重要的风险因素，提醒医生在产前评估中应更加关注有过期妊娠家族史的孕妇，加强监测和管理。

（2）种族差异：不同种族的女性在过期妊娠的发生风险上也存在差异。部分种族，如白人女性，相对其他种族更容易出现过期妊娠。这种种族差异可能与遗传背景、生活方式、饮食习惯及环境因素等多方面有关。例如，不同种族之间的基因差异可能影响激素水平、胎盘功能及子宫对分娩信号的敏感性等方面，进而导致过期妊娠的发生率不同。此外，文化和生活方式因素也可能在一定程度上影响妊娠的进程。了解种族差异有助于医生在临床实践中针对不同种族的孕妇制定个性化的产前管理策略，提高对过期妊娠的预防和及时干预能力。

2. 内分泌失调

妊娠期激素的平衡对于分娩的正常启动起着至关重要的作用。其中，雌激素、孕激素、催产素及前列腺素等激素在妊娠中晚期的生理变化中扮演着关键角色。如果这些激素的水平或功能出现异常，就可能导致妊娠时间延长，进而引发过期妊娠。

（1）雌激素水平低：在分娩前，雌激素有助于增加子宫的敏感性，促使子宫肌层对催产素等分娩信号更加敏感，从而启动宫缩。当雌激素水平不足时，子宫的敏感性降低，宫缩的启动可能会延迟，导致分娩时间推迟。这种雌激素水平的异常可能是由于内分泌系统的调节平衡失调、胎盘功能异常或者其他生理因素引起的。

（2）前列腺素生成不足：前列腺素在妊娠中晚期对子宫颈成熟和宫缩的启动起着重要的促进作用。前列腺素能够软化子宫颈，使其逐渐扩张，并刺激子宫收缩。如果前列腺素生成不足，子宫颈成熟过程可能会延迟，宫缩未能及时启动，从而增加了过期妊娠的风险。前列腺素生成不足的原因可能与内分泌调节紊乱、胎盘功能异常或者局部子宫环境的变化等因素有关。

3. 胎盘功能

（1）胎盘功能减退：随着妊娠时间的延长，胎盘会逐渐老化，其功能也会逐渐减退。正常情况下，胎盘负责为胎儿提供营养和氧气，排出胎儿代谢产物。但在过期妊娠时，老化的胎盘可能无法为胎儿提供足够的营养和氧气，从而导致胎儿宫内窘迫。胎儿宫内窘迫是一种严重的情况，可能会对胎儿的生命安全造成威胁。此外，胎盘功能减退还可能导致羊水过少。羊水过少会影响胎儿的生长发育，增加胎儿畸形的风险，同时也会使分娩过程更加困难。

（2）钙化和纤维化：在过期妊娠时，胎盘容易出现钙化和纤维化。钙化是指胎盘组织中的钙盐沉积，纤维化则是指胎盘组织中的纤维组织增生。这些变化会导致胎盘的血流灌注减少，进一步影响胎儿的营养供应和氧气交换。随着胎盘钙化和纤维化的加重，胎儿发育受限的风险也会增加。这种情况下，胎儿可能会出现生长缓慢、体重偏低等问题。医生可以通过超声检查等手段观察胎盘的形态和功能变化，及时发现过期妊娠的风险，并采取相应的干预措施。

（二）发病机制

1. 分娩启动的调控机制平衡失调

分娩的启动是一个受多重复杂机制共同调控的生理过程。其中，激素调控、胎儿信号传导及子宫收缩等机制相互作用，在正常妊娠的最后阶段，胎盘、母体与胎儿之间的紧密相互作用引发一系列关键的生理改变，这些改变最终通过激素信号来启动分娩。然而，在过期妊娠的情况下，这一精细调控的机制可能出现平衡失调。

（1）雌激素和孕激素比例平衡失调：在妊娠晚期，雌激素和孕激素在调节子宫收缩能力方面起着关键作用。雌激素具有促进子宫收缩的功能，而孕激素则起到抑制子宫收缩的作用。临近分娩时，雌激素水平应逐渐升高，孕激素水平则相应下降，这种激素水平的变化促使子宫对催产素和前列腺素产生有效反应，从而启动子宫收缩，开启分娩过程。

然而，在过期妊娠时，可能由于多种原因导致孕激素水平未能及时下降，或者雌激素分泌不足。这种激素比例的平衡失调使子宫无法对催产素和前列腺素做出恰当的反应，进而导致分娩过程被延迟。这种平衡失调可能是由于内分泌系统的调节紊乱、胎盘功能异常或者其他未知的生理因素引起的。

（2）胎儿信号异常：在正常的妊娠过程中，胎儿发育正常时，其成熟的下丘脑－垂体－肾上腺轴会通过释放特定的激素（如皮质醇）来刺激母体的分娩启动机制。这些胎儿信号对于启动分娩至关重要。

然而，在过期妊娠时，如果胎儿存在发育迟缓或神经系统发育异常等问题，就可能无法有效地启动这一机制。胎儿信号的异常会干扰母体对分娩的正常响应，从而延迟分娩的发生。这种胎儿信号的异常可能与多种因素有关，包括遗传因素、胎盘功能不全、宫内环境不良等。

2. 胎盘老化与功能衰退

随着妊娠时间的不断延长，胎盘会逐渐老化，其功能也会随之衰退。在这个过程中，胎盘会出现一系列的变化，包括绒毛膜血管钙化、胎盘纤维化及血流灌注减少等。这些变化会导致胎盘的供氧和供血能力显著下降。胎盘作为连接母体与胎儿的重要器官，其功能减退会对胎儿产生严重影响。

首先，胎盘功能减退会导致胎儿营养供给不足，进而影响胎儿的正常生长发育，出现胎儿生长受限的情况。此外，胎盘功能不全还可能导致羊水过少，羊水是胎儿生存的重要环境，羊水过少会增加胎儿窘迫等问题的发生风险。这些胎盘功能不全的表现既是过期妊娠的结果，也可能在一定程度上成为过期妊娠发病机制中的重要组成部分。胎盘老化和功能衰退可能是由于多种因素引起的，如妊娠时间过长、胎盘自身的生理变化、母体的健康状况等。

3. 前列腺素生成不足

前列腺素在分娩启动过程中扮演着重要的角色，是启动分娩的重要介质之一。前列腺素主要负责子宫颈成熟和子宫收缩。在正常的分娩过程中，前列腺素的生成和释放会促使子宫颈软化，为胎儿的分娩做好准备，同时也会刺激子宫收缩，推动分娩的进行。

然而，在过期妊娠的情况下，可能会出现前列腺素生成不足或功能障碍的情况。这种情况会导致子宫颈无法正常软化，宫缩也不能及时启动，从而导致分娩延迟。前列腺素生成不足的原因可能与内分泌调节紊乱、胎盘功能异常、局部子宫环境的变化等因素有关。了解前列腺素在分娩启动中的作用，以及其在过期妊娠中的异常情况，对于理解过期妊娠的发病机制和制定相应的治疗策略具有重要意义。

二、临床表现

1. 胎动减少

在过期妊娠的情况下，随着胎盘功能的逐渐下降，胎儿面临的风险也在不断增加。其中，胎动减少或无规律是一个重要的表现。正常情况下，胎儿在子宫内会有规律的胎动，这是胎儿健康状况的一个重要指标。然而，当过期妊娠发生时，由于胎盘功能下降，胎儿可能出现供氧不足的情况。在这种情况下，胎儿的活动会受到影响，表现为胎动减少或胎动消失。胎动减少是胎儿宫内窘迫的重要标志之一，需要引起高度警惕。这是因为胎动的减少或消失可能意味着胎儿正处于危险之中，需要及时采取措施进行干预。

胎动异常也是过期妊娠时可能出现的情况之一。胎动变得无力或不规律，反映出胎儿面临潜在的宫内缺氧风险。当胎儿缺氧时，其身体的活动能力会受到影响，导致胎动变得无力。同时，由于缺氧对胎儿神经系统的影响，胎动也可能变得不规律。这种胎动的异常变化需要密切观察，以便及时发现胎儿的危险状况。医生通常会建议孕妇密切关注胎动的变化，并定期进行产前检查，以确保胎儿的健康。

2. 羊水过少

随着妊娠的延长，羊水量会逐渐减少，特别是在胎盘功能减退时，羊水生成也会减少。羊水过少是过期妊娠的典型表现之一，会给胎儿带来一系列的风险。羊水在胎儿的生长发育过程中起着重要的作用，可以保护胎儿免受外界的压力，为胎儿提供一个稳定的生长环境。

当羊水量过少时，胎儿可能会受到宫腔的压迫，增加胎儿窘迫、脐带受压等并发症的风险。此外，羊水清亮度下降也是一个重要的表现，当羊水中可能混有胎粪（胎粪污染）时，提示胎儿可能存在缺氧状态。这是因为胎儿在缺氧的情况下，会出现肛门括约肌松弛，导致胎粪排出进入羊水中。这种情况需要及时进行处理，以免对胎儿造成更大的危害。

3. 胎儿宫内生长受限（IUGR）

胎盘老化、功能衰退后，胎儿可能因营养和氧气供给不足，出现宫内生长受限。在这种情况下，胎儿的生长发育会受到严重影响，表现为胎儿体重低于正常孕龄胎儿。胎儿的皮下脂肪会减少，体形消瘦，皮肤松弛，特别是在头部和肢体部位。

这种胎儿营养不良的体征使得过期妊娠胎儿常呈现小老头貌，即皮肤皱襞、干燥，面容苍老。这提示胎儿长期处于营养不良状态，需要及时采取措施进行干预。医生通常会通过超声检查等手段来评估胎儿的生长发育情况，一旦发现胎儿宫内生长受限，会采取相应的治疗措施，如加强营养支持、密切监测胎儿状况等。

4. 胎盘功能下降的表现

（1）胎盘钙化：在过期妊娠时，胎盘可能出现明显的钙化现象。随着胎盘的老化，其组织中的钙盐会逐渐沉积，导致胎盘钙化。通过 B 超检查可以发现胎盘组织钙化及老化的迹象。胎盘钙化会伴随血流灌注减少，与胎儿供氧不足密切相关。因为胎盘是胎儿获取氧气和营养物质的重要器官，当胎盘钙化导致血流灌注减少时，胎儿的氧气和营养供应就会受到影响，从而增加胎儿窘迫等风险。

（2）胎盘衰退：胎盘功能退化后，胎儿通过胎盘获得的氧气和营养会明显减少。这会导致胎儿出现缺氧症状，表现为胎心率异常、胎动减少等。胎盘衰退是过期妊娠的一个严重后果，需要及时进行处理。医生通常会根据胎盘功能的检查结果，结合胎儿的状况，制定相应的治疗方案，如适时终止妊娠等，以保障胎儿的安全。

三、治疗方式

（一）密切监测母胎状况

在过期妊娠的情况下，密切监测母胎健康状况至关重要，这是决定后续治疗方案及确保母婴安全的关键步骤。

1. 胎心率监测

胎心监护仪在评估胎儿宫内健康状况方面发挥着重要作用。通过持续监测胎儿的心率模式，可以及时发现潜在的问题。正常情况下，胎心率会在一定范围内波动，这种波动反映了胎儿神经系统的发育和对宫内环境的适应能力。然而，当出现异常情况时，胎心率监测可以提供重要的线索。

如果胎心率监测显示胎心率变异减少，这可能意味着胎儿处于缺氧或其他不良状态。胎心率变异减少可能是由于多种原因引起的，如胎盘功能减退、胎儿窘迫等。此外，如果存在减速现象，也提示胎儿可能面临缺氧风险。减速可以分为早期减速、晚期减速和变异减速，每种减速类型都可能与不同的病理情况相关。例如，晚期减速通常与胎盘功能不良有关，而变异减速可能是由于脐带受压引起的。一旦发现这些异常情况，需立即采取干预措施，以防胎儿进一步受到损害。

2. 羊水监测

超声监测羊水量是评估胎儿宫内状况的重要手段之一。羊水在胎儿的生长发育过程中起着关键作用，为胎儿提供了一个稳定的生长环境，同时也有助于保护胎儿免受外界压力的影响。随着妊娠的进展，羊水量会逐渐发生变化。在过期妊娠时，羊水量可能会减少，特别是当胎盘功能减退时。

羊水过少时，提示胎儿宫内压力增加，可能导致脐带受压。脐带受压会影响胎儿的氧气和营养供应，增加胎儿窘迫的风险。通过超声测量羊水指数可以较为准确地评估羊水量。一般来说，羊水指数＜ 5cm 提示羊水过少。在这种情况下，通常建议引产或剖宫产，以尽快终止妊娠，降低胎儿的风险。

3. 胎儿超声检查

（1）胎盘功能评估：超声检查可以帮助评估胎盘是否有明显的钙化或老化现象。胎盘是连接母体和胎儿的重要器官，负责为胎儿提供氧气和营养物质，并排出胎儿的代谢产物。随着妊娠的延长，胎盘可能会逐渐老化，其功能也会逐渐减退。胎盘钙化是胎盘老化的一个重要标志，通过超声可以观察到胎盘组织中的钙盐沉积。胎盘钙化提示胎盘功能减退，意味着胎儿的营养和氧气供应可能不足。因此，定期进行超声检查，评估胎盘功能对于过期妊娠的管理至关重要。

（2）胎儿生长评估：超声检查还可以用于评估胎儿的生长发育情况。在过期妊娠时，胎儿可能会出现宫内生长受限（IUGR）或巨大儿的情况。宫内生长受限是指胎儿的生长速度低于正常水平，其体重低于同孕周胎儿的第十百分位数。胎儿宫内生长受限可能是由于胎盘功能减退、母体营养不足或其他因素引起的。

巨大儿则是指胎儿体重超过 4000g。巨大儿的发生可能与母体糖尿病、遗传因素等有关。无论是宫内生长受限还是巨大儿，都需要密切关注，并根据具体情况考虑引产或剖宫产。如果发现胎儿宫内生长受限，需要进一步评估胎儿的健康状况，采取适当的措施促进胎儿的生长发育。对于巨大儿，需要考虑阴道分娩的风险，以及是否需要剖宫产以确保母婴安全。

4. 胎动监测

鼓励孕妇在家中密切监测胎动是过期妊娠管理的重要环节之一。胎动是胎儿在子宫内活动的表现，是反映胎儿健康状况的一个重要指标。正常情况下，孕妇可以感受到胎儿的规律性胎动。如果发现胎动减少或异常，应立即就医进行详细检查，评估胎儿在宫内的健康状态。胎动减少可能是胎儿缺氧、胎盘功能减退或其他不良情况的信号。

孕妇可以通过每日定时计数胎动的方法来监测胎儿的活动情况。一般来说，每小时胎动次数应不少于 3 次。如果连续数小时胎动次数明显减少，或者胎动变得异常剧烈或微弱，都应立即就医。医生会通过进一步的检查，如胎心率监测、超声检查等，来确定胎儿的状况，并采取相应的措施。

（二）引产

如果母胎情况较稳定，但已超过 42 周，通常建议尽早进行引产以降低过期妊娠并发症的风险。

1. 催产素引产

催产素是一种常用的引产药物，通过增加子宫收缩频率和强度，促进宫缩和分娩启动。催产素的作用机制是与子宫平滑肌上的受体结合，刺激子宫收缩。对于子宫颈成熟的孕妇，催产素是首选的引产药物。在使用催产素进行引产时，需要严格控制剂量和滴注速度。催产素通常采用静脉滴注的方式给药，初始剂量为 0.5 ～ 1.0mU/min，然后每 20 ～ 40 分钟增加 1 ～ 2mU/min，直至达到有效宫缩。

有效宫缩的定义是每 10 分钟内有 3 ～ 5 次宫缩，每次宫缩持续 30 ～ 60 秒。剂量调整需根据宫缩强度和胎儿耐受情况进行。在滴注过程中，需要密切监测宫缩的频率、强度和持续时间，以及胎心率等指标。如果宫缩过强或胎儿出现异常情况，应立即调整剂量或停止滴注。

2. 前列腺素引产

（1）前列腺素 E2：是另一种常用的引产药物，通过软化子宫颈和促进宫缩，适用于子宫颈未成熟的孕妇。前列腺素 E2 可以刺激子宫颈细胞产生胶原蛋白酶和弹性蛋白酶，从而软化子宫颈，使其更容易扩张。同时，前列腺素 E2 还可以直接作用于子宫平滑肌，促进宫缩的启动。

常用剂型为前列腺素 E2 阴道栓或凝胶，剂量为 0.5mg 凝胶子宫颈局部使用，每 6 小时可重复使用，最多可使用 3 次。在使用前列腺素 E2 进行引产时，需要注意观察孕妇的宫缩情况和不良反应。常见的不良反应包括恶心、呕吐、腹泻、发热等。如果出现严重的不良反应，应立即停止使用。

（2）米索前列醇：也可用于引产，特别是子宫颈较硬时，米索前列醇可有效软化子宫颈。米索前列醇是一种合成的前列腺素 E1 类似物，具有与前列腺素 E2 相似的作用。常用剂量为 25～50μg 口服或阴道使用，每 4 小时一次。在使用米索前列醇进行引产时，需要注意剂量和使用方法。口服和阴道使用的效果可能会有所不同，医生会根据孕妇的具体情况选择合适的给药方式。同时，也需要密切观察孕妇的宫缩情况和不良反应，如子宫过度刺激、胎儿窘迫等。

3. 剥膜术

剥膜术是一种引产的辅助方法，通过手指插入子宫颈内，将胎膜与子宫壁分离，以刺激前列腺素的释放，诱发宫缩。剥膜术通常适用于子宫颈稍微扩张的孕妇。在进行剥膜术时，医生会严格遵守无菌操作原则，避免感染的发生。剥膜术的效果因人而异，有些孕妇可能在剥膜后很快出现宫缩，而有些孕妇则可能需要一段时间才能出现宫缩。此外，剥膜术也可能会引起一些不良反应，如出血、感染等。因此，在进行剥膜术之前，医生会充分评估孕妇的情况，权衡利弊后再决定是否进行剥膜术。

（三）剖宫产

当引产无效或胎儿存在窘迫、子宫颈条件差、胎儿体积过大等情况下，剖宫产是安全分娩的选择。

1. 胎儿窘迫

胎心率监测显示胎儿宫内缺氧，胎心率过快或过慢，特别是当出现胎心持续减速时，应紧急剖宫产以确保胎儿安全。胎儿窘迫是一种严重的情况，可能会对胎儿的生命造成威胁。胎心率异常是胎儿窘迫的一个重要表现，当胎心率超过 160 次 / 分或低于 110 次 / 分时，提示胎儿可能存在缺氧情况。此外，如果出现胎心持续减速，这可能是由于胎盘功能不良、脐带受压等原因引起的，需要立即采取紧急剖宫产措施。

2. 胎盘功能异常

胎盘功能显著减退或胎盘早剥时，为预防胎儿宫内死亡或并发症，通常选择剖宫产。胎盘是胎儿获取氧气和营养物质的重要器官，当胎盘功能异常时，胎儿的生命安全将受到严重威胁。胎盘老化和钙化是过期妊娠常见的并发症之一，这会导致胎盘的血流灌注减少，影响胎儿的氧气和营养供应。此外，胎盘早剥也是一种严重的情况，可能会导致胎儿宫内死亡、大出血等并发症。在这些情况下，剖宫产是及时终止妊娠、保障母婴安全的最佳选择。

3. 巨大儿或胎儿宫内生长受限（IUGR）

当超声检查提示胎儿体重大于 4000g（巨大儿），或存在宫内生长受限，且阴道分娩可能增加风险时，剖宫产是首选。巨大儿的阴道分娩可能会导致难产、肩难产等并发症，增加母婴的风险。而宫内生长受限的胎儿可能存在胎儿窘迫、胎盘功能不良等问题，阴道分娩也可能会加重胎儿的缺氧情况。因此，对于巨大儿或宫内生长受限的胎儿，剖宫产可以更好地保障母婴的安全。

4. 胎位异常

臀位或横位的胎儿通常不建议自然分娩，尤其是过期妊娠的情况下，胎儿的体积增大，增加了阴道分娩的风险，需要通过剖宫产娩出胎儿。胎位异常会给分娩带来很大的困难和风险。臀位或横位的胎儿在阴道分娩时，可能会出现难产、脐带脱垂等严重并发症，对胎儿的生命安全造成威胁。因此，对于胎位异常的胎儿，剖宫产是更为安全的分娩方式。在过期妊娠时，由于胎儿的体积增大，胎位可能会更加难以纠正，因此剖宫产的可能性也会相应增加。

第四节　妊娠期高血压疾病

妊娠期高血压疾病（HDP）是指妊娠期出现的以高血压为主要特征的疾病，包括妊娠高血压、子痫前期、子痫、慢性高血压合并子痫前期和妊娠合并慢性高血压。这些疾病通常发生在妊娠 20 周后，血压水平达到≥ 140/90mmHg。妊娠期高血压疾病是孕产妇及围产儿病死率的重要原因，严重时可导致子痫、胎盘早剥、肝肾功能损伤等并发症，危及母婴健康。

一、病因与发病机制

（一）病因

1. 胎盘因素

妊娠期高血压疾病的发生与胎盘发育异常密切相关。在正常妊娠中，胎盘螺旋动脉通过细胞侵袭和血管重塑，形成低阻力、高灌注的血流系统，保证胎儿的营养和氧气供给。然而，在妊娠期高血压疾病中，胎盘血管生成不足，导致胎盘螺旋动脉无法完成正常的重塑过程，导致胎盘灌注不足。

2. 遗传和免疫因素

（1）遗传易感性：妊娠期高血压疾病具有一定的家族聚集性，提示遗传因素可能参与其中。某些基因变异，如与血管紧张素 II 受体相关的基因变异，可能增加患妊娠高血压的风险。

（2）免疫异常：妊娠期高血压疾病的发生与母体对胎盘抗原的不良免疫反应有关。在正常妊娠中，母体对胎盘和胎儿的免疫应答被抑制，但在妊娠期高血压疾病中，母体的免疫耐受机制可能受损，导致对胎盘的异常免疫反应。

3. 母体因素

（1）肥胖和代谢综合征：在妊娠期，母体的肥胖及代谢综合征会对妊娠过程产生诸多不良影响。肥胖是指体内脂肪堆积过多，通常以体重指数（BMI）来衡量。当女性处于肥胖状态时，往往伴随着胰岛素抵抗等代谢异常情况。代谢综合征是一组复杂的代谢紊乱症候群，包括肥胖、胰岛素抵抗、高血压、血脂异常等。

母体代谢异常会显著增加患妊娠期高血压疾病的风险。从生理机制来看，肥胖和代谢综合征会影响母体的血管功能。过多的脂肪组织会释放出炎性因子和血管活性物质，导致血管内皮细胞功能受损，血管收缩和舒张功能失调。同时，炎症反应也会被激活，进一步加重血管病变。这些因素共同作用使母体在妊娠期更容易发生高血压。

（2）既往高血压：对于患有慢性高血压的女性，在妊娠期发展为妊娠高血压或子痫前期的可能性更高。尤其是那些高血压控制不佳的女性，风险更为显著。慢性高血压会使母体的血管长期处于紧张状态，血管壁结构和功能发生改变。

在妊娠期，由于生理变化，母体的血容量增加、心脏负担加重等，原本就受损的血管更加难以适应这些变化。而且，慢性高血压患者往往存在一些潜在的肾、心脏等器官的损害，这些也会增加妊娠期高血压疾病的发生风险。对于有既往高血压病史的孕妇，需要更加密切地监测血压变化，采取积极的治疗措施，以降低妊娠期高血压疾病对母婴的危害。

（二）发病机制

1. 胎盘灌注不足与胎盘缺血

（1）胎盘灌注不足：是妊娠期高血压疾病的核心病理机制之一。由于胎盘螺旋动脉的改建不全，血流灌注减少，胎盘供血不足，导致胎儿生长受限和母体血管阻力增加。

（2）胎盘缺血：使胎盘产生大量抗血管生成因子，如可溶性血管内皮生长因子受体-1（sFlt-1）和可溶性内皮因子（sEng），这些因子进入母体血循环，进一步影响母体血管内皮功能，引发一系列病理改变。

2. 血管内皮功能障碍

血管内皮功能障碍是妊娠期高血压疾病的一个重要环节。在正常妊娠中，血管内皮释放一氧化氮（NO）、前列环素等物质，促进血管舒张，维持低阻力状态。然而，在妊娠期高血压疾病中，血管内皮受损，释放的促血管收缩物质增加，如血管紧张素Ⅱ、内皮素等，导致血管收缩、外周血管阻力增加和血压升高。

3. 氧化应激与炎症反应

（1）氧化应激：由于胎盘灌注不足，母体和胎盘组织内的氧化应激水平升高，自由基的产生增加，导致血管内皮细胞损伤，进一步加重血管功能障碍。

（2）炎症反应：妊娠期高血压疾病与母体系统性炎症反应相关，孕妇体内炎症因子［如肿瘤坏死因子-α（TNF-α）、白细胞介素-6（IL-6）等］水平升高，这些促炎症因子加剧血管内皮功能障碍，促进病情进展。

二、临床表现

1. 妊娠高血压

妊娠高血压是一种在妊娠特定阶段出现的高血压疾病，其对母婴的健康有着不可忽视的潜在影响。通常情况下，在妊娠20周后首次出现的高血压被定义为妊娠高血压。这一病症的主要特点为血压≥140/90mmHg，但无蛋白尿或其他器官损害。在实际临床中，这种疾病在初期常表现得较为隐匿，多数患者并无明显的自觉症状，往往是在进行常规产检时才被意外发现。这一现象充分凸显了妊娠期定期进行产检的至关重要性。通过定期产检，医生能够及时监测孕妇的身体状况，尽早发现潜在的健康问题，为母婴的安全提供有力保障。

血压升高无疑是妊娠高血压最主要的表现形式。当收缩压≥140mmHg或舒张压≥90mmHg时，便超出了正常的血压范围。这一血压值的变化反映了母体心血管系统在妊娠期所经历的异常改变。在正常的妊娠过程中，孕妇的血容量会随着妊娠期的推进而逐渐增加，其目的是满足胎儿不断生长发育的需求。然而，在妊娠高血压的情况下，这种血容量的增加可能会引发血管压力的异常升高。其背后的机制可能涉及血管内皮细胞功能受到影响，进而导致血管收缩和舒张功能出现失调。血压的升高不仅会给母体自身的心血管系统带来沉重负担，还可能对胎盘的血液灌注产生不良影响，从而进一步影响胎儿的正常生长发育。

部分患者可能会出现轻度头痛的症状。这种头痛虽然通常为轻度，但却不可忽视，因为其可能与血压升高所引起的脑部血管扩张或痉挛密切相关。头痛的出现提示了母体身体状况的异常变化，不仅会影响孕妇的生活质量，还可能给其心理状态带来负面影响，增加孕妇的焦虑和不安情绪。

偶见的轻度水肿主要表现在下肢。水肿的发生机制较为复杂，可能与妊娠高血压导致的血管通透性改变及肾功能受损有关。在正常生理状况下，肾能够有效地排泄体内多余的水分和盐分。然而，在妊娠高血压的情况下，肾的滤过功能可能受到影响，导致水分和盐分在体内潴留，进而引起水肿。下肢水肿可能会给孕妇带来诸多不适，影响其日常活动。同时，水肿也可能是其他更为严重并发症的早期表现之一，因此需要密切关注。

2. 子痫

子痫作为子痫前期的严重并发症，其病情极为凶险，对母婴的生命安全构成了极大的威胁。患者可能会突然出现全身性的癫痫发作，其症状表现多样，包括意识丧失、四肢强直性抽搐、牙关紧闭、眼球上翻等。这种癫痫发作通常是由于脑部血管痉挛、缺血缺氧所引起的。在妊娠期间，母体的生理变化会导致血管系统的敏感性显著增加。当出现子痫前期时，血管内皮细胞损伤、血小板聚集等因素会进一步加重血管病变。脑部血管的痉挛会致使脑部供血不足，从而引发癫痫发作。

发作后，患者常会陷入昏迷状态。昏迷是由于癫痫发作对脑部造成了严重损伤所致。在昏迷状态下，患者的生命体征可能会变得不稳定，需要紧急的医疗干预。在昏迷期间，患者可能会出现呼吸、心跳等生命体征的异常变化，医护人员必须密切监测患者的身体状况，并及时进行有效的处理。

持续高血压是子痫的另一个重要表现。血压常会显著升高，一般 $\geqslant 160/110 \text{mmHg}$。这种高度的血压升高会进一步加重血管病变，极大地增加了脑出血、心力衰竭等严重并发症的发生风险。持续高血压还会对肾、肝等重要器官造成严重损害，从而导致肾衰竭、肝衰竭等多系统受损。

严重的子痫可能会导致全身水肿和多系统受损。肾衰竭是常见的并发症之一，其主要表现为肌酐、尿素氮升高。肾作为排泄体内代谢废物和调节水、电解质平衡的重要器官，在子痫的情况下，肾的血管可能会受到严重损伤，导致肾小球滤过功能下降，进而出现肾功能损害的表现。肝衰竭也是可能出现的并发症之一，表现为丙氨酸转氨酶（ALT）、天冬氨酸转氨酶（AST）升高。肝在人体的代谢、解毒等方面起着至关重要的作用。子痫引起的肝血管病变和肝细胞损伤会导致肝功能异常，进而影响母体的整体代谢功能。此外，心力衰竭也是严重子痫可能导致的后果之一。心脏在妊娠期间已经承受了较大的负担，而子痫引起的高血压和血管病变会进一步加重心脏的负担，从而导致心力衰竭的发生。

3. 慢性高血压合并子痫前期

对于那些原本就患有慢性高血压的孕妇来说，在妊娠期出现子痫前期的症状，会加重病情。慢性高血压本身就对母体的心血管系统造成了长期的损害，而在妊娠期，这种损害可能会进一步加重。当妊娠期出现子痫前期的症状，如高血压加剧、蛋白尿或器官功能损害时，病情会变得更加复杂和危险。

临床表现类似于子痫前期，但通常病情发展更快，风险更高。这是因为慢性高血压患者的血管已经存在一定程度的病变，对妊娠期的生理变化适应能力更差。高血压的加剧会进一步加重血管负担，极大地增加了脑出血、心力衰竭等严重并发症的风险。蛋白尿的出现提示肾功能受损，其可能的机制是由于肾小球滤过膜的通透性增加所致。器官功能损害可能涉及多个系统，如肾、肝、心脏等，对母体和胎儿的生命安全构成了严重威胁。

4. 实验室异常

妊娠期高血压疾病的严重患者常会伴随实验室异常，这些异常指标提示器官功能受损，对于疾病的诊断和病情评估具有重要意义。

肝功能异常表现为 ALT、AST 升高。ALT 和 AST 是反映肝细胞损伤的重要指标。在妊娠期高血压疾病中，肝的血管可能会受到损伤，导致肝细胞缺血缺氧，从而引起肝细胞损伤。肝细胞损伤后，ALT 和 AST 会释放到血液中，导致血液中这两种酶的水平升高。肝功能异常不仅会影响母体的代谢功能，还可能增加凝血功能障碍等并发症的风险。

肾功能损害表现为肌酐、尿素氮升高。肌酐和尿素氮是反映肾功能的重要指标。在妊娠期高血压疾病中，肾的血管可能会受到损伤，导致肾小球滤过功能下降，从而使肌酐和尿素氮在血液中的水平升高。肾功能损害会影响母体的排泄功能，导致体内代谢废物的蓄积，进而影响母体的整体健康状况。

血小板计数降低表现为血小板计数 $< 100 \times 10^9$/L。血小板计数降低提示凝血系统受累，可能与 HELLP 综合征相关。在妊娠期高血压疾病中，血小板计数降低可能是由于血管内皮细胞损伤、血小板聚集等因素引起的。血小板计数降低会增加出血的风险，对母婴的生命安全构成威胁。

凝血功能异常表现为凝血功能的变化，可能提示弥散性血管内凝血（DIC）倾向。在妊娠期高血压疾病中，凝血功能异常可能是由于血管内皮细胞损伤、血小板聚集、凝血因子激活等因素引起的。凝血功能异常会增加出血和血栓形成的风险，对母婴的生命安全构成严重威胁。

三、治疗方式

（一）药物治疗

药物治疗主要用于控制高血压，防止疾病进展为重度子痫前期或子痫。药物选择要权衡母婴安全，常用药物包括降压药、抗惊厥药和糖皮质激素。

1. 降压药

在子痫前期的治疗中，降压药物发挥着至关重要的作用，其目标是将血压维持在安全水平，以免过高的血压对母体和胎儿造成损害。通常，目标是将收缩压控制在 140～150mmHg 和舒张压控制在 90～100mmHg。

（1）拉贝洛尔：作为常用的 β 受体阻滞剂，拉贝洛尔能够安全、有效地降低母体血压。拉贝洛尔通过阻断 β 受体，减少心输出量和降低外周血管阻力来发挥降压作用。起始剂量为 100mg 口服，每日 2 次，这一剂量旨在逐渐调整患者的血压，同时观察患者对药物的耐受性。随着病情的发展，如果血压未能得到有效控制，可逐渐增加剂量至 200～400mg，每日 2～3 次。在某些紧急情况下，如血压急剧升高或出现高血压危象时，也可静脉给药。静脉给药剂量为 20～40mg 静脉注射，然后每 10～20 分钟追加，以快速降低血压。在使用拉贝洛尔的过程中，医生会密切监测患者的血压、心率、心电图等指标，以确保药物的安全性和有效性。同时，还会注意观察患者是否出现头晕、乏力、心动过缓等不良反应，以便及时调整剂量或更换药物。

（2）硝苯地平：是一种钙通道阻滞剂，主要用于口服降压，适合长期控制血压。硝苯地平通过阻止钙离子进入心肌细胞和血管平滑肌细胞，从而降低心肌收缩力和血管张力，达到降低血压的目的。初始剂量为 10～20mg 口服，每 6～8 小时服用一次。在使用过程中，医生会根据患者的血压变化情况逐渐调整剂量。硝苯地平的降压作用较为迅速，但也可能引起一些不良反应，如头痛、面部潮红、心跳加快等。因此，在使用过程中需要密切观察患者的症状，如有不适应及时调整剂量或更换药物。

（3）肼屈嗪：主要用于静脉注射，适合急性高血压危象的治疗。肼屈嗪通过直接扩张小动脉，降低外周血管阻力来降低血压。静脉给药剂量为 5～10mg 静脉注射，每 20～30 分钟重复，直到血压下降到目标范围。肼屈嗪的降压作用迅速，但也可能引起一些不良反应，如头痛、心悸、恶心等。在使用过程中，医生需要密切监测患者的血压和心率变化，以及时调整药物剂量和治疗方案。

2. 抗惊厥药

抗惊厥药在子痫前期的治疗中用于预防或治疗子痫前期进展为子痫（癫痫发作）。首选药物是硫酸镁，既能预防癫痫发作，又能具有一定的神经保护作用，尤其适用于早产儿。

（1）硫酸镁：是预防癫痫发作的标准药物。硫酸镁通过抑制中枢神经系统的兴奋性，降低神经元的兴奋性，从而预防癫痫发作。初始负荷剂量为 4～6g 静脉滴注，20～30 分钟内注射完毕。这一负荷剂量旨在迅速提高患者体内的镁离子浓度，达到预防癫痫发作的目的。然后维持剂量为 1～2g/h，持续静脉滴注，以保持体内镁离子的稳定浓度。在使用硫酸镁的过程中，医生需要密切监测患者的深腱反射、呼吸和尿量等指标，以免镁中毒的发生。深腱反射减弱或消失、呼吸抑制、尿量减少等都是镁中毒的早期表现，一旦出现这些症状，应立即停止使用硫酸镁，并给予相应的治疗。

（2）硫酸镁中毒：若出现呼吸抑制或无反射，可使用 10mL10% 葡萄糖酸钙静脉注射以对抗镁中毒。葡萄糖酸钙可以与镁离子结合，降低镁离子的浓度，从而缓解镁中毒的症状。在使用葡萄糖酸钙的过程中，医生需要密切观察患者的症状变化，如有必要可重复给药。同时，还需要注意避免钙过量引起的不良反应，如心律失常、高钙血症等。

3. 糖皮质激素

糖皮质激素主要用于妊娠 34 周之前的子痫前期患者，目的是促进胎儿肺成熟，预防早产儿的呼吸窘迫综合征（RDS）。

（1）地塞米松：是一种常用的糖皮质激素，能够促进胎儿肺成熟。地塞米松通过刺激胎儿肺泡表面活性物质的合成和释放，增加肺泡的稳定性，减少呼吸窘迫综合征的发生。常规使用剂量为 6mg 肌内注射，每 12 小时一次，共 4 次。在使用地塞米松的过程中，医生需要密切监测胎心率、胎动、羊水等指标，以及母体的血压、血糖、感染等情况。同时，还需要注意地塞米松可能引起的不良反应，如母体血糖升高、感染风险增加等。

（2）倍他米松：与地塞米松作用相似，也是一种常用的糖皮质激素，用于促进胎儿肺成熟。剂量为 12mg 肌内注射，每 24 小时一次，连用 2 次。在使用倍他米松的过程中，同样需要密切监测胎儿和母体的情况，以及注意药物的不良反应。此外，医生还需要根据患者的具体情况，综合考虑使用糖皮质激素的时机、剂量和疗程，以确保治疗的安全性和有效性。

（二）终止妊娠的干预措施

在妊娠期高血压疾病中，特别是重度子痫前期、子痫或严重的母胎并发症情况下，终止妊娠是最终的治疗手段。分娩时机的选择基于母体和胎儿的状况，具体措施包括引产和剖宫产。

1. 引产

在母胎状况允许的情况下，引产常成为终止妊娠的一种选择。这一决策是基于对母婴健康的综合考量，旨在确保分娩过程的安全与顺利。常用的引产方法多样，各有其特点和适用范围。

前列腺素子宫颈软化剂是其中一种重要的引产手段，常见的有米索前列醇或地诺前列酮。这些药物通过作用于子宫颈组织，促进子宫颈软化和成熟，为分娩的发动创造有利条件。米索前列醇作为一种合成的前列腺素 E1 类似物，能够刺激子宫平滑肌收缩，同时对子宫颈也有软化作用。在使用时，医生会根据孕妇的具体情况，严格控制药物剂量和使用时机。地诺前列酮则是天然的前列腺素 E2，其作用机制与米索前列醇类似，但在药效和不良反应方面可能存在一些差异。通过使用前列腺素子宫颈软化剂，可以在一定程度上缩短产程，降低分娩的难度。

人工破膜也是一种常见的引产方法。在分娩过程中，羊膜囊的破裂通常会自然发生，但在某些情况下，通过人工破膜可以加速产程的进展。人工破膜是在严格的无菌条件下进行的，医生使用特定的器械刺破羊膜，使羊水流出。这一操作可以刺激子宫收缩，增加子宫对胎儿的压力，从而促进分娩的发动。然而，人工破膜也存在一定的风险，如感染、脐带脱垂等，因此需要谨慎操作，并密切观察母婴的状况。

催产素静脉滴注是另一种常用的引产方法。催产素是一种由垂体后叶分泌的激素，能够刺激子宫平滑肌收缩。在引产过程中，通过静脉滴注催产素，可以精确控制药物的剂量和滴速，从而调节子宫收缩的强度和频率。在使用催产素时，医生会密切监测孕妇的宫缩情况、胎心变化及产程进展，以确保母婴的安全。如果孕妇病情稳定，胎儿无宫内窘迫，且妊娠 37 周以上，通常建议引产或分娩。这是因为在这个阶段，胎儿已经发育成熟，具备了在宫外生存的能力。通过引产或分娩，可以避免子痫前期病情的进一步恶化，降低母婴的风险。

如果病情发展到重度子痫前期或子痫，可能需要尽早终止妊娠以确保母婴安全。重度子痫前期是一种严重的妊娠并发症，患者可能出现高血压、蛋白尿、水肿等症状，严重时可危及母婴生命。子痫则是在重度子痫前期的基础上发生的抽搐，是一种极其危险的情况。在这种情况下，及时终止妊娠是挽救母婴生命的关键措施。终止妊娠可以迅速减轻母体的负担，降低血压，改善肾功能，同时也可以避免胎儿因宫内缺氧等原因受到进一步的损害。

2. 剖宫产

如果母体病情危重，或胎儿宫内窘迫严重，不适合阴道分娩时，剖宫产就成为一种必要的选择。剖宫产是一种通过手术切开孕妇的腹部和子宫，直接取出胎儿的分娩方式。虽然剖宫产是一种有创的分娩方式，但在某些紧急情况下，可以迅速挽救母婴的生命。

（1）子痫发作或未能控制的高血压。当孕妇发生子痫发作时，抽搐可能会对孕妇和胎儿造成严重的伤害。在这种情况下，阴道分娩可能会加重孕妇的病情，增加母婴的风险。因此，需要立即进行剖宫产，以迅速终止妊娠，保护母婴的安全。未能控制的高血压也是剖宫产的一个重要指征。如果孕妇的血压持续升高，无法通过药物控制，可能会导致脑出血、肾衰竭等严重并发症。此时，剖宫产可以迅速降低母体的血压，减少并发症的发生。

（2）胎儿宫内窘迫，如胎心率监测显示胎儿缺氧、胎动显著减少等。胎儿宫内窘迫是一种紧急情况，意味着胎儿在子宫内面临着缺氧和生命危险。如果通过吸氧、改变体位等方法无法改善胎儿的状况，就需要立即进行剖宫产，以尽快将胎儿取出，避免胎儿窒息和死亡。

（3）不适合阴道分娩的其他情况，如胎位不正、巨大儿等。胎位不正是指胎儿在子宫内的位置不正常，如臀位、横位等。这些胎位不利于胎儿的自然分娩，可能会导致难产和母婴的损伤。巨大儿是指胎儿体重超过4000g，由于胎儿过大，阴道分娩可能会增加难产和会阴撕裂的风险。在这些情况下，剖宫产可以确保母婴的安全。

（三）重度子痫前期和子痫的紧急处理

重度子痫前期和子痫是严重危及母婴生命的急症，应采取紧急处理措施。

1. 抗高血压药物的静脉使用

对于血压明显升高的患者（≥160/110mmHg），应快速静脉使用降压药物，如拉贝洛尔、硝苯地平或肼屈嗪，防止脑出血、肾衰竭等严重并发症。高血压是重度子痫前期和子痫的一个重要表现，持续的高血压会对母体的各个器官造成严重的损害。拉贝洛尔是一种β受体阻滞剂，能够降低血压，同时对心脏和肾也有一定的保护作用。硝苯地平是一种钙通道阻滞剂，通过扩张血管降低血压。肼屈嗪则是一种直接作用于血管平滑肌的降压药物。在使用这些降压药物时，医生会根据患者的具体情况选择合适的药物，并严格控制药物的剂量和滴速，以确保血压的稳定下降，同时避免低血压等不良反应的发生。

2. 硫酸镁预防癫痫发作

硫酸镁是治疗和预防子痫发作的首选药物，应在子痫前期和子痫中及时使用，防止癫痫发作引发的脑水肿、脑出血等并发症。硫酸镁通过抑制中枢神经系统的兴奋性，降低神经元的兴奋性，从而预防癫痫发作。在使用硫酸镁时，医生会先给予负荷剂量，然后持续静脉滴注维持剂量。同时，医生会密切监测患者的呼吸、心率、尿量等生命体征，以及膝反射等神经系统体征，以防镁中毒的发生。如果出现镁中毒的症状，如呼吸抑制、膝反射消失等，应立即停止使用硫酸镁，并给予钙剂进行解救。

3. 终止妊娠

子痫前期发展为子痫后，必须尽快终止妊娠。根据病情选择引产或剖宫产，确保母体和胎儿的安全。终止妊娠是治疗重度子痫前期和子痫的根本措施，只有及时终止妊娠，才能迅速减轻母体的负担，降低血压，改善肾功能，同时也可以避免胎儿因宫内缺氧等原因受到进一步的损害。在选择终止妊娠的方式时，医生会综合考虑母体和胎儿的情况，如病情的严重程度、胎儿的成熟度、胎位等因素。如果母体病情相对稳定，胎儿也具备阴道分娩的条件，可以考虑引产。如果母体病情危重，或胎儿宫内窘迫严重，不适合阴道分娩时，则应立即进行剖宫产。

第五章　妊娠并发症

第一节　妊娠合并心脏病

一、概述

妊娠合并心脏病涵盖了女性在妊娠期间出现的多种心脏疾病情况。一方面，包括妊娠前已确诊的心脏病类型，如先天性心脏病，常见的有房间隔缺损、室间隔缺损等；风湿性心脏病，主要涉及二尖瓣狭窄与关闭不全；冠心病虽在育龄期女性中少见，但仍有风险。另一方面，有妊娠期新发的心脏病，如围产期心肌病，多在妊娠晚期或分娩后6个月内发生，表现为心脏扩大和心力衰竭，其病因可能与免疫紊乱、病毒感染等相关。

妊娠相关的高血压性心脏病，由妊娠期高血压疾病引发心脏负荷增加所致；还有心律失常，因妊娠期间心血管系统生理负担加重而风险增加。这些心脏疾病对孕妇和胎儿健康构成重大威胁，可能引发心力衰竭、心律失常等严重后果，甚至危及母婴生命。因此，在妊娠期必须对孕妇进行密切监测，包括心功能检查等，并实施有效的治疗管理，以确保母婴安全。

二、病因与发病机制

妊娠合并心脏病的病因和发病机制复杂，既包括孕妇在妊娠前已存在的心脏病，也包括在妊娠期间新发或加重的心脏问题。其发病机制与妊娠期间的生理改变对心血管系统的影响密切相关。以下是妊娠合并心脏病的主要病因和发病机制。

（一）病因

1. 妊娠前存在的心脏病

（1）先天性心脏病：在妊娠合并心脏病的情况中，先天性心脏病占据着重要地位，是最为常见的类型之一。许多先天性心脏病患者经过手术治疗后得以存活至育龄期，这部分女性在妊娠过程中面临着特殊的挑战。常见的先天性心脏病类型有房间隔缺损、室间隔缺损、法洛四联症等。

房间隔缺损是指在心脏房间隔部位存在异常通道，使得左右心房之间的血液可以异常流通。室间隔缺损则是心脏室间隔部位出现缺损，导致左右心室的血液相互混合。法洛四联症是一种较为复杂的先天性心脏病，包括肺动脉狭窄、室间隔缺损、主动脉骑跨和右心室肥厚等多种畸形。

先天性心脏病患者在妊娠期间，由于母体血容量增加、心脏负担加重，可能会出现心悸、气短、乏力等症状，严重者甚至可能发生心力衰竭。

（2）风湿性心脏病：妊娠期常见的风湿性心脏病主要包括二尖瓣狭窄和二尖瓣关闭不全。风湿性心脏病是由于风湿热反复发作累及心脏瓣膜而引起的病变。二尖瓣狭窄时，左心房至左心室的血流受阻，导致左心房压力升高，进而影响肺循环。

在妊娠期，由于血容量增加和心率加快，二尖瓣狭窄会进一步加重心脏负担，容易导致心力衰竭。二尖瓣关闭不全则是在心脏收缩时，二尖瓣不能完全关闭，使得左心室的血液反流至左心房，同样会影响心脏的正常功能。对于患有风湿性心脏病的孕妇来说，需要密切监测心功能，采取适当的治疗措施，以确保母婴安全。

（3）冠状动脉疾病：虽然在育龄期女性中相对较少见，但冠心病患者在妊娠期间仍存在冠脉供血不足的风险。冠状动脉是为心脏提供血液供应的重要血管，当冠状动脉发生粥样硬化等病变时，可能会导致血管狭窄或阻塞，影响心脏的血液供应。

在妊娠期间，由于母体的生理变化，心脏负担加重，对氧气和营养物质的需求增加。如果冠状动脉供血不足，可能会引发心绞痛或心肌梗死，严重威胁母婴生命安全。对于患有冠状动脉疾病的孕妇，需要进行严密的监测和管理，包括控制血压、血脂等危险因素，避免过度劳累和情绪激动。

2. 妊娠期间新发的心脏病

（1）围产期心肌病：是指在妊娠晚期或分娩后 6 个月内发生的特发性心肌病。其主要表现为心脏扩大、心力衰竭，原因尚不完全明确。目前认为可能与免疫功能紊乱、病毒感染、氧化应激等多种因素有关。在妊娠期间，母体的免疫系统、内分泌系统等都会发生一系列变化，这些变化可能会影响心脏的正常功能。

病毒感染也可能导致心肌受损，引发围产期心肌病。此外，氧化应激反应可能导致心肌细胞损伤，加重心脏负担。围产期心肌病患者通常会出现呼吸困难、乏力、水肿等症状，严重者可能危及生命。对于围产期心肌病的治疗，主要包括休息、吸氧、强心、利尿等措施，以改善心功能。

（2）妊娠相关的高血压性心脏病：妊娠期高血压疾病，如子痫前期，是妊娠期间常见的并发症之一。妊娠期高血压疾病可能引起心脏负荷增加，导致左心室肥厚。长期的高血压会使心脏不断努力泵血以克服外周阻力，从而导致左心室肌肉逐渐增厚。如果病情得不到及时控制，最终可能发展为心力衰竭。对于患有妊娠期高血压疾病的孕妇，需要严格控制血压，定期进行心功能检查，以预防高血压性心脏病的发生。

（3）心律失常：妊娠期间，由于心血管系统的生理负担增加，心律失常的发生风险也相应增加。在妊娠过程中，母体的血容量、心率、心输出量等都会发生变化，这些变化可能会影响心脏的电生理活动，导致心律失常的发生。尤其在有潜在心脏病的患者中，心律失常的发生更为常见。

心律失常的类型多种多样，包括心动过速、心动过缓、期前收缩等。心律失常可能会引起心悸、胸闷、头晕等症状，严重者可能影响心功能，甚至危及生命。对于妊娠期间出现心律失常的患者，需要进行详细的检查和评估，确定心律失常的类型和严重程度，并采取相应的治疗措施。

（二）发病机制

1. 妊娠期心血管系统的生理变化

妊娠是女性生命中的一个特殊阶段，在此期间，女性的心血管系统会发生显著变化，以适应母体和胎儿不断增长的代谢需求。

（1）血容量增加：妊娠期间，为了满足胎儿的生长发育及母体自身的生理需求，母体的血容量逐渐增加。从妊娠早期开始，血容量就呈现出上升的趋势，到妊娠晚期时，增加30%～50%。这种血容量的增加主要是由于血浆容量的增加和红细胞计数的升高。

血浆容量的增加相对更为明显，这有助于维持胎儿的生长环境及满足母体组织的灌注需求。然而，血容量的增加也给心脏带来了巨大的负荷。

心脏需要更加努力地工作，以将血液泵送到全身各个部位。对于心功能较弱的患者来说，这种额外的负担可能超出心脏的承受能力，从而诱发心力衰竭。例如，对于患有先天性心脏病或其他心脏疾病的孕妇，血容量的增加可能导致心功能进一步恶化，出现呼吸困难、乏力、水肿等症状。

（2）心输出量增加：心输出量是衡量心功能的重要指标之一。在妊娠早期，心输出量就开始逐渐增加，并在妊娠中期达到峰值。与妊娠前相比，增加30%～50%。心输出量的增加主要是由于心率和每搏输出量的提高。

妊娠期间，孕妇的心率会逐渐加快，以适应身体对血液供应的需求。同时，每搏输出量也会增加，这是由于心脏收缩增强及血容量增多导致的。然而，对于原本存在心脏问题的患者来说，心输出量的增加可能加重心脏负担。心脏需要更加努力地收缩和舒张，以维持足够的血液供应。如果心功能无法满足这种增加的需求，就可能出现心力衰竭等严重并发症。

（3）血压变化：在妊娠的早期和中期，全身血管阻力降低，这主要是由于孕妇体内激素水平的变化及血管的扩张。这种血管阻力的降低导致血压下降，使孕妇在这个阶段可能出现低血压的症状，如头晕、乏力等。然而，随着妊娠晚期的到来，血压往往会恢复甚至升高。

这是因为在妊娠晚期，孕妇体内的血容量进一步增加，同时子宫对下腔静脉的压迫也会导致回心血量减少，从而使心输出量增加，血压升高。特别是在有妊娠期高血压疾病的女性中，血压的升高可能引发心脏并发症。妊娠期高血压疾病会导致全身小动脉痉挛，增加心脏的后负荷，使心脏工作更加困难。如果血压控制不佳，可能会出现心力衰竭、心肌缺血等严重后果。

2. 妊娠对心脏的负担

（1）容量负荷增加：血容量的增加会显著加重心脏的前负荷和后负荷。前负荷是指心脏在收缩之前所承受的负荷，主要取决于心室舒张末期的容量。后负荷是指心脏在收缩时所承受的负荷，主要取决于动脉血压和外周血管阻力。对于已经存在心功能障碍的患者来说，心脏可能无法适应这种增加的负荷。

例如，患有二尖瓣狭窄的女性，由于二尖瓣口狭窄，左心房至左心室的血流受阻，导致左心房压力升高。在妊娠期间，血容量的增加会进一步加重左心房的压力，使心脏的负担更加沉重。同样，对于患有心肌病的女性，心肌本身的收缩和舒张功能已经受损，血容量的增加可能导致心力衰竭的发生。尤其是在妊娠晚期，随着血容量的进一步增加和子宫对心脏的压迫，心脏负担达到高峰，容易引发心力衰竭。

（2）氧需求增加：妊娠期间，母体的基础代谢率增加，这意味着身体需要更多的氧气来满足能量需求。同时，胎儿的生长发育也需要大量的氧气。因此，心脏和其他器官的氧需求显著增加。对于冠状动脉供血不足或心肌功能减弱的患者来说，氧供需平衡失调可能导致心肌缺血。

当冠状动脉无法提供足够的血液和氧气时，心肌细胞就会出现缺血缺氧的症状，如心绞痛、胸闷等。如果缺血严重，甚至可能发生心肌梗死，对母婴生命造成严重威胁。此外，心肌缺血还可能导致心功能进一步恶化，增加心力衰竭的风险。

（3）血栓形成倾向：妊娠期间，母体的凝血因子增加，纤维蛋白溶解功能下降，使母体处于高凝状态。这是为了防止分娩时的出血，但同时也增加了心脏病患者发生静脉血栓栓塞、肺栓塞等并发症的风险。对于患有心脏病的孕妇来说，由于心功能受损，血液循环可能不畅，更容易形成血栓。例如，在下肢静脉中形成的血栓可能会脱落，随血液流动到肺部，引起肺栓塞。肺栓塞是一种严重的并发症，可能导致呼吸困难、胸痛、咯血等症状，甚至危及生命。

3. 胎儿－胎盘循环对心脏的影响

（1）胎盘循环的影响：胎儿通过胎盘从母体获得营养和氧气。胎盘是连接母体和胎儿的重要器官，通过母体的血液循环为胎儿提供所需的物质。这就要求母体心脏必须维持较高的心输出量来供给胎儿。

然而，当心功能不全时，这种对血流量的需求增加会加重心脏负担。心脏需要更加努力地工作，以满足胎儿的生长需求。如果心脏无法承受这种增加的负荷，就可能导致母体心力衰竭或其他心脏并发症。例如，对于患有先天性心脏病或心肌病的孕妇，心功能已经受损，无法满足胎儿对血液供应的需求。这可能会导致胎儿生长受限、缺氧等问题，同时也会加重母体的心脏负担，使病情进一步恶化。

（2）分娩时的血流动力学变化：分娩是一个对心血管系统产生巨大影响的过程。分娩时的疼痛、出血、体液转移等都会引起心血管系统的急性应激反应。在分娩过程中，孕妇的身体会释放出各种激素和神经递质，这些物质会影响心功能和血液循环。特别是在第三产程（胎儿娩出后），由于子宫快速收缩，大量血液从胎盘回流到母体循环。

这可能导致心脏负荷急剧增加，诱发急性心力衰竭。在这个阶段，心脏需要迅速适应这种血液量的变化，将多余的血液泵送到全身各个部位。如果心功能无法应对这种突然的负荷增加，就可能出现心力衰竭等严重并发症。此外，分娩过程中的出血也会导致血容量减少，进一步加重心脏的负担。如果出血过多，可能会引起休克，危及母婴生命。

三、临床表现

妊娠合并心脏病的临床表现取决于具体心脏病的类型、妊娠期的生理变化及心脏对这些变化的适应能力。妊娠期间，心脏的负担加重，容易导致心功能不全和多器官受累，症状可能从轻微的疲劳到严重的心力衰竭不等。以下是妊娠合并心脏病的常见临床表现。

（一）轻度症状

在妊娠早期或病情较轻时，妊娠合并心脏病的患者可能会呈现出一些与正常妊娠期类似的症状，然而这些症状在频率和严重程度上更高。

1. 疲劳和乏力

妊娠期间，母体血容量增加，使得心脏负荷加重。对于心脏病患者而言，这种负担更为显著，因此更容易感到疲劳和乏力。在日常活动中，如简单的步行、家务劳动等，患者会比正常孕妇更早地出现疲劳感，且程度更为严重。这种疲劳通常超越了正常妊娠期的疲劳水平，是心功能减弱的一个重要提示。心脏作为血液循环的核心器官，其功能受损会导致身体各组织器官得不到充分的血液供应和氧气输送，从而引起疲劳和乏力。

2. 呼吸急促（气促）

在妊娠期间，轻度的呼吸急促是常见的生理反应，这主要是由于子宫增大对膈肌的压迫及血容量增加等因素引起。但对于心脏病患者来说，呼吸困难会更加明显。患者可能在轻微活动后，如短距离行走、上楼梯等，就出现气促现象。严重者甚至在静息状态下也感到呼吸困难，这表明心功能下降，导致肺部充血。心脏无法有效地将血液泵送到全身，使血液在肺部淤积，影响了气体交换，从而引起呼吸困难。

3. 心悸

随着心脏负荷的增加，心脏需要加快工作以维持血液循环。部分患者可能会感觉到心跳加快或心律失常。这种心悸的感觉可能在体力活动时更为明显，因为此时心脏需要输出更多的血液。同时，在夜间睡眠时，患者也可能因心脏负担加重而出现心悸症状。心悸的出现提示心脏在应对增加的负担时出现了问题，可能是心脏节律紊乱或者心功能进一步受损的表现。

（二）中度症状

随着妊娠的进展，尤其是在中晚期，妊娠合并心脏病的患者可能会出现更为严重的症状，明确地提示心功能进一步受损。

1. 下肢水肿

由于心脏泵血功能下降，血液循环受到阻碍，血液回流不畅。在这种情况下，部分心脏病患者会出现下肢水肿的症状。水肿通常首先出现在踝部和小腿部位，随着妊娠的不断进展，水肿会逐渐加重。与正常的妊娠期水肿不同，这种由心脏病引起的水肿在休息后仍无法缓解。其根本原因在于心力衰竭导致的静脉压升高，使得组织间隙中的液体增多，从而出现水肿现象。这不仅给患者带来身体上的不适，也进一步加重了心脏的负担。

2. 夜间阵发性呼吸困难

心脏病患者在夜间平卧时，常会出现夜间阵发性呼吸困难的情况，必须坐起才能缓解。这主要是因为平卧时，血液回流心脏的量增加，导致左心负荷加重。左心功能受损无法有效地处理回流的血液，进而引起肺部淤血。这种症状的出现强烈提示左心衰竭，严重影响患者的睡眠质量和生活状态。

3. 端坐呼吸

随着病情的进一步进展，患者可能在日常活动中就出现明显的呼吸困难，甚至在静息状态下也难以维持平卧姿势，需要端坐才能减轻症状。端坐呼吸是心力衰竭的一个典型表现，其原理是通过改变体位，减少回心血量，从而减轻心脏的负担。这表明患者的心功能已经严重受损，需要及时采取有效的治疗措施。

4. 心律失常

心脏病患者在妊娠期间尤其容易发生心律失常，如心房颤动、心动过速等。心律失常会导致心脏的节律异常，使得心脏无法有效地泵血。患者可能会出现心悸的感觉，即明显地感觉到心跳加快、不规律或心跳过强。同时，还可能伴有头晕甚至晕厥的症状。严重时，心律失常可能诱发心力衰竭或猝死，对患者的生命安全构成极大威胁。

（三）重度症状

严重的妊娠合并心脏病可能引发一系列危急症状，对母婴生命安全造成巨大威胁。

1. 急性心力衰竭

急性心力衰竭是妊娠期心脏病患者面临的严重并发症之一。患者会表现出极为严重的呼吸困难，呼吸急促且费力，仿佛空气无法满足身体的需求。同时，咳粉红色泡沫痰是其典型症状，这是由于肺淤血严重，血液渗入肺泡所致。端坐呼吸在此情况下更为明显，患者无法平卧，只能保持端坐姿势以减轻心脏负担。下肢水肿也会进一步加重，这是因为心脏泵血功能严重不足，导致体循环和肺循环淤血。这种状况若不及时处理，极有可能危及生命，需要紧急的医疗干预。

2. 肺水肿

肺水肿通常由心力衰竭引起，肺循环淤血使得患者突然出现严重呼吸困难，仿佛被人扼住喉咙一般。咳粉红色泡沫痰是其突出表现，患者会感到强烈的窒息和胸闷。进行体格检查时，可以听到双肺湿啰音，这是肺部充满液体的表现。肺水肿的出现意味着病情已经十分危急，需要立即进行紧急处理，以缓解肺淤血，恢复正常的呼吸功能。

3. 晕厥和低血压

当心脏泵血不足或出现心律失常时，患者可能会出现晕厥、低血压和头晕等症状。这是因为脑部供血不足，无法维持正常的神经功能。这种情况多见于重度心力衰竭或心律失常患者，表明病情正在急剧恶化。晕厥可能会在毫无征兆的情况下发生，给患者带来极大的危险。低血压则会导致身体各器官供血不足，进一步加重身体的负担。

4. 胸痛

如果妊娠期间合并冠心病，患者可能在活动后或情绪激动时出现胸痛或心绞痛。这种胸痛通常是心肌缺血的表现，疼痛可能呈压榨性或闷痛。这提示着患者存在急性心肌梗死的风险，需要高度警惕。一旦发生急性心肌梗死，后果将不堪设想，不仅会危及孕妇的生命，还可能对胎儿造成严重影响。

四、治疗方式

(一) 药物治疗

药物治疗的目的是控制心脏病的症状，维持心功能，防止心力衰竭恶化，但用药必须在确保母婴安全的基础上谨慎选择，避免对胎儿产生不良影响。

1. β 受体阻滞剂

在妊娠合并心脏病的治疗中，β 受体阻滞剂起着重要的作用。拉贝洛尔和美托洛尔是常用的药物，主要用于控制高血压和心率，从而减轻心脏的负担。拉贝洛尔在妊娠期使用相对较为安全，可通过阻断 β 受体，降低心脏的兴奋性和收缩力，从而降低血压和心率。常用剂量为 100 ～ 400mg/d，分次口服。

美托洛尔也具有类似的作用，剂量为 50 ～ 100mg/d。β 受体阻滞剂能够改善心室射血分数，即心脏每次收缩时将血液泵出的能力，同时减少心肌耗氧量，降低心脏的工作负荷。然而，使用这些药物时需要密切监测胎儿的生长情况，因为它们可能会影响胎儿的生长发育。例如，可能会导致胎儿生长受限、心率过缓等问题。因此，在使用过程中，医生需要定期进行超声检查，评估胎儿的生长发育情况，并根据需要调整药物剂量。

2. 钙通道阻滞剂

硝苯地平是一种钙通道阻滞剂，常用于控制高血压，减轻心脏负担，缓解心绞痛。硝苯地平通过阻止钙离子进入心肌细胞和血管平滑肌细胞，从而降低心肌收缩力和血管张力，达到降低血压的目的。常用剂量为 10 ～ 20mg，口服，每 6 ～ 8 小时一次。硝苯地平在妊娠期控制高血压方面具有一定的效果，但需要注意其可能引起母体低血压的风险，尤其是在分娩时。低血压可能会影响胎盘的血液灌注，对胎儿造成不良影响。因此，在使用硝苯地平时，医生需要密切监测母体的血压变化，并根据情况调整药物剂量。

3. 利尿剂

对于有严重心力衰竭或水肿的患者，利尿剂是一种有效的治疗手段。呋塞米是常用的利尿剂之一，通过促进肾排尿，减轻体液潴留，从而减少心脏负荷。常用剂量为 20 ～ 40mg，口服，每日 1 次，根据病情调整剂量。

利尿剂可以有效缓解水肿症状，但需要注意监测电解质平衡和胎盘血流量。过度利尿可能导致电解质紊乱，如低钾血症、低钠血症等，同时也可能导致胎盘灌注减少，影响胎儿的营养供应。因此，在使用利尿剂时，医生需要定期进行血液检查，检测电解质水平，并根据需要补充电解质。同时，也需要密切监测胎儿的生长发育情况，确保胎盘灌注充足。

4. 抗凝药物

在妊娠期合并瓣膜病或有血栓高风险的患者中，需要进行抗凝治疗。低分子量肝素是一种在妊娠期较为安全的抗凝药物，通过抑制凝血因子的活性，防止血栓形成。剂量根据体重调整，通常为 0.6mg/kg，每日 1 次，皮下注射。抗凝治疗需要在专科医生的指导下进行，尤其是对于有机械瓣膜的患者，需要密切监测凝血功能。

因为抗凝药物可能会增加出血的风险，同时也可能对胎儿造成不良影响。例如，可能会导致胎儿出血、胎盘早剥等问题。因此，在使用抗凝药物时，医生需要定期进行凝血功能检查，调整药物剂量，以确保治疗的安全性和有效性。同时，也需要密切监测胎儿的生长发育情况，以及时发现并处理可能出现的问题。

（二）手术治疗

在妊娠期，部分严重心脏病患者可能面临手术干预的情况，这是一个需要极其谨慎权衡和评估的决策。手术时机的选择及手术带来的风险对于母婴的健康至关重要。

1. 瓣膜置换术或修复术

瓣膜性心脏病，如二尖瓣狭窄、主动脉瓣狭窄等，在病情严重时可能需要进行瓣膜置换术或修复术。这些瓣膜疾病会严重影响心脏的正常功能，导致血液流动受阻或反流，增加心脏负担，进而引发心力衰竭等严重后果。

机械瓣膜和生物瓣膜的选择是一个关键问题。机械瓣膜具有耐久性高的优点，但需要长期抗凝治疗，这在妊娠期带来了较高的出血和血栓形成风险，同时也可能对胎儿产生不良影响。生物瓣膜相对不需要长期抗凝治疗，但耐久性相对较低，可能在若干年后需要再次手术更换瓣膜。因此，选择哪种瓣膜需要综合考虑患者的长期预后和抗凝需求。

妊娠期进行瓣膜手术风险较高。一方面，手术本身对母体的身体是一个巨大的挑战，可能引发出血、感染、心力衰竭等并发症。另一方面，手术过程中使用的麻醉药物、抗生素等可能对胎儿产生不良影响，甚至导致胎儿畸形、流产或早产。

通常情况下，建议在妊娠后进行瓣膜手术，以降低风险。然而，如果病情危重，如严重的瓣膜狭窄导致心力衰竭无法控制，或瓣膜反流严重影响心功能，可能需要在妊娠期进行手术。在这种情况下，医生需要与患者及其家属充分沟通，权衡手术的风险和收益，制定最适合的治疗方案。

2. 冠状动脉旁路移植术（CABG）

对于合并严重冠心病的患者，如果药物治疗和介入治疗无法改善冠状动脉供血，可能需要冠状动脉旁路移植术。冠心病是由于冠状动脉粥样硬化导致血管狭窄或阻塞，从而影响心肌的血液供应。在妊娠期，由于母体的生理变化，心脏负担加重，冠心病的症状可能会加重。

手术通常在母体病情危重或有明确手术指征时进行。例如，如果患者出现频繁的心绞痛、心肌梗死或心力衰竭等症状，药物治疗无法缓解，且介入治疗（如经皮冠状动脉介入治疗）不适合或无效时，可能需要考虑冠状动脉旁路移植术。这种手术通过使用自体血管或人工血管，在冠状动脉狭窄或阻塞的部位建立旁路，恢复心肌的血液供应。

然而，妊娠期进行冠状动脉旁路移植术风险极高。手术过程中需要全身麻醉，可能对胎儿产生不良影响。同时，手术本身的创伤较大，术后恢复时间较长，可能增加感染、出血、心力衰竭等并发症的风险。因此，在决定是否进行手术时，医生需要综合考虑母体和胎儿的情况，权衡手术的必要性和风险。

（三）介入治疗

介入治疗在妊娠合并心脏病中也发挥着重要作用，尤其对于不适合外科手术或药物治疗无效的患者。

1. 经皮冠状动脉介入治疗（PCI）

对于冠心病严重的患者，尤其是存在急性冠状动脉综合征（如心肌梗死）时，经皮冠状动脉介入治疗是一种快速恢复血流、减少心肌损伤的有效手段。PCI通过在冠状动脉狭窄或阻塞的部位植入支架，扩张血管，恢复血液流通。

PCI通常伴随药物治疗，如阿司匹林和氯吡格雷。然而，在妊娠期，使用这些药物需要谨慎评估风险。阿司匹林可能增加出血的风险，而氯吡格雷可能对胎儿产生不良影响。因此，在进行PCI时，医生需要综合考虑母婴的安全，权衡药物治疗的必要性和风险。

2. 经皮球囊瓣膜成形术

对于瓣膜性心脏病患者，如二尖瓣狭窄、主动脉瓣狭窄，若病情严重影响心功能，可考虑经皮球囊瓣膜成形术。这种介入治疗方法通过将球囊导管插入狭窄的瓣膜部位，然后扩张球囊，使瓣膜扩张，改善瓣膜功能。

此技术适用于妊娠期，因为其风险相对较低。与外科手术相比，经皮球囊瓣膜成形术创伤小、恢复快，对母体和胎儿的影响较小。同时，能够有效地改善瓣膜功能，缓解症状，提高患者的生活质量。

3. 射频消融术

对于顽固性心律失常（如心房颤动或室性心动过速），如果药物控制无效，且影响母体和胎儿安全，可考虑射频消融术。该技术通过消除心律失常的异常电路来恢复正常的心律。

射频消融术是一种微创手术，通常在局部麻醉下进行。然而，在妊娠期进行射频消融术需要特别谨慎，因为手术过程中可能对胎儿产生不良影响。医生需要在术前进行详细的评估，确定手术的必要性和安全性，并采取适当的措施保护胎儿。例如，可以使用超声监测胎儿的情况，避免使用对胎儿有害的药物等。总之，对于妊娠合并心脏病的患者，介入治疗是一种重要的治疗手段，但需要根据患者的具体情况进行综合评估，选择最适合的治疗方法。

第二节　妊娠合并糖尿病

一、概述

妊娠合并糖尿病（GDM）是指妊娠期间首次发生或首次被发现的糖代谢异常，其特点是妊娠期血糖水平升高，超出正常范围但未达到妊娠前糖尿病诊断标准。妊娠合并糖尿病包括两类：妊娠期糖尿病（即仅在妊娠期发生的糖尿病）和妊娠前糖尿病（即妊娠前已有的糖尿病在妊娠期被诊断或加重）。该疾病不仅对母体健康有影响，如增加妊娠高血压、分娩后 2 型糖尿病风险，还会影响胎儿的生长发育，增加巨大儿、早产和新生儿代谢异常等并发症的发生风险。

二、病因与发病机制

妊娠合并糖尿病（GDM）的病因和发病机制复杂，涉及多种遗传、代谢、激素和环境因素。其核心机制是胰岛素抵抗和胰岛素分泌不足，这在妊娠期由于胎盘激素的影响被进一步加剧。以下是妊娠合并糖尿病的主要病因和发病机制。

（一）病因

1. 遗传易感性

遗传因素在妊娠合并糖尿病的发病机制中占据着关键地位。家族糖尿病史，尤其是母系家族中有糖尿病患者的女性，面临着较高的妊娠期糖尿病发病风险。这是因为某些遗传基因的存在可能影响胰岛素的分泌功能及机体对胰岛素的敏感性。特定的基因变异可能导致胰岛素分泌不足或胰岛素抵抗，从而增加了妊娠期糖尿病的易感性。例如，某些基因可能影响胰岛 β 细胞的功能，使其不能正常分泌足够的胰岛素来应对妊娠期生理变化所带来的血糖升高需求。另外，基因还可能影响胰岛素信号传导通路，使得细胞对胰岛素的反应减弱，进一步加重胰岛素抵抗。

2. 肥胖和代谢综合征

肥胖是妊娠合并糖尿病的重要危险因素之一。肥胖女性体内脂肪组织过多，会导致胰岛素抵抗普遍升高。在妊娠期，由于胎儿生长发育的需要，母体对胰岛素的需求进一步增加。然而，肥胖女性的胰岛素抵抗使胰岛素的作用效果降低，难以满足妊娠期的胰岛素需求，从而更容易发生糖尿病。此外，肥胖常伴随代谢综合征，如高血压、血脂异常等。这些异常情况会进一步加剧胰岛素抵抗的程度，使血糖调节更加困难。例如，高血压可能影响血管内皮功能，进而影响胰岛素在组织中的转运和作用；血脂异常可能干扰胰岛素信号传导，加重胰岛素抵抗。

3. 年龄因素

高龄妊娠也是妊娠期糖尿病的一个重要危险因素。随着年龄的增长，女性的身体机能逐渐下降，胰岛素敏感性也会逐渐降低。在妊娠期，由于生理变化的影响，胰岛素需求增加，而高龄孕妇的胰岛素敏感性下降使她们更难满足这种需求。通常认为，35 岁以上的孕妇属于高龄妊娠范畴，她们发生妊娠期糖尿病的风险显著高于年轻孕妇。这可能与年龄相关的身体代谢变化及内分泌功能改变有关。

4. 既往妊娠史

有过妊娠合并糖尿病或巨大儿分娩史的女性再次发生妊娠期糖尿病的风险显著增加。这是因为曾经的妊娠经历可能对母体的糖代谢产生了长期影响。例如，上次妊娠时出现的胰岛素抵抗可能在再次妊娠时仍然存在或加重。此外，曾有早产、死胎、流产史的女性发生糖代谢异常的可能性也较高。这些不良妊娠结局可能与潜在的糖代谢问题有关，或者在妊娠过程中对母体的糖代谢产生了不良影响，从而增加了再次妊娠时发生糖尿病的风险。

（二）发病机制

1. 妊娠期的胰岛素抵抗

胰岛素抵抗是妊娠期糖尿病的主要机制。妊娠期间，胎盘分泌多种抗胰岛素的激素，包括胎盘生乳素、雌激素、孕激素、皮质醇和胎盘催乳素。这些激素通过多种机制降低机体对胰岛素的敏感性，导致胰岛素抵抗增加，进而使血糖水平升高。

胎盘生乳素是其中最主要的抗胰岛素激素，通过减少胰岛素作用，促进胎儿的葡萄糖供应。在妊娠中后期（20 周以后），胎盘生乳素的分泌逐渐增多，胰岛素抵抗达到高峰。因此，妊娠后期，妊娠合并糖尿病的发生风险显著增加。

2. 胰岛素分泌不足

在胰岛素抵抗的基础上，正常妊娠时，胰岛 B 细胞会通过增加胰岛素的分泌来补偿胰岛素抵抗的状态。然而，在妊娠合并糖尿病的患者中，胰岛 B 细胞的功能不足，无法分泌足够的胰岛素来应对增高的血糖需求，导致血糖升高。这可能与遗传因素或既往胰岛素功能受损相关。

胰岛素分泌不足和胰岛素抵抗的双重作用最终导致孕妇体内葡萄糖不能有效利用，血糖水平逐渐升高，形成妊娠期糖尿病。

3. 母体代谢负担增加

妊娠期间，母体不仅要满足自身的代谢需求，还要为胎儿的生长发育提供足够的能量，尤其是葡萄糖供应。因此，母体的代谢负担大大增加。随着妊娠进展，尤其是在妊娠中晚期，母体会出现生理性的胰岛素抵抗现象，目的是确保胎儿能够获得更多的葡萄糖。这种胰岛素抵抗导致母体对葡萄糖的代谢效率下降，容易导致血糖升高，从而增加孕妇的代谢负担。

如果母体不能有效应对这种代谢变化，可能会导致妊娠期糖尿病（GDM）的发生。胰岛素抵抗不仅影响葡萄糖代谢，还促进脂肪分解，导致母体血液中游离脂肪酸水平升高。游离脂肪酸过多进一步抑制了胰岛素的作用，加剧胰岛素抵抗，使母体代谢负担更加沉重。此外，母体需要通过适应性的代谢调整，维持胎儿生长所需的营养供给和自身能量平衡，这种双重负担使代谢系统更加容易失衡。

4. 脂毒性与炎症反应

在肥胖和妊娠期糖尿病（GDM）患者中，过多的脂肪组织会释放大量的脂肪因子，如瘦素、肿瘤坏死因子 -α（TNF-α）和白细胞介素 -6（IL-6）等。这些脂肪因子不仅通过内分泌作用影响全身代谢，还会通过多种途径诱发系统性炎症反应。脂毒性是指过量脂肪酸及其代谢产物对细胞功能的毒性反应。随着脂肪组织增多，游离脂肪酸的过量释放不仅会加剧胰岛素抵抗，还会通过多种机制直接影响胰岛 B 细胞的功能。

高水平的游离脂肪酸可通过氧化应激和炎症信号通路，对胰岛 B 细胞造成直接损伤，削弱其胰岛素分泌能力。此外，脂肪因子（如 TNF-α 和 IL-6）能够抑制胰岛素受体信号传导，减少胰岛素的敏感性，进一步增加胰岛素抵抗。这种持续的炎症状态不仅加重了代谢紊乱，还增加了胰岛素需求，导致母体无法正常应对胰岛素抵抗，最终引发血糖失控。总之，脂毒性和炎症反应是导致 GDM 的重要机制之一，也是肥胖孕妇发生代谢紊乱的关键因素。

三、临床表现

（一）典型的高血糖症状

虽然在妊娠合并糖尿病的患者中，大部分症状较为轻微甚至无症状，但当血糖升高明显时，会呈现出一系列典型的高血糖表现。

1. 多饮

高血糖会引发渗透性利尿现象，这是由于血液中葡萄糖浓度过高，使血浆渗透压升高。为了维持体内的渗透压平衡，肾会排出更多的水分，从而导致脱水。患者在这种情况下，常表现为口渴难耐，饮水量显著增加。这种多饮症状是身体试图通过补充水分来降低血浆渗透压的一种自然反应。例如，患者可能会频繁感到口干舌燥，不断寻求水源，无论是白开水、果汁还是其他饮品，都难以缓解口渴的感觉。即使大量饮水后，由于高血糖持续存在，渗透性利尿仍在进行，口渴感依然难以消除。

2. 多尿

由于高血糖状态下，肾小管对葡萄糖的重吸收能力达到极限，无法完全将葡萄糖重新吸收回血液中。因此，葡萄糖会随着尿液排出体外，形成葡萄糖尿。这种含有大量葡萄糖的尿液使得尿液的渗透压升高，进而引起渗透性利尿。患者表现为尿量明显增加，甚至在夜间也会频繁起夜排尿，即夜尿增多。多尿不仅给患者的生活带来极大的不便，还可能导致电解质紊乱等问题。例如，频繁排尿会使身体丢失大量的水分和电解质，如钠、钾等。如果不及时补充，可能会影响身体的正常生理功能，出现乏力、头晕、心律失常等症状。

3. 多食

尽管血糖水平较高，但由于胰岛素的作用受到抑制，葡萄糖不能被细胞有效利用。细胞无法从血液中摄取足够的葡萄糖来满足自身的能量需求，从而导致能量供应不足。这种情况下，患者容易感到饥饿，进食量会明显增加。即使摄入了大量的食物，由于血糖不能正常进入细胞被利用，身体仍然处于能量缺乏的状态，饥饿感持续存在。例如，患者可能会频繁感到饥饿，食欲大增，不断寻找食物进食。然而，这种多食并不能解决根本问题，反而可能因为摄入过多食物而进一步加重血糖升高的情况。

4. 体重减轻

尽管患者摄入的食物增加，血糖也升高，但体内的葡萄糖利用障碍使得细胞得不到足够的能量。为了维持身体的基本代谢需求，身体开始分解脂肪和蛋白质来提供能量。在这个过程中，患者会出现体重减轻的现象，特别是在严重的未治疗患者中更为明显。例如，患者可能会发现自己的体重逐渐减轻，即使饮食量没有减少甚至有所增加。体重减轻不仅影响患者的身体健康，还可能对胎儿的生长发育产生不良影响。如果母体的营养供应不足，胎儿也可能面临生长受限等问题。

（二）妊娠相关并发症

由于血糖升高，妊娠合并糖尿病患者更容易出现妊娠期并发症，尤其是在血糖未能及时控制的情况下，这些并发症会给母婴带来严重的危害。

1. 妊娠期高血压疾病

妊娠合并糖尿病患者更容易出现妊娠高血压、子痫前期等并发症。高血糖与胰岛素抵抗共同作用，对血管内皮功能产生不良影响。高血糖会导致血管内皮细胞受损，血管舒张功能减弱，同时胰岛素抵抗会引起一系列代谢紊乱，进一步加重血管内皮的损伤。这些因素共同作用，使得血管收缩功能增强，血压升高的风险增加。例如，患者可能会出现血压持续升高、头痛、眼花等症状。妊娠期高血压疾病如果得不到及时、有效的控制，可能会发展为子痫前期，严重威胁母婴生命安全。

2. 羊水过多

在妊娠合并糖尿病患者中，尤其是血糖控制不佳者，容易发生羊水过多的情况。高血糖状态会导致胎儿的血糖水平也升高，胎儿的肾会排出更多的尿液。这些尿液进入羊膜腔，进而增加羊水量。羊水过多可能引发一系列问题，如早产、胎膜早破等。早产会使胎儿面临未成熟器官功能不全的风险，而胎膜早破可能导致感染、脐带脱垂等严重后果。例如，患者可能会感到腹部过度膨胀、呼吸困难等不适症状，超声检查可以发现羊水量明显增多。

3. 巨大儿

由于母体血糖升高，胎盘供给胎儿的葡萄糖增多。胎儿在高血糖的环境下，会刺激胰岛素分泌增加。胰岛素具有促进细胞摄取葡萄糖和合成蛋白质的作用，从而导致胎儿过度生长，形成巨大儿。巨大儿增加了产程中的分娩困难、产伤和剖宫产风险。例如，在分娩过程中，巨大儿可能会导致难产，需要使用产钳、吸引器等助产工具，甚至可能需要进行剖宫产。产伤包括锁骨骨折、臂丛神经损伤等，给新生儿带来严重的伤害。

4. 胎儿宫内发育受限（IUGR）

妊娠合并糖尿病患者，特别是伴有血管病变的患者，可能由于胎盘功能不全，导致胎儿营养供应受限，出现胎儿生长发育迟缓。血管病变会影响胎盘的血液灌注，使胎儿无法获得足够的氧气和营养物质。例如，患者可能在超声检查中发现胎儿的生长指标低于同孕周的正常胎儿，如双顶径、股骨长度等明显偏小。胎儿宫内发育受限会增加胎儿窘迫、死胎等不良妊娠结局的风险。

（三）母体代谢异常表现

妊娠合并糖尿病（GDM）可引发母体一系列显著的代谢异常，尤其在病情较为严重或血糖控制不佳的情况下表现尤为突出。胰岛素抵抗加剧，导致母体对葡萄糖的利用效率显著下降，进而引发持续性高血糖。这种高血糖状态不仅增加了胰岛素需求，还使胰岛B细胞的功能负担加重，最终导致胰岛素分泌相对不足。

此外，高血糖促进脂肪分解，增加游离脂肪酸的释放，进一步加剧脂毒性反应和胰岛素抵抗，形成代谢恶性循环。长期的代谢紊乱还可能诱发高血压、代谢综合征等合并症，增加妊娠期母体的心血管负担，显著增加妊娠结局的风险。因此，妊娠合并糖尿病的早期诊断和有效管理对于减少代谢异常及并发症的发生至关重要。

1. 酮症

当葡萄糖无法被有效利用时，身体为了获取能量，会促使体内脂肪分解加速，进而产生酮体，导致酮症的发生，严重时甚至发展为糖尿病酮症酸中毒（DKA）。在妊娠期，酮症酸中毒虽较为少见，但一旦出现，后果极为严重。它会对母体和胎儿的生命健康造成巨大威胁，需要紧急处理。例如，患者可能出现恶心、呕吐、腹痛等症状，严重时可出现昏迷。

2. 感染

高血糖状态下，患者的免疫功能可能减弱。一方面，高血糖会影响白细胞等免疫细胞的功能，使其对病原体的抵御能力下降。另一方面，高血糖环境为细菌等病原体的生长提供了有利条件。患者容易发生尿路感染、阴道感染等。此外，葡萄糖尿会增加尿路感染的风险，因为尿液中的葡萄糖为细菌提供了丰富的营养物质，促进细菌繁殖。

四、妊娠期监测

1. 胎儿监护

（1）胎心率监测：对于妊娠合并糖尿病患者，特别是伴有高血糖、巨大儿或胎儿生长受限的情况，常规进行胎心率监测具有重要意义。胎心率监测可以通过监测胎心率变化，评估胎儿宫内是否有窘迫表现。高血糖环境可能影响胎儿的心功能和血液循环，导致胎儿心率异常。巨大儿和胎儿生长受限也可能使胎儿面临缺氧等风险。通过胎心率监测，医生可以及时发现胎儿的异常情况，采取相应的措施。例如，如果胎心率监测显示胎心率过缓或过快，可能提示胎儿缺氧，医生会进一步评估胎儿的状况，采取吸氧、改变体位等措施，必要时可能需要紧急终止妊娠。

（2）羊水监测：羊水量的变化是评估胎儿健康的重要指标。羊水过多或羊水过少都可能提示胎儿异常。对于妊娠合并糖尿病患者，高血糖可能影响胎儿的肾功能，导致羊水过多或过少。常规超声监测羊水量可以及时发现这些问题。如果羊水过多，可能会增加早产、胎膜早破等风险；如果羊水过少，可能会导致胎儿窘迫、生长受限等。医生会根据羊水量的变化，调整治疗方案，采取相应的措施，如控制血糖、监测胎儿状况等。

2. 胎儿评估与干预

（1）羊水穿刺：对于合并严重并发症的妊娠合并糖尿病患者，特别是当怀疑胎儿发育异常时，羊水穿刺可用于胎儿染色体异常的筛查。羊水穿刺是一种有创性检查，通过抽取羊水样本，分析胎儿的染色体、基因等情况，以确定胎儿是否存在染色体异常、遗传疾病等问题。

在妊娠合并糖尿病的情况下，如果患者伴有其他严重并发症，如妊娠高血压、子痫前期等，或者超声检查发现胎儿结构异常，可能需要进行羊水穿刺。羊水穿刺需要在严格的医疗条件下进行，医生会评估患者的适应证和禁忌证，确保检查的安全性和准确性。

（2）介入性产前干预：对于胎儿出现宫内生长受限或胎儿窘迫的情况，可能需要进行胎儿宫内治疗或早期引产，以尽可能降低胎儿的发育风险。宫内生长受限是指胎儿在子宫内的生长速度低于正常水平，可能导致胎儿出生体重低、器官发育不成熟等问题。

胎儿窘迫是指胎儿在子宫内因缺氧等原因而出现的一系列症状，如胎心率异常、胎动减少等。在这些情况下，医生可能会采取介入性产前干预措施，如给胎儿输血、进行胎儿心脏手术等，或者根据具体情况决定是否进行早期引产。这些措施需要在专业的医疗团队的指导下进行，以确保母婴的安全。

3. 糖尿病监测装置

对于部分血糖波动较大的妊娠合并糖尿病患者，可能需要使用持续葡萄糖监测系统（CGMS）或胰岛素泵进行更加精确的血糖控制。持续葡萄糖监测系统可以实时监测患者的血糖变化趋势，提供连续的血糖数据。通过这些数据，医生可以更好地了解患者的血糖波动情况，调整治疗方案。

胰岛素泵则可以模拟人体胰岛素的分泌模式，根据患者的血糖水平自动调整胰岛素的输注量，实现更加精确的血糖控制。这些设备可以帮助患者更好地管理糖尿病，减少血糖波动，降低并发症的风险。然而，使用这些设备需要患者具备一定的操作技能和自我管理能力，同时也需要医生的密切监测和指导。

五、治疗方式

（一）药物治疗

当生活方式干预未能有效控制血糖时，应引入药物治疗。药物治疗的根本目的在于在充分确保母体和胎儿安全的前提之下，对血糖水平进行有效的控制，进而减少各类并发症的出现。

1. 胰岛素治疗

在妊娠期糖尿病的药物治疗领域中，胰岛素是首选。这主要是因为胰岛素具有不通过胎盘这一关键特性，从而对胎儿呈现出相对较高的安全性。

（1）短效胰岛素：其主要作用在于餐前对餐后血糖进行控制。常用的药物包含常规胰岛素及超短效胰岛素类似物，如赖脯胰岛素、门冬胰岛素等。这些药物能够在较短的时间内起效，于餐前使用可以极为有效地控制餐后血糖的急剧升高。剂量的确定通常是依据餐前血糖的具体水平及餐后血糖的目标值来进行个体化的调整。医生会全面综合考虑孕妇的饮食情况、运动程度等多种因素，进而确定最为适宜的短效胰岛素剂量，以确保餐后血糖能够稳定地维持在既定的目标范围之内。

（2）基础胰岛素：包括中效胰岛素（NPH）及长效胰岛素类似物，如甘精胰岛素等。它们的主要功能是维持全日的基础血糖水平。具体的剂量需要根据孕妇的空腹血糖数值及全日血糖的波动状况进行相应的调整，通常情况下每日注射 1～2 次。基础胰岛素能够为孕妇提供较为稳定的胰岛素水平，有效防止空腹血糖过高的情况出现。

（3）胰岛素方案：可以依据血糖的波动情况来制定极具个性化的胰岛素治疗方案。较为常用的有多次皮下注射法及胰岛素泵治疗。多次皮下注射法是在不同的时间点分别注射短效胰岛素和基础胰岛素，以此来模拟人体生理状态下的胰岛素分泌模式。而胰岛素泵治疗则更加贴近生理状态，能够持续输注基础胰岛素，并且在餐前根据实际需求给予追加剂量，从而实现更为优化的血糖控制效果。医生会根据孕妇的具体实际情况，精心挑选最为合适的胰岛素方案，以达到最为理想的治疗成效。

2. 口服降糖药物

目前大多数指南不推荐常规使用口服降糖药物（如二甲双胍、磺脲类药物）来治疗妊娠合并糖尿病，因其可能通过胎盘，对胎儿产生一定影响。然而，在某些特定情况下，如无法使用胰岛素的患者，可慎重考虑使用二甲双胍，但需要密切监测母胎健康。

二甲双胍可抑制肝葡萄糖的生成，增强胰岛素敏感性。初始剂量为 500mg 口服，每日 1 次，逐渐增加到每日 2～3 次，根据血糖反应调整剂量。虽然有研究表明其对胎儿相对安全，但仍需要谨慎使用。

（二）手术治疗

手术治疗在妊娠合并糖尿病的特定情况下是至关重要的干预手段，主要针对严重并发症或合并其他妊娠并发症，当胎儿或母体生命受到威胁时，手术方式终止妊娠成为必要的选择。

1. 剖宫产

（1）巨大儿：妊娠合并糖尿病常导致胎儿生长过度，成为巨大儿。当胎儿估计体重 ≥ 4000～4500g 时，阴道分娩的风险显著增加。巨大儿在阴道分娩过程中，容易发生肩难产等严重并发症。肩难产是一种紧急情况，可能导致胎儿臂丛神经损伤、锁骨骨折等，甚至会引起新生儿窒息和死亡。同时，对于母体来说，也可能造成严重的会阴撕裂、子宫破裂等危险。因此，在这种情况下，通常推荐进行剖宫产以减少分娩损伤。剖宫产可以更好地控制分娩过程，降低因胎儿过大而导致的难产风险，确保母婴安全。

（2）胎儿窘迫或母体病情恶化：当糖尿病控制不佳或合并有妊娠高血压、子痫前期等严重并发症时，母婴的健康面临极大威胁。高血糖状态可能导致胎儿宫内缺氧，表现为胎儿窘迫。胎儿窘迫如果不及时处理，可能会导致胎儿神经系统受损，甚至死亡。同时，妊娠高血压和子痫前期等并发症会使母体的血压升高、出现蛋白尿、水肿等症状，严重时可能引发抽搐、昏迷，危及母体生命。在这些情况下，可能需要紧急终止妊娠，选择剖宫产是为了尽快将胎儿取出，减轻母体负担，确保母婴安全。剖宫产手术需要在严格的医疗条件下进行，医生会根据母体和胎儿的具体情况，制定详细的手术方案，尽可能降低手术风险。

2. 终止妊娠

在极少数情况下，若妊娠合并糖尿病伴随严重的并发症，如不可控的酮症酸中毒或多器官功能衰竭，且胎儿尚未达到存活期时，可能考虑终止妊娠以挽救母体生命。酮症酸中毒是糖尿病的严重并发症之一，由于体内胰岛素严重不足，脂肪分解加速，产生大量酮体，导致血液酸化。在妊娠期，酮症酸中毒会对母体和胎儿造成极大的危害。母体可能出现恶心、呕吐、腹痛、脱水、昏迷等症状，甚至危及生命。同时，胎儿也会因为母体的酸中毒和缺氧而受到严重影响，可能导致胎儿死亡或发育异常。多器官功能衰竭是另一种严重的情况，当糖尿病引发的并发症累及多个器官，如心脏、肝、肾等，导致这些器官功能严重受损时，母体的生命安全受到极大威胁。在这种情况下，如果继续妊娠，可能会加重母体的病情，甚至导致死亡。因此，为了挽救母体生命，可能需要考虑终止妊娠。终止妊娠是一个极其艰难的决定，需要医生与患者及其家属充分沟通，权衡利弊，根据具体情况做出最佳决策。

第三节　妊娠合并甲状腺疾病

一、概述

妊娠合并甲状腺疾病是指在妊娠期首次发生或妊娠前已存在的甲状腺功能异常，主要包括甲状腺功能亢进症（甲亢）、甲状腺功能减退症（甲减），以及其他甲状腺相关疾病（如甲状腺炎、甲状腺结节或甲状腺肿大）。甲状腺激素在维持母体和胎儿正常代谢中发挥着重要作用，甲状腺功能的紊乱会对妊娠进程、母体健康及胎儿发育产生深远的影响。

甲状腺功能亢进症（甲亢）在妊娠期相对少见，但若不及时诊治，可能导致严重的母胎并发症。母体可能出现妊娠高血压、心律失常、心力衰竭等风险，而胎儿可能因母体甲状腺激素水平过高而导致胎盘功能不全，增加流产、早产和胎儿生长受限的风险。此外，母体甲亢若伴有甲状腺刺激性抗体（如甲状腺过氧化物酶抗体）存在，胎儿可能受到影响，出现新生儿甲状腺功能亢进症或甲状腺功能减退症。

甲状腺功能减退症（甲减）在妊娠期较为常见，尤其是在碘缺乏地区。甲减不仅影响母体的代谢和免疫功能，还对胎儿的神经系统发育产生重要影响。母体甲减未得到控制的情况下，可能导致流产、早产、妊娠期高血压疾病（如子痫前期）等风险增加。由于胎儿在妊娠早期完全依赖母体提供的甲状腺激素，母体甲减若不及时治疗，胎儿可能出现先天性甲状腺功能减退，严重影响其智力发育。

此外，甲状腺炎、甲状腺结节及甲状腺肿大等疾病在妊娠期也可能出现或加重。例如，分娩后甲状腺炎是较常见的分娩后并发症，表现为甲亢或甲减的阶段性波动，若不及时识别和处理，可能导致母体持续性甲状腺功能减退。而甲状腺结节或肿大的患者则需要密切监测，以排除甲状腺癌的可能。

甲状腺疾病对妊娠结局的影响显著，因此，及时的诊断和治疗对于减少不良妊娠结局的发生至关重要。妊娠合并甲状腺疾病的管理应基于对母体甲状腺功能的密切监测和个体化的治疗方案。对于甲亢患者，抗甲状腺药物是首选治疗，而对于甲减患者，甲状腺激素替代治疗至关重要。在整个妊娠期，应定期检测母体的甲状腺激素水平，以确保治疗效果和母胎健康。同时，孕妇应在专业医生指导下调整药物剂量，避免药物对胎儿产生不良影响。

二、病因与发病机制

（一）病因

1. 自身免疫性疾病

桥本甲状腺炎是妊娠合并甲状腺功能减退的常见原因，属于自身免疫性疾病。患者体内产生抗甲状腺的自身抗体，破坏甲状腺组织，导致甲状腺功能逐渐减退。另一种免疫相关疾病，Graves 病，是甲状腺功能亢进的主要原因，其特点是患者体内产生促甲状腺激素受体抗体（TRAb），刺激甲状腺过度分泌甲状腺激素。

2. 碘摄入不足或过量

碘缺乏是全球范围内甲状腺功能减退的主要原因之一，尤其在碘缺乏地区表现尤为显著。碘是甲状腺激素合成的必需原料，人体需要通过日常饮食摄取足够的碘以维持甲状腺的正常功能。妊娠期间，母体对碘的需求显著增加，因为不仅母体甲状腺激素的生成需要碘，胎儿的甲状腺发育和激素合成也依赖于母体提供的碘。碘摄入不足时，甲状腺激素的合成可能受到抑制，导致甲状腺功能减退（甲减）。甲减会对母体和胎儿产生多种不良影响，如增加妊娠期高血压疾病、早产及胎儿生长发育障碍的风险。

3. 既往甲状腺疾病病史

孕妇如果在妊娠前已有甲状腺疾病史（如甲状腺结节、甲状腺手术史、放射性碘治疗史）或甲状腺肿大，则在妊娠期发生甲状腺功能异常的风险显著增加。这类患者在妊娠期间可能会因为体内激素水平的变化而导致原有的甲状腺疾病加重或复发。甲状腺结节和肿大的存在，可能影响甲状腺激素的正常合成和分泌，而以往的手术或放射性碘治疗可能会破坏甲状腺组织，进一步加重甲状腺功能的障碍。因此，有甲状腺疾病病史的孕妇在妊娠期应进行密切的甲状腺功能监测，及时调整治疗方案，以确保母体和胎儿的健康。

4. 遗传因素

甲状腺疾病具有一定的遗传倾向。家族中有甲状腺疾病史的女性，尤其是自身免疫性甲状腺疾病，如 Graves 病或桥本甲状腺炎，发生甲状腺功能异常的风险明显增加。自身免疫性甲状腺疾病可能由于妊娠期免疫系统的变化而诱发或加重，这些变化可能会导致甲状腺功能减退或甲状腺功能亢进。遗传因素在某些情况下可能通过特定的基因突变或免疫反应机制影响甲状腺功能的调节。因此，对于有家族甲状腺疾病史的孕妇，应该在妊娠早期进行筛查，并根据情况采取预防性干预措施，以降低甲状腺功能异常的发生风险。

（二）发病机制

1. 妊娠期激素变化对甲状腺的影响

（1）hCG 的刺激作用：人绒毛膜促性腺激素（hCG）在妊娠早期快速升高，具有与促甲状腺激素（TSH）相似的结构，能够轻微刺激甲状腺，使其分泌甲状腺激素。因此，妊娠早期可能导致轻度 TSH 水平降低和甲状腺激素水平升高，尤其是在妊娠性甲亢患者中。

（2）雌激素对甲状腺结合球蛋白（TBG）的影响：妊娠期间，雌激素水平上升导致甲状腺结合球蛋白（TBG）的升高，使更多的甲状腺激素以结合状态存在，降低游离甲状腺激素（FT_3、FT_4）的水平。这种生理性机制可能在甲状腺功能减退或亢进的患者中加重病情，影响甲状腺功能的评估。

2. 免疫调节机制

妊娠期免疫系统的调节可影响甲状腺功能。妊娠期，免疫系统趋向于免疫耐受状态，以免母体免疫系统攻击胎儿。然而，这种免疫调节可能诱发自身免疫性甲状腺疾病，如 Graves 病或桥本甲状腺炎。Graves 病的发病机制主要是由于促甲状腺激素受体抗体（TRAb）作用于甲状腺，引发甲状腺激素的过度分泌，而桥本甲状腺炎则是由抗甲状腺过氧化物酶抗体（TPOAb）引发的甲状腺破坏，导致甲状腺功能减退。

3. 碘的代谢与甲状腺功能

碘是合成甲状腺激素的关键元素。妊娠期母体对碘的需求增加，主要用于胎儿甲状腺激素的合成和母体代谢。如果碘摄入不足，甲状腺无法合成足够的甲状腺激素，导致甲状腺功能减退。另一方面，碘摄入过量也会抑制甲状腺功能，导致甲状腺功能亢进或减退。

三、临床表现

（一）妊娠合并甲状腺功能亢进（甲亢）

甲状腺功能亢进主要由 Graves 病或妊娠性一过性甲亢引发。Graves 病是一种自身免疫性疾病，患者体内产生的甲状腺刺激性抗体（TSI）持续刺激甲状腺，使其分泌过量的甲状腺激素。妊娠性一过性甲亢则常见于妊娠早期，主要与人绒毛膜促性腺激素（hCG）水平升高相关，通常为暂时性状态。

这种过量的甲状腺激素分泌对母体的多个系统产生显著影响，最常见的包括心血管系统加速代谢、心率加快、心律失常等；消化系统表现为食欲亢进与体重减轻；神经系统可出现焦虑、失眠和震颤。甲状腺功能亢进还可能增加妊娠并发症的风险，如流产、早产和胎儿生长受限。因此，及时诊断与合理治疗对于维持妊娠期母胎健康至关重要。

1. 代谢亢进相关表现

（1）体重减轻：在妊娠期，正常情况下体重通常会随着胎儿的生长逐渐增加。然而，对于患有甲亢的孕妇而言，尽管食欲增加，但由于代谢亢进，身体处于高消耗状态，体重往往减轻或难以按预期增加，这一现象在妊娠期尤其显著。过多的甲状腺激素加速了机体的新陈代谢，使得能量消耗大幅增加。

即使患者摄入更多的食物，也难以弥补因代谢过快而导致的能量损失。例如，孕妇可能会发现自己即使食量比妊娠前明显增多，但体重却不升反降，这不仅会引起孕妇自身的身体不适和心理压力，还可能对胎儿的生长发育产生不良影响。因为胎儿的生长需要足够的营养供应，而母体体重不增反降可能意味着营养供应不足，增加了胎儿生长受限、早产等风险。

（2）食欲增加：甲亢患者常表现出明显的食欲增加。甲状腺激素过多会刺激胃肠道的蠕动和消化功能，使患者感到饥饿感增强。然而，由于代谢亢进，摄入的食物很快被消耗，体重并未随之增加。孕妇可能会频繁感到饥饿，不断寻找食物进食，但体重却没有相应的增长。这种食欲增加与体重变化的矛盾现象，给患者带来了困扰。同时，过度的食欲增加也可能导致孕妇摄入过多的高热量食物，增加妊娠期糖尿病等并发症的发生概率。

2. 心血管系统表现

（1）心悸和心动过速：妊娠期甲亢患者常出现心悸、心率加快的症状。正常情况下，孕妇的心率会有所增加，但甲亢患者的心率通常超过 100 次/分。这是由于甲状腺激素过多，刺激心脏的交感神经兴奋，导致心脏收缩力增强、心率加快。心悸是患者主观上能感受到的心脏快速跳动或不规律跳动的不适感。在严重的情况下，患者甚至可能出现心房颤动。

心房颤动是一种心律失常，会使心脏的泵血功能下降，增加心力衰竭的风险。例如，孕妇可能会突然感到心跳加速、心悸，尤其是在活动后或情绪激动时症状更加明显。这不仅会影响孕妇的生活质量，还可能对胎儿的心功能产生不良影响，因为胎儿的心脏发育与母体的心功能密切相关。

（2）心律失常：除了心动过速外，患者可能还会出现心律失常。甲状腺激素过多会影响心脏的电生理活动，导致心脏的节律发生改变。例如，患者可能会出现期前收缩、房室传导阻滞等心律失常。这些心律失常可能会引起胸闷、气短、头晕等症状，严重时甚至会导致晕厥。对于孕妇来说，心律失常不仅会影响自身的健康，还可能对胎儿造成威胁，如引起胎儿缺氧、发育迟缓等。因此，对于妊娠期甲亢患者，密切监测心血管系统的变化至关重要。

3. 神经精神症状

（1）焦虑和易怒：由于甲状腺激素过多，神经系统的兴奋性增强，患者常表现为焦虑、易激惹、失眠等情绪和心理问题。在妊娠期，孕妇本身就可能因为身体的变化和对胎儿的担忧而出现情绪波动。而甲亢进一步加重了这种情绪变化，使患者更容易陷入焦虑和紧张的状态。例如，孕妇可能会对一些小事过度担心，情绪变得不稳定，容易发脾气。这种焦虑和易怒的情绪不仅会影响孕妇自身的心理健康，还可能影响家庭关系和社交生活。同时，长期的焦虑和情绪不稳定也可能对胎儿的神经系统发育产生不良影响。

（2）震颤：患者可能出现手部轻微震颤，特别是在静息状态下。这是由于甲状腺激素过多，影响了神经系统的肌肉控制功能。手部震颤可能会影响患者的日常生活，如书写、拿取物品等。对于孕妇来说，这种震颤可能会增加她们的不安和对自身健康的担忧。同时，手部震颤也可能是甲亢病情加重的一个信号，需要引起医生的重视。医生可以通过观察患者的手部震颤情况，结合其他症状和实验室检查结果，来评估甲亢的病情严重程度，并调整治疗方案。

（二）妊娠合并甲状腺功能减退（甲减）

妊娠合并甲状腺功能减退通常与桥本甲状腺炎或碘缺乏相关。这类甲状腺功能减退表现为甲状腺激素的生成和分泌不足，导致机体代谢减慢。桥本甲状腺炎是一种常见的自身免疫性疾病，患者体内的甲状腺组织受到自身抗体攻击，逐渐破坏甲状腺功能。碘缺乏则因甲状腺无法获得足够的碘这一甲状腺激素合成的必需元素，导致甲状腺激素不足。

妊娠期甲减的症状较隐匿，且常与妊娠早期的反应，如疲倦、体重增加和情绪波动等重叠，因此易被忽视。未及时诊断和治疗的甲状腺功能减退可导致妊娠并发症的发生，如妊娠高血压、流产、早产及胎儿发育迟缓等，甚至影响胎儿神经系统发育。因此，妊娠期甲减的早期筛查和适当干预至关重要。

1. 代谢减退相关表现

（1）体重增加：在妊娠期，体重增加是一种常见的生理现象。然而，对于患有甲状腺功能减退（甲减）的孕妇来说，体重增加可能呈现出过快且明显的特点。这主要是由于甲减导致机体代谢率降低，能量消耗减少，脂肪堆积增加。同时，甲减患者常伴有疲倦乏力，身体活动能力下降，进一步减少了能量的消耗。

这种体重增加不仅会给孕妇带来身体上的负担，还可能增加妊娠期并发症的风险。例如，过度的体重增加可能导致妊娠期糖尿病、高血压等疾病的发生概率增加，对母婴健康造成威胁。此外，快速明显的体重增加也可能引起孕妇的心理压力，影响其情绪和心理健康。

（2）疲倦乏力：是甲减患者的常见症状之一。在妊娠期，孕妇本身就容易感到疲劳，这是由于身体负担加重、代谢需求增加等原因所致。然而，甲减患者的疲倦乏力程度通常更为严重，即使在充分休息后症状也难以缓解。这种疲倦乏力可能会影响孕妇的日常生活和活动能力，使其难以完成日常的家务劳动、工作任务等。

同时，也可能对孕妇的心理状态产生负面影响，导致焦虑、抑郁等情绪问题的出现。容易与妊娠期的正常疲劳混淆，这给疾病的诊断和治疗带来了一定的困难。医生需要通过详细的病史询问、体格检查和实验室检查等手段，来区分甲减引起的疲倦乏力和正常妊娠期的疲劳，以便及时采取有效的治疗措施。

2. 心血管系统表现

（1）心率减慢：正常情况下，妊娠期女性的心率会有所加快，这是为了满足母体和胎儿对氧气和营养物质的需求。然而，甲减患者的心率可能明显偏慢，通常低于 60 次／分。这是由于甲减导致心功能受到抑制，心肌收缩力减弱，心率减慢。

心率减慢可能会影响心输出量，导致血液循环不畅，进而影响母体和胎儿的氧气和营养供应。例如，孕妇可能会出现头晕、乏力、心悸等症状，严重时甚至可能导致胎儿缺氧、发育迟缓等问题。此外，心率减慢也可能增加心脏疾病的风险，如心律失常、心力衰竭等。

（2）低血压：有些甲减患者在妊娠期可能出现血压偏低的情况。在正常妊娠期，由于血容量增加，孕妇的血压通常会有所升高。然而，甲减患者由于心功能减弱、血管张力降低等原因，可能出现血压偏低的情况。

特别是在妊娠中后期，随着胎儿的生长发育，对血液循环的需求增加，甲减患者的低血压表现可能会更加明显。低血压可能会导致孕妇出现头晕、眼花、乏力等症状，严重时甚至可能导致晕厥。同时，也可能影响胎儿的血液供应，增加胎儿缺氧、发育迟缓等风险。因此，对于甲减患者在妊娠期出现的低血压情况，需要密切监测，及时采取措施进行调整。

3. 神经精神症状

（1）反应迟钝：甲减患者可能表现出反应迟钝、记忆力减退、思维缓慢等神经精神症状。这是由于甲减导致神经系统功能受到抑制，大脑代谢减慢所致。在妊娠期，这些症状可能会对孕妇的生活和工作产生较大的影响。

例如，孕妇可能会在工作中出现注意力不集中、工作效率低下等问题，在日常生活中可能会忘记重要的事情、对周围的事物反应迟钝等。同时，这些症状也可能影响孕妇的情绪和心理健康，使其变得焦虑、抑郁、烦躁不安等。此外，反应迟钝等症状也可能影响孕妇与家人、朋友的交流和沟通，导致人际关系紧张。

（2）寒冷不耐受：与甲状腺功能亢进（甲亢）患者的怕热不同，甲减患者通常表现为怕冷。即使在温暖的环境中，甲减患者仍可能感到寒冷。这是由于甲减导致机体代谢率降低，产热减少所致。

在妊娠期，孕妇通常对温度的变化比较敏感，但甲减患者的寒冷不耐受症状更为明显。这种寒冷不耐受可能会影响孕妇的生活质量，使其在穿着、居住环境等方面需要做出特殊的调整。例如，孕妇可能需要穿着更多的衣物、使用暖气等设备来保持温暖。同时，寒冷不耐受也可能对孕妇的心理状态产生影响，使其感到不适和焦虑。

四、治疗方式

（一）药物治疗

1. 甲状腺功能亢进（甲亢）

甲亢在妊娠期间需要谨慎治疗，其治疗目标旨在控制过量的甲状腺激素分泌，使甲状腺功能恢复正常状态，同时避免母婴出现并发症。在甲亢的治疗中，常用药物为抗甲状腺药物，尤其在 Graves 病的情况下，药物治疗起着关键作用。

（1）丙硫氧嘧啶（PTU）：在妊娠早期（妊娠 12 周以内），丙硫氧嘧啶被推荐使用。这是因为相对而言，丙硫氧嘧啶通过胎盘的能力较低，对胎儿的潜在影响相对较小。丙硫氧嘧啶能够抑制甲状腺激素的合成，从而降低血液中甲状腺激素的水平。初始剂量通常为每次 50 ～ 150mg，口服，每日 3 次。

在使用过程中，医生会根据孕妇的甲状腺功能检查结果来调整剂量。例如，通过检测血清促甲状腺激素（TSH）、游离甲状腺素（FT_4）等指标，判断甲状腺功能的变化，进而调整丙硫氧嘧啶的用量。如果甲状腺激素水平下降过快或出现甲状腺功能减退的迹象，医生会适当减少剂量；反之，如果甲状腺功能未能得到有效控制，可能会增加剂量。

（2）甲巯咪唑（MMI）：适用于妊娠 12 周后。在妊娠早期，甲巯咪唑可能会增加胎儿致畸的风险，因此在这个阶段通常避免使用。而在妊娠中晚期，为了控制甲状腺功能亢进，甲巯咪唑被广泛应用。初始剂量一般为 10 ～ 30mg/d，口服，每日 1 次。同样，医生会根据甲状腺功能的变化来调整甲巯咪唑的剂量。甲巯咪唑通过抑制甲状腺过氧化物酶，阻止甲状腺激素的合成，从而达到治疗甲亢的目的。

（3）β 受体阻滞剂（如普萘洛尔）：在甲亢的治疗中主要用于控制由甲亢引起的心率增快和心悸等症状。当甲状腺激素水平过高时，会刺激心脏的 β 受体，导致心率加快、心悸等不适。普萘洛尔等 β 受体阻滞剂可以阻断这种作用，缓解症状。剂量通常为 10 ～ 40mg 口服，每日 2 ～ 3 次。

然而，β 受体阻滞剂一般为短期使用，主要用于甲亢急性发作或在等待抗甲状腺药物起效期间。长期使用 β 受体阻滞剂可能会对胎儿产生不良影响，如胎儿生长受限、低血糖等。因此，在使用 β 受体阻滞剂时，医生会密切监测孕妇和胎儿的情况，一旦症状得到缓解或抗甲状腺药物起效，会逐渐减少 β 受体阻滞剂的用量直至停用。

2. 甲状腺功能减退（甲减）

甲减在妊娠期间的治疗目标是补充甲状腺激素，以维持正常的甲状腺功能，满足母体和胎儿的代谢需求。

左甲状腺素是治疗妊娠合并甲减的首选药物。它是一种人工合成的甲状腺激素，与人体自身分泌的甲状腺激素结构相似，可以有效地补充体内缺乏的甲状腺激素。左甲状腺素的剂量应根据 TSH 水平进行调整。初始剂量通常为 50 ～ 100μg/d，口服。在妊娠期间，孕妇的甲状腺功能会发生变化，因此需要定期监测 TSH 水平，根据监测结果调整左甲状腺素的剂量。

目标是将 TSH 水平维持在妊娠早期的 2.5mIU/L 以下，妊娠中晚期则维持在 3.0mIU/L 以下。这是因为在妊娠期间，胎儿的甲状腺发育和功能依赖于母体的甲状腺激素供应。如果母体甲状腺功能减退，甲状腺激素水平不足，可能会影响胎儿的神经系统发育和生长发育。通过调整左甲状腺素的剂量，使 TSH 水平维持在正常范围内，可以确保母体和胎儿的甲状腺功能正常，降低不良妊娠结局的风险。

3. 妊娠合并甲状腺炎

对于妊娠期间出现的桥本甲状腺炎或其他甲状腺炎，药物治疗的原则主要是根据功能状态（甲减或甲亢）选择适当的治疗方式。

如果妊娠期间出现甲状腺炎导致甲状腺功能减退，应给予左甲状腺素进行治疗。其治疗方法与单纯的妊娠合并甲减相同，根据 TSH 水平调整剂量，以维持正常的甲状腺功能。

如果甲状腺炎导致甲状腺功能亢进，可使用抗甲状腺药物进行治疗。在妊娠早期，优先选择丙硫氧嘧啶；妊娠 12 周后，可以考虑使用甲巯咪唑。同时，根据病情需要，可以短期使用 β 受体阻滞剂控制症状。在治疗过程中，医生会密切监测甲状腺功能、胎儿发育情况及孕妇的身体状况，及时调整治疗方案，以确保母婴的安全。

（二）手术治疗

甲状腺手术在妊娠期间通常属于较为罕见的治疗手段，一般仅在特殊的情况下才会考虑进行，主要是当面临甲状腺肿瘤或者甲状腺肿大严重到影响呼吸和吞咽功能，以及药物治疗无法有效控制的严重甲亢等状况。

1. 手术指征

对于那些不能耐受抗甲状腺药物治疗的患者而言，手术是一种必要的选择。抗甲状腺药物在治疗甲亢过程中可能会引发一些不良反应，如变态反应、肝功能损害等。如果患者对这些药物无法耐受，且甲亢症状严重，影响到母婴健康，那么手术就可能被提上议程。

此外，若患者患有甲状腺恶性肿瘤，如甲状腺癌，为了防止肿瘤的进一步发展和扩散，也可能需要进行甲状腺切除术。手术通常选择在妊娠中期（妊娠 13 ～ 28 周）进行，这是因为在这个阶段，胎儿的器官发育相对较为稳定，手术对胎儿的不良影响相对较小。在妊娠早期，胎儿的器官正处于形成阶段，手术可能会增加流产的风险；而在妊娠晚期，手术可能会引发早产等问题。

2. 手术方式

甲状腺部分切除术或全甲状腺切除术的选择取决于病情的严重程度。如果甲状腺肿瘤局限在一侧甲状腺叶，且没有明显的淋巴结转移等情况，可能会选择甲状腺部分切除术，即切除病变的一侧甲状腺叶及峡部。这种手术方式可以保留一部分甲状腺组织，降低术后甲状腺功能减退的发生风险。然而，如果甲状腺肿瘤较大、侵犯范围较广，或者是双侧甲状腺叶均存在病变，可能就需要进行全甲状腺切除术，即切除全部的甲状腺组织。

手术后，患者需要进行甲状腺激素替代治疗，以确保母体甲状腺功能正常。由于甲状腺切除后，人体无法自行合成足够的甲状腺激素，因此需要通过口服甲状腺激素制剂来补充。医生会根据患者的具体情况，调整甲状腺激素的剂量，使患者的甲状腺功能维持在正常范围内。同时，医生还会密切监测患者的甲状腺功能、胎儿发育情况及孕妇的身体状况，及时调整治疗方案。

（三）介入治疗

介入治疗主要用于那些无法通过药物治疗或手术治疗有效控制的甲状腺疾病，或者作为一种桥接治疗手段。然而，在妊娠期间，介入治疗较为有限，主要集中在分娩后的处理上。

1. 放射性碘治疗（RAI）

放射性碘治疗是通过破坏甲状腺组织来达到治疗甲亢的目的。但是，在妊娠期间，放射性碘治疗是绝对禁用的。这是因为放射性碘可以通过胎盘进入胎儿体内，对胎儿的甲状腺造成损害，可能导致胎儿甲状腺功能减退或其他畸形。胎儿的甲状腺在妊娠早期就开始发育，对放射性物质非常敏感。

如果在妊娠期间进行放射性碘治疗，可能会对胎儿的神经系统发育、生长发育等造成严重的不良影响。因此，放射性碘治疗通常在分娩后进行。对于妊娠期严重甲亢患者，医生会在分娩后对患者进行全面的评估，以确定是否需要进行放射性碘治疗。如果患者的甲亢症状仍然严重，且药物治疗效果不佳，可能会考虑进行放射性碘治疗。

2. 介入性甲状腺结节治疗

在怀疑甲状腺结节为恶性肿瘤的患者中，可能需要进行细针穿刺活体组织检查来明确诊断。细针穿刺活体组织检查是一种介入性检查，通过使用细针穿刺甲状腺结节，抽取细胞或组织进行病理学检查，以确定结节的性质。这种检查相对安全，可以在妊娠期间进行。在进行细针穿刺活体组织检查时，医生会尽量避免对胎儿造成影响，选择合适的穿刺路径和方法。

根据病理结果，如果结节被确定为恶性肿瘤，医生会进一步决定是否需要手术干预。如果需要手术，通常会选择在分娩后进行，以减少对胎儿的不良影响。在等待手术期间，医生会密切观察结节的变化，如有必要，可以采取一些保守治疗措施，如定期复查超声、监测甲状腺功能等。

第四节　妊娠合并肺部疾病

一、概述

妊娠合并肺部疾病是指在妊娠期间女性患有的肺部疾病或妊娠期首次出现的呼吸系统异常。此类疾病既可以是既往存在的慢性肺疾病［如哮喘、慢性阻塞性肺疾病（COPD）］在妊娠期间加重，也可以是妊娠期新发的急性肺疾病（如肺炎、肺栓塞）。由于妊娠期间母体在解剖结构和生理功能上发生显著变化，女性对肺疾病的易感性增加，疾病的发病机制和临床表现也有所不同。

妊娠期间，随着胎儿逐渐发育，横膈抬高，导致肺的容量减少，尤其是肺的储备量下降，使得肺通气和换气功能受到影响。此外，妊娠期肺通气量增加，母体需通过增加通气以满足胎儿和自身对氧气的需求，这使母体在肺疾病发生时更容易出现低氧血症。妊娠还引起免疫功能的改变，孕妇的免疫系统处于一定的抑制状态，增加了对感染性肺疾病（如肺炎）的易感性。

妊娠期的慢性肺部疾病（如哮喘和COPD）可能在妊娠期间加重，尤其是哮喘，可能因为激素变化和呼吸负荷的增加而加剧。如果哮喘控制不佳，可能引起母体低氧血症，进而对胎儿产生不良影响，包括胎儿生长受限、早产甚至胎死宫内。慢性阻塞性肺疾病在妊娠期的管理也需要特殊关注，因为妊娠期心肺负担增加，易加重呼吸困难和气流受限，可能导致严重的呼吸系统并发症。

急性肺部疾病（如肺炎、肺栓塞）在妊娠期也可能对母胎健康产生重大威胁。妊娠期肺炎的高发与免疫功能抑制有关，未及时治疗的肺炎可能导致败血症或急性呼吸窘迫综合征（ARDS），对母胎均构成生命威胁。肺栓塞是妊娠期一种严重的急性肺部并发症，妊娠期血液处于高凝状态，加之胎儿压迫下肢静脉回流，增加了孕妇发生静脉血栓栓塞的风险。妊娠期肺栓塞临床表现往往不典型，易被误诊或漏诊，应高度警惕。

二、病因与发病机制

(一)病因

1. 妊娠期生理变化

(1)膈肌抬高：在妊娠中晚期，随着胎儿的不断生长发育，子宫逐渐增大。这种增大的子宫会对周围的器官产生压迫作用，其中膈肌首当其冲。膈肌逐渐抬高，使肺部受到挤压，进而导致肺容积减少。尤其是功能残气量（FRC）和余气量降低，这意味着在呼气末和吸气末，肺部残留的气体量减少。这种变化增加了母体发生呼吸困难的风险。对于原本就患有肺疾病的孕妇来说，这种生理变化更容易加重病情。例如，患有慢性阻塞性肺疾病（COPD）的孕妇，由于肺容积减少，呼吸功能进一步受损，可能会出现更频繁的咳嗽、气短等症状。

(2)呼吸频率增加：妊娠期，母体的代谢需求显著增加，这是为了满足自身和胎儿的生长发育所需。特别是在妊娠晚期，这种代谢需求达到高峰，为了获取足够的氧气，呼吸频率会升高。对于患有哮喘或慢性阻塞性肺疾病（COPD）等疾病的孕妇来说，呼吸频率的增加可能会加重病情。例如，哮喘患者可能会因为呼吸频率加快而触发支气管痉挛，导致喘息、胸闷等症状加重。

(3)免疫功能改变：妊娠期，女性的免疫系统会发生一系列变化。这些变化旨在保护胎儿免受母体免疫系统的攻击，但同时也使女性在妊娠期对某些感染性疾病更加易感。例如，在妊娠期，母体的细胞免疫和体液免疫功能可能会受到一定程度的抑制，这使孕妇更容易受到细菌、病毒等病原体的侵袭。这种免疫功能的改变对患有肺疾病的孕妇来说尤为不利，因为一旦发生感染，可能会加重肺疾病的症状，甚至引发严重的并发症。

2. 既往肺疾病的加重

(1)哮喘：是妊娠期较为常见的并发症之一。在妊娠期，女性体内的激素水平会发生显著变化，如雌激素和孕激素水平升高。这些激素的变化会影响支气管平滑肌的反应性，使得支气管更容易收缩，从而导致哮喘症状的恶化。例如，孕妇可能会出现更频繁的喘息、咳嗽、胸闷等症状，严重影响生活质量和胎儿的健康。

(2)慢性阻塞性肺疾病（COPD）：对于有 COPD 病史的女性来说，妊娠期呼吸功能下降和免疫力降低可能会导致症状加重。在妊娠中晚期，随着子宫的增大，膈肌抬高，肺容积减少，呼吸功能进一步受损。此外，免疫力降低使孕妇更容易发生呼吸道感染，这对于 COPD 患者来说是一个严重的威胁，因为感染可能会引发急性加重，导致呼吸困难、咳嗽、咳痰等症状加重。

3. 急性肺部感染

(1)细菌性或病毒性肺炎：由于妊娠期间免疫力下降，孕妇更容易受到细菌或病毒的感染，从而导致急性肺炎的发生。特别是在流感季节，孕妇感染肺炎的风险显著增加。例如，流感病毒可能会引发严重的呼吸道感染，导致孕妇出现高热、咳嗽、呼吸困难等症状，严重影响母婴健康。对于患有肺疾病的孕妇来说，感染肺炎可能会使病情急剧恶化，甚至危及生命。

(2)肺结核：在一些地区，肺结核的发病率较高。妊娠期免疫抑制增加了感染和结核病激活的风险。如果孕妇在妊娠前就感染了结核分枝杆菌，但处于潜伏状态，妊娠期可能会因为免疫力降低而导致结核病激活。肺结核会引起咳嗽、咳痰、咯血、低热、乏力等症状，严重影响孕妇和胎儿的健康。

4. 血栓和血流动力学变化

妊娠期间，孕妇的血液处于高凝状态，这是为了防止分娩时出血过多。然而，这种高凝状态也增加了孕妇发生深静脉血栓形成（DVT）和肺栓塞的风险。此外，随着子宫的增大，会压迫下腔静脉，导致静脉血流减少。同时，孕妇在妊娠期活动量通常会下降，这也进一步增加了血栓形成的风险。如果血栓脱落并随血流进入肺部，就会引发肺栓塞，这是一种严重的并发症，可能危及孕妇和胎儿的生命。

（二）发病机制

1. 呼吸系统生理适应不足

妊娠期间，特别是妊娠晚期，增大的子宫压迫横膈膜，使得膈肌上移 $4 \sim 5cm$，导致肺总容量（TLC）减少，肺通气功能受限。尽管母体的肺泡通气量增加，但这不足以完全弥补肺功能的下降，导致妊娠期女性更容易感到呼吸困难，尤其在患有基础性肺部疾病时。

2. 激素对呼吸系统的影响

妊娠期雌激素和孕激素水平增加，通过直接作用于呼吸中枢，导致呼吸频率加快；同时，孕激素还会影响支气管平滑肌的松弛，增加气道阻力，这可能加剧支气管疾病如哮喘的症状。雌激素还会引起鼻腔和气道黏膜的充血，进一步影响呼吸功能。

3. 免疫抑制机制

为了防止母体免疫系统排斥胎儿，妊娠期母体免疫系统的功能发生变化。细胞免疫活性下降，使孕妇对某些感染（如肺炎、流感和肺结核）的易感性增加。肺部感染的发生率因此升高，且感染后恢复较慢，可能导致严重的并发症，如急性呼吸窘迫综合征（ARDS）。

4. 肺血流动力学变化

妊娠期血容量增加，心输出量也随之上升，使得肺循环负荷加重。在此基础上，妊娠期的高凝状态增加了静脉血栓形成（VTE）的风险，可能导致肺栓塞。肺栓塞是妊娠期致命性肺部并发症，常因深静脉血栓脱落，阻塞肺动脉引发，表现为呼吸急促、胸痛和低氧血症。

三、临床表现

（一）呼吸系统常见症状

1. 呼吸困难（气促）

（1）妊娠期生理性气促：许多孕妇，尤其是在妊娠晚期，可能会出现轻度的呼吸急促。这种生理性气促通常与妊娠期间的解剖和生理变化有关。随着妊娠进展，胎儿逐渐增大，导致横膈抬高，肺部的容积相应减少，特别是肺储备容量下降。

此外，妊娠期间母体的代谢需求增加，导致肺通气量增大，以满足母体和胎儿的氧气需求。这些因素综合作用使孕妇在日常活动时可能感觉到轻微的呼吸急促。通常情况下，生理性气促在休息时会明显减轻，不伴随其他严重的呼吸系统症状，也不影响孕妇的日常活动。

（2）病理性呼吸困难：与妊娠相关的病理性呼吸困难通常出现在合并肺部疾病的孕妇

中，尤其是那些患有哮喘或慢性阻塞性肺疾病（COPD）的患者，或在妊娠期新发（如肺炎、肺栓塞等）急性肺部疾病时。

此类患者的气促症状通常较为明显，且随着疾病的进展会加重。病理性呼吸困难往往伴随着体力活动的显著限制，即使在休息时症状也无法缓解。在严重情况下，病理性气促可导致呼吸窘迫或低氧血症，表现为明显的呼吸急促、口唇发绀、心动过速等，甚至危及母胎生命。此类病理性呼吸困难需要及时诊断和积极治疗，以防疾病进一步恶化。

2. 咳嗽

（1）干咳：在妊娠合并某些肺疾病的情况下，干咳是较为常见的症状表现之一。当合并哮喘或间质性肺疾病时，患者常会出现干咳症状。尤其是在夜间或运动后，干咳症状往往会进一步加重。这主要是因为在夜间人体的迷走神经兴奋性相对较高，气道反应性也随之增强，从而更容易引发咳嗽。

而在运动后，由于呼吸频率加快、呼吸道气流速度增加，对气道的刺激也相应增大，进而导致咳嗽发作。在这些情况下，干咳可能还会伴有呼吸道鸣音，这是由于气道狭窄或痉挛，气流通过时产生湍流而发出的声音。例如，哮喘患者在发作时，可听到明显的哮鸣音，这是由于气道平滑肌收缩、黏液分泌增加及气道黏膜水肿等因素共同作用，导致气道狭窄所致。

（2）咳痰：如果存在肺部感染，如细菌性肺炎、病毒性肺炎或肺结核等情况，患者则可能出现咳痰症状。痰液的性质可以呈现为黏液状或脓性。在细菌性肺炎中，痰液通常为黄色或绿色脓性，这是因为细菌感染引起炎症反应，导致白细胞和其他免疫细胞聚集在肺部，吞噬细菌并释放出脓性分泌物。

在病毒性肺炎中，痰液可能较为稀薄，呈白色或透明黏液状。而在肺结核患者中，痰液除了可能呈现黏液或脓性，有时还会伴有血丝。这是因为结核分枝杆菌侵犯肺部组织，破坏血管，导致血液混入痰液中。

（3）慢性咳嗽：对于妊娠合并慢性阻塞性肺疾病的患者来说，长期慢性咳嗽是一个典型症状，同时还伴有反复咳痰。慢性阻塞性肺疾病是一种进行性的肺部疾病，主要特征是气流受限不完全可逆。长期的气道炎症和黏液分泌增多，导致患者不断咳嗽以排出气道内的分泌物。咳嗽和咳痰症状通常在早晨或活动后更为明显，随着病情的进展，咳嗽可能会持续存在，严重影响患者的生活质量。

3. 胸痛

（1）胸膜性胸痛：妊娠合并肺栓塞时，患者可能出现胸膜性胸痛。这种胸痛的特点是常伴随呼吸时加重，多位于一侧。这是因为肺栓塞导致肺部血管堵塞，引起局部肺组织缺血、缺氧，同时刺激胸膜产生疼痛。患者可能还会伴有胸闷和呼吸困难等症状。例如，当患者深呼吸或咳嗽时，胸膜受到的牵拉作用增强，疼痛也会随之加剧。

（2）胸部压迫感：在肺部感染，如重症肺炎或支气管炎中，患者可能感到胸部不适或压迫感。这是由于炎症导致肺部组织肿胀、气道狭窄，影响了气体的交换和流通，从而使患者产生胸部压迫的感觉。这种压迫感可能会让患者感到呼吸不畅、气短，严重时甚至会影响患者的活动能力。

4. 咯血

咯血是一种较为严重的症状，可见于多种肺疾病情况。在肺结核、肺栓塞或肺部肿瘤等情况下，都有可能出现咯血症状。对于少量咯血，可见于支气管炎或支气管扩张等疾病。在支气管炎中，炎症可能导致气道黏膜充血、水肿，轻微的血管破裂可能引起少量咯血。支气管扩张则是由于支气管壁的结构破坏，周围的血管容易受到损伤，从而出现咯血。然而，若咯血量较大，应立即就医，因为这可能提示肺栓塞或其他严重病变的可能性。大量咯血可能会导致患者出现贫血、休克等严重后果，需要及时进行诊断和治疗。

（二）全身症状

1. 发热

伴有感染性肺疾病（如细菌性或病毒性肺炎、肺结核）的患者，发热是较为常见的症状之一。在这些情况下，机体的免疫系统被激活，以对抗入侵的病原体，从而导致体温调节中枢紊乱，出现发热现象。体温的波动范围通常较大，这取决于感染的严重程度、病原体的种类及患者的个体差异。例如，细菌性肺炎患者的体温可能会迅速升高至38℃甚至更高，而病毒性肺炎患者的体温可能相对较低，但也可能出现反复发热的情况。

伴随发热，患者往往会出现一系列全身症状。寒战是其中较为常见的表现之一，这是身体试图提高体温的一种自然反应。当体温调节中枢发出信号，使肌肉快速收缩和放松时，就会产生寒战。此外，患者还可能感到疲劳和乏力。这是因为发热会消耗大量的能量，同时免疫系统的激活也会使身体处于一种应激状态，从而导致疲劳感。

例如，患者可能会感到全身无力，缺乏活动的动力，即使是进行轻微的日常活动也会感到非常吃力。这种全身症状不仅会影响患者的生活质量，还可能对妊娠产生不良影响。例如，疲劳和乏力可能会导致孕妇的活动减少，从而增加血栓形成的风险；同时，发热也可能对胎儿的发育产生一定的影响，尤其是在高热持续时间较长的情况下。

2. 乏力和疲劳

孕妇本身在妊娠期由于代谢需求增加，身体负担加重，容易出现疲劳感。然而，如果伴随肺部疾病，乏力症状通常会更加严重。尤其是在感染性疾病（如肺炎）或慢性呼吸功能不全（如COPD加重）时，患者的乏力感可能会达到极度疲倦的程度。

在感染性疾病中，病原体的入侵会导致身体的免疫系统持续处于激活状态，消耗大量的能量。同时，炎症反应也会释放出一些细胞因子，这些细胞因子可能会影响神经系统的功能，从而加重疲劳感。

例如，肺炎患者除了发热、咳嗽等症状，往往会感到极度的乏力，甚至连简单的起床、洗漱等活动都难以完成。在慢性呼吸功能不全的情况下，如COPD加重，由于肺部的通气和换气功能受损，身体无法获得足够的氧气，导致组织缺氧。这种缺氧状态会使身体的代谢功能受到影响，产生疲劳感。

3. 体力活动耐受性差

肺疾病会显著影响患者在体力活动中的耐受性。对于患有哮喘、COPD或肺纤维化的患者而言，由于肺部呼吸功能下降，即使是轻度活动也可能引发一系列不适症状。例如，走路或上下楼梯这样的日常活动，就容易导致气促，即呼吸急促、困难。同时，心脏为了应对身体活动对氧气的需求增加而加快跳动，从而引发心悸。此外，身体也会迅速感到疲劳，这是因为肺部无法提供足够的氧气以满足活动所需的能量消耗。这些症状严重影响患者的生活质量和日常活动能力。

（三）肺部疾病特有的症状和体征

1. 哮喘

（1）喘息：妊娠合并哮喘的患者常表现为反复发作的喘息。这种喘息通常伴随着呼吸急促、胸闷和咳嗽等症状，尤其在夜间或运动后症状会明显加重。哮喘是一种慢性气道炎症性疾病，其主要特征是气道高反应性和可逆性气流受限。在夜间，人体的迷走神经兴奋性相对较高，气道平滑肌容易收缩，导致气道狭窄，从而引发喘息。

运动后，由于身体对氧气的需求增加，呼吸频率加快，气流通过狭窄的气道时会产生湍流，引起喘息。例如，患者在夜间可能会突然被喘息惊醒，感到呼吸困难，需要坐起来或使用支气管扩张剂才能缓解症状。在运动后，可能会出现呼吸急促、喘息不止的情况，严重影响患者的生活质量。

（2）呼气困难：哮喘患者通常表现为呼气相延长、呼吸不畅。这是由于气道狭窄，呼气时气流受阻，导致呼气时间延长。同时，患者常伴有呼吸音减弱和哮鸣音。哮鸣音是由于气流通过狭窄的气道时产生的湍流所引起的，其特点是一种高调的、类似吹口哨的声音。

例如，医生在听诊时可以听到患者的肺部有明显的哮鸣音，这是哮喘的重要体征之一。呼吸音减弱则是由于气道狭窄，气流通过减少，导致呼吸音减弱。这种呼气困难不仅会影响患者的呼吸功能，还可能对妊娠产生不良影响。例如，严重的哮喘发作可能会导致孕妇缺氧，从而影响胎儿的发育。

2. 慢性阻塞性肺疾病（COPD）

（1）慢性咳嗽和咳痰：COPD 患者常表现为长期慢性咳嗽，伴有大量黏液性或脓性痰液。症状在早晨时更为显著。COPD 是一种进行性的肺疾病，其主要特征是气流受限不完全可逆。长期的气道炎症会导致黏液分泌增加，纤毛运动功能受损，从而引起咳嗽和咳痰。早晨时，由于夜间睡眠期间痰液在气道内积聚，患者的咳嗽和咳痰症状会更加明显。例如，患者可能会在早晨起床后出现剧烈的咳嗽，咳出大量的痰液，严重影响患者的生活质量。

（2）呼吸困难：随着妊娠进展，特别在后期，COPD 患者的呼吸困难会明显加重。这是由于妊娠中晚期，孕妇的子宫增大，对膈肌的压迫增加，导致呼吸功能进一步受限。同时，COPD 本身的病情也可能会逐渐加重，使呼吸困难更加明显。这种呼吸困难可能会导致孕妇的日常活动受到限制，甚至无法进行一些简单的活动，如走路、穿衣等。例如，患者可能会在行走一段距离后就感到呼吸困难，需要停下来休息；在睡觉时，可能需要采取半卧位或高枕卧位才能缓解呼吸困难的症状。

3. 肺炎

（1）咳嗽、咳痰和发热：急性肺炎（如细菌性或病毒性肺炎）常表现为突发的咳嗽、咳痰，伴随高热、寒战、呼吸困难。痰液的性质可能会因病原体的不同而有所差异。例如，细菌性肺炎患者的痰液通常呈黄绿色或带血丝，这是由于细菌感染引起炎症反应，导致白细胞和其他免疫细胞聚集在肺部，吞噬细菌并释放出脓性分泌物。

病毒性肺炎患者的痰液可能较为稀薄，呈白色或透明状。高热、寒战是身体对感染的一种免疫反应，体温的升高有助于杀死病原体，但同时也会给患者带来不适。呼吸困难则是由于肺部炎症导致通气和换气功能受损，身体无法获得足够的氧气。例如，患者可能会突然出现咳嗽、咳痰症状，同时伴有高热、寒战，呼吸急促，严重影响患者的健康。

（2）胸痛：部分患者在深呼吸或咳嗽时可感到胸膜性胸痛，这是由于炎症累及胸膜引起。胸膜是覆盖在肺部表面和胸腔内壁的一层薄膜，当肺部发生炎症时，炎症可能会扩散到胸膜，引起胸膜炎症。这种胸痛通常较为剧烈，呈刺痛或牵拉痛，患者在深呼吸或咳嗽时，胸痛会明显加重。例如，患者可能会在咳嗽时感到胸部一侧剧烈疼痛，不敢深呼吸，严重影响患者的生活质量。

四、治疗方式

妊娠合并肺部疾病的治疗方式应根据具体的肺部疾病类型、病情严重程度及妊娠阶段决定。治疗目标是控制母体症状，避免对胎儿的影响，确保妊娠的顺利进行。以下是药物治疗、手术治疗和介入治疗的常见选择。

（一）药物治疗

1. 哮喘和慢性阻塞性肺疾病（COPD）

在妊娠期间，哮喘和慢性阻塞性肺疾病（COPD）的治疗需要特别谨慎，以确保母婴安全。治疗的首要目标是维持良好的呼吸功能，防止低氧血症对母体和胎儿的影响。因此，药物选择需要平衡治疗效果与潜在的胎儿风险。

（1）吸入型糖皮质激素：如布地奈德是妊娠期哮喘的首选药物之一，其安全性相对较高。布地奈德通过抑制气道炎症反应，减少炎症细胞的浸润和活性，从而控制哮喘症状，降低哮喘急性发作的风险。每日使用剂量为 $200 \sim 400\mu g$，每日 $1 \sim 2$ 次。

吸入型糖皮质激素直接作用于呼吸道，全身吸收较少，对胎儿的影响相对较小。然而，在使用过程中，医生仍会密切监测孕妇和胎儿的情况，根据病情调整剂量。例如，如果哮喘症状得到较好控制，可以适当减少剂量；如果症状加重，可能需要增加剂量或联合其他药物治疗。

（2）β_2 受体激动剂：如沙丁胺醇主要用于急性哮喘发作时的急救。沙丁胺醇能够迅速扩张支气管，缓解支气管痉挛，改善呼吸困难等症状。剂量为 $100 \sim 200\mu g$ 吸入，每 $4 \sim 6$ 小时一次。β_2 受体激动剂作用迅速，但持续时间较短，因此主要用于急性发作时的缓解。在妊娠期间，医生会根据孕妇的具体情况谨慎使用，避免过度使用导致不良反应。例如，如果孕妇频繁使用 β_2 受体激动剂，可能提示哮喘控制不佳，需要调整治疗方案。

（3）抗胆碱能药物：如噻托溴铵适用于 COPD 的治疗。噻托溴通过阻断乙酰胆碱对支气管平滑肌的作用，扩张支气管，改善气流受限。常用剂量为 $18\mu g$ 吸入，每日 1 次。抗胆碱能药物在 COPD 治疗中具有重要作用，但在妊娠期间的使用需要谨慎评估。医生会综合考虑孕妇的病情严重程度、肺功能状况及对胎儿的潜在影响，决定是否使用及使用的剂量。

2. 肺部感染（如细菌性肺炎、肺结核）

（1）青霉素类：如阿莫西林是一种常用的青霉素类抗生素，常用于治疗细菌性肺炎。阿莫西林通过抑制细菌细胞壁的合成，发挥抗菌作用。剂量为 500mg 口服，每日 3 次，疗程通常为 $7 \sim 10$ 日。在妊娠期间，青霉素类抗生素相对安全，但仍应注意变态反应等不良反应。医生会根据孕妇的病情和细菌培养结果选择合适的抗生素，并密切观察治疗效果和不良反应。

（2）头孢菌素类：如头孢曲松适用于严重的肺部感染。头孢曲松具有抗菌谱广、抗菌作用强等特点。剂量为 1～2g 静脉注射，每日 1 次，疗程 7～10 日。头孢菌素类抗生素在妊娠期间的安全性也较高，但同样需要注意变态反应等问题。医生会根据孕妇的病情严重程度、感染部位及细菌耐药性等因素选择合适的头孢菌素类药物。

（3）抗结核药物：在妊娠期间，肺结核的治疗需要特别谨慎。异烟肼和利福平是常用的抗结核药物。异烟肼剂量为 300mg 口服，每日 1 次；利福平为 600mg 口服，每日 1 次。疗程通常为 6～9 个月。抗结核药物可能对胎儿产生不良影响，因此在使用前需要充分评估风险和收益。医生会根据孕妇的病情、孕周及胎儿的情况，制定个体化的治疗方案，并密切监测孕妇和胎儿的健康状况。

3. 肺栓塞

（1）抗凝药物：如低分子量肝素是预防和治疗妊娠期肺栓塞的重要药物。低分子肝素通过抑制凝血因子的活性，防止血栓形成和扩大。常用剂量为 0.6mg/kg，皮下注射，每日 1 次。具体剂量需根据患者的体重和凝血功能进行调整。在妊娠期间，使用抗凝药物需要密切监测凝血指标，避免出血等不良反应。同时，医生还会根据孕妇的病情变化和胎儿的情况，及时调整治疗方案。

（2）胸痛剧烈时，可肌内注射杜冷丁 50～100mg 或皮下注射吗啡 5～10mg。应用抗生素预防肺内感染。出现休克时，先补充液体，避免诱发肺水肿，若效果不佳，可给予多巴胺 20～40mg 或间羟胺 10～20mg，加入 200～300mL 的 5%～10% 葡萄糖液中静脉滴注，或两药联用，依血压调整滴速，维持收缩压在 90mmHg 以上，升压药无效可加用肾上腺皮质激素。用阿托品 0.5～1.0mg 静脉注射或 654-2 针剂 5mg 静脉注射，缓解迷走神经张力过高引发的痉挛，不缓解可 1～4 小时重复 1 次。血压低时不可用罂粟碱。急性右心功能不全时，可给予西地兰等洋地黄制剂及呋塞米；心脏指数低时，用异丙肾上腺素；合并支气管痉挛时，用氨茶碱等，还可用酚妥拉明；呼吸衰竭致低氧血症可行短时机械通气。

（3）溶栓药物：常用的有尿激酶（UK）、链激酶（SK）和重组组织型纤溶酶原激活剂（rtPA），三者溶栓效果相仿，临床上可根据条件选用。rtPA 对血栓有较快的溶解作用。使用 UK、SK 溶栓期间勿同用肝素，对于 rtPA 溶栓时是否停用肝素无特殊要求。溶栓治疗结束后，应每 2～4 小时测定 1 次凝血酶原时间（PT）或活化部分凝血活激时间（APTT）。当其水平低于正常值的 2 倍，应重新开始规范的肝素治疗。溶栓后应注意对临床及相关辅助检查情况进行动态观察，评估溶栓疗效。

（二）手术治疗

1. 肺部肿瘤或肺结节

在妊娠期发现肺部肿瘤或肺结节是一个复杂的情况，需要谨慎处理。如果存在可疑的肺部肿瘤或肺结节，可能需要通过手术切除进行病理学诊断和治疗。这是因为明确病变的性质对于制定后续的治疗方案至关重要。手术时机一般选择在妊娠中期（13～28 周），这个阶段胎儿的器官发育相对较为稳定，母体对手术的耐受能力也相对较好，从而可以降低对母婴的风险。

在决定手术之前，医生会综合考虑肿瘤或结节的大小、位置、形态、生长速度及孕妇的身体状况等因素。例如，如果肿瘤或结节较小且生长缓慢，可能会选择密切观察，待分娩后再进行处理；如果病变较大或有恶性倾向，可能需要尽快手术。手术过程中，医生会尽量采用对母婴影响最小的方式，如微创手术等，并密切监测孕妇和胎儿的生命体征。

2. 紧急手术

紧急手术（如肺叶切除术或胸腔手术）可能用于控制无法通过药物治疗的肺部感染或出血情况。当母体病情危重或出现呼吸衰竭等紧急情况时，手术可能是挽救生命的唯一选择。肺部严重感染如果药物治疗无效，可能会导致肺组织坏死、脓肿形成等，严重威胁母体生命安全。此时，肺叶切除术可以切除感染严重的肺组织，控制感染的扩散。

同样，肺部出血如果无法通过药物止血，也可能需要进行手术止血。在这种紧急情况下，医生会迅速评估病情，权衡手术的风险和收益，尽快做出决策。手术过程中，会采取各种措施保护胎儿，如尽量缩短手术时间、维持孕妇的生命体征稳定等。

（三）介入治疗

1. 血栓栓塞性疾病的介入治疗

滤器植入术对于抗凝治疗禁忌的妊娠合并深静脉血栓或肺栓塞患者来说是一种重要的治疗手段。在这些患者中，由于各种原因不能进行抗凝治疗，而血栓脱落导致肺栓塞的风险又很高。此时，在下腔静脉植入滤器可以有效地预防血栓脱落，降低肺栓塞的发生风险。

滤器的作用是阻挡来自下肢深静脉的血栓，使其不能进入肺动脉。植入滤器是一种微创手术，通常在局部麻醉下进行。医生会通过 X 线或超声引导，将滤器放置在下腔静脉内合适的位置。术后需要密切观察患者的病情变化，以及滤器的位置和功能。

2. 支气管镜检查

对于无法通过常规检查明确病因的不明原因咳嗽、咯血，可能需要进行支气管镜检查。支气管镜检查可以直接观察气道内的情况，发现病变并进行活体组织检查或介入性治疗。在妊娠期间，支气管镜检查需要谨慎进行，医生会充分评估孕妇的身体状况和胎儿的安全。检查过程中，会尽量减少对孕妇和胎儿的不良影响，如选择合适的麻醉方式、缩短检查时间等。如果发现气道内有病变，如肿瘤、炎症、异物等，可以进行活体组织检查或采取相应的治疗措施。

3. 胸腔穿刺或引流

当患者有大量胸腔积液或脓胸时，可能需要进行胸腔穿刺术或胸腔引流术。胸腔积液或脓胸会压迫肺组织，导致呼吸困难、胸痛等症状，严重影响患者的呼吸功能。胸腔穿刺术是通过穿刺针抽取胸腔内的液体，以缓解症状和明确诊断。

胸腔引流术则是通过放置引流管，持续排出胸腔内的液体或脓液。在妊娠期间，这些操作需要特别小心，避免对胎儿造成不良影响。医生会选择合适的穿刺部位和方法，尽量降低对孕妇和胎儿的风险。同时，会密切观察患者的病情变化，及时处理可能出现的并发症。

第六章 异常分娩

第一节 产力异常

一、概述

产力异常是指在分娩过程中，影响胎儿娩出的动力系统出现异常，具体包括子宫收缩力、腹壁肌肉和膈肌的辅助力量，以及胎儿与产道相互作用的推动力。产力异常是导致分娩过程受阻的重要原因之一，常导致分娩延长、停滞或其他产科并发症。

产力异常的表现形式多种多样，最常见的形式是子宫收缩力异常。在正常分娩过程中，子宫的有效收缩是推动胎儿通过产道的主要动力。然而，当子宫收缩力出现异常时，分娩过程就会受到不同程度的影响。子宫收缩乏力（即宫缩无力）是产力异常的主要形式之一，表现为子宫收缩的强度不足或频率过低，导致宫口扩张缓慢或停止，胎儿难以通过产道。子宫收缩乏力常见于产程延长，尤其是活跃期滞产，可能导致难产，增加母婴并发症的风险。

此外，痉挛性子宫收缩也是一种常见的产力异常，表现为子宫收缩过于频繁或过强，子宫肌纤维无法有效放松。这种情况下，宫缩虽然频繁，但由于缺乏足够的间歇期，子宫肌层无法进行有效的收缩－放松循环，导致胎儿无法正常下降。这种异常不仅会引起产程延长，还可能导致胎儿宫内窘迫、胎盘早剥等严重并发症。

另一种产力异常是不协调子宫收缩，即子宫不同部位的肌纤维收缩不一致，导致宫缩无效。这种异常会导致子宫颈扩张和胎儿下降受阻，进而延长分娩时间。通常情况下，协调性子宫收缩表现为宫底主导的规律性收缩，但在不协调收缩的情况下，子宫收缩力量分布不均，影响产程进展。

除了子宫收缩力异常，辅助力量异常也可导致产力异常。这种异常常见于分娩过程中腹壁肌肉和膈肌的力量不足，无法有效配合子宫收缩推动胎儿娩出。这种情况多见于过度疲劳的产妇，或因不适当的分娩姿势导致辅助力量不能充分发挥作用。

二、病因与发病机制

（一）病因

1. 子宫收缩功能异常

（1）原发性宫缩乏力：主要源于子宫肌纤维自身的收缩力不足。在这种情况下，宫缩的强度往往较低，频率减少，持续时间也较短。这一现象在特定的孕妇群体中较为常见。高龄初产妇由于年龄增长，身体机能逐渐下降，子宫肌纤维的弹性和收缩能力有所减弱。多产妇由于多次经历妊娠和分娩，子宫肌纤维出现疲劳和弹性降低的情况。

过度疲劳的孕妇，身体处于疲惫状态，无法为子宫肌纤维提供足够的能量支持其正常收缩。此外，营养不良的孕妇缺乏必要的营养物质来维持子宫肌纤维的正常功能，而精神压力过大则可能通过神经内分泌系统影响子宫的收缩。例如，一位高龄初产妇因为身体的自然衰老过程，子宫肌纤维的质量降低和数量减少，导致收缩力不足。在分娩过程中，宫缩强度低可能使产程进展缓慢，增加母婴并发症发生的风险。

（2）继发性宫缩乏力：产程初期宫缩正常，但在后续过程中，由于各种原因导致宫缩逐渐减弱。产程延长是一个重要因素，长时间的分娩过程使子宫肌纤维疲劳，收缩力下降。胎儿宫内窘迫会使胎儿对子宫的刺激减少，影响宫缩的维持。

过度使用镇痛药物也可能抑制子宫收缩，因为一些镇痛药物可能会干扰神经传导，影响子宫肌纤维的收缩信号。例如，当产程延长时，子宫肌纤维持续工作，逐渐疲劳，无法保持初始的宫缩强度。这可能导致分娩进展缓慢，甚至停滞，需要采取相应的干预措施来促进宫缩，保障母婴安全。

（3）子宫痉挛性收缩：表现为子宫肌肉收缩过强且不协调。在这种情况下，子宫肌纤维过度紧张，宫缩间隔缩短，甚至出现持续宫缩。这不仅会影响胎儿正常下降，还会增加子宫破裂和胎儿窘迫的风险。子宫痉挛性收缩可能是由于多种原因引起的，如子宫对某些刺激过度敏感、神经内分泌失调等。例如，当子宫受到强烈的刺激时，可能会出现痉挛性收缩。这种异常的宫缩会给母婴带来严重的威胁，需要及时诊断和处理，以缓解宫缩，保护母婴健康。

（4）不协调性宫缩：是指子宫不同部位的肌纤维收缩不同步或强弱不一。这种宫缩异常使子宫难以形成有效推动力，影响分娩进程。常见于子宫过度扩张的孕妇，如巨大儿、双胎妊娠、羊水过多等情况。在这些情况下，子宫被过度拉伸，肌纤维的收缩协调性受到破坏。此外，子宫肌损伤，如子宫肌瘤，也可能导致不协调性宫缩。例如，在双胎妊娠中，子宫需要适应两个胎儿的存在，肌纤维的收缩可能会出现不同步的情况，增加分娩的难度。

2. 腹壁肌肉和膈肌力量不足

（1）体力不支：产妇在分娩过程中需要消耗大量的体力。初产妇由于缺乏分娩经验，往往对分娩过程中的体力消耗估计不足，容易出现体力耗尽的情况。长时间未进食的产妇也可能因缺乏能量供应而导致体力不支。

在分娩过程中，腹壁肌肉和膈肌的收缩对于推动胎儿下降起着重要的辅助作用。当产妇体力耗尽时，腹壁肌肉和膈肌收缩乏力，难以提供足够的辅助产力，影响胎儿的顺利分娩。例如，一位初产妇在漫长的产程中，由于紧张和疼痛，未能及时进食补充能量，随着产程的进展，体力逐渐消耗殆尽，导致腹壁肌肉和膈肌收缩无力，分娩进程受阻。

（2）腹壁肌肉松弛：多产妇或肥胖产妇的腹壁肌肉可能会出现松弛的情况。多产妇由于多次妊娠，腹壁肌肉经历了多次拉伸和恢复的过程，弹性逐渐降低。肥胖产妇则由于腹部脂肪堆积，对腹壁肌肉造成长期的压力，使其松弛。腹壁肌肉松弛会影响其在分娩过程中的推动力，使胎儿的下降受到阻碍。例如，一位多产妇在再次分娩时，可能会发现自己的腹壁肌肉比初次分娩时更加松弛，无法像以前那样有效地为分娩提供助力。

3. 胎儿因素

（1）胎儿过大（巨大儿）：胎儿体重过大是导致产力不足的一个重要因素。当胎儿体重超过 4000g 时，常被称为巨大儿。巨大儿在分娩过程中会给母体带来很大的挑战。由于胎儿体积较大，难以顺利通过产道，导致产程延长。产程延长会使子宫肌纤维疲劳，进而出现宫缩乏力的情况。此外，巨大儿还可能增加会阴撕裂、肩难产等并发症的风险。例如，一位孕妇在妊娠期营养过剩，导致胎儿体重过大。在分娩时，胎儿无法顺利通过产道，宫缩也逐渐减弱，产程进展缓慢，给母婴带来了很大的风险。

（2）胎位异常：会影响产力的分布，增加分娩难度。常见的胎位异常包括胎儿枕后位、臀位或横位。在这些情况下，胎儿与产道不相符，使得产力无法有效地作用于胎儿，导致分娩困难。例如，臀位分娩时，胎儿的先露部位不是头部，而是臀部或足部，这会使产程延长，增加难产的风险。

（3）羊水过多或羊水过少：羊水的量对分娩过程也有重要影响。羊水过多可能导致子宫过度扩张，使子宫肌纤维的收缩力分散，抑制有效的宫缩力量。羊水过少则可能使胎儿头部无法正确地压迫子宫颈，减弱宫缩刺激。例如，羊水过多时，子宫被过度拉伸，宫缩可能变得无力；而羊水过少时，胎儿与子宫壁的接触减少，影响对子宫的刺激，从而影响宫缩的产生和强度。

（二）发病机制

1. 子宫肌纤维功能异常

正常的子宫收缩是分娩过程中推动胎儿娩出的主要动力，依赖于子宫肌纤维的协调性收缩和放松，形成有效的产力。子宫肌纤维的收缩是通过肌细胞内钙离子浓度的变化调节的，钙离子的流入触发肌纤维的收缩，而钙离子的流出则促进其放松。这种收缩和放松的循环过程确保了胎儿通过产道的顺利进展。

然而，在某些病理情况下，如子宫过度扩张（多胎妊娠、羊水过多等）、产妇疲劳或营养状况不良等，子宫肌纤维的功能可能受损，导致宫缩强度减弱或失效，进而导致产力异常。此类产力异常表现为子宫收缩乏力，分娩过程延长，宫口扩张缓慢，胎儿下降速度减慢。此外，过度的子宫收缩或不协调的宫缩（即痉挛性宫缩）也可归因于子宫肌纤维功能失调，这种情况下，子宫肌纤维过度紧张或无法协调性收缩，导致宫缩无法有效推动胎儿向下移动，进一步延缓分娩过程并增加母婴并发症发生的风险。

2. 子宫内压力传导异常

子宫的有效收缩不仅依赖于子宫肌纤维的正常功能，还需要子宫内的压力能够均匀且有效地传导至胎儿，推动胎儿通过产道。在不协调性宫缩的情况下，子宫不同部位的肌纤维收缩不一致，导致子宫内的压力分布不均，无法形成有效的推动力。这种现象可能是由多种原因引起的，如子宫过度扩张、子宫肌肉不均匀发育或子宫手术史（如剖宫产或子宫肌瘤切除术）等。

在子宫手术后，瘢痕组织可能影响局部子宫肌纤维的正常功能，导致收缩不协调，从而使子宫内压力传导受阻。此外，子宫的结构异常，如子宫畸形或子宫双角等，也可能影响子宫的收缩协调性，进而导致不协调性宫缩的发生。无效的子宫压力传导不仅会导致产程延长，还可能增加胎儿窘迫和分娩后出血的风险。

3. 胎头与产道关系不良

胎头与产道的关系对分娩过程的进展至关重要。在正常情况下，胎头应处于枕前位，并有效压迫子宫颈，刺激子宫的进一步收缩，推动分娩的顺利进行。然而，当胎儿存在胎位异常（如枕后位、横位或臀位）时，胎头无法有效地压迫子宫颈，宫缩刺激不足，导致子宫收缩的效率下降，影响宫口扩张和胎儿下降速度。胎位异常不仅会延长产程，还可能导致胎儿窘迫等并发症。

此外，巨大儿的存在也可能增加分娩过程中的困难。由于胎儿体积较大，子宫收缩的力量可能不足以有效推动胎儿通过产道，尤其是在产妇的产力本身存在缺陷的情况下，导致分娩时间延长，增加难产、分娩后出血和胎儿窘迫的风险。胎头的过大或骨盆相对狭窄也可能导致胎头难以通过产道，形成头盆不称，进一步加剧产力异常的发生。

4. 神经内分泌调节障碍

分娩过程中的子宫收缩受多种激素和神经因素的调节，其中催产素和前列腺素是促进子宫收缩的关键激素。催产素由下丘脑分泌，通过刺激子宫平滑肌中的催产素受体，增强子宫收缩的频率和强度，维持产力。而前列腺素则通过促进子宫颈软化和宫缩的协调性，进一步推动分娩的进展。

然而，神经内分泌系统的调节紊乱可能干扰子宫收缩的正常调节机制。例如，产妇在分娩过程中受到过度的精神压力、疲劳或恐惧情绪的影响，可能通过交感神经系统的激活，抑制催产素的分泌，进而减弱子宫收缩的力量。有研究表明，精神压力和焦虑会显著影响产妇的内分泌调节，导致催产素分泌减少，进而导致产程延长。

三、诊断与鉴别诊断

产力异常是指在分娩过程中，子宫收缩不协调、无力或过强，导致产程延长或停止。产力异常的诊断与鉴别诊断至关重要，旨在确保分娩过程中胎儿和母亲的安全。以下是产力异常的诊断与鉴别诊断的详细介绍。

（一）产力异常的诊断

产力异常的准确诊断对于保障母婴安全至关重要，其诊断主要基于对产妇分娩过程中子宫收缩强度、频率和规律性的细致评估，以及对产程进展的密切监测。产力异常涵盖了多种不同的情况，每一种情况都有其独特的临床表现和诊断依据。

1. 原发性宫缩乏力

原发性宫缩乏力在分娩开始时便显现出其异常特征。子宫收缩微弱或不协调，使分娩进程从一开始就面临困难。这种情况下，宫口扩张缓慢或停滞，产程明显延长。

诊断原发性宫缩乏力的依据：首先，宫缩乏力出现于分娩初期，这是一个关键的时间节点。在正常分娩过程中，分娩初期的宫缩虽然相对较弱，但仍应具有一定的规律性和强度，以推动产程的逐步进展。然而，原发性宫缩乏力的产妇在这个阶段就表现出子宫收缩的不足。其次，通过专业的监测手段可以确定宫缩强度低于正常水平，一般小于 30mmHg。正常的宫缩强度应能够有效地促进子宫颈扩张和胎儿下降，但原发性宫缩乏力时，宫缩的力量不足以产生这样的效果。此外，宫缩频率也明显不足，每分钟少于三次。这种低频率的宫缩无法为分娩提供足够的动力。最后，子宫颈扩张速度缓慢或停滞也是重要的诊断指标。在正常分娩中，随着宫缩的进行，子宫颈会逐渐扩张，为胎儿的通过创造条件。而原发性宫缩乏力时，子宫颈扩张受到严重影响，进展缓慢甚至停滞不前。

2. 继发性宫缩乏力

继发性宫缩乏力与原发性宫缩乏力不同，是在分娩中期或晚期出现的问题。原本正常的宫缩在这个阶段逐渐减弱，导致产程停滞。这种情况的发生可能与多种因素有关，如产妇疲劳、子宫过度膨胀、胎儿窘迫等。

诊断继发性宫缩乏力的依据主要是观察分娩过程中的变化。在分娩初期，宫缩可能是正常的，但随着时间的推移，宫缩强度逐渐减弱。这种减弱可以通过监测宫缩压力来确定，通常表现为宫缩乏力。同时，子宫颈扩张和胎头下降速度也会减缓或停止。这是因为减弱的宫缩无法继续推动胎儿下降和子宫颈扩张。医生可以通过观察产程图、进行阴道检查等方式来判断子宫颈扩张和胎头下降的情况，从而确定是否存在继发性宫缩乏力。

3. 宫缩过强

子宫收缩过于频繁或强烈是宫缩过强的主要表现，这种情况可能会给母婴带来严重的危害。一方面，宫缩过强可能导致胎儿宫内缺氧。由于子宫收缩过于强烈，胎盘的血液循环受到影响，胎儿无法获得足够的氧气和营养物质，从而出现缺氧的症状。另一方面，宫缩过强还可能导致子宫破裂，这是一种极其危险的情况，可能危及母婴生命。

诊断宫缩过强的依据：首先，子宫收缩过于频繁，每分钟超过 4 次。正常的宫缩频率应该在一定的范围内，以保证子宫有足够的时间进行休息和恢复。而宫缩过强时，子宫频繁收缩，没有足够的间歇时间。其次，宫缩强度超过正常范围，一般超过 60mmHg。高强度的宫缩会对胎儿和子宫造成巨大的压力。最后，伴随胎心率异常或子宫过度紧张也是重要的诊断指标。胎心率异常可能表现为胎心率过快或过缓，这是胎儿对宫缩过强的一种反应。子宫过度紧张则可以通过医生的触诊或超声检查来确定，表现为子宫硬如板状，缺乏弹性。

4. 子宫收缩不协调

子宫不同部位的收缩不协调会导致子宫颈扩张不充分，产程进展缓慢。这种情况的发生可能与子宫肌肉的神经调节异常、子宫局部缺血等因素有关。

诊断子宫收缩不协调主要依靠观察宫缩频率与子宫颈扩张的关系，以及不规律的子宫收缩活动。在正常分娩中，宫缩应该是协调一致的，各个部位的子宫肌肉同时收缩，共同推动胎儿下降和子宫颈扩张。而在子宫收缩不协调的情况下，不同部位的子宫肌肉收缩不同步，有的部位收缩强烈，有的部位收缩微弱，导致子宫颈扩张不充分。此外，不规律的子宫收缩活动也是一个重要的诊断依据。这种不规律表现为宫缩的强度、频率和持续时间不稳定，没有明显的规律性。医生可以通过电子胎儿监护仪等设备来监测宫缩的情况，同时结合阴道检查来评估子宫颈扩张的程度，从而确定是否存在子宫收缩不协调。

（二）产力异常的鉴别诊断

产力异常需要与其他导致产程延长或停止的情况进行仔细鉴别，以确保准确的诊断和恰当的治疗。主要包括胎位异常、产道异常及其他与产力无关的原因。

1. 胎位异常

胎位异常是导致产程停滞的常见原因之一。如胎头不正、肩难产或横位等胎位异常会严重影响分娩的进程。在这种情况下，宫缩强度通常是正常的，但由于胎儿位置不佳，导致分娩无法顺利进行。鉴别胎位异常与产力异常的依据主要是通过超声检查或阴道检查发现胎位不正。

超声检查可以清晰地显示胎儿在子宫内的位置和姿势，帮助医生确定是否存在胎位异常。阴道检查则可以直接触摸胎儿的部位，进一步确认胎位情况。如果发现胎位不正，而产力表现正常，即宫缩强度、频率和规律性都在正常范围内，但产程进展受阻，那么就可以判断为胎位异常导致的产程停滞。

2. 产道异常

骨盆狭窄、盆腔肿瘤或软产道异常（如子宫颈发育不良、阴道狭窄）等情况可能导致胎儿无法顺利通过产道，从而引起产程延长。鉴别产道异常与产力异常需要通过影像学检查（如骨盆测量）及产道评估。骨盆测量可以确定骨盆的大小和形状，判断是否存在骨盆狭窄等问题。如果骨盆狭窄，即使产力正常，胎儿也难以通过产道。此外，产道评估包括对子宫颈、阴道等软产道的检查。如果发现子宫颈发育不良、阴道狭窄等异常情况，也会影响分娩的进程。在这种情况下，产力通常是正常的，但胎儿无法通过产道，导致产程延长。

3. 胎儿窘迫

胎儿窘迫可能导致产程异常，但与产力异常的表现有所不同。虽然宫缩可能正常或过强，但胎儿因宫内缺氧出现异常胎心率。胎儿窘迫是一种紧急情况，需要及时处理。鉴别胎儿窘迫与产力异常主要依靠胎儿监护结果。胎儿监护可以实时监测胎儿的心率变化，如胎心减慢、胎心率异常等情况提示可能存在胎儿窘迫。此外，还可以结合其他临床表现，如胎动减少、羊水污染等进行综合判断。如果胎儿监护结果显示胎儿窘迫，而产力表现正常或异常，都需要采取相应的措施，如吸氧、改变体位、尽快分娩等，以保障胎儿的安全。

4. 子宫破裂

在某些情况下，宫缩过强可导致子宫破裂，应与单纯的产力过强相鉴别。子宫破裂是一种极其危险的情况，可能危及母婴生命。如果伴随剧烈腹痛、产程突然停止、胎心消失或母体出现休克征象，应高度怀疑子宫破裂，并通过急诊处理确认。剧烈腹痛是子宫破裂的常见症状之一，这是由于子宫壁破裂引起的疼痛。产程突然停止是另一个重要的表现，因为子宫破裂后，宫缩无法继续推动胎儿下降，产程被迫中断。胎心消失则表明胎儿受到了严重的影响，可能已经死亡。母体出现休克征象，如面色苍白、血压下降、脉搏细速等，也是子宫破裂的严重后果之一。一旦怀疑子宫破裂，必须立即进行紧急处理，包括手术修复子宫、抢救母婴生命等。

5. 前置胎盘或胎盘早剥

胎盘位置异常或胎盘剥离可导致产程异常，通常伴有阴道出血或胎心率异常。通过超声检查可鉴别此类问题。前置胎盘是指胎盘部分或全部覆盖子宫颈内口，容易导致妊娠期出血和分娩时的出血。胎盘早剥则是指胎盘在胎儿娩出前部分或全部从子宫壁剥离，也会引起阴道出血和胎儿窘迫。这两种情况都可能导致产程异常，但与产力异常的原因不同。超声检查可以清晰地显示胎盘的位置和状态，帮助医生确定是否存在前置胎盘或胎盘早剥。如果发现胎盘异常，同时伴有阴道出血或胎心率异常，而产力表现正常或异常，都需要采取相应的措施，如剖宫产、止血、抢救胎儿等，以保障母婴安全。

（三）诊断手段

1. 宫缩监测

宫缩监测在产力异常的诊断中起着关键作用。通过先进的宫缩压力监测设备，如电子胎儿监护仪，能够详细而准确地记录宫缩的强度、频率和持续时间。正常情况下，宫缩应在特定的强度范围内，既不过强也不过弱。其频率和持续时间也应与产程的不同阶段相适应。

例如，在分娩的初期，宫缩可能相对较弱、频率较低，随着产程的推进，宫缩强度逐渐增强，频率加快，持续时间延长。然而，当出现产力异常时，宫缩的这些参数可能会发生明显变化。如果宫缩强度不足，可能导致产程进展缓慢；若宫缩频率异常，可能出现过速或过缓的情况，都会对分娩进程产生不良影响。持续时间过长或过短也可能暗示着产力的异常状态。通过对这些参数的监测和分析，医生可以初步判断产力是否正常，为后续的诊断和处理提供重要依据。

2. 子宫颈检查

子宫颈检查对于判断产程进展是否正常具有至关重要的意义。医生通过仔细的检查，可以评估子宫颈扩张的程度、胎头的位置及下降情况。在正常的分娩过程中，随着宫缩的进行，子宫颈会逐渐扩张，胎头也会逐渐下降。如果子宫颈扩张缓慢，或者胎头下降停滞，这可能意味着产力不足或存在其他异常情况。

例如，子宫颈扩张速度过缓可能提示产力较弱，无法有效地推动胎儿通过产道。同时，胎头位置的异常也可能与产力异常有关。如果胎头位置过高，或者出现胎位不正等情况，可能会影响产力的正常发挥。通过对子宫颈、胎头的检查，医生可以综合判断产程的进展情况，及时发现产力异常的迹象，以便采取相应的措施。

3. 胎儿监护

胎儿监护在产力异常的诊断中同样不可或缺。通过胎心率监测等手段，可以判断宫缩对胎儿的影响，及时排除胎儿窘迫的情况。正常情况下，胎心率会在一定范围内波动，随着宫缩的出现，可能会有短暂的变化，但很快会恢复正常。

然而，当产力异常时，宫缩可能会对胎儿造成过度的压迫，导致胎儿缺氧等危险情况。此时，胎心率监测可能会显示胎心率异常，如心动过速、心动过缓或者出现频繁的变异减速等。这些异常情况提示医生需要进一步评估产力情况，并采取相应的措施，以保障胎儿的安全。例如，如果发现胎儿窘迫的迹象，可能需要立即采取紧急措施，如剖宫产等，以免对胎儿造成严重的伤害。

4. 影像学检查

在必要时，影像学检查可以为产力异常的诊断提供重要的辅助信息。通过超声或其他影像学手段，可以评估胎位、产道结构和胎盘位置等。如果存在胎位不正，如臀位、横位等，可能会影响产力的正常发挥，增加分娩的难度。产道结构的异常，如狭窄、畸形等，也可能导致产力无法顺利推动胎儿通过。

此外，胎盘位置的异常，如前置胎盘等，也可能对分娩产生不良影响。通过影像学检查，医生可以清晰地了解这些情况，为产力异常的诊断提供更加全面的信息。同时，影像学检查还可以帮助医生评估胎儿的大小、体重等参数，进一步判断分娩的难度和可能出现的问题，为制定合理的分娩方案提供依据。

四、临床表现

产力异常的临床表现主要与子宫收缩功能的异常、辅助力量不足及胎儿与产道的异常互动相关。不同类型的产力异常在临床上表现出的症状有所不同。以下是产力异常的常见临床表现。

（一）子宫收缩乏力

1. 原发性宫缩乏力

（1）产程延长：原发性宫缩乏力会导致分娩进程显著缓慢。在分娩过程中，宫口扩张是一个关键的指标，正常情况下，在活跃期阶段，宫口应每小时扩张 1cm 及以上。然而，当出现原发性宫缩乏力时，宫口扩张速度明显减慢甚至停滞。

这主要是因为子宫肌纤维的收缩力不足，无法有效地推动子宫颈扩张。产程的延长不仅给产妇带来身体上的痛苦，还增加了感染等并发症的发生风险。例如，产妇可能长时间处于分娩状态，体力逐渐消耗，精神也会变得疲惫不堪。同时，长时间的分娩过程也会使胎儿面临缺氧等危险。

（2）宫缩弱：原发性宫缩乏力表现为宫缩强度较弱，持续时间短且间隔时间长。正常的宫缩应具有一定的强度，能够推动胎儿在产道中下降。然而，当宫缩强度较弱时，其推动胎儿的力量不足。宫缩持续时间短，通常少于 30 秒，意味着子宫肌纤维的收缩时间不够长，无法有效地将胎儿推向产道。

而间隔时间长，超过 5 分钟，使得子宫在两次收缩之间的休息时间过长，无法持续地对胎儿施加压力。这种情况会导致分娩进展缓慢，胎儿在产道中的下降速度减慢。例如，产妇可能会感觉到宫缩不强烈，疼痛程度相对较轻，但产程却迟迟没有进展。医生在监测宫缩时，可以通过胎心监护仪等设备观察到宫缩的强度和频率，从而判断分娩的进展情况。

（3）产妇疲劳感：由于原发性宫缩乏力导致产程延长，产妇往往会感到极度疲倦和乏力。长时间的分娩过程消耗了产妇大量的体力和精力，使她们感到身体沉重、无力。同时，产程的不顺利也会给产妇带来心理上的压力，增加焦虑和无助感。这种心理状态可能会进一步影响产妇的身体状况，使她们更加难以应对分娩的挑战。例如，产妇可能会出现情绪低落、哭泣等情况，对分娩过程失去信心。此时，医护人员需要给予产妇心理支持，鼓励她们坚持下去，并采取相应的措施来促进宫缩，加快分娩进程。

2. 继发性宫缩乏力

（1）宫缩突然减弱：在分娩过程中，原本正常的宫缩强度突然减弱是继发性宫缩乏力的一个重要表现。这可能是由于多种原因引起的，如产程延长导致子宫肌纤维疲劳、胎儿宫内窘迫使子宫对刺激的反应减弱等。宫缩频率的减少也会使分娩进程突然变得缓慢或停止。这种情况往往会让产妇和医护人员感到意外和紧张，因为其可能意味着分娩出现了问题。例如，产妇可能在一段时间内感觉到宫缩正常，但突然之间宫缩变得微弱，疼痛减轻，产程停滞不前。医生需要迅速找出宫缩减弱的原因，并采取相应的措施来恢复宫缩强度，如给予催产素等药物。

（2）胎头下降停滞：原本胎头正在下降是分娩进展顺利的一个标志，但由于继发性宫缩乏力，胎头无法继续下降，导致产程停滞。胎头下降的过程需要子宫收缩的力量来推动，如果宫缩无力，胎头就会停留在产道中的某个位置，无法继续前进。

这种情况会给产妇和胎儿带来很大的风险。例如，产妇可能会感到疼痛加剧，因为胎头对产道的压迫持续存在，而分娩却无法继续进行。同时，胎儿也可能会因为长时间的压迫而出现缺氧等问题。医生需要及时评估胎头下降停滞的原因，并采取相应的措施，如调整产妇的体位、使用器械助产等，以促进胎头下降，恢复分娩进程。

（二）痉挛性子宫收缩

1. 强烈而频繁的宫缩

痉挛性子宫收缩的特点是子宫收缩频率增加，宫缩持续时间较长且间隔时间缩短。正常的宫缩频率和持续时间是有一定规律的，以确保胎儿能够在产道中顺利下降。然而，当出现痉挛性子宫收缩时，子宫收缩的频率可能会超过正常范围，间隔时间缩短至 2 分钟以下。

同时，宫缩持续时间也会延长，超过 90 秒。这种强烈而频繁的宫缩虽然看似有力，但实际上由于收缩强度过大，无法有效推动胎儿下降。这是因为子宫肌纤维过度紧张，失去协调性，无法将力量集中在推动胎儿上。例如，产妇可能会感觉到子宫强烈地收缩，疼痛非常剧烈，甚至难以忍受。这种疼痛不仅会给产妇带来身体上的痛苦，还可能导致心理上的焦躁不安。

2. 产妇剧烈疼痛

由于宫缩时间过长、频繁且强烈，产妇会感到剧烈且持续的疼痛。这种疼痛通常比正常的分娩疼痛更加难以忍受，因为子宫肌纤维的过度收缩会对周围的组织和神经产生更大的压力。产妇可能会出现面色苍白、大汗淋漓等症状，同时伴有焦躁不安的情绪。

这种疼痛和不安会对产妇的身体和心理造成很大的影响，使她们难以保持冷静和配合分娩。例如，产妇可能会因为疼痛而大声喊叫、扭动身体，这不仅会消耗体力，还可能影响分娩的进程。医护人员需要给予产妇足够的疼痛缓解措施，如使用麻醉药物或进行心理疏导，以帮助她们度过这个艰难的阶段。

3. 胎儿宫内窘迫

痉挛性子宫收缩可能导致胎盘血供不足，从而使胎儿出现宫内窘迫的情况。正常情况下，胎盘通过脐带为胎儿提供氧气和营养物质。当子宫收缩过于强烈时，会压迫胎盘血管，减少胎盘的血液供应。胎儿在缺氧的情况下，心率会出现异常，表现为心率加快或减慢。胎儿监护仪可以实时监测胎儿的心率变化，一旦发现异常，就提示胎儿宫内窘迫。这种情况非常危险，需要立即采取措施来缓解子宫收缩，改善胎盘血供，保障胎儿的生命安全。例如，医生可能会给予药物来抑制子宫收缩，或者采取紧急剖宫产等措施。

（三）不协调性子宫收缩

1. 不规律的宫缩

不协调性子宫收缩表现为子宫收缩不规则、无序。正常的宫缩应该是有规律的，不同部位的子宫肌纤维同步收缩，以产生有效的推动力，促进胎儿下降。然而，在不协调性子宫收缩的情况下，不同部位的宫缩强度和频率不一致，导致子宫收缩失去了协调性。

患者可能感觉到阵痛不规律，有时强烈，有时微弱，或者宫缩没有规律性节奏，这使产妇难以预测和适应分娩的进程。例如，产妇可能会感到疼痛的强度和时间间隔变化无常，无法确定分娩的进展情况。这种不规律的宫缩不仅会给产妇带来痛苦，还会影响产程的进展，使子宫颈扩张速度减慢，产程延长。

2. 宫口扩张缓慢

由于子宫收缩的无效性，子宫颈扩张速度减慢是不协调性子宫收缩的一个重要表现。正常的分娩过程中，子宫收缩的力量应该集中在子宫颈部位，推动子宫颈逐渐扩张。然而，当子宫收缩不协调时，力量分散，无法有效地作用于子宫颈。这会导致宫口扩张速度明显减慢，产程进展缓慢。

例如，产妇可能在很长时间内宫口扩张的程度很小，甚至停滞不前。医生需要通过检查子宫颈的情况来判断宫口扩张的速度，并采取相应的措施来促进子宫收缩的协调性，如给予镇静剂等药物，让子宫肌纤维放松后重新恢复正常的收缩节奏。

3. 胎头下降不顺

由于宫缩无力，胎儿无法有效下降，胎头可能停留在骨盆入口处或中段，长时间不动。这是因为不协调性子宫收缩无法产生足够的力量来推动胎儿在产道中下降。胎头下降不顺会延长分娩时间，增加产妇和胎儿的风险。例如，产妇可能会感到胎儿在产道中卡住，无法继续前进，同时疼痛也会持续存在。医生需要评估胎头下降的情况，并采取相应的措施，如调整产妇的体位、使用器械助产等，以帮助胎儿顺利下降。

五、妊娠期监测

妊娠期监测主要包括胎儿监护和产程监测。

1. 适应证

当产力异常导致产程延长或有胎儿窘迫风险时，持续胎心率监测和产程监测可以为医生提供重要的信息，帮助他们实时掌握胎儿的状况，及时调整治疗方案。产力异常可能会影响胎儿的氧气供应和血液循环，导致胎儿窘迫的发生。因此，对胎儿进行持续的监护和对产程进行密切的监测是非常必要的。

2. 方法

使用胎儿电子监护仪实时监测胎儿心率变化，评估是否存在宫内缺氧或其他风险因素。胎心率是反映胎儿健康状况的重要指标之一。正常情况下，胎心率在110～160次/分。如果胎心率过快或过慢，可能提示胎儿存在缺氧、窘迫等情况。通过胎儿电子监护仪，可以连续监测胎心率的变化，并记录下来供医生分析。

对于宫缩乏力的患者，通过产程图表记录宫缩强度和频率，指导催产素或其他治疗的调整。产程图表可以直观地反映产程的进展情况，包括宫缩的强度、频率、持续时间，以及子宫颈口的扩张程度、胎头的下降情况等。医生可以根据产程图表的记录，判断产程是否正常，是否需要采取干预措施。例如，如果宫缩乏力，医生可以根据产程图表的记录调整催产素的剂量和滴速，以增强宫缩强度和频率，促进产程的进展。

六、治疗方式

产力异常的治疗方式主要根据产妇的具体情况、产力异常的类型及其严重程度进行个体化干预。治疗目标是恢复有效的产力，促进宫缩协调，缩短产程，保障母婴安全。以下是产力异常的主要治疗方式。

（一）药物治疗

1. 催产素

（1）适应证：在分娩过程中，原发性宫缩乏力或继发性宫缩乏力是影响产程进展的重要因素。对于此类患者，催产素是一种重要的治疗手段。原发性宫缩乏力通常是指在分娩开始时子宫收缩强度和频率不足，而继发性宫缩乏力则是指在产程中由于各种原因导致宫缩逐渐减弱。

在这些情况下，催产素可发挥其独特的作用，通过刺激子宫平滑肌，增强子宫收缩强度和频率。这有助于加速宫口扩张，为胎儿的顺利下降创造有利条件。当子宫收缩有力时，能够更有效地推动胎儿通过产道，缩短分娩时间，降低产妇和胎儿面临的风险。

（2）使用方法：催产素通常通过静脉滴注给药，这是一种能够精确控制药物剂量和输入速度的方式。开始时以低剂量（如 1～2mU/min）进行滴注，目的是逐渐观察子宫对催产素的反应，避免因剂量过大而引起过度强烈的宫缩。随着时间的推移，根据宫缩的情况逐渐增加剂量，直至达到有效的宫缩水平。

一般来说，剂量通常不超过 20mU/min。在整个给药过程中，需要同时密切监测宫缩和胎心情况。通过电子胎心监护仪等设备，可以实时了解胎儿的心率变化，以及子宫收缩的强度和频率。如果发现宫缩过强或胎心率异常，应立即调整催产素的剂量或暂停使用，以确保母婴安全。

（3）注意事项：在使用催产素的过程中，应严格监测胎心和宫缩强度。这是因为催产素虽然可以增强宫缩，但如果使用不当，可能会导致严重的后果。例如，催产素过量可能会引起痉挛性宫缩，即子宫收缩过于强烈且持续时间较长，这会对胎儿造成极大的压力，甚至可能导致胎儿缺氧、窘迫等严重情况。此外，还有可能增加子宫破裂的风险，尤其是对于有子宫手术史、多胎妊娠、胎位异常等高危因素的产妇。因此，医护人员必须高度警惕，根据产妇的具体情况谨慎调整催产素的剂量，确保分娩过程的安全顺利。

2. 宫缩抑制药物

（1）适应证：当出现痉挛性宫缩或不协调性宫缩时，宫缩抑制药物就显得尤为重要。痉挛性宫缩是指子宫收缩过于强烈且不协调，可能会对胎儿和母体造成严重的伤害。不协调性宫缩则表现为子宫收缩的强度和频率不规则，无法有效地推动胎儿下降。在这些情况下，宫缩抑制药物（如硝苯地平或β受体激动剂）可以帮助缓解子宫过度收缩，使子宫恢复到正常的收缩状态。

（2）使用方法：硝苯地平通常口服 10～20mg，通过作用于子宫平滑肌细胞，抑制钙离子内流，从而缓解子宫痉挛。β受体激动剂（如利托君）可通过静脉注射的方式给药。利托君能够刺激β受体，使子宫平滑肌松弛，从而达到抑制宫缩的目的。在使用这些药物时，需要根据产妇的具体情况和宫缩的严重程度来确定合适的剂量和给药方式。

（3）注意事项：使用宫缩抑制药物时，需密切监测胎心和母体的血压、心率等生命体征。这是因为这些药物可能会引起些不良反应。例如，β受体激动剂可能会导致母体心率加快、血压下降等不良反应。因此，在使用过程中，医护人员要密切观察产妇的身体反应，一旦出现异常情况，应及时调整药物剂量或采取相应的治疗措施。同时，还需要考虑药物对胎儿的影响，确保胎儿的安全。

3. 镇痛药物

（1）适应证：分娩过程中的疼痛往往会给产妇带来极大的紧张和焦虑，而这种紧张和焦虑可能会进一步导致产力不足。对于因疼痛引起的紧张和焦虑导致的产力不足，适当的镇痛可以缓解疼痛，帮助产妇更好地配合分娩。常用的镇痛方式包括硬膜外麻醉和哌替啶。硬膜外麻醉主要通过在硬膜外间隙注入麻醉药物，阻断神经传导，从而减轻分娩疼痛。哌替啶则是一种阿片类药物，具有镇痛和镇静的作用。

（2）使用方法：硬膜外麻醉在分娩过程中是一种较为常用的镇痛方法。通过在特定的部位插入导管，将麻醉药缓慢地注入硬膜外间隙，从而达到缓解疼痛的效果。这种方法可以在分娩过程中持续给药，同时保留一定的宫缩力，使产妇能够在相对舒适的状态下进行分娩。哌替啶一般剂量为 50 ～ 100mg，可通过肌内注射或静脉注射。哌替啶能够迅速发挥镇痛作用，但作用时间相对较短。

（3）注意事项：在使用镇痛药物时，也需要密切关注产妇和胎儿的情况。例如，硬膜外麻醉可能会引起低血压、恶心、呕吐等不良反应，同时也可能会对宫缩产生一定的影响。哌替啶等阿片类药物可能会导致产妇出现呼吸抑制、嗜睡等不良反应，同时也可能会通过胎盘影响胎儿。因此，在使用镇痛药物时，医护人员要严格掌握适应证和禁忌证，根据产妇的具体情况合理选择药物和给药方式，并密切监测产妇和胎儿的生命体征，确保分娩过程的安全。

（二）物理及辅助治疗

1. 体位调整

（1）适应证：在分娩过程中，胎儿下降不顺或胎头位置不理想是较为常见的情况，此时改变产妇的体位是一种有效的辅助手段。对于这类患者，通过调整体位能够帮助胎儿顺利下降，促进分娩进展。胎儿在母体内的位置和下降情况受到多种因素的影响，包括子宫的形状、骨盆的结构及胎儿自身的姿势等。当出现胎儿下降不顺或胎头位置不理想时，可能会导致产程延长，增加产妇和胎儿的风险。因此，采取适当的体位调整措施具有重要的临床意义。

（2）方法：产妇可以尝试采取侧卧位、半卧位、直立位或膝胸位等不同的体位。这些体位的调整可以帮助改善胎儿与产道的关系，减少产程中的阻力。例如，侧卧位可以使子宫向一侧倾斜，减轻对下腔静脉的压迫，增加胎盘的血液供应，同时也可以改变胎儿在子宫内的位置，使其更容易通过产道。半卧位可以使产妇的骨盆入口平面更加宽敞，有利于胎头的入盆和下降。直立位可以利用重力的作用，促进胎儿下降，同时也可以增加子宫收缩的强度和频率。膝胸位则可以使胎儿的重心向前移动，有助于胎头转向正确位置，特别是在胎位异常或枕后位时，这种体位调整尤为重要。

2. 人工破膜术

（1）适应证：对于产程进展缓慢且羊膜尚未破裂的产妇，人工破膜是一种有效的治疗手段。在分娩过程中，羊膜的破裂通常会自然发生，但在某些情况下，羊膜可能会延迟破裂，从而影响产程的进展。此时，人工破膜可以增加子宫内压力，增强宫缩强度，促进胎儿下降。人工破膜的时机需要根据产妇的具体情况进行判断，一般在产程进展缓慢、子宫颈口扩张一定程度且胎头已下降至一定位置时进行。

（2）操作方法：人工破膜是一项需要谨慎操作的技术。通常通过使用消毒的器械，如破膜钳或针头，在严格的无菌条件下破开羊膜，帮助羊水排出。羊水的排出可以减少子宫内的压力，使胎头更加紧密地贴合子宫颈，增加胎头对子宫颈的压力，从而刺激子宫收缩。同时，羊水的流出也可以作为一种信号，提示产程进入了一个新的阶段，需要加强对产妇和胎儿的监测。

（3）注意事项：在实施人工破膜前，需要确认胎头已固定。这是因为如果胎头未固定，羊水流出过快可能会导致脐带脱垂。脐带脱垂是一种严重的并发症，可能会导致胎儿缺氧甚至死亡。因此，在进行人工破膜前，医生需要通过检查确定胎头的位置，并做好相应的准备工作，以防脐带脱垂的发生。

（三）手术治疗

1. 助产手术

（1）适应证：在某些情况下，助产手术是必要的选择。对于产程停滞、产力不足或胎头停留在骨盆中下段的情况，助产手术可以帮助胎儿尽快分娩，降低母婴的风险。产程停滞是指分娩过程中，产程进展缓慢或停止，这可能是由于多种原因引起的，如宫缩乏力、胎位异常、胎儿过大等。产力不足则是指子宫收缩的强度和频率不足以推动胎儿下降。胎头停留在骨盆中下段可能会导致胎儿窘迫、难产等严重后果。

（2）胎头吸引术：是一种常用的助产手术方法。使用负压吸引器固定胎头，利用产妇的宫缩和用力协助胎头分娩。在进行胎头吸引术时，医生会将吸引器的杯状部分放置在胎儿的头部，通过产生负压将胎头吸引住。然后，在产妇的宫缩和用力的配合下，轻轻牵引吸引器，帮助胎头通过产道。胎头吸引术的优点是操作相对简单，对产妇和胎儿的损伤较小，但需要注意吸引器的压力和牵引的力度，避免对胎儿头部造成损伤。

（3）产钳助产术：是另一种常用的助产手术方法。使用产钳夹住胎头，帮助胎头通过产道。产钳助产术适用于胎头位置合适且胎儿健康状况良好的产妇。在进行产钳助产术时，医生需要准确地将产钳放置在胎儿的头部，并掌握好产钳的夹力和牵引的方向。产钳助产术的优点是可以快速、有效地帮助胎儿分娩，但操作难度较大，对医生的技术要求较高，同时也可能会对产妇和胎儿造成一定的损伤，如会阴撕裂、胎儿头部损伤等。

（4）注意事项：无论是胎头吸引术还是产钳助产术，都需要确保胎儿头部位置合适，并避免胎儿头部损伤或软组织撕裂。在进行助产手术前，医生需要对产妇和胎儿的情况进行全面的评估，确定手术的适应证和禁忌证。在手术过程中，医生需要严格遵守操作规程，轻柔地操作器械，避免对产妇和胎儿造成不必要的损伤。同时，还需要密切观察产妇和胎儿的生命体征，及时处理可能出现的并发症。

2. 剖宫产

（1）适应证：当药物治疗无效，或出现胎儿窘迫、胎位异常或胎儿无法通过产道等情况时，剖宫产是一种必要的手术方式。剖宫产可以避免产程进一步延长，保障母婴安全。胎儿窘迫是指胎儿在子宫内因缺氧而出现的一系列症状，如胎心率异常、胎动减少等。胎位异常是指胎儿在子宫内的位置不正常，如横位、臀位等。胎儿无法通过产道可能是由于胎儿过大、骨盆狭窄、胎位异常等所致。在这些情况下，剖宫产可以迅速结束分娩，避免对母婴造成更大的伤害。

（2）操作方法：剖宫产是通过腹部切开子宫，直接取出胎儿。手术通常在硬膜外麻醉或全身麻醉下进行。医生会在产妇的腹部做一个切口，然后依次切开子宫壁，取出胎儿和胎盘。剖宫产手术需要严格的无菌操作和精细的手术技巧，以确保手术的安全和成功。特别适用于产力极度不足或胎儿过大无法顺产的产妇。在这些情况下，顺产可能会导致产程延长、难产、胎儿窘迫等严重后果，而剖宫产可以有效地避免这些风险。

（3）注意事项：剖宫产需要做好术前准备，特别是在合并产力异常的情况下。术前需要对产妇进行全面的评估，包括身体状况、胎儿情况、手术风险等。同时，还需要做好手术器械、药品、血液制品等的准备工作。术中需要谨慎操作，防止大出血等并发症的发生。剖宫产手术可能会导致出血、感染、子宫切口愈合不良等并发症，因此医生需要在手术过程中严格止血，加强对子宫切口的缝合和处理，同时给予预防性的抗生素治疗。术后还需要密切观察产妇的生命体征和伤口愈合情况，及时处理可能出现的并发症。

第二节　产道异常

一、概述

产道异常是指在分娩过程中，胎儿通过的产道存在结构性或功能性障碍，导致胎儿无法顺利通过，从而影响分娩的进展。产道分为骨产道和软产道，因此产道异常涉及骨盆的骨性结构异常、软产道组织异常或两者兼有。常见的产道异常包括骨盆狭窄、骨盆畸形、软产道阻塞（如子宫颈、阴道或会阴部异常）。这些异常会导致分娩停滞、难产，并可能引发胎儿窘迫、母体软组织损伤等并发症，通常需要特殊的助产方式或手术干预来解决。

二、病因与发病机制

（一）病因

1. 骨产道异常

（1）骨盆狭窄：在产道异常中占据重要地位，是导致分娩困难的关键因素之一。骨盆作为胎儿娩出的重要通道，其径线的大小直接关系到胎儿能否顺利通过。当骨盆的某一径线过小，无论是入口、中腔还是出口，都会对分娩过程产生严重影响。入口狭窄意味着胎儿难以顺利入盆，可能导致胎位异常或产程停滞。中骨盆狭窄会影响胎儿在产道中的下降和旋转，使分娩进程受阻。出口狭窄则可能使胎儿在娩出阶段面临困难，增加难产的风险。例如，在入口狭窄的情况下，若胎儿头部较大，可能无法顺利进入骨盆，从而引发一系列问题。医生在产前检查中，会通过测量骨盆的各个径线，如髂棘间径、髂嵴间径、骶耻外径等，来评估骨盆的大小和形态，以判断是否存在骨盆狭窄的情况。

（2）骨盆畸形：骨盆形态的异常同样会对分娩产生重大影响。平骨盆、类男性骨盆、楔形骨盆等畸形骨盆通常源于先天性发育异常、营养不良、佝偻病或外伤等原因。先天性发育异常可能是由于胚胎发育过程中的基因突变或其他因素导致骨盆结构异常。营养不良，尤其是在儿童时期缺乏足够的营养，可能影响骨骼的正常发育，导致骨盆畸形。佝偻病是由于维生素 D 缺乏引起的钙磷代谢紊乱，使骨骼软化变形，也可能累及骨盆。外伤则可能导致骨盆骨折后愈合不良，形成畸形。这些畸形骨盆会严重影响胎头入盆及下降，使分娩进程异常。例如，类男性骨盆的形态特点使胎儿在入盆和下降过程中难以找到合适的角度，容易导致产程延长或难产。

（3）骨盆外伤或手术后畸形：骨折、骨盆手术、感染等情况都可能导致骨盆变形，进而影响产道的正常通畅性。骨盆骨折如果没有得到正确的治疗和愈合，可能会改变骨盆的结构和径线。骨盆手术，如某些妇科手术或肿瘤切除手术，可能会对骨盆的结构造成破坏。感染，尤其是严重的骨盆感染，可能引起骨骼的破坏和变形。例如，骨盆骨折后，如果愈合不良，可能会出现骨盆倾斜或径线改变，影响胎儿的通过。手术后的骨盆可能会出现瘢痕组织增生，影响肌肉和韧带的弹性，也会对分娩产生不利影响。

（4）脊柱和骨盆发育异常：脊柱侧弯、骨盆倾斜等异常情况会影响骨盆的正常形态和功能，进而导致胎儿难以顺利通过骨产道。脊柱侧弯可能是由于先天性畸形、神经肌肉疾病或不良姿势等原因引起。脊柱侧弯会改变身体的重心和力学平衡，进而影响骨盆的位置和角度。骨盆倾斜是由于下肢长度不等、脊柱侧弯或肌肉不平衡等原因引起。骨盆倾斜会使骨盆的各个径线发生改变，影响胎儿的入盆和下降。例如，脊柱侧弯严重的孕妇，其骨盆会出现明显的倾斜，导致胎儿在产道中的位置异常，增加分娩的难度。

2. 软产道异常

（1）子宫颈异常：子宫颈发育不全、子宫颈硬化、子宫颈肌瘤或子宫颈手术史都可能导致子宫颈扩张困难，从而影响产程进展。子宫颈发育不全可能是由于先天性因素或内分泌失调等引起，使子宫颈组织薄弱或弹性不足。子宫颈硬化可能是由于慢性炎症、年龄增长或某些药物的影响，导致子宫颈组织变硬，难以扩张。子宫颈肌瘤是一种常见的妇科疾病，肌瘤的存在可能会阻塞子宫颈口，影响胎儿的通过。子宫颈手术史，如子宫颈环扎术、子宫颈锥切术等，可能会在子宫颈处留下瘢痕组织，影响子宫颈的弹性和扩张能力。例如，子宫颈环扎术后的孕妇，在分娩时需要拆除环扎线，但瘢痕组织可能会使子宫颈扩张缓慢，增加产程时间。

（2）阴道和会阴异常：阴道发育异常、阴道狭窄、阴道肿瘤、会阴瘢痕、会阴部手术史等都会引起产道狭窄，导致分娩困难。阴道发育异常可能是由于先天性畸形，如阴道纵隔、阴道横隔等，使阴道的通畅性受到影响。阴道狭窄可能是由于炎症、外伤或手术等引起，使阴道的直径变小。阴道肿瘤，无论是良性还是恶性，都可能占据产道空间，阻碍胎儿的下降。会阴瘢痕可能是由于会阴撕裂后愈合不良或会阴侧切术后瘢痕增生引起，会影响会阴的弹性和扩张能力。会阴部手术史，如会阴修补术等，也可能会留下瘢痕组织，影响分娩。例如，阴道狭窄的孕妇，在分娩时可能需要进行阴道扩张术或剖宫产，以确保母婴安全。

（3）阴道壁松弛或会阴裂伤：某些多产妇因多次妊娠导致阴道壁松弛，不能有效支持胎头下降。这是因为多次妊娠和分娩会使阴道壁的肌肉和筋膜组织过度伸展，失去弹性。会阴裂伤如果没有得到及时和正确的修复，也可能妨碍胎儿通过。会阴裂伤可能是由于分娩过程中的过度用力、胎儿过大或助产操作不当等原因引起。例如，阴道壁松弛的孕妇在分娩时，可能会出现胎头下降缓慢或停滞的情况，需要采取特殊的助产措施。会阴裂伤严重的孕妇，可能需要在分娩后进行再次手术修复。

（4）盆腔肿瘤：如子宫肌瘤、卵巢囊肿等阻塞产道，影响胎儿正常下降。盆腔肿瘤的存在会占据产道空间，使胎儿无法顺利通过。子宫肌瘤是女性常见的盆腔肿瘤之一，如果肌瘤较大或位于产道附近，可能会阻碍胎儿的下降。卵巢囊肿在某些情况下也可能对分娩产生影响。例如，巨大的子宫肌瘤可能会使产道变形，增加难产的风险。医生在产前检查中，会通过超声等检查手段来发现盆腔肿瘤，并评估其对分娩的影响，以便制定合适的分娩计划。

（5）胎膜早破或羊水过少：导致胎头过早贴近产道，使产道缺乏缓冲和润滑作用，导致分娩阻力增大。正常情况下，羊水在分娩过程中起到缓冲和润滑的作用，有助于胎儿的下降。当羊水过少时，胎头与产道之间的摩擦力增大，使分娩变得困难。

胎膜早破可能会使羊水过早流出，同样会减少羊水的量，增加分娩阻力。例如，胎膜早破后，如果羊水流出过多，胎头可能会直接压迫产道，引起疼痛和分娩困难。医生在处理胎膜早破或羊水过少的情况时，会密切观察产程进展，根据具体情况采取相应的措施，如促进子宫颈成熟、引产或剖宫产等。

（二）发病机制

1. 骨产道异常的发病机制

（1）骨盆径线缩短：骨盆作为胎儿娩出的重要通道，其径线的正常长度对于分娩的顺利进行至关重要。当出现骨盆狭窄或骨盆畸形时，会导致骨盆径线，尤其是入口、中腔和出口径线的缩短或变形。这种变化会直接影响胎头的入盆和通过。在正常情况下，胎儿的头部需要通过骨盆入口进入骨产道，然后在中腔和出口逐渐下降和娩出。

如果骨盆径线缩短，胎头与骨盆之间的间隙变小，胎头入盆就会变得困难。例如，入口径线缩短可能使胎头无法顺利进入骨盆，导致胎头高浮，产程延长。中腔径线缩短会影响胎头在骨产道中的下降和旋转，使分娩进程受阻。出口径线缩短则可能在胎儿娩出阶段造成困难，增加难产的风险。这种胎头与骨盆的不匹配会引起一系列问题，不仅会延长分娩时间，还可能导致胎儿窘迫、母体软产道损伤等并发症。

（2）胎头与骨盆的不匹配：在骨盆狭窄或骨盆畸形的情况下，胎头难以顺利进入骨盆是一个常见的问题。由于骨盆的结构异常，胎头无法找到合适的角度和位置进入骨产道。即使胎头勉强进入，也可能在后续的下降过程中遇到困难。这种不匹配会导致头盆不称，即胎头与骨盆大小不相适应。头盆不称会阻碍胎儿通过骨产道，使分娩过程变得异常艰难。

例如，在某些严重的骨盆狭窄患者中，胎头可能被卡在骨盆入口处，无法继续下降，导致产程停滞。此时，医生需要根据具体情况采取相应的措施，如剖宫产等，以确保母婴安全。此外，头盆不称还可能引起宫缩乏力或宫缩过强。当胎头无法顺利下降时，子宫会持续收缩，试图推动胎儿，但由于阻力过大，可能导致宫缩乏力。另一方面，子宫也可能过度收缩，引起宫缩过强，这会增加子宫破裂、胎儿窘迫等风险。

（3）骨盆形态异常对胎位的影响：骨盆畸形不仅会影响胎头的入盆和下降，还可能导致胎儿在宫内位置不正。正常情况下，胎儿在子宫内的胎位应该是头位，即胎儿头部朝下，这样有利于分娩。然而，在骨盆畸形的情况下，胎儿可能会出现枕后位、横位等异常胎位。例如，某些骨盆畸形可能使子宫内的空间发生改变，导致胎儿无法自然转成头位。

枕后位时，胎儿的头部向后旋转，与骨盆的角度不匹配，增加了分娩的难度。横位则更为危险，胎儿的身体与骨盆呈垂直状态，无法通过正常的分娩方式娩出。这些胎位异常会增加分娩的复杂性，容易引起胎儿窘迫。胎儿在异常胎位下，可能会受到骨盆的压迫，导致血液循环受阻，从而引起缺氧。此外，分娩过程中，胎儿的头部或身体可能无法顺利通过产道，延长分娩时间，进一步加重胎儿的缺氧情况。

2. 软产道异常的发病机制

（1）子宫颈扩张困难：子宫颈在分娩过程中发挥着至关重要的作用，需要逐渐扩张，以便胎儿能够顺利通过。然而，当出现子宫颈发育不良、子宫颈硬化或瘢痕等异常情况时，子宫颈在分娩过程中无法正常扩张。子宫颈发育不良可能是由于先天性因素或内分泌失调等引起，导致子宫颈组织薄弱或弹性不足。

子宫颈硬化可能是由于慢性炎症、年龄增长或某些药物的影响，使子宫颈组织变硬，难以扩张。子宫颈瘢痕通常是由于子宫颈手术史，如子宫颈锥切术、子宫颈环扎术等留下的。这些异常情况会导致子宫颈扩张不充分，影响胎头通过。例如，在分娩过程中，如果子宫颈扩张缓慢或停滞，会导致分娩停滞。此时，子宫会持续收缩，但由于子宫颈无法扩张，胎儿无法下降，产程无法继续进行。此外，子宫颈扩张不充分还可能导致宫缩过强。子宫为了推动胎儿通过狭窄的子宫颈，会加强收缩力度，这可能会增加母婴并发症的风险，如子宫破裂、胎儿窘迫等。

（2）阴道、会阴阻塞：阴道和会阴是软产道的重要组成部分，它们的通畅性对于胎儿的顺利分娩至关重要。当阴道和会阴出现狭窄、瘢痕或肿瘤阻塞产道时，胎儿无法顺利通过。阴道狭窄可能是由于先天性畸形、炎症、外伤或手术等引起。会阴瘢痕通常是由于会阴撕裂后愈合不良或会阴侧切术后瘢痕增生引起。

肿瘤，如阴道肿瘤或盆腔肿瘤侵犯阴道，也会阻塞产道。在分娩的第二产程，即胎儿娩出阶段，这种阻力过大可能导致胎头滞留。胎头长时间停留在产道中，会增加胎儿窘迫、窒息等风险。同时，也会增加母体软产道损伤的可能性，如会阴撕裂、阴道裂伤等。例如，在阴道狭窄的情况下，胎儿的头部可能无法顺利通过阴道，导致分娩困难。医生可能需要采取特殊的助产措施，如阴道扩张术或剖宫产，以确保母婴安全。

（3）盆腔肿物的机械阻碍：盆腔肿瘤（如子宫肌瘤、卵巢囊肿等）在某些情况下可能会占据产道空间，形成机械性阻碍，妨碍胎儿的正常下降和分娩。子宫肌瘤是女性常见的盆腔肿瘤之一，如果肌瘤较大或位于产道附近，可能会阻碍胎儿的下降。卵巢囊肿在某些情况下也可能对分娩产生影响。

例如，巨大的子宫肌瘤可能会使产道变形，胎儿无法顺利通过。此时，医生需要根据肿瘤的大小、位置和性质，以及分娩的进展情况，决定是否需要采取剖宫产或其他手术方式来确保母婴安全。此外，盆腔肿物还可能引起其他并发症，如出血、感染等。在分娩过程中，肿瘤可能会受到挤压或破裂，导致出血。同时，肿瘤也可能成为感染的来源，增加母婴感染的风险。

（4）产道弹性不足或损伤：软产道的弹性对于胎儿的顺利分娩至关重要。当软产道过度松弛或瘢痕形成时，会导致产道弹性不足或狭窄，影响胎儿正常下降和分娩的进程。多产妇由于多次妊娠和分娩，阴道壁的肌肉和筋膜组织可能会过度伸展，导致软产道过度松弛。

这种情况下，胎儿在下降过程中可能无法得到足够的支撑，导致分娩困难。会阴裂伤修复不当是导致瘢痕形成的常见原因之一。如果会阴裂伤没有得到及时和正确的修复，瘢痕组织可能会使产道狭窄，影响胎儿的通过。例如，软产道弹性不足可能会使胎儿在下降过程中受到阻碍，产程延长。瘢痕形成可能会导致会阴疼痛，增加产妇的痛苦，同时也可能影响分娩后的恢复。

3. 胎儿与产道不协调

（1）胎头过大：胎儿巨大儿或胎头水肿可能导致胎头与产道不协调。巨大儿通常是由于孕妇在妊娠期营养过剩、糖尿病等原因引起。胎头水肿可能是由于胎儿在宫内受到压迫、产程延长等原因导致。当胎头过大时，产道无法适应胎头的大小，使得分娩困难。

例如，在分娩过程中，巨大儿的胎头可能无法顺利通过骨盆入口，导致产程停滞。胎头水肿会使胎头的体积增大，进一步加重分娩的难度。医生可能需要采取特殊的助产措施，如产钳助产或剖宫产，以确保母婴安全。此外，胎头过大还可能导致母体软产道损伤，如会阴撕裂、阴道裂伤等。

（2）胎位异常：如枕后位、横位、臀位等，胎儿与产道的配合不良，使得胎儿通过产道的角度和力量受到影响，导致分娩受阻。胎位异常的原因可能是多方面的，如子宫畸形、多胎妊娠、羊水过多或过少等。

例如，枕后位时，胎儿的头部向后旋转，与骨盆的角度不匹配，增加了分娩的难度。横位则更为危险，胎儿的身体与骨盆呈垂直状态，无法通过正常的分娩方式娩出。臀位时，胎儿的臀部或足部先露，也会增加分娩的复杂性。胎位异常需要医生在产前进行准确的诊断，并根据具体情况制定合适的分娩计划。在某些情况下，可能需要进行剖宫产，以确保母婴安全。

三、诊断与鉴别诊断

产道异常是指在分娩过程中，由于骨盆、软产道或其他解剖结构的异常，导致胎儿无法顺利通过产道，影响正常分娩。产道异常是产程延长或难产的常见原因之一。及时、准确的诊断与鉴别诊断对保障母婴安全至关重要。以下是产道异常的诊断与鉴别诊断。

（一）产道异常的诊断

产道异常是分娩过程中可能面临的重要问题，其准确诊断对于保障母婴安全至关重要。产道异常主要分为骨产道异常和软产道异常两大类，诊断通常依据病史、临床检查及影像学检查等手段。

1. 骨产道异常

骨产道异常通常是由骨盆狭窄或变形所引起，对胎儿通过产道的能力产生显著影响。在众多因素中，常见的骨产道异常包括骨盆狭窄、骨盆畸形及先天性骨盆异常等情况。

骨盆狭窄是较为常见的骨产道异常类型。正常情况下，骨盆的大小和形态应能够适应胎儿的通过。然而，当骨盆狭窄时，胎儿在分娩过程中可能会面临困难。这种狭窄可能发生在骨盆的不同部位，如骨盆入口、骨盆腔及骨盆出口。例如，骨盆入口狭窄可能导致胎儿难以入盆，进而影响分娩的启动。

骨盆畸形也是骨产道异常的一种表现形式，如骨盆前倾或后倾。这些畸形可能改变骨盆的角度和空间，影响胎儿的下降和旋转。先天性骨盆异常则可能是由于遗传或发育过程中的异常所导致，其形态和结构可能与正常骨盆有较大差异。

对于骨产道异常的诊断，骨盆测量是重要的手段之一。可以通过影像学或临床手法来测量骨盆径线，以评估骨产道的大小。具体而言，包括对骨盆入口、骨盆腔及骨盆出口的径线进行测量。正常情况下，骨盆入口径一般应大于 11.5cm，若小于此值，则可能存在骨盆入口狭窄等异常情况。

此外，影像学检查在骨产道异常的诊断中也发挥着关键作用。通过 X 线检查、CT 扫描或 MRI 等技术，可以对骨盆结构进行详细评估。尤其是在产前怀疑骨产道异常的患者中，影像学检查能够提供更为准确的骨盆形态和大小信息，帮助医生制定合理的分娩计划。例如，X 线检查可以提供骨盆的整体轮廓和结构信息，CT 扫描则能够更清晰地显示骨盆的细节和骨质情况，MRI 则在软组织的显示方面具有优势，可以更好地评估骨盆周围的软组织结构对分娩的影响。

2. 软产道异常

软产道异常包括子宫颈、阴道及会阴等部位的异常情况。其中，子宫颈发育不良、阴道狭窄、盆腔肿瘤、阴道横隔或纵隔等都是较为常见的软产道异常表现。

阴道检查是诊断软产道异常的重要方法之一。通过阴道检查，可以评估子宫颈的扩张度、阴道的通畅性、胎头的位置及胎膜的状态。如果存在阴道狭窄、阴道隔膜或其他阻碍胎儿通过的情况，就需要进一步进行详细评估。

例如，阴道狭窄可能会限制胎儿的下降，导致分娩困难。阴道隔膜可能会阻碍胎儿的通过，需要在分娩前进行处理。此外，盆腔肿瘤或其他肿块也可能对软产道造成影响。软产道中的肿瘤，如子宫肌瘤、卵巢囊肿等，可能会阻碍胎儿下降。通过影像学检查，如超声、MRI 等，可以明确肿块的性质、大小及位置。这些检查能够帮助医生判断肿瘤对分娩的影响程度，并制定相应的处理方案。子宫颈异常也是软产道异常的一个重要方面。

子宫颈发育不良、子宫颈狭窄或子宫颈硬化可能导致子宫颈扩张不良，影响胎儿的娩出。例如，子宫颈发育不良可能导致子宫颈无法正常扩张，增加难产的风险。子宫颈狭窄可能会阻碍胎儿的通过，需要进行适当的处理，如子宫颈扩张术等。

（二）产道异常的鉴别诊断

产道异常应与其他导致分娩进展缓慢或停滞的原因进行鉴别，包括产力异常、胎位异常、胎盘异常等情况。

1. 产力异常

产力异常是指子宫收缩乏力或宫缩过强导致的产程延长或停滞。与产道异常不同，产力异常的患者宫缩活动减弱或不协调。通过宫缩监测可发现子宫收缩不充分或过强，而产道本身无明显异常。产力异常的诊断主要依靠宫缩监测，表现为宫缩强度不足（低于30mmHg）或宫缩频率异常。

2. 胎位异常

胎位异常包括胎头不正、肩难产、横位、臀位等情况，胎位异常可能导致胎儿无法顺利通过产道。通过产前超声或阴道检查可以发现胎位异常，胎头位置与骨产道关系不协调。与产道异常不同，胎位异常的宫缩通常是正常的，诊断主要依靠胎位的评估。

3. 胎盘异常

胎盘异常包括前置胎盘、胎盘早剥等，这些情况可能导致分娩进展受阻。前置胎盘是指胎盘附着于子宫下段，部分或完全覆盖子宫颈内口，胎儿无法正常通过产道。胎盘早剥则是胎盘在胎儿娩出前部分或完全脱离子宫壁，导致宫缩异常及胎儿缺氧。超声检查是诊断胎盘异常的主要手段。与产道异常不同，胎盘异常伴随有出血、胎心率异常等症状。

4. 胎儿窘迫

胎儿窘迫是指胎儿在宫内因缺氧或其他原因出现危急情况，导致胎心率异常、胎动减少等表现。胎儿窘迫可能与宫缩异常或产道异常无直接关系，但在分娩过程中产力正常或产道无明显异常的情况下，若胎儿出现窘迫，需要通过胎心率监测和其他评估手段进行鉴别。胎儿窘迫的主要表现为胎心率监测中出现胎心率减慢或胎心变异消失。

（三）诊断手段

诊断产道异常通常依赖以下三种手段。

1. 病史采集

病史采集在产道异常的诊断中具有重要的基础作用。通过全面而细致地了解患者既往是否有骨盆手术史、外伤史、发育异常等情况，可以为评估是否存在骨产道异常的可能性提供关键线索。如果患者曾有骨盆手术史，手术可能对骨盆的结构和形态产生影响，如导致骨盆狭窄或变形，从而增加产道异常的风险。

外伤史同样不容忽视，严重的骨盆外伤可能导致骨盆骨折或畸形愈合，影响产道的通畅性。发育异常情况，如先天性骨盆畸形、脊柱侧弯等，可能从出生起就对骨产道的发育产生不良影响。详细了解这些病史信息，有助于医生在诊断产道异常时形成初步的判断，并为后续的检查和诊断提供重要的参考依据。

2. 临床检查

临床检查在产道异常的诊断中起着关键作用。通过盆腔检查，医生可以直接评估骨盆大小、阴道和子宫颈的情况。骨盆大小的测量是其中的重要环节，包括测量骨盆的各个径线，如骨盆入口前后径、横径，中骨盆及骨盆出口的径线等。这些测量数据可以帮助医生判断胎儿能否顺利通过骨产道。

如果骨盆径线过小，可能导致胎儿无法正常通过，从而引发难产。同时，观察阴道和子宫颈的情况也至关重要。医生会检查阴道是否存在狭窄、畸形、肿物等异常情况。阴道狭窄可能会阻碍胎儿的下降和分娩过程。子宫颈的检查包括评估子宫颈的成熟度、长度、扩张程度等。如果子宫颈存在发育不良、瘢痕形成等问题，可能影响分娩的进展。通过这些临床检查，医生可以直观地发现产道结构的异常，为诊断产道异常提供重要依据。

3. 影像学检查

影像学检查为诊断产道异常提供了更为详细和准确的信息。X 线骨盆测量在过去曾被广泛应用，可以提供骨产道的精确测量数据。然而，由于 X 线存在辐射风险，目前使用相对较少。相比之下，MRI 和超声等影像学工具则更为常用。MRI 具有高分辨率和多平面成像的优势，可以清晰地显示骨产道、软产道及胎儿位置和胎盘情况。

MRI 能够提供关于骨盆结构、软组织病变及胎儿与产道关系的详细信息，有助于明确诊断产道异常的具体类型，并与其他可能导致分娩困难的情况进行鉴别诊断。超声检查则具有无创、便捷、可重复等优点。通过超声可以观察骨盆的形态、测量骨盆径线，评估软产道的结构和血流情况，以及监测胎儿的位置和发育情况。这些影像学检查手段的综合应用，可以为产道异常的诊断提供全面而准确的信息，为制定合理的分娩方案提供重要依据。

四、临床表现

产道异常的临床表现取决于骨产道或软产道的具体异常类型及异常的严重程度。通常表现为产程延长、分娩停滞、胎儿无法顺利通过产道，甚至引发母婴并发症。以下是产道异常的常见临床表现。

1. 产程延长或停滞

（1）第一产程延长：产道异常在分娩过程中可能引发一系列问题，其中之一便是第一产程延长。第一产程即宫口扩张期，正常情况下，宫口应随着宫缩逐渐扩张，为胎儿的娩出做好准备。然而，由于产道异常，特别是骨盆狭窄或子宫颈扩张不良，宫口扩张速度会显著缓慢。骨盆狭窄会使胎儿通过产道的空间受限，阻碍宫口的正常扩张。

例如，当骨盆入口狭窄时，胎儿的头部难以顺利进入骨盆，对子宫颈的压迫不足，从而导致宫口扩张缓慢。子宫颈扩张不良可能是由于子宫颈发育异常、子宫颈硬化或瘢痕等引起。在这些情况下，子宫颈组织的弹性和扩张能力下降，无法在宫缩的作用下正常打开。尽管宫缩可能正常，但由于产道的阻碍，宫口每小时扩张少于1cm，远远低于正常速度。第一产程的延长不仅给产妇带来身体上的痛苦和心理上的压力，还增加了母婴并发症的发生风险。长时间的分娩过程可能导致产妇疲劳、脱水、感染等问题，同时也可能使胎儿面临缺氧、窘迫等危险。

（2）第二产程停滞：第二产程是胎儿分娩的关键阶段，但产道异常可能导致这一阶段出现停滞。胎儿在第二产程中不能顺利下降，胎头停留在产道中段，无法通过。尤其在骨盆狭窄、胎位异常或软产道阻塞的情况下，问题更为突出。骨盆狭窄会限制胎儿的下降空间，使胎头在产道内受阻。

例如，当骨盆出口狭窄时，胎儿的头部可能无法顺利通过，即使宫缩强烈，也无法推动胎头继续下降。胎位异常也会影响胎儿的下降。如果胎儿处于枕后位、横位或臀位等异常胎位，胎头与产道的角度不匹配，增加了分娩的难度。软产道阻塞，如阴道狭窄、子宫颈扩张不足或盆腔肿瘤阻塞等，同样会阻碍胎儿的下降。在这些情况下，分娩进展停止，需要及时采取措施，如助产或剖宫产，以确保母婴安全。

2. 胎儿下降缓慢或停滞

（1）胎头高位停滞：胎头不能有效入盆是产道异常的一个重要表现。特别是在骨盆入口狭窄或头盆不称时，胎头高位停滞于骨盆入口处，无法下降。骨盆入口狭窄可能是由于骨盆结构异常、先天性畸形或外伤等原因引起。头盆不称是指胎儿的头部与骨盆大小不相适应，可能是由于胎儿过大、骨盆过小或两者兼而有之。当胎头高位停滞时，不仅会延长分娩时间，还可能导致胎儿窘迫。胎儿在子宫内长时间处于高位，受到的压力不均匀，容易引起血液循环障碍，导致缺氧。此外，胎头高位停滞还可能引发宫缩乏力或不协调，进一步影响分娩进程。

（2）胎头低位停滞：当骨盆中腔或出口狭窄或存在软产道异常时，胎头虽已下降，但可能停滞在中腔或出口处，无法继续通过产道。骨盆中腔或出口狭窄可能是由于骨盆畸形、骨折愈合不良或肿瘤压迫等引起。软产道异常，如子宫颈硬化、阴道狭窄等，也会阻碍胎头的进一步下降。在这种情况下，产妇可能会感到强烈的疼痛和压力，但分娩却无法继续进行。胎头低位停滞同样会增加母婴并发症的发生风险，如会阴撕裂、感染、胎儿窘迫等。医生需要根据具体情况采取相应的措施，如会阴切开、产钳助产或剖宫产，以尽快结束分娩。

3. 宫缩强而无效

产妇在产道异常的情况下，常感到频繁而强烈的宫缩，但产程进展缓慢或胎头无明显下降。这通常发生在骨盆狭窄、骨盆畸形或软产道阻塞的情况下。尽管子宫在不断收缩，但由于产道的阻碍，宫缩不能有效推动胎头下降，导致无效分娩。骨盆狭窄和畸形会限制胎头的下降空间，使宫缩的力量无法充分发挥。

软产道阻塞则会增加胎儿通过的阻力，使宫缩无法将胎儿顺利推出。例如，在骨盆狭窄的情况下，宫缩可能会使胎儿的头部受到更大的压力，但由于空间受限，胎头无法下降。这种情况不仅会让产妇感到极度痛苦，还可能导致子宫破裂、胎儿窘迫等严重后果。医生需要密切观察产程进展，及时采取措施，如调整产妇的体位、使用药物抑制宫缩或选择剖宫产等，以免不良后果的发生。

4. 胎位异常

（1）枕后位、横位或臀位：由于骨盆形态异常或软产道阻碍，胎儿在产程中可能发生胎位异常。骨盆畸形可能会改变子宫内的空间结构，使胎儿无法自然转成头位。软产道阻塞也可能影响胎儿的转动和下降，导致胎位异常。例如，当骨盆入口狭窄时，胎儿的头部可能无法顺利进入骨盆，从而发生枕后位或横位。

胎位异常会使胎头与产道无法匹配，增加分娩阻力。枕后位时，胎儿的头部向后旋转，与骨盆的角度不匹配，需要更大的力量才能通过产道。横位则更为危险，胎儿的身体与骨盆呈垂直状态，无法通过正常的分娩方式娩出。臀位时，胎儿的臀部或足部先露，也会增加分娩的复杂性和风险。医生需要根据胎位异常的具体情况，选择合适的分娩方式，如剖宫产或助产，以确保母婴安全。

（2）胎头不对称入盆：在骨盆狭窄或畸形的情况下，胎头可能不规则入盆或偏离中轴，导致胎儿与产道的不协调。这种情况会进一步影响分娩进展。骨盆狭窄会使胎头受到不均匀的压力，导致入盆困难或不对称。骨盆畸形可能会使产道的形状发生改变，使胎头无法正常入盆。胎头不对称入盆会使分娩过程更加困难，容易引起会阴撕裂、胎儿窘迫等并发症。医生需要通过超声检查等手段及时发现胎头不对称入盆的情况，并采取相应的措施，如调整胎位、选择合适的分娩方式等。

五、妊娠期监测

1. 骨盆测量

（1）适应证：在妇产科临床实践中，对于怀疑有骨盆狭窄的产妇，骨盆测量具有重要的诊断价值。骨盆狭窄可能会对分娩方式产生重大影响，因此准确评估骨盆的可通过性至关重要。此时，可借助影像学检查手段，如 X 线骨盆测量和 MRI。

X 线骨盆测量可以较为直观地显示骨盆的各个径线，包括入口前后径、中骨盆横径、出口前后径等，同时也能观察骨盆的整体形态。MRI 则具有更高的软组织分辨率，可以更清晰地显示骨盆的软组织结构及与周围器官的关系。

通过这些影像学检查，可以全面评估骨盆的大小、形态及是否存在畸形等情况，从而判断骨盆对胎儿的可通过性。这一评估结果为决定是否行阴道分娩或剖宫产提供了重要依据。如果骨盆狭窄严重，可能会导致胎儿无法顺利通过产道，此时剖宫产可能是更为安全的选择。

（2）方法：骨盆测量通常采用影像学方法，以准确评估产妇的骨盆径线、胎头大小及其与产道的匹配程度。首先，通过 X 线检查或 MRI 等技术获取骨盆的图像，测量骨盆的各个径线，包括入口径、中骨盆径和出口径等。同时，结合超声检查等手段确定胎头的大小和位置。

通过比较胎头大小与骨盆径线，可以判断是否存在头盆不称的情况。头盆不称是指胎儿头部与产妇骨盆大小不相适应，可能会导致难产。如果发现存在头盆不称，医生需要根据具体情况决定分娩方式。如果头盆不称较轻，可以尝试阴道分娩，但需要密切观察产程进展；如果头盆不称严重，剖宫产可能是更为合适的选择，以确保母婴安全。

2. 胎心率监测

（1）适应证：在产程中，当出现产程延长、宫缩异常或胎位异常等情况时，胎儿的状况可能会受到影响，因此需要对胎心率进行持续监测。尤其在宫缩加强或使用药物进行干预后，胎儿面临的风险可能会增加，此时胎心率监测显得尤为重要。产程延长可能会导致胎儿缺氧，宫缩异常可能会对胎儿造成压迫，胎位异常可能会影响胎儿的血液循环。通过胎心率监测，可以及时发现胎儿宫内窘迫的迹象，以便采取相应的措施进行干预。

（2）方法：胎心率监测主要使用胎儿监护仪实时监测胎儿的心率。正常情况下，胎心率会随着胎动、宫缩等情况发生变化。通过观察胎心率的变化趋势、基线水平、变异度等指标，可以评估胎儿是否有缺氧或窘迫的情况。如果胎心率出现异常，如基线升高、变异度减少、出现减速等，可能提示胎儿存在缺氧或窘迫。此时，医生需要及时进行评估，采取相应的干预措施，如改变产妇体位、给予吸氧、停止宫缩刺激等，以防胎儿发生严重并发症。如果经过干预后胎儿状况仍未改善，可能需要考虑进行紧急剖宫产，以确保胎儿的安全。

六、治疗方式

（一）期待治疗

1. 体位调整

（1）适应证：在分娩过程中，对于那些骨盆狭窄程度较轻的产妇或者存在胎位异常情况的产妇而言，体位调整是一种具有积极意义的干预措施。当骨盆狭窄程度较轻时，通过合理的体位调整，有可能使胎头与产道之间的配合更加良好，从而为分娩的顺利进展创造有利条件。而对于胎位异常的情况，合适的体位能够帮助胎儿在子宫内进行适度的转动，促使胎头调整至更有利于通过产道的位置。

（2）方法：为了实现更好的分娩效果，建议产妇采取多种不同的体位。直立位可以利用重力的作用，帮助胎头向下移动，进入骨盆。侧卧位则有助于缓解子宫对下腔静脉的压迫，改善胎盘的血液循环，同时也可能使胎头在骨盆内的位置发生变化。蹲位能够增加骨盆的出口径线，为胎头的通过提供更大的空间。膝胸位可以帮助胎儿在子宫内进行旋转，尤其是对于臀位或横位的胎儿，有一定的纠正作用。

此外，鼓励产妇适度活动也是非常重要的。适度的活动可以增加骨盆的开放度，促进血液循环，增强肌肉的力量，从而有利于胎儿的下降。产妇可以在室内进行缓慢的走动、上下楼梯等活动，但要注意避免过度疲劳和摔倒。

2. 宫缩调节

（1）适应证：在分娩过程中，如果子宫收缩乏力或不协调，就可能导致产程延长。这种情况下，可以考虑通过药物调节宫缩，以增强产力，促进分娩的顺利进行。子宫收缩乏力可能是由于多种原因引起的，如产妇精神紧张、疲劳、内分泌失调等。而子宫收缩不协调则可能导致子宫收缩的强度和频率不均匀，影响分娩的进展。

（2）使用方法：如果出现宫缩乏力的情况，可以静脉滴注催产素。在使用催产素时，需要从低剂量开始，逐步增加剂量，以达到恢复有效宫缩的目的。催产素能够刺激子宫平滑肌收缩，增强子宫的收缩力和频率。如果宫缩过强或不协调，可以使用宫缩抑制剂，如硝苯地平或利托君。这些药物能够抑制子宫平滑肌的收缩，调节宫缩的强度和频率，使其恢复到正常的状态。

（3）注意事项：在使用药物调节宫缩的过程中，必须密切监测宫缩强度、胎心和母体状况。宫缩强度过强可能会导致胎儿窘迫或子宫破裂等严重并发症。因此，需要通过胎心率监测和子宫收缩监测仪等设备，实时监测胎儿的心率和子宫收缩的情况。如果发现胎心率异常或子宫收缩过强，应立即停止使用药物，并采取相应的措施进行处理。同时，还需要关注母体的状况，如血压、心率、尿量等，以确保母体的安全。

（二）助产手术

1. 胎头吸引术

（1）适应证：胎头吸引术适用于胎头已经进入骨盆但因软产道阻塞或产力不足而无法顺利分娩的情况。特别是在第二产程延长时，胎头吸引术可以作为一种有效的助产手段。软产道阻塞可能是由于阴道狭窄、会阴水肿、子宫颈坚韧等引起的。而产力不足则可能导致胎儿无法顺利通过产道，延长分娩时间。

（2）操作方法：胎头吸引术是通过使用负压吸引器吸附在胎头上，配合产妇的宫缩和用力，帮助胎头通过产道。在操作前，需要对产妇的会阴进行消毒和局部麻醉，以减轻产妇的疼痛。然后，将负压吸引器的吸头放置在胎头上，通过吸引器产生的负压将胎头吸附住。在产妇宫缩时，助产士会协助产妇用力，同时轻轻牵拉吸引器，帮助胎头通过产道。当胎头娩出后，需要立即解除负压，将吸引器取下。

（3）注意事项：胎头吸引术应在胎儿头位正常且胎心率监测正常的情况下进行。在操作过程中，需要注意吸引器的压力和吸附时间，避免对胎头造成损伤。同时，还需要密切观察胎儿的心率和产妇的情况，如有异常应立即停止操作，并采取相应的措施进行处理。

2. 产钳助产术

（1）适应证：产钳助产术适用于胎头已经进入骨盆中部或下部，但因软产道异常（如阴道狭窄或瘢痕）、胎儿窘迫或产力不足无法顺利分娩的情况。软产道异常可能会阻碍胎头的下降和娩出，而胎儿窘迫则需要尽快结束分娩，以确保胎儿的安全。产力不足也可能导致分娩时间延长，增加母婴的风险。

（2）操作方法：产钳助产术是通过使用产钳夹住胎头，借助产妇的宫缩和用力，协助胎头通过软产道。在操作前，同样需要对产妇的会阴进行消毒和局部麻醉。然后，将产钳的叶片放置在胎头的两侧，通过产钳的夹持力将胎头固定住。在产妇宫缩时，助产士会协助产妇用力，同时轻轻牵拉产钳，帮助胎头通过产道。当胎头娩出后，需要立即将产钳取下。

（3）注意事项：产钳助产术应确保胎儿头位正常且无严重并发症。在操作过程中，需要严格掌握产钳的放置位置和夹持力度，避免对胎儿头部和母体软产道造成损伤。同时，还需要密切观察胎儿的心率和产妇的情况，如有异常应立即停止操作，并采取相应的措施进行处理。

（三）剖宫产

1. 绝对指征

（1）骨盆狭窄：在分娩过程中，骨盆的大小和形态对胎儿的顺利通过起着至关重要的作用。当产妇的骨盆明显狭窄、存在骨盆畸形或严重的头盆不称时，剖宫产成为唯一安全的分娩方式。骨盆狭窄可能是由于先天性发育异常、外伤或疾病等引起。在这种情况下，骨产道的空间不足以容纳胎儿通过，强行进行阴道分娩会带来极大的风险。

子宫破裂是其中一种严重的并发症，由于胎儿无法顺利通过狭窄的骨盆，子宫会承受巨大的压力，可能导致子宫壁破裂，危及母婴生命。此外，胎儿缺氧窘迫也是可能发生的危险情况，狭窄的产道会阻碍胎儿的血液循环和氧气供应，导致胎儿缺氧，严重时可造成永久性的神经系统损伤甚至死亡。因此，为了确保母婴安全，在骨盆狭窄等情况下，剖宫产是必要的选择。

（2）软产道严重阻塞：软产道在分娩过程中同样起着关键作用。当软产道存在子宫颈硬化、阴道或会阴瘢痕、肿瘤或其他无法通过助产手术解决的机械性阻塞时，剖宫产是首选的分娩方式。子宫颈硬化可能是由于慢性炎症、手术史或其他原因导致，使得子宫颈无法在分娩过程中正常扩张。阴道或会阴瘢痕可能是由于既往的手术、创伤或感染引起，会阻碍胎儿的通过。肿瘤的存在也会占据产道空间，影响分娩的进行。在这些情况下，通过阴道分娩可能会导致产程延长、难产甚至胎儿损伤。而剖宫产可以避免这些风险，确保母婴安全。

（3）胎位异常且难以纠正：胎位异常是导致难产的常见原因之一。当胎儿处于横位、臀位或枕后位且无法通过体位调整或助产手术纠正时，剖宫产可避免阴道分娩时的难产及胎儿损伤。横位时，胎儿的身体与骨盆呈垂直状态，无法通过阴道分娩。臀位时，胎儿的臀部或足部先露，也会增加分娩的难度和风险。枕后位时，胎儿的头部向后旋转，与骨盆的角度不匹配，同样会导致难产。在这些情况下，剖宫产可以安全地将胎儿取出，减少母婴并发症的发生。

2. 相对指征

（1）产程延长或停滞：产程的正常进展对于母婴的安全至关重要。即使没有明显的骨产道或软产道异常，如果产程在药物和体位调整后仍无进展，且伴有胎儿窘迫迹象，剖宫产可作为安全分娩的方式。产程延长或停滞可能是由于多种原因引起，如宫缩乏力、胎儿过大、胎位异常等。如果产程过长，胎儿可能会面临缺氧窘迫的风险，同时产妇也可能会出现疲劳、感染等并发症。在这种情况下，剖宫产可以及时终止妊娠，确保母婴安全。

（2）母体和胎儿并发症：在分娩过程中，如果产妇因产道异常或产程延长出现严重并发症，或者胎儿出现严重的宫内窘迫，应立即进行剖宫产以终止妊娠。产妇的严重并发症包括子宫破裂风险增加、分娩后大出血等。子宫破裂是一种极其危险的情况，可能会导致母婴生命危险。分娩后大出血也会危及产妇的生命，需要及时采取措施进行处理。胎儿的严重宫内窘迫表现为胎心率异常、羊水粪染等。胎心率异常提示胎儿缺氧，羊水粪染则表明胎儿在宫内已经受到了不良影响。在这些情况下，剖宫产可以迅速将胎儿取出，避免母婴风险进一步增加。

3. 手术操作

剖宫产通过在产妇腹部和子宫上切开切口，直接取出胎儿，适用于无法顺利进行阴道分娩的产妇。手术通常在蛛网膜下腔阻滞麻醉下进行，确保产妇清醒并能够在手术过程中与医生配合。

第三节　胎位异常

一、概述

胎位异常是指妊娠晚期或在分娩过程中，胎儿在子宫内的位置不正常，胎头未能按照正常的胎位进入母体骨盆，导致分娩过程出现困难。正常的胎位是头位，即胎儿的头部朝向母亲的骨盆方向。而胎位异常则包括臀位、横位、斜位等情况。这些异常胎位会增加分娩时难产的风险，可能需要助产手术或剖宫产来确保安全分娩。

二、病因与发病机制

（一）病因

1. 母体因素

（1）子宫结构异常：在妊娠过程中，子宫的结构对于胎儿的正常发育和胎位的形成起着至关重要的作用。当子宫出现畸形情况时，如双角子宫、单角子宫等，其形态的改变会影响胎儿在子宫内的空间分布和活动范围。子宫发育不全则可能导致子宫容积较小，无法为胎儿提供足够的生长空间。此外，子宫肌瘤的存在会占据子宫内的部分空间，干扰胎儿的正常转位。这些因素都增加了胎位异常的风险。例如，在双角子宫中，由于子宫形状的特殊性，胎儿难以找到合适的位置进行转位，从而导致胎位不正。而子宫肌瘤会阻碍胎儿的运动，使其无法顺利调整到正常的胎位。

（2）骨盆狭窄或畸形：母体的骨盆结构是决定胎儿能否顺利进入骨盆并以正常胎位分娩的关键因素之一。如果母体骨盆狭窄、畸形或不对称，会使胎儿在分娩前无法顺利进入骨盆。狭窄的骨盆入口可能会限制胎头的进入，导致胎头无法正常进入骨盆入口，进而形成枕后位或横位等异常胎位。骨盆畸形会改变胎儿下降的路径，使其难以按照正常的分娩机制进行转位。例如，骨盆狭窄会使胎头在进入骨盆时受到阻碍，不得不采取异常的位置，而骨盆不对称会导致胎儿在下降过程中偏向一侧，形成异常胎位。

（3）子宫张力异常：多胎妊娠、羊水过多或羊水过少等情况会对子宫张力产生影响，进而影响胎位。多胎妊娠时，多个胎儿在子宫内相互挤压，会改变子宫的形状和张力。羊水过多会使胎儿在宫内活动空间过大，胎儿容易出现横位或斜位等异常胎位。这是因为过多的羊水使胎儿在子宫内的活动过于自由，难以保持稳定的胎位。而羊水过少则会限制胎儿在子宫内的转动，影响正常的胎头定位。羊水过少时，胎儿的活动空间受限，难以进行充分的转位，从而导致胎位不正。

（4）腹壁肌肉松弛：多次妊娠会使腹壁肌肉逐渐松弛，缺乏足够的支撑力。这种情况下，会影响胎头的下降和胎位的保持。腹壁肌肉松弛可能导致子宫在腹腔内的位置不稳定，从而使胎儿容易出现胎位异常的情况。例如，腹壁肌肉松弛使子宫前倾或后倾，影响胎儿的重力分布，进而影响胎头的下降和胎位的调整。

2. 胎儿因素

（1）胎儿发育异常：胎儿的发育情况对胎位的形成也有着重要影响。胎儿发育不良或畸形，如头大、脑积水或连体双胎等情况，会导致胎头或胎体无法正常转位。头大或脑积水会使胎头过大，难以通过骨盆入口，从而影响胎位的正常形成。连体双胎由于两个胎儿身体的连接，使他们在子宫内的活动受到极大限制，难以调整到正常胎位。例如，头大的胎儿在进入骨盆时遇到困难，不得不采取异常的胎位，而连体双胎由于身体的连接而无法进行正常的转位。

（2）巨大儿：当胎儿体型过大，如胎儿体重超过4000g时，称为巨大儿。巨大儿在子宫内转动困难，胎头难以正确进入骨盆，容易导致臀位或横位等异常胎位。巨大儿的形成与孕妇妊娠期营养过剩、糖尿病等因素有关。由于胎儿体型过大，子宫内的空间相对较小，胎儿难以进行充分的转位，从而增加了胎位异常的风险。

（3）多胎妊娠：在双胞胎或多胎妊娠时，胎儿之间相互挤压，活动空间受限。这种情况下，可能导致一胎或多胎呈现异常胎位，如一胎头位、一胎臀位或横位。多胎妊娠时，胎儿之间的相互作用会影响他们的位置和转位。例如，一个胎儿的位置会影响另一个胎儿的转位，从而导致胎位异常。

3. 妊娠相关因素

（1）胎盘异常：前置胎盘或胎盘低置会阻挡胎头正常入盆，导致胎头未入盆或出现横位、臀位等异常胎位。前置胎盘是指胎盘部分或全部覆盖在子宫颈口上，这种情况下，胎头无法正常下降进入骨盆。胎盘低置则是指胎盘位置较低，接近或覆盖子宫颈口，也会影响胎头的入盆。例如，前置胎盘可能会阻碍胎头的下降，使胎头不得不采取异常的位置，而胎盘低置可能会使胎头在入盆过程中受到阻碍，导致胎位异常。

（2）脐带因素：脐带绕颈、脐带过短等情况会限制胎儿的转位，使胎位异常。脐带绕颈时，胎儿在活动过程中可能会受到脐带的束缚，影响其转位。脐带过短也会限制胎儿的活动，使其难以调整到正常胎位。例如，脐带绕颈可能会使胎儿在转位时受到阻碍，不得不保持异常的胎位，而脐带过短可能会使胎儿在子宫内的活动范围受限，难以进行充分的转位。

（二）发病机制

1. 胎头未入盆

正常的胎儿在妊娠晚期，胎头会逐渐进入母体骨盆，形成枕前位，即胎头低垂并朝向母亲的耻骨联合方向。然而，当母体存在骨盆狭窄、畸形或胎儿头大、体型过大时，胎头无法顺利入盆，导致胎头滞留在宫腔上方，形成枕后位、横位或斜位等异常胎位。

2. 胎儿与子宫壁的配合失调

（1）羊水异常：羊水过多时，胎儿在子宫内的活动范围扩大，胎头难以固定在骨盆方向，容易发生胎位旋转不良，形成横位或斜位。相反，羊水过少时，胎儿活动受限，不能正常调整胎位，也可能导致胎位异常。

（2）子宫张力异常：子宫肌肉的过度松弛或紧张可能影响胎儿的位置调整，尤其在多胎妊娠或多次妊娠后，腹壁松弛和子宫张力不足，导致胎头无法顺利下降，出现异常胎位。

3. 胎头受骨盆入口的限制

当母体骨盆狭窄、畸形，或胎儿过大时，胎头可能受到骨盆结构的阻碍，无法正常下降并通过骨盆入口，形成胎位异常。例如，胎头过大与母体骨盆径线不匹配时，胎头在骨盆入口处无法入盆，导致枕后位或横位。

三、诊断与鉴别诊断

胎位异常会影响产程进展，甚至危及母婴安全，因此需要准确的诊断和鉴别诊断，以便采取相应的处理措施。以下是胎位异常的诊断与鉴别诊断。

（一）胎位异常的诊断

胎位异常的准确诊断主要通过临床检查和影像学检查相结合的方式来确定。

1. 腹部检查（触诊）

（1）腹部检查：医生采用 Leopold 四步触诊法对产妇的腹部进行细致的触诊，这是评估胎儿体位、胎头下降程度及胎儿方位的重要手段。Leopold 四步触诊法具有系统性和科学性，通过不同的触诊步骤，可以逐步了解胎儿在子宫内的大致情况。在正常的胎位情况下，胎头通常应处于骨盆入口，准备进入产道进行分娩。

然而，当胎位异常时，医生在触诊过程中可能会发现胎头未处于骨盆入口，或者胎儿的臀部、肩部、背部等部位位于不正常的位置。例如，臀位时，可能会触到较为柔软的胎臀或胎足位于子宫底部或腹部一侧。这种异常的触诊结果提示可能存在胎位不正的情况，需要进一步进行详细的检查和评估。

（2）宫底高度：在触诊过程中，宫底高度的异常也可以为胎位异常提供线索。不同的胎位会导致宫底高度出现特定的变化。例如，当胎儿为臀位时，由于胎儿的臀部或下肢位于子宫底部，宫底可能会显得更高。此时，医生在触诊宫底时可能会更容易触及胎儿的头部。相反，在头位时，宫底高度通常相对较低。通过对宫底高度的观察和测量，可以初步判断胎位是否正常，为进一步的诊断提供参考依据。

2. 阴道检查

（1）阴道检查：在胎位异常的诊断中起着关键作用。通过阴道检查，医生可以直接判断胎儿先露部位，即胎儿在产道中最先进入骨盆的部位。在正常情况下，先露部应为胎头，这是最有利于自然分娩的胎位。然而，在胎位异常（如臀位）时，先露部可能为胎儿的臀部或脚部。这种情况下，分娩的难度和风险会大大增加。此外，在头位不正的情况下，胎头可能偏斜或呈枕后位，即面朝母亲腹部。这种胎位也会给分娩带来一定的困难，可能导致产程延长或难产。阴道检查可以清晰地观察到胎儿先露部位的具体情况，为诊断胎位异常提供直接的证据。

（2）胎头定位：如果在阴道检查中难以触及胎头，这可能提示胎儿处于横位。横位是一种较为危险的胎位，胎儿的身体与母亲的身体呈垂直状态，无法通过自然分娩的方式出生。在这种情况下，医生需要进一步进行影像学检查，以确定胎儿的具体位置和姿势，并制定相应的处理方案。阴道检查虽然具有一定的侵入性，但在胎位异常的诊断中具有不可替代的作用，可以为医生提供直观的信息，帮助他们做出准确的诊断。

3. 胎心率监测

胎心音的听诊位置也能为胎位的判断提供重要线索。正常情况下，胎心音通常在母亲腹部的左下或右下象限，这与胎儿的心脏位置和胎位有关。然而，在臀位或横位时，胎心音会偏移到更高或侧面的位置。例如，在臀位时，胎心音可能会在母亲腹部的上方或一侧听到。通过听诊胎心音的位置，可以初步判断胎位是否正常。此外，胎心率监测还可以了解胎儿的心率变化情况，判断胎儿是否存在缺氧等异常情况。如果胎心音出现异常，医生需要进一步进行检查，以确定是否与胎位异常有关，并采取相应的措施。

4. 超声检查

超声检查是诊断胎位异常的最精确工具，具有无可比拟的优势。通过超声可以明确胎儿的具体位置、姿势、胎头朝向、先露部，以及是否存在脐带绕颈等异常情况。超声图像可以清晰地显示胎儿在子宫内的位置关系及产道内的胎儿状态，为医生提供详细的信息。

例如，在头位不正的情况下，超声能够准确显示胎头的具体姿势，如枕横位或枕后位。超声还可以检测胎儿的生长发育情况、胎盘的位置和功能、羊水的量等，为全面评估母婴状况提供依据。超声检查具有无创、安全、准确等优点，可以在妊娠期的不同阶段进行多次检查，及时发现胎位异常并采取相应的处理措施。因此，超声检查被广泛认为是诊断胎位异常的金标准。

5. X线检查和MRI

在某些复杂情况下，如胎儿横位、双胎妊娠或盆腔狭窄，可以考虑使用X线检查或MRI进行更详细的胎儿及骨盆评估。这类检查尤其在难以确定胎儿位置或存在骨盆异常时有重要帮助。X线检查虽然可以提供清晰的骨骼图像，但由于其具有辐射风险，在妊娠期的应用相对较少。

然而，在一些特殊情况下，如严重的胎位异常或骨盆畸形，X线检查可能会提供一些有价值的信息。MRI是一种无辐射的影像学检查方法，在妊娠期的应用相对较为安全。MRI可以提供高分辨率的软组织图像，对于评估胎儿的解剖结构、胎盘植入情况以及骨盆的软组织病变等具有重要价值。在复杂的胎位异常或存在其他妊娠并发症的情况下，MRI可以为医生提供更全面的信息，帮助他们制定合理的治疗方案。

（二）胎位异常的鉴别诊断

胎位异常在诊断过程中，需要与其他导致产程延长、分娩困难或产道阻塞的情况进行仔细鉴别，以确保准确的诊断和制定恰当的处理方案。

1. 产力异常

产力异常是导致分娩进展缓慢或停滞的重要原因之一，与胎位异常的表现有所不同。产力异常主要是指子宫收缩乏力或过强。当子宫收缩乏力时，分娩进程会明显减缓，尽管产程可能同样缓慢，但主要原因是宫缩异常而非胎位问题。

此时，通过宫缩监测（如胎儿电子监护仪）可以显示子宫收缩无力，表现为宫缩强度不足、频率过低或持续时间过短。在这种情况下，胎位可能是正常的，但由于子宫收缩不足以推动胎儿通过产道，导致产程延长。相反，当子宫收缩过强时，也会对分娩产生不良影响，可能导致胎儿窘迫、子宫破裂等严重后果。产力异常的诊断主要依靠对宫缩的监测和评估，而与胎位的关系相对较小。

2. 产道异常

产道异常是指骨产道或软产道的结构性异常，这会严重影响胎儿的顺利通过。骨产道异常可由多种原因引起，如骨盆狭窄、骨盆畸形等。骨盆狭窄可能是由于先天性发育不良或后天性因素（如骨盆骨折愈合不良）导致，使胎儿在通过骨盆时受到限制。骨盆畸形则表现为各种形态的异常，如扁平骨盆、漏斗骨盆等，同样会影响分娩的顺利进行。软产道异常包括子宫发育不良、盆腔肿瘤或软产道异常（如子宫颈狭窄、阴道横隔等）。

子宫发育不良可能导致子宫腔形态异常，影响胎儿的下降和分娩。盆腔肿瘤，如子宫肌瘤、卵巢囊肿等，可能占据产道空间，阻碍胎儿的通过。软产道异常，如子宫颈狭窄会使子宫颈扩张困难，阴道横隔则会直接阻挡胎儿的下降。产道异常的诊断可通过盆腔测量、X线检查或MRI等影像学检查明确。这些检查可以清晰地显示骨产道和软产道的结构，确定是否存在狭窄、畸形或肿瘤等异常情况。在产道异常的情况下，胎儿的位置可能是正常的，但由于产道的结构性问题，胎儿被阻挡在产道内，无法顺利分娩。

3. 胎儿窘迫

胎儿窘迫是一种严重的情况，是指胎儿在分娩过程中因宫内缺氧或其他原因出现生命危险。胎儿窘迫通常伴有胎心率异常，如胎心减速或变异消失。胎儿窘迫可能与胎位异常同时存在，也可能在胎位正常时发生。因此，需要通过胎心率监测和其他生物物理评估进行鉴别。胎心率监测是诊断胎儿窘迫的重要手段之一，可以实时监测胎儿的心率变化。

当出现胎儿窘迫时，胎心可能会出现明显的减速，尤其是在宫缩期间。此外，生物物理评分也是评估胎儿状况的重要方法，包括胎儿的呼吸运动、胎动、肌张力和羊水量等指标。如果这些指标出现异常，可能提示胎儿窘迫。在鉴别诊断时，需要综合考虑胎位、产程进展、宫缩情况及胎心率监测和生物物理评分等因素，以确定胎儿窘迫的原因，并采取相应的处理措施。

4. 双胎妊娠

双胎妊娠时，胎位较为复杂，常出现一胎位于正常头位，另一胎位于臀位或横位。这种情况下，分娩的难度和风险会大大增加。通过超声可以清晰显示双胎的胎位情况，确定两个胎儿的位置关系及是否存在脐带缠绕等问题。与单胎胎位异常不同，双胎的处理方案更为复杂。

医生需要综合考虑两个胎儿的胎位、大小、孕周及母体的情况等因素，决定是否进行剖宫产或其他分娩方式。如果两个胎儿的胎位都不利于自然分娩，或者存在其他危险因素，剖宫产是更为安全的选择。此外，双胎妊娠还需要密切监测两个胎儿的生长发育情况和健康状况，以及母体的并发症风险，如妊娠高血压、贫血等。

5. 胎头不入盆

胎头不入盆可能与胎位异常有关，也可能是由骨盆狭窄或胎头过大引起。在正常情况下，接近分娩时胎头应逐渐入盆，为分娩做好准备。如果胎头不入盆，会导致产程延长，增加分娩的难度和风险。超声和阴道检查有助于区分胎位异常和骨盆结构问题导致的胎头不入盆。超声可以清晰地显示胎儿的位置和胎头与骨盆的关系，确定是否存在胎位异常。

阴道检查可以直接触摸胎头的位置和下降情况，评估骨盆的大小和形状。如果是胎位异常导致的胎头不入盆，可能需要采取相应的措施纠正胎位，如外倒转术等。如果是骨盆狭窄或胎头过大引起的，可能需要考虑剖宫产等分娩方式。胎头不入盆的主要表现为产程延长，阴道检查时未触及胎头下降。在这种情况下，医生需要进行详细的检查和评估，确定原因，并制定合理的处理方案。

（三）诊断手段

胎位异常是妊娠过程中可能出现的重要问题，准确的诊断对于选择合适的分娩方式及保障母婴安全至关重要。胎位异常的诊断手段通常包括以下三种。

1. 腹部和阴道检查

腹部和阴道检查在胎位异常的诊断中起着重要的作用。Leopold 四步触诊法是一种常用的腹部检查方法，通过触诊孕妇的腹部，可以初步判断胎儿的先露部位、胎头位置及胎儿的大致姿势。在第一步触诊中，医生可以确定子宫底部胎儿的部分，判断是胎头还是胎臀。第二步触诊则可以了解子宫两侧胎儿的背部和肢体位置，进一步推断胎儿的姿势。第三步触诊可以确定胎儿先露部位是头还是臀，以及其入盆的程度。第四步触诊可以再次确认先露部位的入盆情况及胎头的位置。

阴道检查则可以更加直接地评估胎儿的先露部位及胎头位置。通过阴道检查，医生可以触摸到胎儿的先露部分，判断其与骨盆的关系，以及胎头的衔接情况。此外，结合听诊胎心音位置也可以为胎位的判断提供重要线索。正常情况下，胎心音在靠近胎儿背部的位置最为清晰。如果胎心音的位置与预期的胎位不符，可能提示胎位异常。

2. 超声检查

超声检查是诊断胎位异常的首选工具。超声可以精确显示胎儿的具体姿势、方位及胎头朝向。通过超声图像，医生可以清晰地看到胎儿在子宫内的位置，确定胎儿是头位、臀位还是其他异常胎位。例如，在头位时，超声可以显示胎头朝下，位于骨盆入口处；而在臀位时，胎臀或胎足位于骨盆入口处。

超声还可以观察胎儿的身体各部分的位置关系，以及胎儿与子宫壁、胎盘和羊水的关系。此外，超声检查还能够排除其他妊娠并发症。在诊断胎位异常的同时，超声可以检测胎儿的生长发育情况、胎盘的位置和功能、羊水的量等。如果发现其他并发症，如胎盘前置、羊水过少等，医生可以及时采取相应的措施，保障母婴安全。超声检查具有无创、安全、准确等优点，可以在妊娠期的不同阶段进行多次检查，以便及时发现胎位异常并采取相应的处理措施。

3. X线检查和MRI

在某些情况下，必要时可以通过X线检查或MRI进行进一步评估。X线检查曾被用于诊断胎位异常，但由于其具有辐射风险，目前在妊娠期间的应用较少。然而，在特殊情况下，如双胎妊娠、骨盆狭窄或胎头不入盆时，X线检查可能会提供有价值的信息。例如，在双胎妊娠中，X线检查可以帮助医生确定两个胎儿的位置关系，以及是否存在胎位异常。

MRI是一种无辐射的影像学检查方法，在妊娠期间的应用相对较为安全。MRI可以提供高分辨率的图像，对于评估胎儿的解剖结构和胎位异常具有重要价值。特别是在复杂的妊娠情况中，如胎儿畸形、胎盘植入等，MRI可以提供更为详细的信息，帮助医生制定合理的治疗方案。然而，MRI费用较高，且检查时间较长，通常不作为胎位异常的首选诊断方法，而是在超声检查无法明确诊断或需要进一步评估时使用。

四、临床表现

胎位异常的临床表现主要在妊娠晚期或分娩过程中显现，通常表现为产程异常、胎儿位置不正、胎儿无法顺利入盆及分娩困难等。不同类型的胎位异常，如臀位、横位或枕后位，会有各自特定的临床表现。以下是胎位异常的常见临床表现。

1. 产程延长或停滞

（1）第一产程延长：在分娩过程中，胎位异常往往会对产程产生显著影响。当出现胎位异常时，胎头未能正常入盆或进入骨盆，这会导致子宫颈扩张缓慢，进而使第一产程（子宫颈扩张期）延长。正常情况下，胎头以特定的姿势入盆，能够顺利地促使子宫颈逐渐扩张。

然而，胎位异常使胎头与骨盆的衔接出现问题，无法有效地对子宫颈施加压力，从而延缓了宫口开全的速度。产妇在这种情况下会出现宫缩正常但宫口开全速度缓慢的情况，通常超过正常预期时间。这不仅给产妇带来身体上的痛苦和心理上的压力，还会增加分娩过程中的不确定性和风险。例如，持续性枕后位或高直后位等胎位异常，会使胎头的径线与母体骨盆的径线不相适应，导致胎头对子宫颈的压迫不均匀，从而影响子宫颈的扩张。

（2）第二产程停滞：在第二产程（胎儿分娩期），胎位异常同样会带来严重问题。当胎头未能顺利下降，通过产道受阻时，尤其在横位或臀位时，产程常出现停滞或进展缓慢，产程延长显著。

横位时，胎儿的长轴与母体的长轴垂直，无法通过正常的产道分娩，必须及时采取措施纠正胎位或进行剖宫产。臀位分娩也存在较大风险，因为胎儿的臀部先露，其径线通常小于胎头径线，容易导致后出头困难，增加了胎儿窒息和产伤的风险。例如，在臀位分娩过程中，如果胎儿的身体娩出后，胎头卡在骨盆内，就会导致严重的分娩困难，甚至危及胎儿生命。

2. 胎儿下降不顺

（1）胎头高位停留：由于胎位异常，胎头可能停留在宫腔上方，无法正常下降。尤其是枕后位或横位时，这种情况更为常见。即使宫缩频繁、宫口开全，胎头仍未能顺利进入骨盆。这是因为胎位异常使胎头与骨盆的角度不合适，无法顺利通过骨盆的各个平面。例如，枕后位时，胎头的枕骨朝向母体的后方，与骨盆的入口和出口平面不平行，导致胎头下降困难。这种情况下，产妇可能会经历长时间的分娩痛苦，而胎儿也面临着缺氧和窘迫的风险。

（2）胎位不正的触诊和体征：在产前检查中，医生通过腹部触诊或超声检查，可能发现胎头未处于骨盆入口位置或胎位不正。例如，在臀位时，医生通过触诊可能摸到胎儿的臀部而非头部。超声检查可以更加准确地确定胎位，为分娩方式的选择提供重要依据。如果在产前发现胎位异常，医生可以尝试采取一些措施来纠正胎位，如膝胸卧位、外倒转术等。然而，这些方法并非适用于所有情况，且存在一定的风险。因此，医生需要根据具体情况进行综合评估，选择最安全、有效的处理方法。

3. 胎心率异常

（1）胎儿窘迫：由于胎位异常导致产程延长，可能引发胎儿宫内窘迫。表现为胎心率加快（大于 160 次 / 分）或减慢（小于 110 次 / 分）。胎位异常使胎儿难以顺利通过产道，增加了胎儿缺氧的风险。在分娩过程中，胎儿的氧气供应主要来自胎盘和母体的血液循环。当产程延长或胎儿下降不顺时，胎盘的血液循环可能受到影响，导致胎儿缺氧。胎心率的变化是胎儿缺氧的重要指标之一，医生可以通过电子胎心率监测及时发现胎儿窘迫的迹象，并采取相应的措施。例如，如果胎心率持续异常，医生可能会考虑进行剖宫产，尽快结束分娩，以保障胎儿的生命安全。

（2）羊水异常：胎位异常时，羊水可能出现异常情况，如羊水粪染。这提示胎儿可能已经发生缺氧。正常情况下，羊水是清澈的。当胎儿缺氧时，会引起肠道蠕动增加，导致胎粪排出，从而使羊水被污染。羊水粪染的程度可以分为轻度、中度和重度，不同程度的羊水粪染对胎儿的影响也不同。严重的羊水粪染会导致胎儿吸入性肺炎、窒息等严重并发症。因此，一旦发现羊水异常，医生需要密切观察胎儿的情况，并及时采取相应的处理措施。

4. 宫缩强而无效

胎位异常（如枕后位、横位）时，产妇可能出现强烈而频繁的宫缩，但宫缩未能有效推动胎头下降，分娩进展缓慢或停滞。这种宫缩虽然强烈但难以推动胎儿通过产道。这是因为胎位异常使胎儿与产道的关系不协调，宫缩的力量无法有效地作用于胎儿。例如，在枕后位时，胎头的枕骨朝向母体的后方，宫缩的力量可能会使胎头更加紧贴母体的骶骨，而不是向前推进。这种情况下，产妇会感到剧烈的疼痛，但分娩却没有进展。医生会尝试采取一些方法来调整胎位，如手法旋转胎头、使用产钳或吸引器等助产器械。然而，这些方法也存在一定的风险，需要医生根据具体情况谨慎选择。

五、治疗方式

（一）期待治疗

1. 体位调整法

（1）适应证：在妊娠晚期，尤其是妊娠 34～36 周这个阶段，若发现胎位异常，体位调整法是一种有效的干预手段。对于臀位或枕后位的产妇而言，这种方法具有重要意义。胎位异常会给分娩带来诸多风险，而通过体位调整，有机会帮助胎儿转为正常的头位，为顺利分娩创造条件。

（2）膝胸卧位：是一种较为常用的体位调整方式。产妇需要膝盖跪在床上，胸部尽量贴近床面。保持这样的体位每次 10～15 分钟，每日进行 1～2 次，持续 1～2 周。在这个过程中，重力作用及子宫内的空间变化有助于胎儿在子宫内进行活动，从而促进其转为头位。这种方法通过改变胎儿与母体的相对位置，为胎儿的转位提供了动力。

（3）侧卧位：也是一种有效的调整胎位的方法。鼓励产妇在睡觉或休息时采取侧卧位，特别是左侧卧位。左侧卧位可以减轻对子宫的压力，改善子宫和胎盘的血液循环，为胎儿提供更好的生长环境。同时，这种体位也可能有助于胎儿在子宫内进行转位，使其逐渐调整到正常的头位。

（4）注意事项：体位调整必须在医生的专业指导下进行。虽然适用于妊娠晚期，但对于羊水过少、前置胎盘或胎儿窘迫的患者则不适用。羊水过少可能会限制胎儿的活动，增加胎儿转位的难度和风险。前置胎盘的情况下，任何可能引起子宫收缩或胎儿活动的干预都可能导致严重的出血风险。而胎儿窘迫时，需要立即采取紧急措施，而不是进行体位调整。

2. 期待分娩

（1）适应证：如果胎位异常在分娩初期被发现，但胎儿没有出现宫内窘迫的迹象，且产妇的身体状况允许，期待分娩可以作为一种策略。在这种情况下，密切监测胎心、宫缩和产程进展至关重要。通过持续的监测，可以观察胎儿自然转位的可能性。如果胎儿在分娩过程中能够自然转位，就可以避免采取更为复杂的干预措施。

（2）注意事项：在期待分娩的过程中，胎儿监护是关键。应使用专业的设备对胎儿的心率、胎动等进行实时监测。一旦发现胎儿窘迫或分娩停滞，就需要及时采取其他干预措施，如剖宫产或助产手术等。胎儿窘迫可能是由于缺氧等引起的，若不及时处理，会对胎儿的生命造成严重威胁。而分娩停滞则可能导致产程延长，增加母婴并发症的发生风险。

（二）助产手术

1. 胎头吸引术

（1）适应证：在分娩过程中，当产程停滞且胎头已进入骨盆时，胎头吸引术是一种有效的干预手段。特别是对于枕后位或胎头低位停滞的情况，此方法能够发挥重要作用。枕后位可能导致产程延长，增加产妇的痛苦和分娩风险。而胎头低位停滞若不及时处理，也可能引发一系列不良后果。胎头吸引术通过协助胎头下降，为完成阴道分娩提供了可能。

（2）操作方法：胎头吸引术的操作需要专业的医疗技术。通过使用负压吸引器吸附在胎头上，医生需密切配合产妇的宫缩和用力。在产妇宫缩时，医生借助吸引器的力量，引导胎头通过产道。这个过程需要精准的时机把握和力度控制，以确保胎儿能够安全顺利地通过产道。

（3）注意事项：胎头吸引术的实施需要在胎位适宜的情况下进行。如果胎位不合适，强行操作可能会损伤胎儿头皮和头颅。在操作前，医生需要对胎位进行仔细评估，确保吸引器能够正确地吸附在胎头上，并且不会对胎儿造成不必要的伤害。同时，操作过程中要密切观察胎儿的心率和产妇的情况，如有异常应立即停止操作并采取相应的措施。

2. 产钳助产术

（1）适应证：产钳助产术适用于枕后位或胎头旋转不良导致分娩停滞的情况。在产程第二阶段停滞时，这种方法可以帮助胎头顺利通过产道。胎头旋转不良会阻碍分娩的进展，产钳助产术能够协助胎头旋转至合适位置，为顺利分娩创造条件。

（2）操作方法：医生使用产钳夹住胎头，通过巧妙的操作，协助胎头旋转至合适的位置，并配合产妇宫缩完成分娩。产钳的使用需要高度的专业技能和经验，医生要准确地把握产钳的放置位置和夹持力度，以确保胎儿和产妇的安全。

（3）注意事项：产钳助产术应在严格的适应证下使用，以防母婴损伤。操作不当可能造成胎儿头部损伤或产道损伤，给母婴带来严重的后果。在实施产钳助产术之前，医生需要对产妇和胎儿的情况进行全面评估，确定是否适合使用产钳。同时，操作过程中要密切观察母婴的情况，如有异常应及时处理。

（三）其他辅助措施

1. 胎位监测

胎儿电子监护和超声检查在胎位异常治疗中发挥着重要的作用。定期进行胎位监测，可以及时发现胎位的变化，确保胎儿在妊娠晚期能转为正常头位。如果胎位异常持续存在，胎位监测也能为手术干预提供准确依据。胎儿电子监护可以实时监测胎儿的心率和胎动情况，判断胎儿是否存在缺氧等异常情况。超声检查则可以直观地显示胎儿的位置和形态，为医生制定治疗方案提供重要参考。

2. 催产素引产

在一些胎头低位但产程延长或宫缩乏力的情况下，催产素可以用于加强宫缩，促进胎儿下降。如果胎位已纠正为头位，但产程停滞，催产素引产可以帮助完成分娩。然而，催产素的使用需要谨慎，医生要根据产妇的具体情况调整剂量和滴速，密切观察宫缩和胎儿的情况，以防宫缩过强或胎儿窘迫等不良后果的发生。

第七章 分娩期并发症

第一节 产后出血

一、概述

产后出血（PPH）是指在分娩后 24 小时内失血量超过 500mL（阴道分娩）或 1000mL（剖宫产）的异常出血。分娩后出血是产科最常见的严重并发症之一，是导致产妇死亡的重要原因。根据发生时间的不同，分娩后出血可分为早发性分娩后出血（分娩后 24 小时内）和晚发性分娩后出血（分娩后 24 小时至 6 周内）。其主要病因包括子宫收缩乏力、胎盘滞留、软产道裂伤和凝血功能障碍等，及时诊断和处理对于降低母婴风险至关重要。

二、病因与发病机制

产后出血（PPH）是一种分娩后常见的并发症，病因复杂且涉及多个因素。以下是产后出血的主要病因及其发病机制。

（一）子宫收缩乏力

1. 病因

（1）子宫过度扩张：在妊娠过程中，多胎妊娠、羊水过多及巨大儿等情况会使子宫承受过度的压力，导致其过度扩张。多胎妊娠意味着子宫内有多个胎儿同时发育，占据了更多的空间，使子宫壁被拉伸。羊水过多会使子宫内的压力显著增加，同样对子宫壁造成过度的扩张。巨大儿则是胎儿体型过大，在子宫内对子宫壁产生更大的张力。这些因素都会影响子宫肌纤维的有效收缩。当子宫过度扩张后，肌纤维的长度和张力发生改变，其收缩能力可能会受到削弱。

（2）子宫肌疲劳：产程延长或快速产程都可能使子宫肌过度疲劳。产程延长时，子宫长时间处于收缩状态，肌纤维持续工作，容易疲劳。而快速产程虽然时间较短，但子宫收缩的强度和频率可能过高，也会导致子宫肌疲劳。子宫肌过度疲劳后，其收缩能力会明显下降，影响分娩后子宫的正常收缩。

（3）子宫肌病变：子宫肌瘤、子宫畸形等病变会对子宫肌的收缩能力产生不良影响。子宫肌瘤是子宫平滑肌细胞增生形成的肿瘤，占据子宫内的空间，干扰子宫肌纤维的正常收缩。子宫畸形则可能改变子宫的形态和结构，使子宫肌的收缩不协调。这些病变都会导致子宫肌收缩能力下降，增加产后出血的风险。

（4）药物因素：在分娩过程中，过度使用催产素、镇静剂或麻醉剂等药物会抑制子宫的正常收缩功能。催产素使用不当会导致子宫过度收缩，随后出现疲劳和收缩乏力。镇静剂和麻醉剂则可能会影响子宫肌的神经传导和收缩机制，使子宫收缩减弱。

2. 发病机制

子宫正常的收缩是分娩后止血的主要机制。子宫收缩时，子宫肌纤维会缩短变粗，压迫子宫内的血管，使子宫血窦关闭，从而减少出血。当子宫收缩乏力时，子宫无法有效地压迫血管，导致分娩后持续性出血。子宫肌纤维无法有效收缩时，子宫的体积不能迅速缩小，无法达到正常的止血作用，从而形成弥漫性出血。这种出血会逐渐加重，对产妇的生命健康造成严重威胁。

（二）胎盘因素

1. 胎盘滞留

（1）病因：胎盘或胎膜部分或全部滞留在子宫腔内未能完全排出是产后出血的常见原因之一。这可能由于胎盘粘连、胎盘植入、胎盘剥离不全或操作不当等引起。胎盘粘连是指胎盘与子宫壁粘连紧密，难以自然分离。胎盘植入则是胎盘组织侵入子宫肌层，使胎盘无法正常剥离。胎盘剥离不全可能是由于子宫收缩乏力或胎盘与子宫壁之间的连接异常导致的。操作不当，如在分娩过程中过度牵拉脐带或粗暴地处理胎盘，也可能导致胎盘滞留。

（2）发病机制：当胎盘未完全排出时，子宫无法完全收缩，因为胎盘占据了一部分子宫腔，阻碍了子宫肌纤维的正常收缩。此时，胎盘床血管暴露在外，无法被子宫肌纤维有效压迫，导致持续出血。如果胎盘嵌顿在子宫腔内或胎盘过深植入子宫肌层，手动剥离会非常困难，强行剥离可能会导致子宫破裂等严重后果，同时也容易引发大量出血。

2. 胎盘早剥或前置胎盘

（1）病因：

①胎盘早剥：胎盘在胎儿娩出前部分或完全剥离，这可能是由于血管病变、机械性因素、子宫静脉压突然升高或其他不明原因引起的。血管病变（如妊娠期高血压疾病等）会影响胎盘的血液供应，增加胎盘早剥的风险。机械性因素（如腹部外伤、脐带过短等）也可能导致胎盘早剥。

②前置胎盘：胎盘附着在子宫下段或覆盖子宫颈内口，这可能是由于子宫内膜损伤、胎盘异常发育或多胎妊娠等因素引起的。分娩时，胎盘被撕裂，导致大出血。

（2）发病机制：胎盘剥离或位置异常会使胎盘床血管无法有效闭合，出血持续不止。在胎盘早剥的情况下，胎盘与子宫壁分离后，血管破裂，血液流入子宫腔或腹腔。在前置胎盘的情况下，由于胎盘位置低，分娩时容易被胎儿先露部压迫或撕裂，导致血管破裂出血。这些情况都会使产妇面临严重的出血风险，需要及时诊断和处理。

（三）软产道损伤

1. 病因

（1）产程过快：在分娩过程中，产程进展的速度对软产道的完整性有着至关重要的影响。当产程过快时，软产道（如子宫颈、阴道、会阴等部位）往往来不及充分地扩张以适应胎儿的快速娩出。这种情况下，软产道组织受到的压力瞬间增大，超出了其正常的承受范围，从而容易导致裂伤。例如，急产时，子宫收缩异常强烈且频繁，胎儿以极快的速度通过产道，软产道在短时间内面临巨大的冲击力，无论是子宫颈的弹性扩张、阴道的伸展还是会阴的拉伸都可能无法及时适应，进而发生不同程度的裂伤。

（2）助产手术：产钳、胎头吸引器等助产手术在特定情况下虽然可以协助分娩，但同时也增加了软产道损伤的风险。产钳助产时，若操作技术不熟练或使用不当，产钳可能会对软产道造成机械性的损伤。比如，产钳放置的位置不准确会夹伤阴道壁或会阴组织；用力不当会导致会阴撕裂程度加重。胎头吸引器在使用过程中，如果负压设置不合理或者吸附的位置不佳，也可能对软产道产生不良影响，如引起局部组织的挫伤或撕裂。

（3）胎儿过大：巨大儿的分娩对软产道来说是一个严峻的挑战。当胎儿过大时，软产道需要承受更大的拉伸力和压力才能让胎儿顺利通过。在这个过程中，软产道尤其是会阴部位可能会受到过度的拉伸或撕裂。巨大儿的头部、肩部等部位在通过产道时，对软产道的压迫远远超过正常胎儿，使软产道组织更容易受损。

（4）外阴会阴切开术：外阴切开或会阴裂伤在分娩过程中较为常见。然而，如果未能及时进行正确的修补或处理不当，就可能导致出血。外阴切开术通常是为了扩大产道出口，便于胎儿娩出，但如果缝合技术不精细或者术后护理不到位，切口可能会裂开并出血。会阴裂伤如果没有得到准确的评估和及时、有效的处理，也会持续出血，影响产妇的健康。

2. 发病机制

软产道的裂伤会使产道内的血管暴露在外。在正常情况下，软产道在分娩后会通过自身的修复机制促使血管闭合，从而停止出血。但是，如果裂伤未得到及时修补，血管就无法有效地闭合。特别是在子宫颈、阴道、会阴区域的裂伤，可能会引发隐匿性出血。这些部位的出血有时并不容易立即被发现，因为血液可能会积聚在组织间隙中，或者被周围的组织所掩盖。随着出血量的逐渐增加，可能会对产妇的生命造成严重威胁。此外，软产道损伤还可能导致感染等并发症，进一步加重产妇的病情。

（四）凝血功能障碍

1. 病因

（1）弥散性血管内凝血（DIC）：在妇产科领域，一些严重的情况（如羊水栓塞、胎盘早剥、死胎滞留、严重感染等）可引发弥散性血管内凝血，进而导致凝血功能障碍。羊水栓塞是一种罕见但极其凶险的情况，当羊水进入母体血液循环后，会激活凝血系统，导致广泛的微血栓形成。在这个过程中，大量的凝血因子和血小板被消耗，从而引发凝血功能障碍。胎盘早剥时，胎盘与子宫壁过早分离，释放出组织因子等促凝物质，也可能导致DIC。死胎滞留在宫腔内时间过长，会引起母体的免疫反应，同样可能引发DIC。严重感染时，细菌释放的毒素会损伤血管内皮细胞，激活凝血系统，导致凝血功能紊乱。

（2）妊娠期高血压疾病：子痫前期、HELLP综合征等妊娠期高血压疾病均可能引发凝血功能紊乱。子痫前期患者的血管内皮细胞受损，血小板活化，凝血系统被激活。HELLP综合征患者除了有溶血、肝酶升高，还存在血小板计数降低，这会严重影响凝血功能，使产妇容易出现出血倾向。

（3）遗传性凝血障碍：如血友病或血小板功能障碍。血友病是一种由于凝血因子缺乏而导致的出血性疾病，女性携带者在妊娠期间可能会出现凝血功能异常。血小板功能障碍则会影响血小板的聚集和止血功能，增加出血的风险。

2. 发病机制

凝血功能障碍会导致血小板计数降低和凝血因子减少。血小板在止血过程中起着重要的作用，能够聚集在损伤部位，形成血小板栓子，堵塞血管破口。凝血因子则参与血液凝固的过程，形成纤维蛋白凝块，加固止血效果。当血小板计数降低和凝血因子减少时，无法形成有效的血栓，这就会严重影响子宫、软产道损伤的止血过程。即使软产道的裂伤得到了及时的修补，但由于凝血功能障碍，出血仍然难以控制。大量的出血会导致产妇贫血、休克等严重后果，甚至危及生命。因此，对于凝血功能障碍的产妇，需要及时进行诊断和治疗，补充凝血因子和血小板，纠正凝血功能紊乱。

三、诊断与鉴别诊断

产后出血是分娩后并发症中的主要原因，若不及时诊断和治疗，可能危及生命。因此，准确的诊断与鉴别诊断至关重要。

（一）产后出血的诊断

产后出血是一种严重的产科并发症，对产妇的生命健康构成重大威胁。准确、及时的诊断对于采取有效的治疗措施至关重要。产后出血的诊断主要依靠临床表现、体格检查和辅助检查。

1. 病史和临床表现

（1）出血量：阴道出血量明显增多是产后出血的主要表现。准确评估出血量对于诊断产后出血至关重要。失血量可通过多种方法进行估算。观察出血情况是一种较为直观的方法，包括观察阴道流血的速度、颜色、质地等。同时，可以测量血迹物，如产妇使用的卫生巾、产垫等，通过计算前后重量的差值来估算失血量。一般来说，如果阴道分娩后失血量超过 500mL，剖宫产术后失血量超过 1000mL，即可初步诊断为产后出血。然而，实际临床中，出血量的准确评估存在一定困难，因为部分血液可能积聚在宫腔内或被产妇身体吸收，导致实际出血量被低估。

（2）全身症状：由于大量失血，患者可能出现一系列全身症状。早期表现为头晕、乏力、心悸等。头晕是由于脑部供血不足引起的，失血导致血液循环量减少，无法满足脑部的正常血液供应。乏力则是身体虚弱的表现，失血后身体的能量供应受到影响，肌肉力量减弱。心悸是心脏对失血的一种代偿反应，心脏加快跳动以试图维持正常的血液循环。随着失血量的增加，患者的面色会逐渐变得苍白，这是因为血液中红细胞计数降低，携带氧气的能力下降，导致皮肤和黏膜失去红润色泽。出冷汗也是常见症状之一，这是身体在应激状态下的一种反应，通过出汗来调节体温和维持内环境稳定。严重时，患者会发生休克，表现为意识模糊、呼吸急促、心率加快、血压下降。意识模糊是脑部严重缺血、缺氧的结果，呼吸急促是身体试图增加氧气摄入的表现，心率加快是心脏为了维持血液循环而加快跳动，血压下降则是由于血容量不足导致血管内压力降低。

（3）出血时间：产后出血可以发生在不同的时间点。分娩后 24 小时内发生的出血称为早期产后出血，是最常见的产后出血类型。早期产后出血通常与分娩过程中的因素有关，如子宫收缩不良、胎盘残留、软产道损伤等。分娩后 6 周内发生的出血称为晚期产后出血，与子宫复旧不良、感染、胎盘残留等有关。了解出血的时间对于确定病因和制定治疗方案具有重要意义。

2. 体格检查

（1）子宫检查：通过腹部触诊，可以评估子宫的硬度和位置。正常情况下，分娩后子宫应该是坚硬的，这是由于子宫收缩，压迫血管以减少出血。如果子宫软、松弛、轮廓不清，提示子宫收缩不良，这是产后出血的常见原因之一。子宫收缩不良可能是由于产妇疲劳、子宫过度膨胀、多胎妊娠、羊水过多等因素引起的。此外，分娩过程中的难产、产程延长、使用宫缩抑制剂等也可能导致子宫收缩不良。触诊子宫时，还可以了解子宫的位置是否正常，有无移位、脱垂等情况。

（2）阴道检查：可以直接观察产道的情况，发现损伤、撕裂或会阴切开伤口的出血情况。在分娩过程中，会阴、阴道、子宫颈等部位可能会发生撕裂伤，这是产后出血的常见原因之一。阴道检查可以确定撕裂伤的位置、程度和范围，以便采取相应的治疗措施。如果会阴有切开伤口，也需要检查伤口的愈合情况，是否有出血、感染等问题。此外，阴道检查还可以排除其他原因引起的出血，如阴道肿物、子宫颈病变等。

（3）胎盘检查：胎盘残留或胎盘部分剥离不全可能导致持续出血，因此对胎盘的完整性检查非常重要。在分娩后，医生应仔细检查胎盘的完整性，包括胎盘的大小、形状、胎膜是否完整等。如果发现胎盘有缺损、部分残留或胎膜不完整，应考虑胎盘残留的可能。此时，可以通过超声检查进一步确认胎盘在子宫内的情况，确定是否有残留组织及残留组织的大小和位置。如果胎盘残留较多，可能需要进行清宫手术，以清除残留组织，控制出血。

3. 实验室检查

（1）血常规：产后出血的患者可能表现为血红蛋白（Hb）下降、红细胞压积（Hct）降低。血红蛋白和红细胞压积是反映血液中红细胞计数和浓度的指标，失血量较大时，红细胞计数降低，血红蛋白和红细胞压积也会相应下降。通过血常规检查，可以了解患者的贫血程度，为治疗提供参考。此外，血常规还可以检测白细胞计数、血小板计数等指标，以判断是否存在感染或凝血功能障碍。

（2）凝血功能检查：如果怀疑凝血障碍，如弥散性血管内凝血（DIC），应进行凝血功能检查。凝血功能检查包括凝血酶原时间（PT）、活化部分凝血活酶时间（APTT）、纤维蛋白原等指标。DIC 是一种严重的凝血功能紊乱疾病，由于凝血因子和血小板的大量消耗，导致全身广泛的微血栓形成和出血。产后出血患者如果出现全身多部位的出血、休克等症状，应考虑 DIC 的可能。凝血功能检查可以帮助确定是否存在凝血障碍，并指导治疗。如果凝血功能异常，需要及时补充凝血因子、血小板等，以纠正凝血功能障碍。

4. 影像学检查

（1）超声检查：产后出血时，超声可以帮助排查子宫内胎盘残留、子宫积血或子宫内膜损伤。超声检查是一种无创、安全、便捷的检查方法，可以清晰地显示子宫的形态、结构和内部回声。如果子宫内有胎盘残留，超声图像上可以看到异常的回声团块。子宫积血则表现为子宫腔内的液性暗区。子宫内膜损伤表现为子宫内膜回声不均匀、变薄等。超声检查有助于判断子宫复旧情况，了解子宫的大小、形态是否恢复正常，以及宫腔内是否有残留物。此外，超声检查还可以观察附件区是否有异常，如卵巢囊肿、输卵管积水等。

（2）CT 扫描或 MRI：当怀疑较深层次的组织损伤或出血时，CT 扫描或 MRI 可以更精确地定位出血来源。CT 扫描和 MRI 具有更高的分辨率，可以清晰地显示盆腔内的组织结构和病变情况。在产后出血的患者中，如果超声检查无法确定出血原因，或者怀疑有盆腔深部组织损伤、血肿等情况，可考虑进行 CT 扫描或 MRI。CT 扫描和 MRI 可以帮助医生确定出血的位置、范围和程度，为制定治疗方案提供更准确的依据。然而，CT 扫描和

MRI 费用较高，且检查时间较长，通常不作为产后出血的首选检查方法。

（二）产后出血的鉴别诊断

产后出血是一种严重的产科并发症，会对产妇的生命安全造成极大威胁。由于产后出血的原因多样，因此准确鉴别出血原因对于确保精准治疗至关重要。常见的产后出血原因包括子宫收缩不良、胎盘因素、软产道损伤和凝血功能障碍，以下是对这些原因的详细鉴别诊断。

1. 子宫收缩不良（宫缩乏力）

（1）临床表现：子宫收缩不良是产后出血最常见的原因之一。在分娩后，子宫未能充分收缩，无法有效地压迫血管，从而导致出血。产妇通常会表现出大量的阴道流血，腹部触诊时可以发现子宫软、轮廓不清。这种情况可能在分娩后的任何时间发生，但更常见于分娩后的早期阶段。子宫收缩不良由多种因素引起，如产妇疲劳、多胎妊娠、羊水过多、子宫过度膨胀等。此外，分娩过程中的难产、产程延长、使用宫缩抑制剂等也可能导致子宫收缩不良。

（2）诊断要点：诊断子宫收缩不良主要通过腹部触诊子宫硬度。正常情况下，分娩后的子宫应该是坚硬的，能够有效地压迫血管止血。而子宫收缩不良时，子宫通常松弛，触诊时明显不硬。此外，超声检查也是一种重要的诊断手段，可以排除其他原因的出血。超声可以观察子宫的大小、形态、内部结构及宫腔内是否有残留组织等。如果超声检查发现子宫体积增大、宫腔内有积血等情况，结合临床表现，通常可以诊断为子宫收缩不良。

2. 胎盘因素

（1）胎盘残留：胎盘或胎膜残留在子宫内是引发产后出血的常见原因之一，尤其是晚期产后出血。在分娩过程中，如果胎盘或胎膜没有完全排出，残留在子宫内，会影响子宫的收缩，导致出血。胎盘残留可能是由于胎盘粘连、植入或部分剥离不全等引起的。产妇会出现持续的阴道流血，有时还会伴有腹痛、发热等症状。

（2）胎盘部分剥离不全：在分娩过程中，胎盘未完全剥离也是导致产后出血的原因之一。这种情况可能是由于胎盘与子宫壁粘连、胎盘植入过深或分娩过程中子宫收缩不协调等引起的。胎盘部分剥离不全时，产妇会出现阴道流血，出血量可能较大，同时伴有子宫收缩不良的表现。

（3）诊断要点：对于胎盘因素引起的产后出血，超声检查是一种重要的诊断手段。超声可以帮助发现子宫内的胎盘或胎膜残留情况，确定残留组织的大小、位置和数量。如果超声检查发现子宫内有异常回声团块，结合临床表现，通常可以诊断为胎盘残留或胎盘部分剥离不全。在治疗方面，可以通过手动或药物辅助清除残留组织来控制出血。如果残留组织较大或难以清除，可能需要进行手术治疗。

3. 软产道损伤

（1）会阴撕裂伤或切开伤：分娩过程中，会阴、阴道、子宫颈等部位的撕裂或切开伤口未完全愈合，可能导致产后出血。这种情况通常发生在早期产后出血中，尤其是在分娩过程中使用了会阴切开术或发生了会阴撕裂的产妇中更为常见。产妇会出现阴道流血，出血量的大小取决于伤口的严重程度。如果伤口较大或较深，可能会伴有明显的疼痛和局部肿胀。

（2）子宫破裂：在剖宫分娩后或有子宫手术史的产妇中，子宫破裂会导致大出血。子宫破裂是一种严重的产科并发症，通常由难产、子宫手术史、子宫畸形等原因引起。临床表现为剧烈腹痛、出血，伴随休克症状。如果不及时治疗，可能会危及产妇的生命。

（3）诊断要点：对于软产道损伤引起的产后出血，阴道检查是一种重要的诊断手段。通过阴道检查可以发现产道裂伤，确定裂伤的位置、程度和范围。严重情况下，可伴有明显的伤口渗血。此外，超声或 CT 扫描也有助于发现深层组织损伤或子宫破裂。如果超声或 CT 扫描发现子宫壁不连续、腹腔内有积血等情况，结合临床表现，通常可以诊断为子宫破裂。在治疗方面，对于会阴撕裂伤或切开伤，通常可以通过缝合伤口来控制出血。对于子宫破裂，需要立即进行手术治疗，修复子宫破裂口，控制出血，同时给予抗休克治疗。

4. 凝血功能障碍

（1）弥散性血管内凝血（DIC）：某些情况下，产后出血与凝血功能障碍有关，特别是在胎盘早剥、死胎、羊水栓塞等情况下，容易并发 DIC，导致出血不止。DIC 是一种严重的凝血功能紊乱疾病，由于凝血因子和血小板的大量消耗，导致全身广泛的微血栓形成和出血。产妇会出现全身多部位的出血，如皮肤瘀点、瘀斑、鼻出血、牙龈出血、血尿等，同时伴有休克症状。

（2）诊断要点：对于凝血功能障碍引起的产后出血，实验室检查是诊断的关键。实验室检查显示凝血功能异常，如纤维蛋白原降低、D- 二聚体升高、PT 和 APTT 延长等。此外，血小板计数降低也是 DIC 的常见表现之一。在诊断 DIC 时，需要结合临床表现和实验室检查结果进行综合判断。如果产妇出现产后出血不止，同时伴有全身多部位的出血和休克症状，实验室检查显示凝血功能异常，通常可以诊断为 DIC。在处理 DIC 时，应立即采取纠正凝血障碍的措施，如补充凝血因子、血小板、新鲜冰冻血浆等，同时积极治疗原发疾病。

5. 胎盘植入

（1）胎盘植入异常：包括胎盘粘连、植入性胎盘，胎盘深层植入子宫肌层，导致分娩后胎盘不能顺利剥离，引发大出血。胎盘植入是一种严重的产科并发症，通常由多次剖宫产、前置胎盘、子宫内膜损伤等引起。产妇可能会出现产后出血，出血量较大，有时难以控制。

（2）诊断要点：胎盘植入可在产前超声或 MRI 中发现。超声检查可以观察胎盘与子宫壁的关系，发现胎盘植入的迹象，如胎盘与子宫壁之间的界限不清、胎盘内有异常血流信号等。MRI 对于胎盘植入的诊断也有一定的帮助，可以更清晰地显示胎盘与子宫肌层的关系。分娩后若胎盘剥离不完全或出血不止，需要考虑胎盘植入的情况。在治疗方面，对于胎盘植入引起的产后出血，需要根据植入的程度和产妇的具体情况选择合适的治疗方法。如果植入程度较轻，可以尝试手动剥离胎盘或使用药物促进胎盘排出。如果植入程度较重，可能需要进行手术治疗，如子宫切除术等。

四、临床表现

产后出血的临床表现因出血量的多少及进展速度而异。以下是产后出血的常见临床表现。

1. 阴道出血

（1）大量阴道出血：产后出血最直观的表现之一便是大量阴道出血。这种出血往往突如其来，出血量可在短时间内急剧增多，血液通常呈现鲜红色，其中有时还会夹杂着血凝块。不同原因导致的出血特点有所不同，若为子宫收缩乏力引起的出血，其特点表现为出血呈弥漫性分布，且由于子宫无法有效地收缩以压迫血管达到止血的目的，所以这种出血往往不易自行停止。子宫收缩乏力可能由多种因素引起，如产程过长、多胎妊娠、羊水过多等，这些情况会使子宫肌纤维过度伸展和疲劳，从而影响其正常的收缩功能。当子宫收缩乏力时，子宫内的血管无法得到有效的压迫，血液就会持续不断地从阴道流出，给产妇的生命健康带来严重威胁。

（2）持续性或间歇性阴道出血：产后出血的表现形式除了大量的持续性出血，还可能呈持续性与间歇性相结合的状态。出血可能在一段时间内持续不断，也可能在短暂止血后再度出血。尤其在胎盘滞留、胎盘早剥或前置胎盘的情况下，这种出血量大且持久。胎盘滞留是指胎盘在胎儿娩出后未能及时完全排出子宫腔，残留的胎盘组织会影响子宫的收缩，导致持续出血。胎盘早剥则是在妊娠晚期，胎盘在胎儿娩出前部分或全部从子宫壁剥离，会引起大量出血，同时伴有剧烈的腹痛。前置胎盘是指胎盘附着在子宫下段或覆盖子宫颈内口，在分娩时胎盘容易被撕裂，导致大出血。这些情况都可能导致产妇出现持续性或间歇性的阴道出血，需要及时诊断和处理，以防出血进一步加重。

2. 子宫收缩不良

（1）子宫松软、无力：子宫收缩不良是产后出血的常见原因之一。在分娩后，子宫应该通过强有力的收缩来压迫血管止血，恢复到正常的大小和状态。然而，当子宫收缩不良时，触诊会感觉到子宫松软、无力，无法有效地发挥其止血功能。通常情况下，宫底高度会上升，子宫较预期大、软，不能缩小至正常大小，这是子宫收缩乏力引起出血的典型表现。子宫收缩不良可能是由于多种因素引起的，如产妇精神紧张、疲劳、子宫肌纤维过度伸展、子宫内有残留组织等。这些因素会干扰子宫的正常收缩机制，使子宫无法有效地压迫血管，从而导致出血。

（2）子宫高度上升：由于子宫收缩不良，子宫未能恢复正常体积，宫底位置较预期明显上升。这是因为子宫内的积血和残留组织阻碍了子宫的正常收缩，使子宫无法恢复到妊娠前的状态。子宫高度的上升可以通过腹部触诊来判断，医生可以通过测量宫底高度来评估子宫的收缩情况。如果宫底高度持续上升，说明子宫收缩不良，出血的风险也会相应增加。此时，需要及时采取措施促进子宫收缩，如按摩子宫、使用宫缩剂等，以控制出血。

3. 全身表现

（1）面色苍白：由于大量失血，产妇的面色会变得苍白。这是因为血液中的红细胞携带氧气，当出血量过多时，身体的氧气供应不足，导致皮肤、嘴唇等部位的颜色变浅。除了面色苍白，嘴唇及甲床颜色也可能变浅，这是身体缺氧的外在表现。面色苍白是产后出血的一个重要体征，医生可以通过观察产妇的面色来初步判断出血的严重程度。

（2）心率加快：由于血容量急剧减少，心率会加快以代偿身体的失血。通常情况下，心率超过 100 次 / 分是失血引起的早期表现之一。当出血量较大时，心脏需要加快跳动来维持血液循环，将氧气和营养物质输送到身体的各个器官。然而，如果出血得不到及时控制，心率会进一步加快，甚至可能出现心律失常等严重情况。因此，心率加快是产后出血的一个重要警示信号，需要及时采取措施控制出血。

（3）血压下降：随着出血量的增加，血压会明显下降。尤其是当收缩压低于 90mmHg

时，提示产妇已经进入休克状态。血压下降是产后出血的严重后果之一，表明身体的血液循环受到了严重影响，各个器官的血液供应不足。如果血压持续下降，可能会导致心脏、肝、肾等重要器官功能受损，甚至危及生命。因此，密切监测产妇的血压变化对于及时发现和处理产后出血至关重要。

（4）头晕、乏力：产妇在产后出血时可能会出现头晕、乏力的症状，同时还可能伴随出冷汗。这是因为大量失血导致身体的氧气供应不足，大脑和肌肉等组织得不到足够的能量供应。头晕、乏力是身体对失血的一种反应，提示体内氧供不足。如果产妇出现这些症状，需要立即采取措施控制出血，并给予吸氧、补充液体等支持治疗，以缓解症状，防止病情进一步恶化。

（5）少尿或无尿：由于血容量减少，肾血流供应不足，会导致尿量减少或无尿。肾是人体的重要排泄器官，需要足够的血液供应来维持正常的功能。当产后出血导致血容量减少时，肾的血流也会相应减少，从而影响其排泄功能。少尿或无尿是产后出血的一个严重并发症，表明肾功能受到了严重损害。如果不及时处理，可能会导致急性肾衰竭等严重后果。因此，密切监测产妇的尿量变化对于评估分娩后出血的严重程度和肾功能非常重要。

4. 软产道损伤

（1）局部疼痛：如果出血是由软产道撕裂（会阴、阴道或宫颈裂伤）引起的，产妇可能会感到局部疼痛或压痛。软产道撕裂通常是由于分娩过程中的机械性损伤引起的，如胎儿过大、产程过快、助产手术不当等。当软产道撕裂时，产妇会感到局部疼痛，这种疼痛可能会在分娩后持续存在，尤其是在活动或排尿时会加重。医生可以通过妇科检查来确定软产道撕裂的部位和程度，并采取相应的治疗措施。

（2）持续阴道出血：软产道损伤导致的出血多为暗红色，常伴局部疼痛，难以通过子宫按摩止血。这是因为软产道损伤后，血管破裂，血液会持续不断地从损伤部位流出。与子宫收缩乏力引起的出血不同，软产道损伤引起的出血通常与子宫的收缩情况关系不大，因此子宫按摩等促进子宫收缩的方法对其止血效果有限。对于软产道损伤引起的出血，需要及时进行缝合和止血处理，以防出血进一步加重。

5. 胎盘因素

（1）胎盘残留或滞留：胎盘部分或全部滞留于子宫腔内时，子宫无法有效收缩，表现为持续性的小量或大量出血。伴有宫缩不良的表现，触诊时子宫体积较大且软。胎盘残留或滞留是产后出血的常见原因之一，通常发生在胎盘粘连、胎盘植入或胎盘剥离不全的情况下。这些情况会导致胎盘无法及时完全排出子宫腔，残留的胎盘组织会影响子宫的收缩，从而引起出血。医生可以通过超声检查等方法来确定胎盘是否残留或滞留，并采取相应的治疗措施，如手动剥离胎盘、清宫手术等。

（2）胎盘早剥或前置胎盘：常伴随剧烈腹痛，出血量大，甚至引发急性休克。胎盘早剥是指胎盘在胎儿娩出前部分或全部从子宫壁剥离，会引起大量出血和剧烈腹痛。前置胎盘是指胎盘附着在子宫下段或覆盖子宫颈内口，在分娩时容易被撕裂，导致大出血。这两种情况都属于严重的产科并发症，需要及时诊断和处理。对于胎盘早剥或前置胎盘引起的出血，需要根据具体情况采取剖宫产、输血、止血等治疗措施，以挽救产妇和胎儿的生命。

五、治疗方式

产后出血（PPH）是分娩过程中或分娩后 24 小时内的严重并发症，治疗必须快速、有效，以免危及产妇生命。治疗方式应根据具体病因采取个体化处理，主要包括药物治疗、机械治疗、手术治疗及其他支持治疗。以下是产后出血的主要治疗方式。

（一）药物治疗

1. 宫缩剂

（1）缩宫素：在产后出血的防治中起着关键作用。其主要通过促进子宫平滑肌的收缩，发挥压迫血管止血的功效。在临床应用中，可采用静脉滴注或肌内注射的方式给予缩宫素。通常推荐剂量为 10 ～ 40U 缓慢静脉滴注，这样可以使药物在体内逐渐发挥作用，持续刺激子宫收缩。或者使用 10U 肌内注射，以快速达到一定的血药浓度，启动子宫收缩机制。缩宫素作为预防和治疗产后出血的首选药物，具有起效快、作用明确等优点。缩宫素能够直接作用于子宫平滑肌，增强子宫的收缩力，使子宫在分娩后迅速恢复到正常状态，降低出血的风险。

（2）麦角新碱：通过增强子宫收缩力来帮助止血。其作用机制与缩宫素有所不同，但同样能够有效地促进子宫的收缩。常用剂量为 0.2mg 肌内注射，每隔 2 ～ 4 小时可重复使用，以维持子宫的持续收缩状态。然而，需要注意的是，麦角新碱应避免用于高血压或子痫前期患者。这是因为麦角新碱会引起血压升高和血管收缩，对于患有高血压或子痫前期的产妇来说，可能会加重病情，增加并发症的风险。

（3）卡贝缩宫素：是一种长效缩宫素类似物，在产后出血的防治中具有独特的优势。卡贝缩宫素能够帮助维持分娩后子宫的收缩，减少出血的发生。通常剂量为 100μg 静脉注射，适用于预防产后出血，特别是在剖宫分娩后的使用。剖宫产手术对子宫的创伤较大，产后出血的风险也相对较高。卡贝缩宫素的长效作用可以为剖宫产产妇提供更持久的子宫收缩支持，降低出血的风险。

（4）米索前列醇：在药物资源有限的地区，米索前列醇是一种重要的产后出血防治药物。米索前列醇通过前列腺素促进子宫收缩，发挥止血作用。推荐剂量为 600 ～ 1000μg 口服、舌下或直肠给药。米索前列醇具有使用方便、价格低廉等优点，适用于没有缩宫素或其他宫缩药物可用的情况下。米索前列醇可以在基层医疗机构或资源匮乏的地区广泛应用，为产后出血的防治提供了一种有效的替代方案。

2. 止血药物

氨甲环酸在产后出血的早期干预中具有重要作用，通过抑制纤维蛋白溶解，减少出血。当产后出血发生时，体内的纤维蛋白溶解系统可能会被激活，导致血液中的纤维蛋白被分解，从而加重出血。氨甲环酸能够抑制纤维蛋白溶解酶的活性，阻止纤维蛋白的分解，从而稳定血凝块，减少出血。推荐剂量为 1g 静脉注射，必要时 1 小时后可重复一次。在产后出血的早期，及时给予氨甲环酸可以有效地控制出血，为进一步的治疗争取时间。

（二）机械治疗

1. 子宫按摩

（1）适应证：子宫按摩主要用于子宫收缩不良或弛缓性产后出血。在这种情况下，子宫无法有效地收缩，导致血管无法被压迫止血。通过手动按摩子宫体，可以刺激子宫收缩，减少出血。子宫收缩不良可能是由于多种原因引起的，如产程过长、子宫过度扩张、子宫肌疲劳等。子宫按摩是一种简单而有效的治疗方法，可以在分娩后立即进行。

（2）操作方法：子宫按摩的操作需要一定的技巧和经验。用手在腹部按压子宫底部，以适度的力量持续按压，帮助子宫恢复收缩。在按摩过程中，要注意观察子宫的硬度和出血情况。如果发现子宫软而大，说明子宫收缩不良，需要持续按摩直至子宫变硬。子宫按摩可以促进子宫肌纤维的收缩，使子宫体积缩小，压迫血管止血。同时，按摩还可以刺激子宫内的凝血机制，促进血凝块的形成，进一步减少出血。

2. 子宫填塞（纱布填塞或气囊填塞）

（1）适应证：当药物治疗无效时，子宫填塞是一种有效的止血方法。通过填塞子宫，可以压迫出血部位，控制出血。子宫填塞适用于各种原因引起的产后出血，特别是在药物治疗无法控制出血的情况下。纱布填塞和气囊填塞是两种常见的子宫填塞方法，各有其特点和适用范围。

（2）操作方法：通过阴道放置无菌纱布或气囊至子宫腔内，以实现压迫止血的目的。气囊填塞（如巴克利气囊）常用于子宫填塞，其操作相对简单，通过充气压迫子宫内壁以减少出血。气囊的压力可以根据出血情况进行调整，以达到最佳的止血效果。纱布填塞则需要将无菌纱布逐层填入子宫腔，通过物理压迫实现止血。纱布填塞的操作相对复杂，需要注意纱布的数量和填充的紧密度，以确保止血效果。在进行子宫填塞后，要密切观察出血情况和子宫的收缩情况，及时调整填塞物的位置和压力。

3. 双侧髂内动脉结扎或栓塞

（1）适应证：双侧髂内动脉结扎或栓塞适用于药物和机械治疗无效的严重产后出血情况。在这种情况下，动脉栓塞可以减少子宫动脉血供，从而减少出血。双侧髂内动脉结扎或栓塞是一种较为复杂的治疗方法，通常在严重产后出血时使用。

（2）操作方法：通过介入放射学技术在双侧髂内动脉进行栓塞或外科手术结扎以降低子宫血供。介入放射学技术具有创伤小、恢复快等优点，但需要专业的设备和技术人员。外科手术结扎则需要在手术室进行，手术风险相对较高。在进行双侧髂内动脉结扎或栓塞前，需要对产妇的病情进行全面评估，确定治疗方案的可行性和安全性。同时，要做好术前准备和术后护理，确保治疗的效果和产妇的安全。

（三）手术治疗

1. 手术缝合软产道裂伤

（1）适应证：在产后出血的情况中，会阴、阴道或宫颈裂伤是常见的原因之一。当这些部位出现裂伤导致出血时，手术缝合软产道裂伤成为必要的治疗手段。软产道裂伤可能由于产程过快、助产手术不当、胎儿过大等多种因素引起。例如，急产时软产道可能来不及充分扩张，导致会阴、阴道或子宫颈的撕裂；产钳助产过程中，如果操作不精准，也可能对软产道造成损伤。这些裂伤若不及时处理，会持续出血，对产妇的生命健康造成严重威胁。

（2）操作方法：手术缝合软产道裂伤是一项精细的操作。首先，医生需要对裂伤部位进行彻底的清创，清除伤口内的异物和坏死组织，以降低感染的风险。然后，根据裂伤的程度和位置，选择合适的缝合方法。如果撕裂较浅，可以采用简单的间断缝合；如果撕裂较深，可能需要更复杂的分层缝合或连续缝合。在缝合过程中，要注意准确对合组织，确保止血效果。同时，要注意避免缝合过紧或过松，以免影响组织的愈合和功能。手术完成后，要密切观察产妇的出血情况和伤口愈合情况，及时处理可能出现的并发症。

2. 胎盘残留的手术清除

（1）适应证：胎盘部分残留或胎盘植入不全是产后出血的另一个重要原因。当胎盘未能完全排出子宫腔，残留的胎盘组织会影响子宫的收缩，导致持续出血。这种情况通常发生在胎盘粘连、胎盘植入或胎盘剥离不全的产妇中。例如，有多次剖宫产史或子宫内膜炎病史的产妇，更容易出现胎盘粘连或植入的情况。

（2）操作方法：对于胎盘残留的产妇，需要进行手术清除胎盘残留。常见的方法有手动剥离胎盘和进行清宫手术（刮宫术）。手动剥离胎盘需要医生在严格的无菌操作下，用手将残留的胎盘从子宫壁上轻轻剥离下来。这个过程需要谨慎操作，避免损伤子宫壁。如果手动剥离困难，或者胎盘植入较深，可以考虑进行清宫手术。清宫手术是通过器械将子宫腔内的残留组织清除干净。在手术过程中，要注意控制手术的深度和力度，避免过度损伤子宫。手术后，要密切观察产妇的出血情况和子宫收缩情况，确保子宫腔内无异物残留，避免持续出血。

3. 子宫压迫缝合术（B-Lynch 缝合）

（1）适应证：当宫缩乏力导致大量出血，且其他药物或机械治疗无效时，子宫压迫缝合术是一种有效的治疗方法。宫缩乏力是产后出血的最常见原因之一，可能由于子宫过度扩张、子宫肌疲劳、多胎妊娠等因素引起。在这种情况下，子宫无法有效地收缩，导致血管无法被压迫止血。

（2）操作方法：子宫压迫缝合术是一种外科手术方法，通过在子宫表面施加缝合线，帮助压迫子宫，减少出血。具体操作是在子宫前后壁分别缝合，通过收紧缝合线，使子宫体积缩小，压迫子宫内的血管，达到止血的目的。这种方法较为简单，手术时间短，对产妇的创伤相对较小。同时，它能够有效地控制出血，并且保留了子宫，为产妇保留了生育能力。手术后，要密切观察产妇的子宫收缩情况和出血情况，及时调整缝合线的松紧度。

4. 子宫切除术

（1）适应证：当其他所有治疗方法都无法控制出血时，子宫切除术是最后的生命挽救措施。特别是在子宫破裂、胎盘植入过深或弥散性血管内凝血（DIC）等严重情况下，子宫切除术成为唯一的选择。子宫破裂是一种极其危险的情况，可能导致大量出血和休克；胎盘植入过深会使胎盘与子宫壁紧密粘连，无法剥离，持续出血；DIC 会导致凝血功能障碍，出血难以控制。在这些情况下，为了挽救产妇的生命，不得不进行子宫切除术。

（2）操作方法：子宫切除术分为子宫全切术和次子宫全切术。子宫全切术是将子宫体和子宫颈全部切除，适用于子宫严重受损或病变广泛的情况。次子宫全切术是保留子宫颈，仅切除子宫体，适用于一些特定的情况。手术过程中，要注意严格的无菌操作，避免感染。同时，要尽可能减少手术对周围组织的损伤，降低手术风险。子宫切除后，产妇将丧失生育能力，因此在决定进行子宫切除术时，医生需要充分考虑产妇的病情和生育需求，与产妇及其家属进行充分的沟通和协商。

（四）其他支持治疗

1. 血容量支持

（1）适应证：失血性休克或大量失血的产妇需要及时进行血容量支持。产后出血如果得不到及时控制，会导致产妇大量失血，引起失血性休克。失血性休克是一种严重的并发症，会危及产妇的生命。因此，对于失血性休克或大量失血的产妇，血容量支持是至关重要的治疗措施。

（2）操作方法：血容量支持主要通过快速静脉输液来补充晶体液和胶体液。晶体液，如生理盐水、乳酸林格氏液等，可以迅速补充血容量，维持血液循环。胶体液，如血浆扩充剂等，可以提高血浆胶体渗透压，增加血容量。同时，根据产妇的失血情况，还需要进行红细胞、血浆或血小板输注，以维持凝血功能。在进行血容量支持时，要注意输液的速度和量，避免过快或过多输液导致心力衰竭等并发症。同时，要密切观察产妇的生命体征和尿量等指标，及时调整治疗方案。

2. 凝血功能支持

（1）适应证：凝血功能障碍（如 DIC）的患者需要进行凝血功能支持。DIC 是产后出血的严重并发症之一，会导致凝血因子和血小板大量消耗，引起凝血功能障碍。凝血功能障碍会使出血难以控制，加重产妇的病情。因此，对于凝血功能障碍的患者，凝血功能支持是重要的治疗措施。

（2）使用方法：凝血功能支持主要通过使用新鲜冰冻血浆或凝血因子浓缩剂来纠正凝血异常。新鲜冰冻血浆中含有丰富的凝血因子，可以补充体内缺乏的凝血因子，恢复正常的凝血功能。凝血因子浓缩剂则是针对特定的凝血因子缺乏进行补充。在使用凝血功能支持治疗时，要根据患者的凝血功能检查结果，合理选择治疗药物和剂量。同时，要密切观察患者的出血情况和凝血功能指标，及时调整治疗方案。

第二节　羊水栓塞

一、概述

羊水栓塞（AFE）是指在分娩过程中或分娩后，羊水中的成分（如胎儿细胞、胎脂、胎粪等）进入母体血液循环，导致急性变态反应或血管阻塞，进而引发严重的多器官功能障碍综合征。羊水栓塞是一种罕见但极其严重的产科急症，病情进展迅速，常表现为急性呼吸衰竭、低血压、心搏骤停及弥散性血管内凝血（DIC）。虽然发病机制尚未完全明确，但其死亡率和并发症发生率较高，需要立即进行抢救处理。

二、病因与发病机制

羊水栓塞（AFE）是一种少见但致命的产科急症，具体病因尚不完全明确，但通常认为是羊水成分（如胎儿细胞、胎脂、胎粪、毛发等）进入母体血液循环后，诱发了严重的免疫反应或栓塞现象。以下是羊水栓塞的主要病因与发病机制。

（一）病因

1. 子宫内压力的突然变化

在分娩这一复杂而关键的生理过程中，子宫内压力的变化起着至关重要的作用。特别是在分娩时，子宫强烈收缩、宫缩过强或子宫张力过高的情况可能引发一系列潜在风险。当子宫处于这种状态时，羊水有可能被推入子宫血管，进而进入母体血液循环，从而导致严重的后果。这种情况在多种特定的分娩场景下更容易发生。

胎膜早破是一个重要的触发因素。胎膜的过早破裂使子宫内部与外界的屏障被打破，此时若子宫收缩异常，强大的压力可能将羊水挤入血管。例如，当胎膜早破后，子宫仍在强烈收缩，羊水在压力作用下寻找薄弱之处进入血管系统。

子宫收缩过强或不协调也是引发羊水进入母体血液循环的常见情况。正常的子宫收缩是有节律且协调的，以推动胎儿顺利通过产道。然而，当收缩过强或不协调时，子宫内的压力分布变得不均匀，局部压力可能急剧升高。这种情况下，羊水更容易被挤入子宫血管。急产是子宫收缩过强的一种表现形式，在急产过程中，分娩进程迅速，子宫收缩频繁且强烈，这大大增加了羊水进入母体血液循环的风险。

胎盘早剥也会导致羊水进入母体循环的风险增加。胎盘早剥是指胎盘在胎儿娩出前部分或全部从子宫壁剥离。在这种情况下，子宫内的压力平衡被破坏，同时胎盘与子宫壁之间的血液供应也受到影响。如果此时伴有子宫收缩，羊水就有可能通过受损的血管进入母体。

2. 宫腔操作或损伤

剖宫产、人工破膜、子宫手术、内翻手术或其他宫腔内操作都可能引起不同程度的创伤，进而为羊水进入母体循环创造条件。

剖宫产作为一种常见的分娩方式，虽然在某些情况下是必要的，但也带来了一定的风险。手术过程中，子宫被切开，这使母体血管直接暴露。如果此时羊水尚未完全排出，就有可能流入血管。此外，剖宫产术后子宫的愈合过程也可能存在一些潜在的风险，如切口愈合不良可能导致血管与子宫腔之间的通道未完全封闭，增加羊水进入母体循环的可能性。

人工破膜是一种常见的产科操作，目的是促进产程进展。然而，如果操作不当或在不适当的时机进行，可能导致胎膜破裂后羊水压力变化，进而使羊水及其成分更容易进入母体循环。例如，在子宫收缩较强时进行人工破膜，羊水可能在压力作用下迅速进入血管。

子宫手术和内翻手术等操作对子宫造成的创伤更为直接。这些手术可能导致子宫壁的血管破裂或开放，使羊水能够直接进入母体血液循环。特别是在手术过程中，如果未能妥善处理血管和胎膜，风险会进一步增加。

在胎盘剥离或胎盘前置的情况下，胎盘与子宫壁的紧密连接被破坏，为羊水进入血管提供了通道。胎盘剥离可能是由于外力撞击、子宫收缩过强或其他原因引起的。当胎盘剥离时，子宫内的压力变化和血管损伤使羊水更容易进入母体循环。胎盘前置则是指胎盘部分或全部覆盖在子宫颈口上，这种情况下，胎盘与子宫壁的连接相对不稳定，也增加了羊水进入血管的风险。

3. 胎膜破裂

胎膜破裂是分娩过程中常见的现象，但胎膜早破、过早破水或羊膜腔感染可能会增加羊水进入母体血流的风险。

胎膜早破通常是指在临产前胎膜自然破裂。这种情况下，胎膜的完整性被破坏，羊水与外界相通。如果此时伴有宫缩，羊水就有较大机会通过宫腔血管进入母体循环。过早破水可能是由于多种原因引起的，如胎膜发育不良、感染、子宫内压力变化等。无论何种原因导致的过早破水，都增加了羊水栓塞的潜在风险。

羊膜腔感染是另一个重要的风险因素。感染会导致胎膜的通透性增加，同时也可能引起子宫收缩异常和血管损伤。在这种情况下，羊水更容易进入母体血液循环，并且感染本身也会对母体和胎儿造成严重的危害。

4. 其他高风险因素

高龄产妇、剖宫产、多胎妊娠、羊水过多等因素也会增加羊水栓塞的风险。高龄产妇身体机能相对较弱，子宫和血管弹性可能降低，对分娩过程中的压力变化和创伤耐受能力较差，且可能合并高血压、糖尿病等基础疾病，从而增加羊水栓塞风险。剖宫产手术过程中可能导致血管暴露和创伤，增加羊水进入母体循环的可能性，且术后恢复过程相对较长，子宫切口愈合情况也可能影响羊水栓塞风险。

多胎妊娠使子宫过度膨胀，子宫内压力升高，增加分娩过程的复杂性和风险，产妇更容易出现胎膜早破、胎盘早剥等情况，进而增加羊水栓塞风险。羊水过多会使子宫内压力显著增加，胎膜承受压力也相应增大，胎膜破裂和羊水进入母体循环的风险大大提高，同时羊水过多还可能与胎儿畸形、妊娠期糖尿病等疾病相关，进一步增加羊水栓塞风险。

（二）发病机制

羊水栓塞的发病机制极为复杂，涉及机械性血管阻塞和免疫反应两个主要过程，且通常认为是两者共同作用引发了急性、多系统的病理反应。

1. 羊水进入母体循环

在分娩过程中或在剖宫产时，由于多种因素的作用，使羊水及其中的胎儿细胞、胎脂、胎粪等物质有机会进入母体血管。胎膜破裂是常见的原因之一，正常情况下胎膜应在分娩的特定阶段破裂，但如果出现异常破裂，就可能导致羊水外流并进入母体循环。此外，宫腔手术操作过程中，可能会意外损伤胎膜或子宫血管，为羊水进入母体创造通道。而胎盘剥离时，胎盘与子宫壁之间的血管也可能成为羊水进入母体的途径。一旦羊水进入母体，通常会通过子宫静脉或下腔静脉等大血管进入母体的肺循环系统。

2. 急性肺栓塞与呼吸功能障碍

当羊水进入母体血管后，尤其是其中的胎儿颗粒物质，如胎儿角质细胞、胎脂等，会引起机械性肺栓塞。这些颗粒物质会阻塞肺血管，使肺血管的通畅性受到严重影响。肺血管阻塞会迅速导致急性肺动脉高压，这是因为肺循环受阻后，心脏需要更大的力量将血液泵入肺部，从而使肺动脉压力急剧升高。同时，肺通气障碍也会随之出现，由于肺血管阻塞，肺部的气体交换功能受到严重破坏，氧气无法有效地进入血液，二氧化碳也难以排出体外。这一系列变化会迅速引发呼吸衰竭和低氧血症，孕妇会出现呼吸困难、发绀等症状。急性右心衰竭也是常见的后果之一，因为肺动脉高压会使右心室的负担急剧加重，导致右心功能受损。

3. 全身免疫反应与变态反应

羊水中的胎儿成分进入母体循环后，可能会引发类似 I 型变态反应的急性全身免疫反应。胎儿的细胞、蛋白质等物质对于母体来说是外来异物，当它们进入母体后，会刺激母体的免疫系统产生免疫应答。这种免疫反应会引起全身血管扩张，使血管的管径增大，血液在血管中的流动阻力减小。同时，毛细血管通透性也会增加，这意味着血管壁的屏障功能减弱，血液中的液体和蛋白质等物质容易渗出到周围组织中。这些变化会导致严重的低血压和休克，因为血管扩张和通透性增加会使有效循环血量减少，血压下降。此外，急性心力衰竭也可能发生，一方面是由于低血压导致心脏供血不足，另一方面是免疫反应对心脏的直接损害。

4. 弥散性血管内凝血（DIC）

羊水进入母体血液后，可能会激活凝血系统，触发弥散性血管内凝血（DIC）。羊水中的某些成分可能具有促凝作用，它们进入母体后会激活凝血因子，使血液处于高凝状态。在高凝状态下，凝血因子和血小板会被大量消耗，用于形成血栓。然而，这种血栓形成是广泛而无序的，会导致体内凝血功能紊乱。进而引起广泛出血倾向，表现为严重的分娩后出血、皮肤瘀斑、牙龈出血等症状。多器官功能衰竭也是 DIC 的常见后果之一，因为凝血功能紊乱会影响各个器官的血液供应和代谢功能，导致器官功能受损。

三、诊断与鉴别诊断

羊水栓塞是一种罕见但极为致命的产科并发症。羊水栓塞的诊断和鉴别诊断非常关键，早期识别和正确处理可有效降低死亡率。

（一）羊水栓塞的诊断

羊水栓塞是一种极其凶险的产科并发症，由于其发病急剧且病情进展迅速，准确、及时的诊断对于挽救患者生命至关重要。羊水栓塞的诊断通常基于临床表现、实验室检查和影像学检查，但确诊往往依赖于排除其他产科并发症的基础上做出。

1. 实验室检查

（1）血气分析：羊水栓塞患者通常表现为低氧血症和高碳酸血症。血气分析可以直接测量血液中的氧气和二氧化碳分压，以及 pH 等指标。低氧血症是由于肺功能受损导致气体交换障碍，氧气无法充分进入血液。高碳酸血症则是由于呼吸功能障碍，二氧化碳排出受阻。血气分析结果对于评估患者的呼吸衰竭程度和指导治疗具有重要意义。

（2）凝血功能异常：由于羊水栓塞可引发 DIC，常见的实验室异常包括血小板计数降低、凝血酶原时间（PT）延长、活化部分凝血活酶时间（APTT）延长，以及纤维蛋白原降低。血小板计数降低是由于凝血系统激活后，血小板被大量消耗。PT 和 APTT 延长反映了外源性和内源性凝血途径的异常，表明凝血因子的活性降低。纤维蛋白原降低则是因为在 DIC 过程中，纤维蛋白原被大量转化为纤维蛋白，导致其在血液中的浓度下降。凝血功能异常的检测对于诊断 DIC 和指导抗凝、止血治疗至关重要。

（3）D-二聚体升高：是 DIC 的常见标志。D-二聚体是纤维蛋白降解产物，其升高表明体内存在凝血和纤溶系统的激活。在羊水栓塞患者中，D-二聚体的升高程度通常与病情的严重程度相关。因此，检测 D-二聚体水平可以帮助医生判断患者是否存在 DIC 及评估病情的进展。

2. 影像学检查

（1）胸部 X 线检查：羊水栓塞患者常表现为急性肺水肿或急性呼吸窘迫综合征（ARDS）表现，胸部 X 线检查可能显示弥漫性肺部浸润。肺部浸润是由于肺毛细血管通透性增加，液体渗出到肺泡和间质中所致。胸部 X 线检查可以帮助医生了解肺部病变的范围和程度，为诊断和治疗提供依据。然而，胸部 X 线检查对于羊水栓塞的诊断并非特异性，需要结合其他临床表现和检查结果进行综合判断。

（2）心电图：可显示急性右心负荷增加的特征，提示肺动脉高压和心功能不全。羊水栓塞引起的肺血管痉挛和肺动脉高压会导致右心室压力升高，心电图上可能表现为右心室肥大、ST-T 改变等。心电图检查对于评估心功能和发现心脏受累的早期迹象具有一定的价值，但同样不能作为确诊羊水栓塞的唯一依据。

（3）超声心动图：有助于评估心功能，尤其是右心室压力的变化，提示心脏受累的程度。超声心动图可以直接观察心脏的结构和功能，测量右心室压力、心输出量等指标。在羊水栓塞患者中，超声心动图可以发现右心室扩大、肺动脉高压等异常表现，为诊断和治疗提供重要的参考信息。

3. 其他辅助检查

检测血清中的胎儿成分，如胎儿上皮细胞、胎脂等，尽管不是确诊依据，但能支持羊水栓塞的诊断。羊水栓塞是由于羊水进入母体血液循环引起的，因此在患者的血液中可能检测到来自胎儿的成分。然而，这种检测方法的敏感性和特异性并不高，不能单独作为确诊羊水栓塞的依据。在实际临床工作中，需要结合患者的临床表现、实验室检查和影像学检查结果进行综合判断。

（二）羊水栓塞的鉴别诊断

羊水栓塞的发病非常突然，症状复杂且严重，需要与其他导致分娩后急性休克、呼吸衰竭或 DIC 的疾病进行鉴别。以下是羊水栓塞的主要鉴别诊断。

1. 肺栓塞

（1）相似表现：肺栓塞与羊水栓塞都可引发急性呼吸困难、低氧血症和休克。两者的胸部 X 线检查和血气分析可能表现类似。

（2）鉴别要点：肺栓塞通常无 DIC 表现，且通常有深静脉血栓（DVT）的病史或高危因素（如长期卧床、肥胖）。通过下肢静脉超声检查或 CT 肺动脉造影（CTPA）可明确是否存在肺动脉栓塞。

2. 变应性休克

（1）相似表现：变应性休克和羊水栓塞都可能表现为急性低血压、呼吸困难和休克。

（2）鉴别要点：变应性休克通常有明确的变应源（如药物、麻醉剂、食物等）触发，而羊水栓塞的发作通常与分娩过程密切相关。此外，变应性休克通常无 DIC 表现。

3. 弥散性血管内凝血（DIC）

（1）相似表现：羊水栓塞的典型表现之一是 DIC，因此需要与其他导致 DIC 的疾病（如胎盘早剥、死胎、败血症）鉴别。

（2）鉴别要点：羊水栓塞伴有呼吸窘迫、低血压等症状，而单纯的 DIC 通常不会引发急性心肺衰竭。胎盘早剥、死胎等引发的 DIC 可通过超声和病史进行鉴别。

4. 胎盘早剥

（1）相似表现：胎盘早剥可导致急性腹痛、出血、低血压及 DIC，与羊水栓塞在 DIC 表现上相似。

（2）鉴别要点：胎盘早剥患者通常有剧烈的腹痛，且阴道出血明显，超声可见胎盘剥离或积血，而羊水栓塞的主要表现为呼吸窘迫和心力衰竭。

5. 分娩后出血

（1）相似表现：分娩后出血可导致急性低血压、休克和 DIC，特别是在子宫收缩乏力或胎盘残留的情况下，可能与羊水栓塞的出血表现相似。

（2）鉴别要点：分娩后出血的主要病因是子宫收缩乏力、软产道损伤或胎盘残留，通常无呼吸窘迫和心力衰竭表现。腹部触诊可发现子宫收缩不良或超声提示胎盘残留。

6. 败血症

（1）相似表现：败血症可导致全身感染性休克、DIC 和多器官功能衰竭，与羊水栓塞的全身性休克表现类似。

（2）鉴别要点：败血症通常有明确的感染源（如产道感染、泌尿道感染等），病程发展相对较慢，而羊水栓塞的发病通常与分娩过程相关，且发病迅速，伴随急性心肺衰竭。

四、临床表现

羊水栓塞（AFE）是产科中的急危重症，临床表现通常起病突然，进展迅速，表现为急性呼吸衰竭、心血管功能不全、弥散性血管内凝血（DIC）及多器官功能衰竭等。其症状多发生在分娩过程中或分娩后，主要表现为以下四个方面。

1. 急性呼吸衰竭

（1）突发呼吸困难：羊水栓塞作为一种严重的产科急症，常以急性呼吸困难为首发症状。在发病瞬间，患者会突然感到胸闷、气促，仿佛有重物压在胸口，呼吸变得极为困难。这种呼吸困难的出现是由于羊水进入母体血液循环后，其中的有形成分（如胎脂、胎粪等物质）阻塞了肺小血管，引起肺血管痉挛和肺毛细血管通透性增加，导致肺水肿的发生。同时，肺血管的阻塞也使气体交换功能严重受损，氧气无法有效地进入血液，二氧化碳也难以排出体外，从而引发急性缺氧。患者的皮肤、口唇等部位呈现青紫色的发绀现象，正是身体缺氧的外在表现，提示着病情的危急程度。

（2）呼吸急促：随着病情的进展，由于肺血管阻塞及肺水肿的进一步加重，患者的呼吸频率会显著加快。通常情况下，呼吸频率会超过每分钟 30 次。这种急促的呼吸是身体为了尽可能地摄取氧气而做出的一种代偿反应。然而，尽管呼吸频率加快，但由于肺功能受损严重，氧气的摄取和二氧化碳的排出仍然受到极大的阻碍。患者会感到呼吸费力，每一次呼吸都显得十分艰难，仿佛在挣扎中寻求着生命所需的氧气。

（3）低氧血症：在羊水栓塞的影响下，患者的血氧饱和度会迅速下降。血氧饱和度是反映血液中氧气含量的重要指标，正常情况下应保持在一定的水平。然而，当羊水栓塞发生时，由于肺功能障碍，氧气无法充分地与血红蛋白结合，导致血氧饱和度降低。患者可能会表现出氧合困难，即身体无法有效地摄取和利用氧气。严重时，病情会进一步发展为急性呼吸窘迫综合征（ARDS）。

ARDS 是一种严重的肺疾病，其特征是广泛的肺损伤和炎症，导致呼吸功能严重受损。在这种情况下，患者需要立即给予氧疗或机械通气支持，以维持生命所需的氧气供应。氧疗可以通过面罩或鼻导管给予高浓度的氧气，帮助提高血氧饱和度。而机械通气则是在患者自身的呼吸功能无法满足身体需求时，通过呼吸机辅助呼吸，将氧气送入肺部，排出二氧化碳。

2. 心血管系统崩溃

（1）低血压或休克：当羊水进入母体血管后，会引发强烈的免疫反应。这种免疫反应会导致全身血管扩张，使血管容积增大，同时血容量相对骤减。在这种情况下，患者会迅速出现低血压症状。收缩压通常会低于 90mmHg，这是一个危险的信号，表明身体的血液循环受到了严重影响。为了应对血压下降，心脏会加快跳动以维持血液循环，因此患者的心率通常会超过每分钟 120 次。如果低血压得不到及时纠正，病情可能会进一步进展为休克。休克是一种危及生命的状态，患者会出现意识模糊、皮肤湿冷、尿量减少等症状。此时，身体的各个器官都面临着缺血、缺氧的威胁，需要立即采取紧急措施进行救治。

（2）心搏骤停：在严重的羊水栓塞中，患者可能因急性右心衰竭或心搏骤停而迅速丧失意识。心搏骤停是羊水栓塞的常见致命表现之一。当羊水进入血液循环后，可能会堵塞肺动脉，导致右心负荷急剧增加，从而引发急性右心衰竭。右心衰竭会进一步影响心脏的整体功能，使心脏无法有效地将血液泵送到全身各个器官。在某些情况下，心脏可能会突然停止跳动，导致心搏骤停。一旦发生心搏骤停，需要立即进行心肺复苏（CPR）。CPR 包括胸外按压、人工呼吸等操作，旨在维持心脏和肺部的功能，为患者争取宝贵的抢救时间。

（3）胸痛：部分羊水栓塞患者可能会出现胸痛或胸部压迫感。这种症状是心肌缺氧和右心衰竭的表现。当肺血管阻塞和右心功能受损时，心脏的血液供应也会受到影响，导致心肌缺血、缺氧。心肌缺血会引起胸痛，疼痛的程度和性质因人而异。同时，右心衰竭会导致体循环淤血，进一步加重心脏的负担，也可能引起胸部不适。胸痛的出现提示着病情的严重程度，需要及时进行诊断和治疗。

3. 弥散性血管内凝血（DIC）

（1）全身出血倾向：羊水栓塞常伴随弥散性血管内凝血（DIC）的发生。DIC 是一种严重的凝血功能障碍性疾病，其特点是全身广泛的微血栓形成，同时消耗大量的血小板和凝血因子。在这种情况下，患者会表现出全身出血倾向。分娩后出血不止是常见的症状之一，无论是阴道分娩还是剖宫产，都可能出现大量的出血，难以通过常规止血措施控制。切口渗血也是 DIC 的表现之一，手术切口处的血液不断渗出，无法自行停止。此外，患者还可能出现牙龈出血、皮肤瘀斑等症状。牙龈出血可能在刷牙或轻微触碰时就会发生，而皮肤瘀斑则是由于皮下出血形成的紫色斑块。这些症状表明患者的凝血功能已经严重紊乱，血小板及凝血因子迅速耗竭。

（2）阴道大量出血：DIC 引发的广泛出血可能导致分娩后大量阴道出血，尤其是剖宫产术后的切口部位出血不止。阴道出血是羊水栓塞患者常见的严重症状之一。由于凝血功能障碍，子宫无法有效地收缩止血，血液会持续不断地从阴道流出。这种大量出血不仅会导致患者贫血、休克，还会增加感染的风险，对患者的生命安全构成极大的威胁。在处理阴道大量出血时，除了采取常规的止血措施，还需要针对 DIC 进行治疗，补充血小板和凝血因子，以恢复正常的凝血功能。

（3）注射部位渗血：患者在注射或静脉穿刺部位可能出现渗血不止的情况，这也是凝血功能紊乱的表现之一。正常情况下，注射或穿刺部位在按压一段时间后血液会自行凝固，停止出血。但在 DIC 患者中，由于凝血因子和血小板的缺乏，血液无法正常凝固，导致渗血不止。这种现象提示着患者的凝血功能已经严重受损，需要引起高度重视，并及时进行治疗。

4. 神经系统症状

（1）意识丧失或昏迷：由于严重缺氧和休克，羊水栓塞患者常迅速出现意识丧失、昏迷。在羊水栓塞的发展过程中，身体的缺氧状态会逐渐加重，尤其是大脑对缺氧极为敏感。当缺氧严重到一定程度时，大脑的功能会受到严重影响，患者会迅速失去意识，陷入昏迷状态。神志不清、完全无反应是意识丧失的表现，这意味着患者的病情已经非常危急，需要立即进行紧急救治。意识丧失是羊水栓塞的危重症表现之一，不仅提示着大脑功能的受损，也反映了身体其他器官的严重缺氧和功能障碍。

（2）抽搐或癫痫样发作：部分患者可能发生抽搐或癫痫样发作。这种症状提示着中枢神经系统受到了严重影响，是缺氧和脑功能损伤的表现。当大脑缺氧时，神经元的正常功能会受到干扰，可能会出现异常的放电现象，从而导致抽搐或癫痫样发作。抽搐的发作可能是全身性的，也可能是局部的，其程度和频率因人而异。这种症状的出现进一步加重了患者的病情，需要及时进行处理，以防脑损伤的进一步加重。在治疗抽搐或癫痫样发作时，除了针对病因进行治疗，还需要采取措施控制抽搐，如使用抗癫痫药物等。

五、治疗方式

（一）纠正弥散性血管内凝血（DIC）

羊水栓塞常伴有弥散性血管内凝血（DIC），是治疗中的重大难点之一，及时且有效地纠正凝血功能障碍对于挽救患者生命至关重要。

1. 输注新鲜冰冻血浆

（1）适应证：一旦患者出现 DIC，身体的凝血机制遭受严重破坏，此时输注新鲜冰冻血浆成为关键的治疗手段。新鲜冰冻血浆中含有丰富的凝血因子，能够补充患者体内因 DIC 而消耗的凝血因子，从而纠正凝血功能障碍。在羊水栓塞引发的 DIC 中，凝血因子的迅速消耗会导致出血倾向加剧，如不及时补充，可能引发难以控制的大出血，危及患者生命。

（2）使用方法：输注新鲜冰冻血浆的量需要根据患者的出血情况和凝血功能检测结果进行精细调整。医生会密切监测患者的临床表现，如伤口渗血情况、阴道出血情况等，同时结合实验室检查指标，如凝血酶原时间、部分凝血活酶时间、纤维蛋白原水平等，来确定合适的输注量。如果出血较为严重，凝血功能指标明显异常，可能需要加大输注量；反之，则可适当减少输注量，以免因过量输注而引发的不良反应。

2. 输注血小板

（1）适应证：当血小板计量急剧下降时，患者的出血风险会大幅增加。在羊水栓塞并发 DIC 的情况下，血小板计数低于 $50 \times 10^9/L$ 时，就需要进行血小板输注。血小板在凝血过程中起着关键作用，能够聚集在损伤部位，形成血小板栓子，堵塞血管破口，防止出血。当血小板计量不足时，这种止血机制会受到严重影响，导致出血加重。

（2）使用方法：血小板的输注需要根据血小板计数和出血状况进行个体化调整。医生会定期检测患者的血小板计数，同时观察患者的出血症状，如皮肤瘀点、瘀斑、鼻出血、牙龈出血、消化道出血等。如果血小板计数持续下降且出血症状加重，可能需要增加血小板的输注量和频率。然而，过量输注血小板也可能带来一些风险，如血栓形成等，因此需要谨慎调整输注方案。

3. 输注纤维蛋白原或凝血因子浓缩物

（1）适应证：在 DIC 过程中，纤维蛋白原水平常常会急剧下降。纤维蛋白原是形成纤维蛋白凝块的重要物质，其缺乏会导致凝血功能障碍，无法有效止血。当 DIC 导致纤维蛋白原水平下降时，需要及时补充纤维蛋白原或凝血因子，以恢复凝血功能。这对于控制羊水栓塞患者的出血至关重要。

（2）使用方法：输注纤维蛋白原或凝血因子浓缩物可以直接补充凝血所需的成分。医生会根据患者的纤维蛋白原水平和出血情况来确定输注的剂量和频率。如果纤维蛋白原水平严重降低，出血难以控制，可能需要较大剂量的纤维蛋白原或凝血因子浓缩物进行快速补充。同时，在输注过程中，需要密切监测患者的凝血功能指标和出血症状的变化，以调整治疗方案。

4. 抗纤溶治疗

（1）药物使用：抗纤溶药物在 DIC 的治疗中也起着重要作用。氨甲环酸或氨基己酸等抗纤溶药物可以防止纤维蛋白过度分解，从而减少出血。在羊水栓塞引发的 DIC 中，纤溶系统常被过度激活，导致纤维蛋白凝块迅速溶解，加重出血。抗纤溶药物能够抑制纤溶酶的活性，稳定纤维蛋白凝块，有助于止血。

（2）剂量：氨甲环酸常用剂量为 1g 静脉注射，如有必要 1 小时后可重复一次。具体的剂量需要根据患者的病情和体重进行调整。在使用抗纤溶药物时，医生需要权衡其止血作用与潜在的血栓形成风险。如果患者存在高凝状态或有血栓形成的危险因素，需要谨慎使用抗纤溶药物，并密切监测患者的凝血功能和血栓形成的迹象。

（二）手术干预

1. 紧急剖宫产

（1）适应证：当羊水栓塞发生在分娩过程中且母体情况迅速恶化时，紧急剖宫产成为挽救胎儿生命的关键措施。特别是在心搏骤停后 4 分钟内未能恢复循环的情况下，时间就是生命。此时，尽早实施剖宫产可以减少胎儿缺氧时间，提高胎儿的存活率。羊水栓塞会导致母体的血液循环和呼吸功能严重受损，进而影响胎儿的氧气供应。如果不及时将胎儿娩出，胎儿可能会因缺氧而遭受严重的脑损伤甚至死亡。

（2）操作方法：紧急剖宫产通常在心肺复苏的同时进行，这需要多学科团队的紧密协作。医生需要在最短的时间内做好手术准备，迅速切开子宫，娩出胎儿。在手术过程中，要尽量减少对母体的创伤，同时确保胎儿的安全。尽快娩出胎儿可以减少胎儿缺氧的时间，减轻母体的循环负担，为母体的救治争取更多的时间和机会。

2. 子宫切除术

（1）适应证：在产后出现无法控制（尤其是伴有 DIC）的情况下，子宫切除术是最后的救命手段。当其他止血方法无效时，为了终止出血，保护患者的生命，可能需要进行子宫切除术。羊水栓塞引发的 DIC 常导致严重的分娩后出血，子宫是出血的主要来源之一。如果无法通过药物治疗、手术缝合等方法控制出血，切除子宫可以彻底终止出血。

（2）操作方法：子宫切除术是一项重大的手术决策，需要在充分评估患者的病情和生育需求后进行。手术过程中，医生需要仔细操作，避免损伤周围的器官和组织。切除子宫后，患者将丧失生育能力，因此在做出这个决定之前，医生需要与患者及其家属进行充分的沟通和解释，让他们了解手术的必要性和风险。

（三）其他支持治疗

1. 氧疗与机械通气

在呼吸功能严重受损的患者中，氧疗与机械通气是重要的支持治疗措施。羊水栓塞可能导致急性呼吸衰竭，患者的肺功能受到严重影响，无法有效地进行气体交换。此时，长期机械通气支持可以帮助维持氧合，降低呼吸衰竭的风险。

氧疗可以通过面罩或鼻导管给予患者高浓度的氧气，提高血液中的氧含量。然而，对于严重呼吸衰竭的患者，单纯的氧疗无法满足身体的需求，此时需要进行机械通气。机械通气可以通过呼吸机辅助患者呼吸，将氧气送入肺部，排出二氧化碳。在使用机械通气时，医生需要根据患者的病情调整呼吸机的参数，如呼吸频率、潮气量、吸气压力等，以确保患者获得最佳的呼吸支持。

2. 血液净化与透析

当羊水栓塞导致急性肾衰竭时，血液净化与透析是必要的治疗手段。急性肾衰竭会导致体内代谢废物和水分的蓄积，严重影响身体的正常功能。血液透析或血液滤过可以通过机器过滤血液，去除代谢废物和多余的水分，维持肾功能和代谢平衡。

血液透析是一种较为常见的血液净化方法，通过半透膜将血液中的有害物质和多余的水分过滤出去，然后将净化后的血液回输到患者体内。血液滤过则是通过一种特殊的滤器，模拟肾功能，对血液进行过滤和净化。在进行血液净化与透析时，医生需要密切监测患者的肾功能指标、电解质平衡和生命体征，调整治疗方案，以确保治疗的安全和有效。

第三节　子宫破裂

一、概述

子宫破裂是指在妊娠晚期或分娩过程中，子宫壁的完整性被破坏，导致子宫肌层及浆膜层撕裂，部分或全部内容物（如胎儿、羊水等）进入腹腔。子宫破裂是一种严重的产科并发症，常伴有急性腹痛、大量出血、胎儿窘迫，甚至母婴有生命危险。子宫破裂可以发生在瘢痕子宫（如剖宫分娩后子宫瘢痕）或非瘢痕子宫，其发生率较低但病情进展迅速，需要紧急处理。

二、病因与发病机制

子宫破裂是一种严重的产科急症，其病因多样，发病机制复杂，通常与子宫的结构和功能变化、分娩过程中的压力变化及子宫的先前损伤有关。以下是子宫破裂的主要病因与发病机制。

（一）病因

1. 子宫手术史

（1）剖宫产：作为一种常见的产科手术，在解决难产等问题上发挥了重要作用，但同时也带来了一定的风险。剖宫产是子宫破裂最常见的危险因素之一。在经历剖宫产的女性中，子宫壁上会留下瘢痕。随着剖宫产次数的增加，子宫瘢痕处的强度可能会逐渐降低。这是因为瘢痕组织的弹性和韧性通常不如正常的子宫组织。在后续的妊娠和分娩过程中，子宫需要再次承受巨大的压力和张力，而瘢痕处可能无法承受这种压力，从而容易导致破裂。例如，多次剖宫产的女性在再次妊娠晚期，子宫瘢痕处会出现变薄、局部压痛等症状，这些都是子宫破裂的潜在风险信号。

（2）子宫肌瘤切除术：也是可能增加子宫破裂风险的因素之一。如果手术未能完全修复子宫壁，或者术后瘢痕愈合不良，都会使子宫的结构完整性受到影响。在妊娠和分娩过程中，这些薄弱部位可能无法承受子宫的扩张和收缩，从而增加破裂的风险。例如，在子宫肌瘤切除术后，子宫壁的局部可能存在组织粘连或愈合不良的情况，当子宫受到胎儿和羊水的压力时，这些部位容易发生破裂。

（3）子宫内膜切除术：虽然主要是针对子宫内膜进行的手术，但也可能对子宫结构造成一定的损伤。这种损伤可能会影响子宫的整体稳定性，从而导致破裂的风险增加。例如，子宫内膜切除术后，子宫壁的内膜层变薄，影响了子宫的血液供应和营养支持，使子宫在承受压力时更容易出现问题。

2. 妊娠及分娩因素

（1）多胎妊娠：会使子宫在妊娠期间被拉伸过度。与单胎妊娠相比，多胎妊娠时子宫需要容纳更多的胎儿、羊水和胎盘，这会导致子宫体积迅速增大，子宫壁承受的压力也相应增加。在这种情况下，子宫破裂的风险会增加。例如，多胎妊娠的女性在妊娠晚期可能会出现腹部过度膨胀、子宫张力过高的症状，这些都提示着子宫破裂的风险。

（2）过度羊水：会导致子宫扩张增加。过多的羊水会使子宫内的压力升高，对子宫壁产生更大的张力。在分娩过程中，这种高压力和高张力会使子宫更容易发生破裂。例如，羊水过多的孕妇可能会感到腹部沉重、呼吸困难等症状，这些都是羊水过多对身体造成的影响，同时也增加了子宫破裂的风险。

（3）巨大儿：胎儿体重过大会对子宫产生过大的机械压力。巨大儿在通过产道时，会对子宫壁施加更大的挤压力，使子宫需要承受更高的压力。这种情况下，子宫破裂的机会也会相应增加。例如，巨大儿的分娩过程通常较为困难，可能需要使用助产器械或进行剖宫产，这些操作都增加了子宫破裂的风险。

（4）异常胎位：如胎儿横位或臀位等，会增加产道受力不均的可能性。在分娩过程中，正常的胎位应该是头位，这样胎儿能够顺利通过产道。而异常胎位会使胎儿在通过产道时对子宫壁的压力分布不均匀，某些部位可能会承受过大的压力，从而导致子宫破裂。例如，胎儿横位时，子宫可能会受到横向的压力，容易导致子宫壁的薄弱部位破裂。

3. 子宫壁结构异常

（1）子宫畸形：如双角子宫、单角子宫等结构异常可能导致子宫壁薄弱。这些子宫畸形通常是由于胚胎发育过程中的异常所致。与正常的子宫结构相比，畸形子宫的壁可能更薄、更脆弱，在承受妊娠和分娩的压力时更容易发生破裂。例如，双角子宫的两个角部可能会在妊娠晚期承受较大的压力，容易出现破裂的情况。

（2）子宫肌层发育不良：可能导致子宫在承受压力时更容易发生破裂。子宫肌层是子宫的主要支撑结构，如果肌层发育不良，其弹性和收缩力都会受到影响。在妊娠和分娩过程中，子宫需要依靠肌层的收缩来推动胎儿下降和分娩，如果肌层发育不良，就无法有效地承受压力，从而增加破裂的风险。例如，子宫肌层发育不良的孕妇在妊娠晚期可能会出现子宫壁变薄、子宫张力降低等症状，这些都是子宫破裂的潜在风险因素。

4. 外部因素

（1）过强的宫缩：如使用催产素等药物诱导的强烈宫缩，可能使子宫壁承受过大的压力。在一些情况下，为了促进分娩进程，医生可能会使用催产素等药物来诱导宫缩。然而，如果宫缩过强，子宫壁可能无法承受这种巨大的压力，从而导致破裂。例如，使用催产素后，如果宫缩过于频繁和强烈，孕妇可能会感到剧烈的腹痛，这是子宫破裂的前兆。

（2）创伤或外力作用：在分娩过程中，如施加过大的助力，可能导致子宫破裂。在分娩过程中，如果助产人员使用不当的手法或施加过大的外力，可能会对子宫造成创伤。例如，在使用产钳或吸引器助产时，如果操作不当，可能会损伤子宫壁。此外，如果孕妇在分娩过程中受到外力撞击，也可能导致子宫破裂。

（二）发病机制

1. 压力和张力的变化

在分娩这一复杂的生理过程中，子宫壁所承受的压力和张力起着至关重要的作用。随着胎儿的逐渐下降及宫缩的不断加剧，子宫壁承受的压力和张力显著增加。正常情况下，子宫壁具有一定的弹性和强度，能够承受分娩过程中的压力变化。然而，若子宫壁因手术、畸形或之前的损伤而变得脆弱，其承受压力的能力将大大降低。

在这种情况下，即使是较小的压力也可能导致子宫破裂的发生。例如，曾经接受过子宫手术的产妇，手术部位的组织愈合可能不完全，或者形成了瘢痕组织，这些瘢痕组织的强度通常低于正常子宫壁。在分娩过程中，当压力增加时，这些薄弱部位就更容易发生破裂。此外，子宫畸形也可能导致子宫壁的结构异常，使其在承受压力时更容易出现问题。畸形的子宫可能无法均匀地承受宫缩带来的压力，从而增加了破裂的风险。

2. 肌层疲劳与损伤

子宫在妊娠期间经历了多次重大的生理变化，包括不断的扩张和收缩。这种反复的变化对子宫肌层造成了巨大的压力。反复的宫缩可能导致肌层的疲劳和损伤，使其在分娩时更易发生破裂。尤其是在前期宫缩不协调的情况下，子宫肌层的受力不均匀，可能导致局部肌层损伤。这种局部损伤在分娩过程中会逐渐扩大，形成破裂的隐患。例如，当宫缩不协调时，某些部位的子宫肌层可能过度收缩，而其他部位则收缩不足。这会导致子宫壁的受力不均，局部肌层可能承受过大的压力，从而出现疲劳和损伤。随着分娩的进行，这些受损的部位无法承受后续的压力变化，最终导致子宫破裂。

3. 瘢痕强度降低

先前的子宫手术，如剖宫产，会在子宫壁上留下瘢痕。这些瘢痕处的组织结构与正常子宫壁相比较为脆弱，承受的压力也相应降低，因此在分娩时容易发生破裂。瘢痕部位的血供通常不如正常子宫壁丰富，这使该部位的组织修复和再生能力较弱。同时，瘢痕处的肌肉张力也较低，使该部位的抗拉强度明显降低。在分娩过程中，当子宫收缩时，瘢痕部位可能无法承受与正常子宫壁相同的压力，从而容易发生破裂。尤其是当分娩过程中子宫收缩强烈或胎儿较大时，瘢痕部位的破裂风险更高。

4. 组织缺氧

在子宫收缩过程中，局部血流可能会受到影响。当子宫肌层强烈收缩时，可能会压迫血管，导致局部血流减少。这种局部血流减少会引起组织缺氧。组织缺氧会对子宫壁的细胞造成损害，使其功能受损，从而增加了组织坏死及破裂的风险。例如，在分娩过程中，如果子宫收缩时间过长或强度过大，会导致局部组织长时间缺血缺氧。这会使子宫壁的细胞代谢紊乱，细胞功能受损，甚至可能导致细胞死亡。随着缺氧时间的延长，子宫壁的组织可能会出现坏死，从而降低了子宫壁的强度，增加了破裂的可能性。

5. 局部应力集中

在分娩过程中，特别是当胎位不正或胎儿体重过大时，子宫壁的某些区域会受到不均匀的应力。这种不均匀的应力会导致局部应力集中，增加该部位破裂的可能性。例如，当胎位不正时，胎儿的头部或臀部会对子宫壁的特定部位施加较大的压力。如果这种压力持续存在且不均匀，就会使该部位的子宫壁承受过大的应力。同样，胎儿体重过大也会增加子宫壁的压力，尤其是在分娩过程中，胎儿通过产道时会对子宫壁产生更大的压力。如果这种压力集中在某个特定区域，就会增加该部位破裂的风险。

三、诊断与鉴别诊断

子宫破裂是指子宫壁的全层裂开，导致胎儿、胎盘或羊水从子宫内逸出，进入腹腔或宫腔外，是一种严重的产科急症。子宫破裂常发生在分娩过程中或妊娠晚期，尤其在剖宫分娩后瘢痕子宫再次妊娠时更为常见。子宫破裂是产妇和胎儿死亡的主要原因之一，因此迅速诊断和鉴别诊断对保障母婴安全至关重要。

（一）子宫破裂的诊断

1. 体格检查

（1）腹部检查：在对可能出现子宫破裂的患者进行腹部检查时，可发现一系列明显的异常体征。触诊时，患者的腹部呈现出明显压痛，这是由于子宫破裂导致周围组织受到损伤和刺激所致。反跳痛的出现进一步表明了腹腔内存在炎症反应。同时，腹部肌肉紧张，呈现出防御性的强直状态，这是身体对腹腔内潜在损伤的一种自然反应。此外，腹部膨隆也是一个重要的体征，这通常提示胎儿移位至腹腔。正常情况下，胎儿应位于子宫内，而子宫破裂后，胎儿可能会进入腹腔，导致腹部膨隆。若通过触诊发现子宫轮廓异常，可能是子宫部分收缩不良的表现。子宫在分娩过程中应保持一定的收缩状态，以推动胎儿下降和分娩。如果子宫部分收缩不良，意味着子宫的结构完整性受到破坏。另外，在严重的情况下，可能触不到胎儿，这是因为胎儿已经完全进入腹腔，或者子宫破裂导致胎儿的位置发生了极大的改变，难以通过触诊确定其位置。

（2）宫缩情况：子宫破裂后，原有的宫缩会出现明显的变化。通常情况下，宫缩是有规律的、逐渐增强的，以推动分娩的进行。然而，在子宫破裂后，原有的宫缩会突然停止。这是因为子宫的结构完整性被破坏，无法继续产生有效的宫缩。或者宫缩会变得紊乱、无力，无法正常推动胎儿下降。触诊子宫肌层时，会感觉到变软。正常情况下，子宫肌层在宫缩时应该是坚硬的，以压迫血管止血和推动胎儿下降。而子宫破裂后，子宫肌层的结构被破坏，失去了正常的收缩能力，从而变得柔软。这些宫缩情况的变化是判断子宫破裂的重要依据之一。

2. 实验室检查

（1）血常规：在子宫破裂导致大量失血的情况下，患者的血常规会出现明显的变化。由于失血，血液中的红细胞计数降低，血红蛋白下降。红细胞压积也会降低，反映了血液中红细胞所占的比例降低。血红蛋白和红细胞压积的下降程度可以反映出血的严重程度。如果下降幅度较大，说明出血量较大，患者可能处于严重的贫血状态，需要及时进行输血治疗。

（2）凝血功能检查：若发生大出血，会引起凝血功能障碍。凝血功能是人体维持血液正常流动和防止出血的重要机制。在大出血的情况下，身体会消耗大量的凝血因子和血小板，导致凝血功能异常。常见的表现为纤维蛋白原下降，纤维蛋白原是参与凝血过程的重要蛋白质，其下降表明凝血功能受损。凝血酶原时间延长也提示凝血功能障碍，凝血酶原时间是反映外源性凝血途径的指标，延长意味着凝血因子的活性降低。凝血功能障碍会加重出血的情况，使病情更加复杂和危险，需要及时进行凝血功能的检测和治疗。

（3）电解质和肝肾功能：持续的出血和休克可能会对肝肾功能产生严重影响。出血会导致有效循环血量减少，肾灌注不足，从而影响肾功能。肝在维持人体的代谢和凝血功能方面起着重要作用，休克和出血会影响肝的血液供应和代谢功能。因此，应监测电解质、肝肾功能。电解质的紊乱可能会影响心脏、肌肉等器官的正常功能，需要及时纠正。肝肾功能的异常表现为血清肌酐、尿素氮升高，肝功能指标（如谷丙转氨酶、谷草转氨酶）升高等。通过检测这些指标，可以及时了解患者的器官功能状态，采取相应的治疗措施。

3. 影像学检查

（1）超声检查：是评估子宫破裂的主要手段之一。超声具有无创、便捷、可重复等优点，可以清晰地显示子宫的结构和胎儿的位置。在子宫破裂的情况下，超声可以显示子宫内外胎儿组织的移位。正常情况下，胎儿应位于子宫腔内，如果子宫破裂，胎儿可能会部分或完全进入腹腔，超声可以清晰地显示这种移位情况。此外，超声还可以显示腹腔积血的情况。腹腔积血是子宫破裂的常见并发症，超声可以检测到腹腔内的液性暗区，帮助识别子宫壁裂开的位置和严重程度。通过观察液性暗区的分布和范围，可以初步判断子宫破裂的位置和出血的程度。超声检查对于早期诊断子宫破裂和评估病情的严重程度具有重要意义。

（2）腹腔穿刺：如果怀疑子宫破裂伴随内出血，可进行腹腔穿刺以确认是否有积血。腹腔穿刺是一种简单、快速的诊断方法，可以直接获取腹腔内的液体样本。通过穿刺取出的腹腔液体中若含有血液，则提示腹腔内有大量出血。这是因为子宫破裂后，血液会流入腹腔，积聚在腹腔内。腹腔穿刺可以帮助医生确定是否存在内出血，以及出血的程度。如果穿刺液为血性，还可以进行进一步的检查，如血常规、凝血功能等，以评估患者的病情。腹腔穿刺虽然是一种有创检查，但在紧急情况下可以快速提供重要的诊断信息，为治疗决策提供依据。

（二）子宫破裂的鉴别诊断

子宫破裂的临床表现与其他产科急症，如胎盘早剥、前置胎盘、宫缩乏力等有一定相似之处，因此需要进行鉴别诊断，明确出血的具体原因。

1. 胎盘早剥

（1）相似表现：胎盘早剥和子宫破裂都可引发急性腹痛、阴道出血和胎心率异常，尤其是在胎盘剥离面积较大时，患者同样会表现为休克症状。

（2）鉴别要点：胎盘早剥的典型表现是剧烈持续的腹痛、子宫硬如板状，同时阴道出血量较大。超声检查可以帮助显示胎盘的剥离情况，而无子宫轮廓异常或胎儿移位表现。

2. 前置胎盘

（1）相似表现：前置胎盘患者通常表现为无痛性的阴道大量出血，血量可导致休克。若合并胎盘早剥，也可出现急性腹痛和胎心率异常。

（2）鉴别要点：前置胎盘患者通常在妊娠晚期出现无痛性阴道出血，超声检查显示胎盘位于子宫下段，覆盖或接近子宫颈内口。前置胎盘无腹部剧痛及子宫轮廓异常。

3. 宫缩乏力

（1）相似表现：宫缩乏力可导致子宫收缩不良，伴随分娩后出血，类似于子宫破裂的出血表现。患者也可能出现休克，但通常无剧烈腹痛。

（2）鉴别要点：宫缩乏力常见于分娩过程延长，表现为子宫收缩无力，触诊时子宫松弛无力，但没有子宫轮廓的明显改变。通过观察宫缩模式及排除其他损伤，可鉴别子宫破裂。

4. 子宫胎盘卒中

（1）相似表现：子宫胎盘卒中发生在胎盘早剥严重时，血液渗入子宫肌层，引发子宫肌层血肿和子宫增大，表现为腹痛、休克和胎心率异常。

（2）鉴别要点：子宫胎盘卒中通常伴随胎盘早剥，超声检查可显示胎盘剥离情况。虽然有子宫增大和休克表现，但无子宫壁完全破裂的体征。

四、临床表现

子宫破裂作为一种急性产科急症，其带来的后果往往极为严重，对母婴生命构成巨大威胁。以下是对子宫破裂主要临床表现的详细阐述。

1. 剧烈腹痛

（1）突发性剧痛：子宫破裂的发生通常伴随着突发的剧烈腹痛，这种疼痛的强度常让患者难以忍受，患者常形象地描述为撕裂感或刀割样疼痛。其产生的原因主要是子宫壁的完整性遭到破坏，子宫肌肉和周围组织受到急剧的牵拉和损伤。

疼痛往往起始于子宫的位置，这是因为破裂首先发生在子宫处，随后迅速扩散至整个腹部。子宫破裂可能是由于多种原因引起的，如难产、子宫手术史、多胎妊娠等。在这些情况下，子宫壁承受了过大的压力，超过了其承受能力，从而导致破裂。当破裂发生时，患者会立即感受到强烈的疼痛，这种疼痛不仅是身体上的巨大痛苦，也给患者带来了极大的心理恐惧。

（2）持续性疼痛：随着时间的推移，腹痛可能持续并加重。尤其是在宫缩期间，疼痛会表现得更为剧烈，让人无法忍受。宫缩是分娩过程中的正常生理现象，但在子宫破裂的情况下，宫缩会进一步加重子宫的损伤和疼痛。子宫破裂后，子宫肌肉的收缩会使破裂口进一步扩大，导致更多的组织损伤和出血。同时，破裂口周围的神经末梢受到刺激，会持续向大脑发送疼痛信号。患者在这个阶段可能会出现烦躁不安、呻吟甚至休克等症状，需要立即进行紧急处理。

2. 阴道出血

（1）急性阴道出血：子宫破裂后，常出现阴道大量出血的情况。这是因为子宫破裂导致子宫内的血管破裂，血液从破裂口流入阴道。血液颜色可能为鲜红色，这表明是新鲜的出血。出血量可能迅速增加，给患者带来严重的失血风险。阴道出血是子宫破裂的一个重要临床表现，但出血量的多少会因破裂程度和位置而异。如果破裂口较大且涉及较大的血管，出血量会非常大；如果破裂口较小或位于血管较少的部位，出血量可能相对较少。

（2）出血量不定：是子宫破裂的一个特点。部分患者可能出现显著的暗红色血块，这是因为血液在子宫内停留一段时间后凝固形成的。血块的出现可能提示出血较为严重，并且血液在子宫内积聚了一段时间。医生在诊断子宫破裂时，需要综合考虑阴道出血的量、颜色、是否有血块等因素，以及患者的其他临床表现，如腹痛、胎心率异常等，以做出准确的判断。

3. 胎心率异常

（1）胎儿窘迫：由于子宫破裂导致的胎盘剥离，胎儿可能出现胎心率异常。胎盘是胎儿获取氧气和营养物质的重要器官，当子宫破裂发生时，胎盘可能会部分或全部从子宫壁剥离，导致胎儿缺氧。胎心率的变化是胎儿缺氧的一个重要指标，可能表现为胎心率减慢或加快。胎心率减慢通常是严重缺氧的表现，而胎心率加快可能是胎儿对缺氧的一种代偿反应。如果不及时处理，胎儿窘迫可能会进一步发展为胎儿死亡。

（2）监护指标变化：在分娩过程中，通过电子胎心率监测可以实时监测胎儿的心率变化。如果发现胎心率异常，如胎心率持续减慢或加速、胎心基线变异减少等，进一步指向可能的子宫破裂。电子胎心率监测是一种重要的监测手段，可以帮助医生及时发现胎儿的异常情况，并采取相应的措施。在怀疑子宫破裂的情况下，医生会结合其他临床表现和检查结果，如腹痛、阴道出血等，进行综合判断，以确定是否发生了子宫破裂。

4. 休克症状

（1）低血压与高心率：由于大量失血，患者可能表现出低血压和心率加快的症状。当出血量达到一定程度时，身体的循环血量减少，心脏需要加快跳动以维持血液循环，从而导致心率加快。同时，血压会下降，尤其是收缩压低于 90mmHg，这是失血性休克的重要指标。失血性休克是子宫破裂的严重并发症之一，如果不及时治疗，可能会导致患者死亡。医生在处理子宫破裂患者时，需要密切监测血压和心率的变化，及时进行液体复苏和输血等治疗，以纠正休克状态。

（2）面色苍白、出冷汗：由于循环血量减少，患者常出现面色苍白，伴随出冷汗、四肢发凉。这是身体对失血的一种反应，表明体内血液供应不足。面色苍白是因为血液中的红细胞携带氧气，当出血量过多时，身体的氧气供应不足，导致皮肤颜色变浅。冷汗的出现是因为身体为了维持体温平衡，通过出汗来散热。四肢发凉是因为血液循环不良，血液无法有效地输送到四肢。这些症状的出现提示患者的病情已经非常严重，需要立即进行紧急治疗。

五、治疗方式

子宫破裂是一种急性产科急症，治疗必须迅速、有效，以免母婴生命危险。治疗方法主要根据破裂的类型、出血情况和患者的临床状态进行个体化选择。以下是子宫破裂的主要治疗方式。

（一）紧急处理

1. 心肺复苏（CPR）

在分娩后出血等严重产科并发症中，如果患者出现心搏骤停，这是极其危急的情况，必须立即进行心肺复苏。心肺复苏包括胸外按压和人工呼吸两个关键步骤。胸外按压通过有节奏地对患者胸部施加压力，促使心脏将血液泵送到全身各个器官。按压的位置通常在胸骨中下段，按压的深度和频率需要严格遵循医疗标准，以确保能够有效地产生心脏泵血的效果。

人工呼吸则是为了向患者的肺部提供氧气，维持身体的氧气供应。在进行人工呼吸时，要确保气道通畅，避免气体泄漏。同时，使用除颤仪进行心律恢复也是重要的措施之一。除颤仪可以通过释放一定能量的电流，使心脏的异常电活动恢复正常，从而恢复正常的心律。在进行除颤时，需要准确判断患者的心律情况，选择合适的能量和除颤时机，以提高除颤的成功率。

2. 监测生命体征

密切监测血压、心率、血氧饱和度等生命体征对于分娩后出血患者的紧急处理至关重要。血压是反映循环系统功能的重要指标，持续监测血压可以及时发现休克的早期迹象。当患者出现失血性休克时，血压会逐渐下降，收缩压可能低于 90mmHg，甚至更低。心率的变化也是一个重要的指标，在失血的情况下，心脏会加快跳动以维持血液循环，心率可能超过 100 次 / 分。

血氧饱和度则反映了身体的氧气供应情况，当患者出现呼吸功能障碍或严重失血时，血氧饱和度会下降。通过持续监测这些生命体征，可以及时发现患者的病情变化，并采取相应的治疗措施。例如，当血压下降时，需要立即进行液体复苏和使用血管活性药物；当心率加快或血氧饱和度下降时，需要给予吸氧和其他支持治疗。同时，还可以通过监测其他生命体征，如体温、尿量等，来评估患者的整体状况和治疗效果。

（二）维持循环稳定

1. 液体复苏

（1）晶体液与胶体液输注：在失血性休克的情况下，迅速恢复循环血容量是至关重要的。通过静脉输注生理盐水或乳酸林格氏液等晶体液，可以快速补充体内的水分和电解质，增加血容量。晶体液具有价格低廉、容易获取等优点，但在大量输注时可能会引起组织水肿。因此，在必要时，可以使用胶体液如白蛋白进行补充。

胶体液的分子量较大，可以在血管内停留较长时间，提高血浆胶体渗透压，从而更有效地维持血容量。在进行液体复苏时，需要根据患者的具体情况，如出血量、血压、心率等，来确定输注的速度和量。同时，要密切监测患者的生命体征和尿量等指标，以免过度输液导致心力衰竭等并发症。

（2）红细胞输注：若出现明显的贫血或失血，应进行浓缩红细胞输注。红细胞中含有血红蛋白，能够携带氧气输送到身体各个组织，提高血红蛋白水平，维持组织氧合。在决定是否进行红细胞输注时，需要考虑患者的血红蛋白水平、出血量、生命体征等因素。一般来说，当血红蛋白水平低于 70g/L 时，或者患者出现明显的贫血症状（如头晕、乏力、心悸等），就需要进行红细胞输注。在输注过程中，要注意监测患者的生命体征和输血反应，如发热、变态反应等，及时处理可能出现的并发症。

2. 血管活性药物

在持续低血压的情况下，给予去甲肾上腺素等血管升压药物是必要的措施。血管升压药可以收缩血管，提高血压，确保重要器官的血液灌注。去甲肾上腺素是一种常用的血管升压药，通过激动 α 受体，使血管收缩，从而提高血压。在使用血管升压药时，需要根据患者的血压情况和病情严重程度，调整药物的剂量和滴速。同时，要密切监测患者的血压、心率、尿量等指标，以免药物过量导致的不良反应，如心律失常、组织缺血等。

（三）外科干预

1. 紧急剖宫产

（1）适应证：在分娩过程中，子宫破裂是一种严重的产科并发症，尤其是当胎儿处于危险状态时，紧急剖宫产是挽救母婴生命的首选措施。子宫破裂可能是由于难产、子宫手术史、多胎妊娠等因素引起的。当子宫破裂发生时，子宫壁的完整性被破坏，胎儿可能会进入腹腔，导致严重的出血和胎儿窘迫。在这种情况下，需要尽快进行紧急剖宫产，将胎儿娩出，并评估和修复子宫破裂处。

（2）操作方法：紧急剖宫产需要在最短的时间内进行，以降低胎儿缺氧的时间和母亲的出血风险。手术通常在手术室进行，由经验丰富的产科医生和麻醉师团队共同完成。首先，医生会进行快速的腹部消毒和铺巾，然后切开腹壁，进入腹腔。接着，切开子宫，立即娩出胎儿。在娩出胎儿后，医生会对子宫破裂处进行评估，确定破裂的程度和范围。如果破裂较小且没有其他并发症，可以进行修补，缝合破裂的部分。如果破裂较大或伴有严重的出血和感染，可能需要进行子宫切除术。

2. 修补破裂的子宫

（1）子宫修补术：是一种外科手术，通过缝合破裂的部分，恢复子宫的完整性。在进行子宫修补术时，医生需要仔细检查破裂处的情况，清除坏死组织和血凝块，然后用可吸收缝线进行缝合。缝合的方法和技巧需要根据破裂的位置和程度来确定，以确保缝合牢固，避免再次破裂。在修补过程中，应确保止血，降低出血风险。可以使用电凝、结扎血管等方法来控制出血。同时，要注意保护周围的器官和组织，避免损伤。

（2）注意事项：修补子宫后，术后应密切监测子宫恢复情况。这包括观察子宫的收缩情况、阴道出血情况、体温等指标。如果出现子宫收缩不良、出血不止、发热等症状，可能提示感染或其他并发症，需要及时进行处理。为了防止感染，需要给予抗生素治疗，并保持伤口清洁、干燥。同时，要注意休息和营养支持，促进身体的恢复。在术后的一段时间内，患者应避免剧烈运动和性生活，以防子宫再次破裂。

3. 子宫切除术

（1）适应证：大面积破裂导致大量出血，修补无法控制出血。合并严重的凝血功能障碍或多器官功能衰竭。当子宫破裂严重，出血无法控制时，子宫切除术是最后的救命措施。凝血功能障碍会使出血更加难以控制，而多器官功能衰竭则会增加手术的风险和复杂性。在这些情况下，为了挽救患者的生命，不得不进行子宫切除术。

（2）操作方法：在剖宫产过程中，切除受损的子宫以终止出血。子宫切除术是一种重大的手术决策，需要在充分评估患者的病情和生育需求后进行。手术过程中，医生需要仔细操作，避免损伤周围的器官和组织。在切除子宫后，需要对腹腔进行彻底的清洗，清除血凝块和坏死组织。同时，要注意止血，避免术后再次出血。术后，患者需要密切观察生命体征和伤口愈合情况，给予适当的支持治疗，促进身体的恢复。虽然子宫切除术会使患者丧失生育能力，但在危及生命的情况下，这是必要的选择。

第四节　子宫翻出

一、概述

子宫翻出是指子宫从其正常位置向阴道内或阴道外移位的状态，通常是由于支持结构（如韧带、筋膜和盆底肌）的功能障碍所致。子宫翻出可以是部分性（即子宫部分下移）或完全性（即子宫完全脱出阴道外）。此病症常见于经历多次妊娠和分娩、年龄较大、体重过重或盆底支持结构损伤的女性，可能会导致一系列症状，包括阴道不适、排尿困难、排便障碍和性生活问题。子宫翻出是一种常见的妇科疾病，严重时需要进行外科手术治疗。

二、病因与发病机制

子宫翻出是一种常见的妇科疾病，其发生主要与支持子宫的结构（如韧带、肌肉和筋膜）的功能障碍有关。以下是子宫翻出的主要病因与发病机制。

（一）病因

1. 妊娠与分娩

（1）多次妊娠：妊娠与分娩是女性生命中的重要阶段，但频繁的妊娠与分娩却会给女性的盆底支持结构带来巨大的挑战。在每次妊娠过程中，随着胎儿的生长发育，子宫逐渐增大，对盆底支持结构产生持续的拉伸作用。分娩时，尤其是经阴道分娩，胎儿通过产道会对盆底肌、筋膜和韧带造成进一步的挤压和损伤。

多次妊娠使得盆底支持结构反复受到这种拉伸和损伤，其弹性和韧性逐渐减弱，从而增加了子宫翻出的风险。例如，多次妊娠的女性，其盆底肌可能会出现过度伸展，难以恢复到妊娠前的紧致状态，而韧带也可能因反复受力而变得松弛，无法为子宫提供足够的支撑。

（2）分娩方式：阴道分娩尤其是在难产、使用助产器械（如产钳或真空吸引器）的情况下，盆底肌和韧带遭受损伤的风险更高。难产时，胎儿在产道中停留时间过长，对盆底组织的压迫持续存在，容易导致肌肉和韧带的疲劳性损伤。

而使用助产器械时，虽然可以帮助胎儿顺利分娩，但如果操作不当，可能会对盆底组织造成机械性损伤。例如，产钳助产可能会夹伤盆底肌或导致会阴撕裂，进而影响盆底的整体支持功能；真空吸引器的不当使用也可能对盆底组织产生过度的牵拉，使支持力下降。

（3）分娩后恢复不良：分娩后阶段是盆底组织恢复的关键时期。如果分娩后没有得到适当的休养和锻炼，盆底肌力量可能无法恢复到正常水平。分娩后过早地进行重体力劳动、长时间站立或缺乏有效的盆底肌锻炼，都可能导致盆底肌力量不足。

例如，部分产妇在分娩后急于恢复工作或承担家务劳动，没有给予身体足够的休息时间，使盆底肌在尚未完全恢复的情况下再次承受压力，从而影响了其功能的恢复。此外，缺乏针对性的盆底肌锻炼也会使肌肉的紧致度和力量无法得到有效提升，增加了子宫翻出的风险。

2. 年龄因素

随着年龄的增长，女性体内的雌激素水平逐渐下降。雌激素对盆底肌和韧带的维持起着重要作用，它可以促进胶原蛋白的合成，增加组织的弹性和韧性。当雌激素水平下降时，盆底肌和韧带的弹性减弱，变得更加脆弱。在更年期后，这种变化更加明显，相关的组织可能会出现萎缩和退化，进一步降低了其对子宫的支撑能力。例如，更年期女性的盆底肌可能会变得松弛、无力，子宫骶韧带和子宫圆韧带等也可能因缺乏雌激素的滋养而变得薄弱，从而增加了子宫翻出的风险。

3. 遗传因素

有子宫翻出或盆底功能障碍家族史的女性，发生子宫翻出的风险较高。这可能与遗传因素有关，某些遗传基因会影响盆底组织的结构和功能。例如，一些家族中可能存在特定的基因变异，导致盆底肌和韧带的发育不良或功能异常。这些女性在面临妊娠、分娩、年龄增长等因素时，更容易出现子宫翻出的情况。虽然遗传因素在子宫翻出的发生中并非决定性因素，但其为认识和预防子宫翻出提供了一个新的视角。

4. 体重因素

超重或肥胖会给盆底带来额外的负担。过多的体重会增加腹内压，使盆底组织承受更大的压力。长期处于这种高压力状态下，盆底组织容易发生损伤。例如，肥胖女性的腹部脂肪堆积较多，增加了腹腔内的压力，进而对盆底结构造成挤压。同时，肥胖还与慢性疾病（如糖尿病、高血压等）相关，这些疾病也可能影响盆底组织的血液循环和代谢，进一步增加子宫翻出的风险。

5. 慢性咳嗽与便秘

（1）慢性咳嗽：如慢性支气管炎等导致的长期咳嗽可增加腹内压。咳嗽时，腹部肌肉收缩，使腹内压瞬间升高，这种反复的压力变化会对盆底结构造成额外的压力。例如，患有慢性支气管炎的女性，长期的咳嗽会使盆底组织不断受到冲击，逐渐松弛。尤其是在咳嗽较为剧烈时，腹内压的升高更为明显，对盆底的损伤也更大。

（2）便秘：引起的过度用力排便同样会增加腹内压力，损伤盆底支持结构。当人们用力排便时，腹部肌肉会强力收缩，腹内压急剧升高。如果长期便秘，这种高腹内压状态会频繁出现，对盆底组织造成慢性损伤。例如，长期便秘的女性在排便时可能会过度用力，导致盆底肌疲劳和韧带松弛，久而久之，就会影响子宫的正常位置，增加子宫翻出的风险。

（二）发病机制

1. 支持结构的损伤

子宫由多种支持结构共同维持其正常位置，包括韧带（如子宫骶韧带、子宫圆韧带）和盆底肌。这些结构在子宫的位置稳定中起着至关重要的作用。当这些支持结构受到损伤或弱化时，子宫就无法维持在正常的位置，从而导致子宫翻出。

例如，子宫骶韧带和子宫圆韧带的松弛会使子宫失去向后方和两侧的牵引力，容易向下移位。盆底肌的损伤则会使子宫底部失去有效的支撑，导致子宫整体下沉。此外，分娩过程中的创伤、手术损伤、慢性疾病等都可能导致这些支持结构的损伤。

2. 盆底肌力量下降

盆底肌的力量和张力对维持子宫位置至关重要。盆底肌就像一张吊床，承托着子宫、膀胱、直肠等盆腔器官。随着年龄增长、激素水平变化或多次分娩，盆底肌可能会出现功能下降。年龄增长会使肌肉纤维逐渐萎缩，弹性降低；激素水平变化（如雌激素下降）会影响肌肉的代谢和修复能力；多次分娩则会使肌肉过度伸展，难以恢复到原来的状态。当盆底肌力量下降时，无法有效支撑子宫，就容易导致子宫位置的异常变化。例如，中老年女性或多次分娩的产妇，可能会出现盆底肌松弛，在咳嗽、打喷嚏或站立时，会感觉到子宫有下坠感。

3. 腹内压增加

反复的腹内压增加（如重物搬运、慢性咳嗽、便秘）会使子宫受到向下的压力。长期作用于支持结构，会使其逐渐松弛，导致子宫位置的异常变化。当腹内压升高时，压力会传递到盆腔脏器，使盆底肌和韧带承受更大的拉力。如果这种压力持续存在，就会逐渐削弱盆底支持结构的功能。例如，从事重体力劳动的女性，经常需要搬运重物，这会使腹内压频繁升高，对盆底组织造成慢性损伤。慢性咳嗽和便秘也是常见的导致腹内压增加的因素，如前所述，它们会对盆底结构造成额外的压力，增加子宫翻出的风险。

4. 组织退化与萎缩

随着年龄的增长或激素水平的变化，支持子宫的软组织可能会发生退化与萎缩。这些软组织包括盆底肌、筋膜、韧带等。组织的退化与萎缩会影响其正常功能，使子宫的支撑力下降。例如，更年期后，女性体内的雌激素水平显著下降，这会加速盆底组织的退化。肌肉纤维会变得稀疏，筋膜会变薄，韧带会松弛，这些变化使子宫的支撑结构变得脆弱，容易发生子宫翻出。此外，慢性疾病、营养不良等也可能加速组织的退化与萎缩，进一步增加子宫翻出的风险。

三、诊断与鉴别诊断

子宫翻出是指子宫自内向外翻转的一种罕见且严重的产科急症。子宫翻出通常发生在分娩后，由于子宫底向下塌陷通过子宫颈而形成，这一情况可导致大量出血和休克，若不及时处理，可能危及生命。其诊断依赖于体格检查、影像学检查和实验室检查，鉴别诊断则需要与其他引起急性出血和休克的产科并发症相区分。

（一）子宫翻出的诊断

1. 体格检查

（1）腹部检查：子宫翻出后，触诊时在腹部可能触不到正常的子宫体，也无子宫的收缩感。腹部按压通常无法感受到子宫底，提示子宫已翻出。

（2）阴道检查：通过阴道检查可以直接发现子宫内翻的存在，尤其是在严重翻出时，子宫底部可在子宫颈外或阴道口处触及。子宫翻出时，阴道内可以触及光滑的子宫内壁。

2. 实验室检查

（1）血常规：子宫翻出常伴有大量出血，血常规可显示血红蛋白下降和红细胞压积降低，提示失血性贫血。

（2）凝血功能检查：由于子宫翻出可能导致出血失控，凝血功能检查（如 PT、APTT、纤维蛋白原水平）可以帮助评估患者是否存在凝血功能障碍，对于指导临床处理和补充凝血因子至关重要。

（3）电解质及肝肾功能：持续失血可能影响肝肾功能，因此应定期监测电解质、肝肾功能，以评估是否需要进一步支持治疗。

3. 影像学检查

（1）超声检查：是评估子宫翻出的常用工具，能够帮助确认子宫翻转的程度。通过腹部或经阴道超声，可以观察到子宫腔的塌陷及宫腔内容物的位置，并且在腹部探查时看不到子宫底的正常位置。

（2）MRI 或 CT 扫描：虽然很少在急诊情况下使用，但对于诊断不明确或复杂的患者，MRI 或 CT 扫描可以提供更详细的解剖结构信息，明确子宫翻出的具体情况，并排除其他子宫结构性病变。

（二）子宫翻出的鉴别诊断

子宫翻出需要与其他导致分娩后急性出血和休克的产科急症进行鉴别诊断。以下是主要的鉴别诊断。

1. 子宫破裂

（1）相似点：子宫破裂与子宫翻出一样，都可以导致分娩后大量出血和急性休克，患者失血性休克症状可能类似。

（2）鉴别要点：子宫破裂时，触诊时腹部无子宫底的明显轮廓，且阴道内无法触及翻出的子宫组织。超声检查显示子宫完整性被破坏，腹腔内可能有大量积血或胎儿移位，而子宫翻出时超声可显示子宫腔塌陷而非破裂。

2. 胎盘滞留

（1）相似点：胎盘滞留会引发分娩后出血，特别是在胎盘残留导致子宫不能完全收缩时，出血量可能较大，部分症状与子宫翻出类似。

（2）鉴别要点：胎盘滞留时，超声检查可见子宫内残留的胎盘组织，子宫整体形态未发生翻转。阴道检查时，子宫颈口可能有胎盘残留，而不会有子宫翻出的组织。

3. 前置胎盘

（1）相似点：前置胎盘可能在分娩过程中或分娩后引发大量阴道出血，尤其是完全前置胎盘时，出血量大，易导致休克，类似于子宫翻出的表现。

（2）鉴别要点：前置胎盘的患者在分娩前超声检查时通常可诊断出胎盘位置异常，且无子宫翻转表现。阴道检查时可发现胎盘在子宫颈口处覆盖，而非子宫内壁翻出。

四、临床表现

子宫翻出是一种常见的妇科疾病，表现为子宫从其正常位置向阴道内或阴道外移位。其临床表现因病情严重程度和翻出类型而异，主要包括以下四个方面。

1. 阴道不适

（1）异物感：子宫翻出的患者常会感受到阴道内有明显的异物感或压迫感。这种感觉在站立或走动时会更为突出，主要是因为子宫位置的异常改变对阴道产生了额外的压力。正常情况下，子宫处于盆腔内特定的位置，由盆底的肌肉、筋膜和韧带等结构共同支撑。而当发生子宫翻出时，子宫的位置下降，对阴道壁产生挤压，使患者产生异物感。这种异物感不仅会给患者带来身体上的不适，还可能影响患者的日常活动和心理状态。例如，患者在行走时可能会因为这种异物感而感到不自在，甚至需要频繁调整姿势以缓解不适。

（2）局部疼痛：阴道及周围区域可能出现不适或疼痛，并且在性交时疼痛（性交疼痛）和不适会更加明显。子宫翻出会改变阴道的正常解剖结构和生理状态，导致阴道周围的组织受到牵拉和压迫。这种异常的力学作用会刺激神经末梢，引起疼痛。性交过程中，由于性器官的接触和摩擦，会进一步加重这种疼痛和不适。患者可能会因为疼痛而对性生活产生恐惧和抵触情绪，从而影响夫妻关系和生活质量。

2. 阴道出血

（1）阴道分泌物：子宫翻出可能导致阴道内分泌物增多，并且分泌物可能带有血性。这是因为子宫翻出会引起阴道黏膜的刺激和损伤，导致局部的炎症反应和小血管破裂。患者可能会出现小量出血，尤其在进行剧烈活动或性交后，这种出血情况可能会更加明显。

阴道分泌物的增多和血性分泌物的出现会让患者感到担忧和不安，同时也可能增加感染的风险。

（2）不规则出血：部分患者会出现不规则的阴道出血，尤其在月经期间或更年期时。子宫翻出会影响子宫的正常血液循环和内分泌功能，从而导致月经周期和月经量的改变。在更年期，女性的激素水平发生变化，子宫翻出可能会加重这种不稳定状态，导致不规则出血的发生。这种不规则出血不仅会影响患者的身体健康，还可能给患者的心理带来压力。

3. 排尿与排便问题

（1）尿失禁：子宫翻出可导致尿道位置改变，影响尿道的正常闭合，从而可能引起压力性尿失禁。压力性尿失禁是指在咳嗽、打喷嚏或运动时，由于腹压增加，导致尿液不自主地流出。子宫翻出后，对盆底肌和尿道的支撑作用减弱，使得尿道的闭合功能受到影响。患者可能会因为尿失禁而感到尴尬和困扰，影响日常生活和社交活动。

（2）尿频和尿急：患者可能出现排尿困难、尿频或尿急，伴随排尿不适。子宫翻出会对膀胱产生压迫，影响膀胱的正常储尿和排尿功能。膀胱受到压迫后，容量减小，患者会感到频繁的尿意，即尿频。同时，由于膀胱的排空不完全，患者可能会出现尿急的症状。排尿困难则是由于尿道受到压迫或扭曲，导致尿液排出不畅。这些排尿问题会给患者带来很大的痛苦，并且可能增加泌尿系统感染的风险。

（3）便秘或排便困难：由于盆底肌的功能障碍，可能导致排便困难，甚至便秘。盆底肌在排便过程中起着重要的作用，其收缩和放松可以帮助推动粪便排出体外。子宫翻出会影响盆底肌的正常功能，使得排便力量减弱。此外，子宫翻出还可能对直肠产生压迫，导致直肠的形状和位置改变，进一步加重排便困难。便秘不仅会影响患者的身体健康，还可能引起腹胀、腹痛等不适症状。

4. 子宫翻出的物理表现

（1）子宫突出：在较严重的情况下，子宫可能通过阴道口突出，形成可见的肿物。尤其在站立或咳嗽时，由于腹压增加，子宫突出会更加明显。此时患者在阴道口能触及子宫或子宫颈，这是子宫翻出的典型物理表现。子宫突出不仅会给患者带来身体上的不适，还会影响患者的外观形象，给患者带来心理压力。

（2）子宫位置异常：在进行阴道或盆腔检查时，医生可能会发现子宫的位置不正常。子宫颈或子宫体可能位于阴道的不同位置，这是由于子宫翻出导致的子宫位置改变。通过妇科检查，可以明确子宫翻出的程度和类型，为制定治疗方案提供依据。

第八章　产褥期感染

产褥期感染是指在分娩后24小时内至分娩后6周期间，女性生殖道或其相关结构发生的感染。这类感染通常是由细菌引起，包括子宫内膜炎、伤口感染、泌尿系统感染和乳腺炎等。产褥期感染是影响产妇健康的重要并发症之一，可能导致发热、疼痛、阴道分泌物异常及其他系统性症状，严重时可引发败血症等危及生命的并发症。及时识别、诊断和治疗产褥期感染对于降低母婴死亡率、改善产妇健康具有重要意义。

一、产褥期感染的病因与发病机制

产褥期感染的病因与发病机制复杂，通常与分娩方式（阴道分娩或剖宫产）、产妇的基础健康状况、个人卫生习惯以及医疗干预的质量等因素相关。

（一）病因

1. 病原体因素

（1）革兰菌：产褥期感染是产妇在分娩后需要高度关注的问题。产褥期感染的主要病原体包括革兰阳性细菌及革兰阴性细菌。革兰阳性细菌中的金黄色葡萄球菌和链球菌具有较强的致病性。金黄色葡萄球菌可产生多种毒素和酶，破坏组织并引发炎症反应。链球菌则可引起严重的感染，如产褥热等。革兰阴性细菌中的大肠埃希菌和克雷伯菌也是常见的病原体。大肠埃希菌广泛存在于肠道中，可通过尿道或其他途径进入产妇体内，引发泌尿系统或生殖系统感染。克雷伯菌同样具有潜在的致病性，可导致严重的肺炎、尿路感染等。这些病原体常通过阴道、尿道或手术切口进入产妇体内。因为阴道和尿道是开放性通道，容易受到外界病原体的侵入。而剖宫产手术切口则为病原体提供了直接进入体内的门户。一旦病原体进入产妇体内，它们会在适宜的环境中繁殖生长，引发感染。

（2）多重耐药菌：近年来，耐药菌株的增加给产褥期感染的治疗带来了巨大挑战。耐甲氧西林金黄色葡萄球菌（MRSA）等多重耐药菌的出现，提高了感染的风险，并使感染的治疗更加困难。

耐药菌株的产生主要是由于抗生素的不合理使用。在产褥期，产妇可能因为其他疾病或预防感染而使用抗生素，如果使用不当，就可能加速耐药菌株的产生。此外，医院环境中的交叉感染也是耐药菌株传播的重要途径。医护人员和患者之间的接触、医疗器械的共用等都可能导致耐药菌株的传播。

2. 分娩方式

（1）剖宫产：剖宫产与阴道分娩相比，更容易使产妇发生产褥期感染。剖宫产手术是一种有创操作，手术切口为病原体的侵入提供了机会。手术过程中，子宫和腹腔被打开，暴露在外界环境中，也增加了感染的风险。如果术后护理不当，如切口未保持清洁、敷料更换不及时等，就更容易引发感染。此外，剖宫产术后产妇的恢复时间较长，活动受限，这也可能影响局部血液循环和免疫功能，增加感染的可能性。

（2）阴道分娩的并发症：会阴撕裂是阴道分娩常见的并发症之一，尤其是在胎儿较大、产程过快或助产操作不当的情况下更容易发生。撕裂的伤口为病原体提供了进入体内的通道，容易引发局部感染。如果感染未能及时控制，还可能扩散到周围组织和器官，引起更严重的感染。此外，阴道分娩过程中的其他软组织损伤，如宫颈裂伤等，也可能增加感染的风险。

3. 基础健康状况

（1）孕妇的健康状况：基础疾病对产妇的产褥期感染风险有着重要影响。患糖尿病的产妇由于血糖水平较高，为细菌的生长提供了良好的环境，更容易发生感染。肥胖也是一个重要的危险因素，患者的脂肪组织较多，血液循环相对较差，免疫功能可能受到一定程度的抑制。此外，肥胖还可能导致手术切口愈合不良，增加感染的风险。贫血患者由于血红蛋白水平较低，携氧能力下降，组织器官的供氧不足，免疫功能也会受到影响，更易发生感染。

（2）免疫系统的状态：妊娠期间，若有高血压、糖尿病等合并症，其免疫系统可能受到抑制。妊娠高血压患者的血管功能异常，可能影响免疫细胞的运输和功能。妊娠期糖尿病患者的高血糖状态也会对免疫系统产生不良影响。这些因素都使得产妇的免疫系统功能减弱，容易受到病原体的侵袭，引发感染。此外，妊娠期的激素水平变化也可能影响免疫系统的功能。例如，孕激素水平升高可能导致免疫抑制，增加感染的风险。

4. 个人卫生与护理

（1）个人卫生：分娩后的个人卫生对于预防产褥期感染至关重要。如果阴道清洁不当，可能导致细菌在生殖道内滋生，从而引发感染。产妇在分娩后应保持外阴清洁，每日用温水清洗外阴，避免使用刺激性的清洁剂。同时，要及时更换卫生巾和内裤，保持局部干燥。此外，产妇还应注意个人卫生习惯，如勤洗手、避免搔抓外阴等，以减少感染的风险。

（2）医疗干预的质量：分娩过程中若未能遵循无菌操作规范，可能增加感染风险。医护人员在进行分娩操作、手术切口处理、会阴缝合等过程中，必须严格遵守无菌操作原则，使用无菌器械和敷料，避免交叉感染。同时，分娩后护理及随访也非常重要。医护人员应定期检查产妇的伤口愈合情况、体温、恶露等，及时发现感染的迹象并采取相应的治疗措施。如果分娩后护理不当，如伤口未及时换药、恶露排出不畅等，都可能导致感染的发生。此外，产妇在出院后也应注意自我护理，如有不适及时就医。

（二）发病机制

1. 细菌入侵

（1）病原体来源：在分娩这一复杂的生理过程中，细菌入侵成为产褥期感染的重要潜在风险因素之一。在分娩过程中，细菌可能通过多种途径侵入产妇体内。阴道作为分娩时胎儿娩出的主要通道，是细菌入侵的常见路径之一。正常情况下，阴道内存在一定的菌群，若分娩时卫生条件不佳或产程延长，一些潜在的病原体如大肠埃希菌、链球菌、金黄色葡萄球菌等就可能上行感染。大肠埃希菌通常存在于肠道中，但在特定条件下可迁移至阴道，并进一步侵入产妇体内。链球菌也是常见的致病菌之一，可引起严重的感染症状。金黄色葡萄球菌具有较强的致病性，可产生多种毒素，对产妇的身体造成严重损害。尿道同样可能成为细菌入侵的途径，尤其是在分娩后排尿困难、留置导尿管等情况下，细菌容易沿尿道上行感染至膀胱、肾脏等部位，进而扩散至全身。手术切口也是细菌入侵的重要门户，如剖宫产切口或会阴撕裂后的缝合伤口，若在手术过程中无菌操作不严格或术后护理不当，细菌就可能在这些部位滋生并侵入产妇体内。

（2）环境因素：分娩环境对于产妇的感染风险有着重要影响。医院的清洁程度直接关系到病原体的传播情况。一个清洁、卫生的分娩环境可以大大降低细菌的存在量，减少感染的机会。如果医院的卫生条件不佳，如病房、产房等区域未进行严格的消毒，医疗器械未经过充分的灭菌处理，就会增加细菌传播的风险。此外，操作过程中的无菌技术不足也是导致病原体传播的重要因素。医护人员在进行分娩操作、手术切口处理、会阴缝合等过程中，必须严格遵守无菌操作原则，使用无菌器械和敷料，避免交叉感染。如果无菌操作执行不到位，细菌就可能从外界环境进入产妇体内，引发感染。

2. 免疫功能改变

（1）妊娠期免疫抑制：妊娠期，女性体内的免疫系统会发生适应性改变，这是为了保护胎儿免受母体免疫排斥。在这个过程中，母体的免疫系统会对胎儿产生一定的耐受性，避免将胎儿视为异物而进行攻击。然而，这种免疫抑制状态使产妇免疫系统的功能受到一定程度的抑制。产妇在面对外界病原体入侵时，可能无法迅速有效地启动免疫防御机制，从而增加了感染的风险。例如，白细胞的活性可能降低，抗体的产生能力也可能受到影响，使得产妇更容易受到细菌、病毒等病原体的侵袭。

（2）激素变化：分娩后，雌激素和孕激素的急剧下降是分娩后身体变化的一个重要特征。这两种激素在妊娠期间对免疫系统有着一定的调节作用。雌激素可以影响免疫细胞的活性和分布，孕激素则可以调节炎症反应。分娩后，雌激素和孕激素的水平迅速下降可能会影响免疫系统的功能。因为这种激素变化可能导致免疫细胞的活性改变，降低机体对感染的防御能力。例如，自然杀伤细胞的活性可能下降，巨噬细胞的功能也可能受到影响，进而使产妇更容易受到感染。

3. 子宫收缩与愈合过程

（1）子宫收缩不良：分娩后，若子宫未能有效收缩，可能导致子宫内膜恢复不良，增加感染的风险。正常情况下，分娩后子宫会通过收缩来关闭胎盘附着部位的血管，减少出血，并促进子宫内膜的修复。如果子宫收缩不良，血管无法有效关闭，就会导致持续出血，同时也会影响子宫内膜的恢复。子宫内膜的恢复不良会使子宫内的创面暴露时间延长，为细菌的滋生提供了条件。此外，子宫收缩不良还可能导致恶露排出不畅，恶露中的细菌和坏死组织在子宫内积聚，会进一步增加感染的风险。

（2）组织损伤与炎症反应：分娩过程中的组织损伤是不可避免的，尤其是会阴撕裂和剖宫产切口。会阴撕裂会使阴道和肛门周围的组织受损，为细菌的入侵提供了通道。而组织受损时，身体会启动炎症反应机制，以清除损伤组织和病原体。然而，如果炎症反应未能有效控制，可能进一步引发感染。剖宫产切口则是一个较大的创伤面，需要经过一段时间才能愈合。在愈合过程中，如果切口受到污染或护理不当，就容易发生感染。炎症反应会引起局部红肿、热痛等症状，同时还会释放炎症介质，如细胞因子、趋化因子等，这些介质会吸引免疫细胞到损伤部位，但也可能导致炎症反应的过度放大，从而加重感染。

4. 营养状态与基础健康

（1）营养不良：妊娠期和分娩后是女性身体需要大量营养支持的时期。如果营养摄入不足，会影响身体的正常功能。蛋白质、维生素、矿物质等营养素对于免疫系统的正常功能至关重要。缺乏蛋白质会影响抗体的产生和免疫细胞的活性，维生素和矿物质的缺乏也可能导致机体免疫力下降。例如，维生素 C 缺乏会影响白细胞的功能，锌缺乏会影响免疫系统的发育和功能。此外，营养不良还可能影响伤口的愈合和身体的恢复，增加感染的风险。

（2）基础疾病：如糖尿病、肥胖等基础疾病会影响产妇的免疫反应和愈合能力，容易导致感染的发生。糖尿病患者血糖水平较高，为细菌的生长提供了有利环境。这种高血糖状态会影响白细胞的功能，延长伤口的愈合时间，使切口感染的风险增加。肥胖患者则由于脂肪组织较多，血液循环相对较差，免疫功能可能受到一定程度的抑制。此外，肥胖还可能导致手术切口愈合不良，使感染的风险增加。

5. 生殖道环境变化

分娩后，阴道的正常菌群可能因生理变化而受到干扰。在妊娠期间，阴道内的菌群处于一种相对稳定的状态，以乳酸杆菌等有益菌为主。然而，分娩后，由于激素水平的变化、恶露的排出以及局部卫生条件的改变等因素，阴道的正常菌群可能受到破坏。这种破坏可能导致致病菌增殖，从而增加感染的风险。例如，当乳酸杆菌减少时，其他病原菌如大肠埃希菌、金黄色葡萄球菌等可能过度生长，引发阴道炎、子宫内膜炎等感染性疾病。此外，生殖道的酸碱度也可能发生变化，如果生殖道的酸碱度变得更适合致病菌生长，就会增加感染的风险。

二、产褥期感染的分类

1. 子宫内膜炎

（1）定义：子宫内膜炎作为产褥期常见的并发症之一，是指子宫内膜发生的感染与炎症反应。通常在分娩后的几天内出现，这一时期子宫内膜处于较为脆弱的状态，容易受到病原体的侵袭。子宫内膜是子宫内壁的一层组织，在妊娠和分娩过程中经历了重大的生理变化，若在分娩后恢复过程中受到感染，会引发一系列不良症状。

（2）病因：子宫内膜炎主要由细菌感染引起。常见的病原体有大肠埃希菌、链球菌和金黄色葡萄球菌等。剖宫产手术会使子宫直接暴露于外界环境，增加了细菌感染的风险；而阴道分娩时，若发生会阴撕裂等情况，也会为细菌提供侵入的通道。此外，分娩过程中的产程较长、胎膜早破等因素也可能增加子宫内膜炎的发生概率。

（3）临床表现：发热是常见的症状之一，这是身体对感染的一种免疫反应，通常提示身体正在与病原体作斗争。腹痛也是子宫内膜炎的重要症状，患者会感到下腹部疼痛，疼痛程度因个体差异而有所不同。阴道分泌物异常在子宫内膜炎患者中较为常见，如分泌物增多，且伴有异味。这是由于感染导致子宫内膜的分泌物性质发生改变。子宫压痛是医生在进行体格检查时的常见症状，表明子宫存在炎症反应。

2. 伤口感染

（1）定义：伤口感染是产褥期可能出现的问题，主要是指发生在剖宫产切口、会阴撕裂或其他分娩后手术部位的感染。这些伤口在分娩过程中形成，若护理不当，容易受到细菌的侵袭。

（2）病因：伤口感染通常是由于皮肤和环境中的细菌侵入伤口所致。术后护理不当是引发伤口感染的重要因素之一。例如，伤口未保持清洁、敷料更换不及时、过度活动导致伤口裂开等都可能增加感染的风险。此外，患者的个人不良卫生习惯、免疫力低下等也可能促使伤口感染的发生。

（3）临床表现：伤口红肿是伤口感染早期常见的症状，这是由于炎症反应导致局部血管扩张和组织充血。渗液也是伤口感染的表现之一，渗出的液体可能是清澈的血清或脓性分泌物，和感染的严重程度有关。局部疼痛是患者最直观的感受，疼痛程度可能随着感染的加重而加剧。发热是身体对感染的全身性反应，提示感染已经扩散到全身。严重时，伤口可形成脓肿，即局部组织内积聚了脓液，需要及时进行处理。

3. 乳腺炎

（1）定义：乳腺炎是哺乳期女性容易发生的乳腺组织感染与炎症。乳腺在哺乳期承担着分泌乳汁、哺育婴儿的重要功能，若受到感染，会对母婴健康造成影响。

（2）病因：乳腺炎多由葡萄球菌感染引起。常见的感染途径包括乳头损伤和乳腺导管堵塞。乳头损伤可能是由于婴儿吸吮不当、外力撞击等原因造成，细菌可通过损伤部位进入乳腺组织。乳腺导管堵塞会导致乳汁淤积，为细菌的生长繁殖提供了良好的环境。此外，哺乳姿势不正确、乳汁分泌过多等因素也可能增加乳腺炎的发生风险。

（3）临床表现：乳房局部红肿是炎症反应的表现，通常出现在感染部位。疼痛也是乳腺炎的常见症状，患者会感到乳房疼痛，尤其是在哺乳时。硬块形成是由于炎症导致乳腺组织肿胀和乳汁淤积。全身症状如发热、寒战，表明感染已经较为严重，身体正在调动免疫系统进行抵抗。

4. 泌尿系统感染（UTI）

（1）定义：泌尿系统感染是产褥期常见的并发症之一，涉及膀胱、尿道或肾脏的感染。因为泌尿系统在妊娠和分娩过程中也会经历一系列的生理变化，容易受到细菌的侵袭。

（2）病因：感染通常由细菌（如大肠埃希菌）侵入尿道引起。妊娠及分娩后期的激素变化会影响泌尿系统的正常功能，使尿道黏膜的抵抗力下降。尿潴留也是增加感染风险的因素之一，分娩后由于膀胱功能未完全恢复、排尿困难等原因，可能导致尿液在膀胱内积聚，为细菌的生长提供了有利条件。

（3）临床表现：患者的症状常多种多样。尿频是指排尿次数增多，这是由于炎症刺激膀胱黏膜导致膀胱敏感性增加所致。尿急是指突然产生强烈的排尿欲望，难以控制。尿痛是排尿时感到疼痛，可能是由于尿道黏膜受损引起。下腹部疼痛是泌尿系统感染的常见症状之一，疼痛程度因感染部位和严重程度而异。全身不适包括乏力、食欲不振等，表明感染已经影响到全身的整体状态。

5. 全身性感染

（1）定义：全身性感染是指由于局部感染扩散至全身而引发的感染状态，严重时可导致败血症。这是产褥期较为严重的并发症，会对产妇的生命健康构成重大威胁。

（2）病因：全身性感染常由未治疗或控制的局部感染（如子宫内膜炎、伤口感染等）发展而来。当局部感染未能得到及时有效的治疗时，细菌会通过血液循环扩散到全身各个器官和组织。此外，产妇的免疫力低下、营养不良等因素也可能促进全身性感染的发生。

（3）临床表现：表现为高热，产妇体温可达到39℃以上，这是身体对严重感染的强烈反应。心动过速是心脏为了应对感染而加快跳动，从而增加血液循环和氧气供应。低血压是由于感染导致血管扩张、血容量不足等原因引起。意识变化包括烦躁不安、嗜睡、昏迷等，表明感染已经影响到中枢神经系统，病情十分严重。

五、治疗方式

子宫翻出的治疗方式主要取决于翻出的严重程度、患者的年龄、整体健康状况以及生育意愿。治疗方法通常分为非手术治疗和手术治疗。以下是主要的治疗方式：

（一）非手术治疗

1. 盆底肌锻炼

凯格尔运动作为一种非侵入性的治疗方法，在轻度子宫翻出的改善中发挥着重要作用。其核心在于通过有意识地收缩和放松盆底肌，增强盆底支持力量。盆底肌犹如一张重要的"吊网"，承托着子宫等盆腔脏器，其良好的功能状态对于维持子宫的正常位置至关重要。进行凯格尔运动时，患者首先需要准确识别盆底肌的位置，可以通过在排尿过程中尝试中断尿流来感受这些肌肉的收缩。

一旦确定了盆底肌的位置，就可以开始进行有规律的练习。建议患者定期进行凯格尔运动练习，逐步增加练习的次数和强度。例如，初始阶段可以每日进行数次，每次收缩盆底肌持续数秒钟，然后放松同样的时间，随着肌肉力量的增强，可以逐渐延长收缩和放松的时间，并增加练习的次数。持续的凯格尔运动可以促进盆底肌的血液循环，增强肌肉的耐力和张力，从而帮助改善轻度子宫翻出的情况。

2. 阴道托

对于中度或重度子宫翻出的患者，尤其是希望避免手术的女性，阴道托是一种可行的选择。阴道托通常由硅胶或橡胶等材料制成，具有多种类型，可以适应不同患者的需求。需要将阴道托放入阴道内，通过物理支撑的方式来支撑子宫并保持其位置。

在选择阴道托时，医生会根据患者的具体情况，如子宫翻出的程度、阴道的形态等，为患者推荐合适的类型。患者需要掌握正确的放置和取出方法，并定期到医院进行复查，以便医生及时调整阴道托的位置或更换合适的型号。如果使用不当，阴道托可能会引起阴道刺激、感染等问题，因此患者在使用过程中应密切关注自身的身体反应，并遵循医生的指导。

（二）手术治疗

手术治疗通常适用于重度子宫翻出、保守治疗无效的患者。以下是几种常见的手术方法：

1. 子宫修复术

（1）适应证：子宫修复术适用于中度或重度子宫翻出且希望保留子宫的女性。这些患者子宫的位置严重异常，单纯的非手术治疗可能无法达到理想的效果。通过手术修复子宫及支持结构，可以恢复子宫的正常解剖位置，提高患者的生活质量。

（2）手术方式：子宫修复术可以通过阴道或腹部手术进行。具体的手术方式取决于患者的具体情况和医生的判断。在手术过程中，医生会仔细检查子宫及周围的支持结构，修复受损的韧带、筋膜和肌肉。例如，对于松弛的子宫骶韧带和子宫圆韧带，可以进行缩短和加固；对于受损的盆底肌，可以进行缝合和重建。通过这些措施，可以增强盆底支持，使子宫恢复到正常位置。手术后，患者需要进行一段时间的康复和休息，遵循医生的建议进行护理，以确保手术效果的稳定。

2. 子宫切除术

（1）适应证：在某些特定的情况下，对于重度子宫翻出且伴有严重症状的患者，子宫切除术可能成为一种必要的治疗选择。尤其是对于不再考虑生育的女性而言，子宫切除术可以提供更为彻底的解决方案。当子宫翻出严重到一定程度，并且伴随着其他并发症，如反复感染、难以控制的出血等情况时，子宫切除术往往是一种更为有效的治疗手段。因为反复感染会对患者的身体健康造成持续的损害，增加患者的痛苦和医疗负担。而严重的出血可能危及患者的生命安全，在这种情况下，及时采取子宫切除术可以有效地控制出血，挽救患者的生命。

（2）手术方式：子宫切除术可以通过腹部或阴道两种途径进行。在手术过程中，医生会根据患者的具体情况和病情的严重程度，选择最为合适的手术方式。无论是腹部手术还是阴道手术，都需要医生具备精湛的手术技巧和丰富的临床经验。在切除子宫的同时，医生常常会对其他盆底支持结构进行修复。这是因为子宫翻出往往会对盆底结构造成一定的破坏，而同时存在的膀胱脱垂或直肠脱垂等问题也需要得到妥善的处理。通过一并进行修复手术，可以减少术后再次出现盆底功能障碍的风险。例如，对于存在膀胱脱垂的患者，医生可以在切除子宫的同时，对膀胱的支持结构进行加固，提高膀胱的位置，恢复其正常的生理功能。对于直肠脱垂的患者，也可以采取相应的措施，加强直肠的支持，防止其再次脱垂。

（3）手术效果：子宫切除手术后通常能够显著缓解患者的症状。由于子宫是子宫翻出的主要病变部位，切除子宫可以有效地消除翻出的根源，从而缓解患者的疼痛、出血等症状。

然而，子宫切除术是一种重大的手术决策，它会对患者的身体和心理产生一定的影响。从身体方面来说，子宫切除后，患者可能会出现一些生理变化，如月经停止、激素水平改变等。这些变化可能会对患者的身体健康产生一定的影响，需要医生进行适当的干预和治疗。从心理方面来说，子宫切除术可能会对患者的心理造成一定的压力和负担。特别是对于那些年轻的患者或者对生育有强烈愿望的患者，子宫切除术可能会带来较大的心理创伤。因此，在决定进行子宫切除术之前，医生会与患者进行充分的沟通。医生会向患者详细介绍手术的必要性、风险和可能的后果，让患者充分了解手术的利弊。同时，医生也会考虑患者的生育需求和整体健康状况，综合评估后做出最为合适的决策。如果患者有生育需求，医生可能会尝试其他保守的治疗方法，尽量保留患者的子宫。如果患者的整体健康状况较差，无法承受手术的风险，医生也会谨慎考虑手术的可行性。

3. 盆底重建手术

（1）适应证：盆底重建手术主要适用于伴有其他盆底功能障碍的患者。当子宫翻出同时伴有其他盆底脏器的脱垂时，单纯的子宫修复术可能无法完全解决问题，此时就需要进行盆底重建手术。例如，当子宫翻出伴有膀胱脱垂或直肠脱垂时，盆底的支持结构已经受到了严重的破坏，单纯的子宫修复无法恢复盆底的正常功能。在这种情况下，进行盆底重建手术可以有效地加强盆底结构，重建支持系统，恢复盆腔脏器的正常位置和功能。

（2）手术方式：盆底重建手术是一种较为复杂的手术，需要医生根据患者的具体情况进行个体化设计。在手术过程中，医生可能会使用网状材料等辅助工具来增强盆底的支撑力。这些网状材料通常具有一定的强度和弹性，可以有效地支撑盆腔脏器，防止其再次脱垂。网状材料的选择和使用需要医生根据患者的具体情况进行慎重考虑。不同的网状材料具有不同的特点和适用范围，医生需要根据患者的年龄、病情严重程度、身体状况等因素，选择最为合适的网状材料。

同时，手术的具体方式也会因患者的情况而异。对于一些病情较轻的患者，可能采用微创手术的方式进行盆底重建。微创手术具有创伤小、恢复快等优点，可以减少患者的痛苦和术后并发症的发生风险。对于病情较为严重的患者，可能需要进行开放手术，以确保手术的效果和安全性。

在手术过程中，医生会仔细地分离盆底的组织，找到脱垂的脏器，然后将其复位到正常的位置。接着，使用网状材料或其他方法对盆底的支持结构进行加强和重建，确保盆腔脏器能够得到有效的支撑。手术的成功与否不仅取决于医生的技术水平，还与患者的配合和术后的康复护理密切相关。因此，在手术前后，医生会向患者详细介绍手术的过程和注意事项，指导患者进行适当的康复训练，以提高手术的成功率和患者的生活质量。

三、产褥期感染的诊断与鉴别诊断

产褥期感染是指女性在分娩后至产褥期结束（约 6 周内）发生的生殖道感染，是分娩后常见的并发症之一。主要表现为发热、下腹痛、阴道排液异常、恶露异味等。产褥期感染的诊断与鉴别诊断至关重要，及时准确的诊断可以避免严重并发症的发生，如败血症、盆腔脓肿等。

（一）产褥期感染的诊断

产褥期感染是分娩后严重的并发症之一，会对产妇的健康构成重大威胁。准确的诊断对于及时采取有效的治疗措施至关重要。诊断产褥期感染通常需要从临床症状、实验室检查和影像学检查等多方面进行综合评估。

1. 病史与临床表现

（1）发热：分娩后持续或间歇性发热是产褥期感染最常见的表现之一。通常情况下，体温超过 38℃ 且持续超过 24 小时应引起高度重视。发热可能是由于感染引起的机体免疫反应，导致体温调节中枢失调。在产褥期，由于产妇身体虚弱，免疫力下降，容易受到各种病原体的侵袭，从而引发感染性发热。不同的感染部位和病原体可能导致不同程度的发热，如轻度感染可能表现为低热，而严重感染则可能出现高热。

（2）下腹痛：下腹持续或阵发性疼痛，伴有压痛，常提示盆腔或子宫内膜的炎症。分娩后子宫需要逐渐收缩、恢复至孕前状态，在此过程中可能会出现轻微的下腹部不适，但一般不会出现明显的疼痛和压痛。如果出现下腹痛，尤其是伴有压痛，很可能是由于盆腔或子宫内膜发生了感染。感染引起的炎症反应会刺激周围的神经末梢，导致疼痛感觉的产生。同时，炎症还可能导致组织水肿、渗出，进一步加重疼痛症状。

（3）恶露异常：正常情况下，分娩后恶露会逐渐减少，颜色由红转白，这个变化反映了子宫的恢复过程。如果恶露持续增多、颜色鲜红或有脓性排出，可能提示子宫内膜感染。分娩后子宫内膜需要逐渐修复，恶露中的血液、坏死组织等会逐渐排出体外。如果发生感染，子宫内膜的修复过程会受到阻碍，导致恶露持续增多且性质发生改变。脓性恶露通常是由于细菌感染引起，细菌在子宫内膜繁殖，产生的脓性分泌物会混入恶露中排出。

（4）恶露异味：恶露带有腐臭味常提示子宫内膜感染或阴道感染。正常的恶露应该没有明显的异味，当发生感染时，细菌分解坏死组织，产生特殊的气味，从而使恶露带有腐臭味。这种异味可以作为判断感染的重要线索之一。

（5）寒战、疲乏、头痛：这些是产褥期感染的常见全身症状，通常伴随发热出现。寒战是机体对感染的一种强烈反应，是由于体温调节中枢失调导致的。感染引起的炎症反应会释放各种炎性介质，如细胞因子等，这些介质会影响神经系统和肌肉系统，导致寒战的发生。疲乏和头痛则是由于感染导致身体消耗增加、代谢紊乱以及神经系统受到影响所致。

2. 体格检查

（1）腹部检查：腹部检查可能发现下腹部压痛，尤其是在子宫周围。分娩后子宫位于下腹部，如果发生感染，炎症会扩散到周围组织，引起下腹部压痛。在检查时，医生可以通过触诊来评估子宫的大小、硬度和压痛情况。若存在子宫复旧不良，可能会在检查时感觉子宫较大或较软。子宫复旧不良可能是由于感染、胎盘残留等原因引起，会影响子宫的收缩和恢复。

（2）阴道检查：通过阴道检查可以评估子宫颈口是否开放，阴道内有无异常分泌物。子宫颈或阴道脓性分泌物提示感染。阴道检查可以直接观察到子宫颈和阴道的情况，对于判断感染的部位和程度具有重要意义。如果发现子宫颈口开放，可能是由于感染引起的子宫收缩不良或胎膜残留等原因导致。阴道内的脓性分泌物则是感染的直接证据，医生可以通过分泌物的性质、颜色、气味等特征来初步判断感染的病原体类型。

（3）会阴伤口检查：若有会阴切开或撕裂伤，伤口感染表现为局部红肿、疼痛、化脓等。会阴伤口是分娩后常见的损伤部位，容易受到细菌感染。伤口感染会导致局部组织的炎症反应，出现红肿、疼痛等症状。如果感染严重，还可能出现化脓，形成脓肿。医生在检查时可以观察伤口的愈合情况，如有无红肿、渗出物等异常表现，以判断是否存在伤口感染。

3. 实验室检查

（1）血常规检查：白细胞计数、中性粒细胞比例升高提示感染。在感染状态下，机体的免疫系统会被激活，白细胞作为主要的免疫细胞之一，会迅速增多以对抗病原体。中性粒细胞在细菌感染时通常会显著升高，因此中性粒细胞比例的变化可以作为判断感染类型的参考。若患者有明显全身炎症反应，C 反应蛋白（CRP）和红细胞沉降率（ESR）也会升高。CRP 是一种急性时相蛋白，在感染等情况下会迅速升高，其升高程度与炎症的严重程度相关。ESR 则反映了红细胞在血浆中的沉降速度，炎症状态下会加快。这两项指标可以作为判断感染严重程度和治疗效果的参考。

（2）血培养：若怀疑败血症或严重感染，应进行血培养，以明确致病菌并指导抗生素的使用。血培养是诊断败血症等严重感染的重要手段。通过采集患者的血液样本，在特定的培养基中进行培养，如果血液中存在细菌，细菌就会在培养基中生长繁殖。通过对培养出的细菌进行鉴定和药敏试验，可以确定致病菌的种类和其对抗生素的敏感性，从而为选择合适的抗生素治疗提供依据。

（3）尿常规及尿培养：若怀疑泌尿系统感染，应检查尿常规和尿培养。分娩后由于生理变化和分娩过程的影响，产妇容易发生泌尿系统感染。尿常规可以检测尿液中的白细胞、红细胞、细菌等指标，若细菌计数明显增多、白细胞计数升高，提示可能存在泌尿系统感染。尿培养则可以确定感染的细菌种类，为选择合适的抗菌药物提供依据。

4. 影像学检查

（1）超声检查：子宫超声检查可帮助评估是否有残留胎盘或组织物，以及是否存在子宫积血或积脓。超声检查是一种无创、安全的检查方法，可以清晰地显示子宫的形态、结构和内部回声。如果分娩后子宫内有残留的胎盘或组织物，超声图像上会显示出异常的回声团块。子宫积血或积脓则表现为子宫腔内的液性暗区。这些异常情况都可能导致子宫内膜炎或子宫感染的发生，通过超声检查可以及时发现这些问题，并为进一步的治疗提供指导。

（2）CT 或 MRI：对于疑似盆腔脓肿、盆腔深部感染或广泛性腹膜炎的患者，CT 或 MRI 可帮助明确感染部位和范围。CT 和 MRI 具有更高的分辨率和更详细的图像信息，可以清晰地显示盆腔内的组织结构和病变情况。疑似存在盆腔脓肿、盆腔深部感染或广泛性腹膜炎等严重感染的情况下，CT 或 MRI 可以帮助医生确定感染的具体部位、范围以及与周围组织的关系。这对于制定手术治疗方案或选择合适的治疗方法具有重要意义。

（二）产褥期感染的鉴别诊断

产褥期感染是分娩后常见的严重并发症之一，其症状有发热、下腹痛、恶露异常等，需要与其他分娩后疾病进行仔细鉴别，以避免误诊和漏诊，还有利于及时准确地进行诊断和治疗。

1. 泌尿系统感染

泌尿系统感染，包括膀胱炎、肾盂肾炎等，是分娩后较为常见的并发症。由于生理变化和分娩过程中的影响，分娩后女性泌尿系统的抵抗力下降，容易发生感染。泌尿系统感染通常表现出一系列典型症状，如发热、下腹痛、尿频、尿急、尿痛等。这些症状与产褥期感染有一定的相似之处，容易引起混淆。

为了区分泌尿系统感染与产褥期生殖道感染，需要进行尿常规和尿培养检查。尿常规可以检测尿液中的白细胞、红细胞、细菌等指标，若细菌计数明显增多、白细胞计数升高，提示可能存在泌尿系统感染。尿培养则可以确定感染的细菌种类，为选择合适的抗菌药物提供依据。此外，泌尿系统感染的疼痛部位主要集中在下腹部膀胱区域或腰部肾脏区域，与产褥期感染的下腹痛部位可能有所不同。

2. 乳腺炎

乳腺炎通常在分娩后 1 ~ 3 周内发生，主要是由于乳汁淤积和细菌感染引起。其临床表现为乳房局部红肿、疼痛，伴有发热。乳腺炎与产褥期感染都可能导致分娩后发热，但两者的发热特点和伴随症状有所不同。乳腺炎的发热通常伴随乳房局部症状，如乳房肿胀、疼痛、局部皮肤发红等。通过体检可以发现乳房有明显的压痛、肿块或硬结。

而产褥期感染的发热往往伴有下腹痛、恶露异常等生殖道感染的症状。此外，乳腺炎的感染主要局限于乳房，一般不会出现全身感染的表现，如寒战、乏力等。对于乳腺炎的诊断，除了体检外，还可以进行乳腺超声检查，以确定是否存在乳腺脓肿等并发症。

3. 深静脉血栓形成

分娩后女性由于血液处于高凝状态、活动减少等因素，存在深静脉血栓形成的风险，尤其是进行剖宫产的女性。深静脉血栓形成可表现为发热、下肢肿胀和疼痛。如果血栓脱落并随血液循环到达肺部，可能引起肺栓塞，此时患者会出现胸痛、呼吸困难等严重症状。

深静脉血栓形成与产褥期感染的主要区别在于其具有明显的局部血栓表现，如下肢肿胀、疼痛等，且一般无恶露异常。为了明确诊断，可以进行下肢超声检查，该检查可以清晰地显示下肢深静脉的血流情况和是否存在血栓。对于怀疑肺栓塞的患者，还可以进行肺部 CT 检查，以确定是否存在肺部血管的栓塞。

4. 子宫复旧不良

子宫复旧不良是指分娩后子宫收缩乏力或胎盘残留，导致恶露不正常、子宫增大、压痛及发热。与产褥期感染不同，子宫复旧不良通常无全身感染表现，如寒战或明显白细胞计数升高。子宫复旧不良主要是由于子宫收缩功能障碍或胎盘、胎膜残留等原因引起。恶露不正常是其主要表现之一，可能表现为恶露量增多、持续时间延长、颜色异常等。

通过超声检查可以帮助明确是否存在胎盘或组织残留。如果超声检查发现子宫内有残留组织，可能需要进行清宫手术等进一步治疗。此外，对于子宫复旧不良的患者，可以给予促进子宫收缩的药物，如缩宫素等，以帮助子宫恢复正常。

5. 剖宫产术后切口感染

剖宫产术后切口感染是剖宫产术后常见的并发症之一。其可表现为发热、切口红肿、化脓等症状。切口感染需要与生殖道感染进行鉴别，因为两者都可能导致分娩后发热。切口感染通常局限于手术切口部位，通过局部体检可以明确感染范围。切口处可能出现红肿、疼痛、渗出液等表现。如果渗出液较多，可以进行切口分泌物培养，以确定感染的细菌种类，并指导抗生素的选择。

与产褥期生殖道感染不同，切口感染一般不会出现下腹痛、恶露异常等症状。切口感染的治疗主要包括局部伤口处理，如清洁、换药等，以及根据培养结果选择合适的抗生素进行全身治疗。

6. 肺部感染

分娩后女性由于分娩的劳累及术后卧床，身体抵抗力下降，容易出现肺部感染，特别是剖宫产术后卧床患者。肺部感染常伴有发热、咳嗽、呼吸急促等症状。与产褥期生殖道感染相比，肺部感染的症状主要集中在呼吸系统。

通过胸部 X 线检查可以区分肺部感染与生殖道感染。胸部 X 线可以显示肺部的病变情况，如是否存在炎症、渗出、实变等。对于肺部感染的患者，还需要进行痰培养，以确定感染的病原体，指导抗生素的治疗。此外，分娩后女性应注意适当活动，避免长时间卧床，以减少肺部感染的风险。

四、产褥期感染的临床表现

产褥期感染是指在分娩后 24 小时至分娩后 6 周期间，女性生殖道及其相关结构发生的感染，其临床表现因感染类型而异。以下是不同类型产褥期感染的主要临床表现。

1. 子宫内膜炎

（1）发热：子宫内膜炎患者常表现为低热或高热，体温通常高于 38℃（100.4 ℉）。这是身体免疫系统对感染的一种反应。当子宫内膜受到细菌感染时，病原体释放的毒素会刺激机体产生炎症反应，导致体温调节中枢紊乱，从而引起发热。低热可能提示感染相对较轻，而高热则往往意味着感染较为严重，可能已经扩散到周围组织或引发了全身性的炎症反应。发热会使患者感到不适，可能伴有头痛、乏力等症状，影响患者的日常生活和身体恢复。

（2）腹痛：患者常感到下腹部疼痛或压痛，尤其在触诊时。子宫内膜炎引起的腹痛通常是由于炎症刺激子宫及周围组织的神经末梢所致。疼痛的程度可以从轻微的隐痛到剧烈的绞痛不等，具体取决于感染的严重程度和个体的疼痛耐受程度。下腹部疼痛可能会影响患者的活动能力，使其行动受限，同时也会给患者带来心理上的压力和焦虑。

（3）阴道分泌物：阴道分泌物可能异常，呈现为有异味的血性或脓性分泌物。正常情况下，阴道分泌物应该是无色或白色、无异味的。而在子宫内膜炎患者中，由于感染导致子宫内膜的分泌物性质发生改变，可能会出现血性分泌物，这是因为炎症引起子宫内膜的小血管破裂出血。脓性分泌物则是由于细菌感染导致白细胞聚集，形成脓液并排出体外。有异味的分泌物是细菌代谢产物的表现，会伴有难闻的气味，给患者带来很大的困扰。

（4）疲劳感：伴随全身乏力感，患者可能感到精力不足。子宫内膜炎引起的全身炎症反应会消耗患者的体力，使身体处于一种疲劳状态。同时，发热、疼痛等症状也会影响患者的睡眠质量，进一步加重疲劳感。疲劳感会使患者的活动能力下降，影响其对自身和婴儿的照顾能力，同时也会影响患者的心理状态，使其容易出现焦虑、抑郁等情绪问题。

2. 伤口感染

（1）伤口红肿：剖宫产切口或会阴撕裂处出现明显红肿。这是伤口感染最常见的早期症状之一。红肿是由于炎症反应导致局部血管扩张和组织充血所致。伤口周围的皮肤会变得发红、肿胀，触摸时感觉温热。红肿的程度可以反映感染的严重程度，轻度感染可能只有局部的轻微红肿，而严重感染则可能导致整个伤口周围的组织都出现明显的红肿。

（2）局部渗液：伤口可能有脓性或血性渗液，严重时可见脓肿形成。当伤口感染时，炎症会导致组织液渗出，同时细菌感染也会引起脓液的形成。脓性渗液通常是黄色或绿色的，质地较为浓稠，伴有异味。血性渗液则是由于炎症引起伤口周围的小血管破裂出血所致。如果感染得不到及时控制，渗液会逐渐增多，严重时可能形成脓肿，即局部组织内积聚了脓液，形成一个肿块。脓肿的形成需要及时进行处理，否则可能会导致感染扩散，加重病情。

（3）局部疼痛：感染部位触痛明显，患者可能抱怨疼痛加剧。伤口感染会刺激周围的神经末梢，引起疼痛。疼痛的程度可以从轻微的刺痛到剧烈的疼痛不等，取决于感染的严重程度和个体的疼痛耐受程度。疼痛会使患者感到不适，影响其活动能力和睡眠质量。同时，疼痛也会给患者带来心理上的压力和焦虑，影响其康复信心。

（4）发热：有时伴随发热，尤其是感染较重时。伤口感染引起的发热是身体免疫系统对感染的一种反应。当伤口受到细菌感染时，病原体释放的毒素会刺激机体产生炎症反应，导致体温调节中枢紊乱，从而引起发热。发热的程度可以反映感染的严重程度，轻度感染可能只有低热，而严重感染则可能出现高热。发热会使患者感到不适，可能伴有头痛、乏力等症状，影响患者的身体恢复。

3. 乳腺炎

（1）乳房疼痛：局部乳房红肿、疼痛，通常为单侧，触摸时感觉温热。乳腺炎是哺乳期女性常见的疾病，主要是由于乳腺导管堵塞和细菌感染引起的。乳房疼痛是乳腺炎最主要的症状之一，疼痛通常为单侧乳房出现，这是因为感染通常局限于一侧乳腺。疼痛的程度可以从轻微的胀痛到剧烈的疼痛不等，触摸时感觉乳房温热，这是由于炎症反应导致局部血管扩张和组织充血所致。

（2）硬块形成：触诊可摸到乳腺内的硬块，可能伴随腺体的增大。当乳腺导管堵塞时，乳汁淤积在乳腺内，形成硬块。同时，炎症反应也会导致乳腺组织肿胀，使腺体增大。硬块的大小和硬度可以因个体差异和感染的严重程度而有所不同。硬块的存在会影响乳汁的排出，加重乳腺导管的堵塞，从而进一步加重炎症反应。

（3）全身症状：患者可能出现发热、寒战、乏力等全身性症状。乳腺炎引起的全身症状是身体免疫系统对感染的一种反应。当乳腺出现细菌感染时，细菌释放的毒素会刺激机体产生炎症反应，导致体温调节中枢紊乱，从而引起发热。寒战是由于发热时身体的体温调节机制出现异常，导致肌肉不自主地收缩以产生热量。乏力则是由于炎症反应消耗了患者的体力，使身体处于一种疲劳状态。

4. 泌尿系统感染（UTI）

（1）尿频与尿急：患者常感到尿频和尿急，伴随排尿困难。泌尿系统感染会刺激膀胱和尿道的神经末梢，引起尿频和尿急的症状。尿频是指排尿次数增多，患者可能会频繁地感到有尿意，但每次排尿的量却很少。尿急是指突然产生强烈的排尿欲望，难以控制。排尿困难则是由于炎症引起尿道黏膜水肿，导致尿液排出不畅。

（2）尿痛：排尿时有明显的灼痛感。尿痛是泌尿系统感染的常见症状之一，这是由于炎症刺激尿道黏膜，使黏膜变得敏感，排尿时尿液刺激黏膜引起疼痛。尿痛的程度可以从轻微的刺痛到剧烈的疼痛不等，严重时可能会影响患者的生活质量。

（3）下腹不适：泌尿系统感染可能会引起下腹部的不适，如压迫感或疼痛这是由于炎症刺激膀胱和周围组织的神经末梢所致。下腹部的压迫感或疼痛可能会影响患者的活动能力，使其感到不适。

（4）全身症状：感染严重的患者中可能出现发热和寒战。泌尿系统感染如果得不到及时控制，可能会扩散到全身，引起全身性的炎症反应。发热和寒战是身体免疫系统对感染的一种反应，表明感染已经较为严重。

5. 全身性感染

（1）高热：体温显著升高，常伴随寒战。全身性感染是由于局部感染扩散到全身引起的，感染严重时会导致体温调节中枢紊乱，引起高热。高热通常伴随着寒战，这是由于发热时身体的体温调节机制出现异常，导致肌肉不自主地收缩以产生热量。

（2）低血压：全身性感染会导致血管扩张和血容量不足，从而引起低血压。低血压严重时可能会导致休克，表现为意识模糊、皮肤湿冷、脉搏细弱等症状，危及生命。

（3）心动过速：全身性感染会引起身体的应激反应，导致心动过速。心动过速是心脏为了应对感染和低血压等情况，增加心输出量，以维持身体的血液循环。

（4）意识变化：在严重病例中可能导致意识模糊或昏迷。全身性感染如果得不到及时控制，可能会影响中枢神经系统，导致意识变化。意识模糊或昏迷是病情严重的表现，需要立即进行抢救治疗。

五、产褥期感染的治疗

产褥期感染的治疗方法取决于感染的类型、病因和患者的整体健康状况。以下是产褥期感染的主要治疗方式：

1. 抗生素治疗

（1）初始治疗：在产褥期感染的治疗中，初始阶段通常采用广谱抗生素以覆盖可能的病原体。这是因为产褥期感染的病原体种类较为复杂，在未明确具体病原体之前，广谱抗生素能够对多种常见的细菌起到抑制作用，迅速控制感染，减轻患者的症状，并为后续的诊断和治疗争取时间。例如，对于疑似感染的患者，早期给予广谱抗生素可以降低感染进一步加重的风险，避免出现严重的并发症。

（2）子宫内膜炎：子宫内膜炎是产褥期常见的感染之一，常用的抗生素包括青霉素类、头孢菌素和克林霉素。青霉素类药物如氨苄西林，其具有抗菌谱广、毒性低等优点。初始方案可为氨苄西林 1g 静脉给药，每 6 小时 1 次。氨苄西林通过抑制细菌细胞壁的合成发挥抗菌作用，对许多革兰阳性菌和革兰阴性菌都有较好的疗效。头孢菌素，如头孢噻吩也是常用的治疗药物，1g 每 6 小时 1 次的给药方案可以维持有效的血药浓度，抑制病原体的生长。克林霉素则对一些厌氧菌和革兰阳性菌有较好的抗菌活性。在治疗过程中，可根据培养结果调整抗生素的选择和使用方案。如果培养出特定的病原体，医生可以根据病原体的药敏试验结果，选择对该病原体最敏感的抗生素进行治疗，以提高治疗效果。

（3）伤口感染：伤口感染是产褥期另一个常见的问题。可使用头孢菌素或大环内酯类抗生素（如红霉素）进行治疗。头孢菌素具有抗菌谱广、杀菌力强等特点，能够有效对抗伤口感染常见的病原体。具体的治疗方案需要根据感染情况进行调整，包括感染的严重程度、病原体的种类等因素。例如，对于轻度的伤口感染，可以选择口服头孢菌素；对于严重的伤口感染，可能需要静脉注射抗生素。红霉素则对一些革兰阳性菌和支原体、衣原体等有较好的抗菌活性，在某些情况下也可以作为治疗伤口感染的选择之一。

（4）乳腺炎：乳腺炎主要是由葡萄球菌感染引起的，针对这种感染可使用氟氯噻吨 500mg，每日 2 次。氟氯噻吨是一种抗菌药物，对葡萄球菌有较好的抑制作用。此外，也可以选择克拉维酸钾和阿莫西林的组合。克拉维酸钾是一种 β- 内酰胺酶抑制剂，能够增强阿莫西林对产 β- 内酰胺酶细菌的抗菌活性。这种组合可以提高对乳腺炎的治疗效果，特别是对于耐药菌感染的情况。

（5）泌尿系统感染：泌尿系统感染在产褥期也较为常见，常用药物包括磺胺类如磺胺甲噁唑／甲氧苄啶或氟喹诺酮类如左氧氟沙星。磺胺类药物通过干扰细菌的叶酸代谢发挥抗菌作用，对一些常见的泌尿系统感染病原体如大肠埃希菌等有较好的疗效。氟喹诺酮类药物则具有抗菌谱广、抗菌活性强等特点。剂量依据具体病原体及感染严重程度确定，例如对于轻度的泌尿系统感染，可以选择口服较低剂量的药物；对于严重的感染，可能需要静脉注射较高剂量的药物。

2. 支持性治疗

（1）液体复苏：在发生失血性休克或脱水时，通过静脉输注补充液体以维持循环稳定至关重要。常用的液体包括生理盐水或乳酸林格液。生理盐水是一种等渗溶液，能够迅速补充体内的水分和电解质，维持血容量。乳酸林格液则含有多种电解质，如钠离子、钾离子、钙离子等，能够更好地维持体内的电解质平衡。在进行液体复苏时，需要根据患者的具体情况确定输液的速度和量，以避免过度输液导致心力衰竭等并发症。

（2）电解质平衡：产褥期感染患者可能会出现电解质紊乱的情况，因此必要时进行电解质的补充非常重要。例如，低钾血症可能导致心律失常、肌无力等症状，需要及时补充钾离子。低钠血症可能引起头痛、恶心、呕吐等症状，需要补充钠离子。电解质的补充需要根据患者的实验室检查结果进行调整，以维持体内电解质的正常水平。

3. 外科干预

（1）剖宫产：对丁子宫内膜炎严重或伴有并发症的患者，可能需要进行紧急剖宫产以清除感染源。在某些情况下，子宫内膜炎可能导致子宫内的感染扩散，严重威胁患者的健康。通过剖宫产手术，可以迅速清除子宫内的感染组织，减轻感染的程度，同时也可以避免感染进一步扩散到其他器官。手术过程中需要严格遵守无菌操作原则，以减少手术部位的感染风险。

（2）伤口清创：对于严重的伤口感染，应进行清创术，清除坏死组织和脓液，以促进愈合。伤口感染如果得不到及时有效的治疗，可能会导致伤口周围的组织坏死，加重感染的程度。清创术可以去除感染的组织和脓液，减少细菌的滋生，为伤口愈合创造良好的条件。在清创后，需要对伤口进行适当的处理，如缝合、包扎等，以促进伤口愈合。

（3）乳腺脓肿切开引流：对于伴有脓肿形成的乳腺炎，需进行脓肿切开和引流，以消除感染。乳腺脓肿是乳腺炎的严重并发症之一，如果不及时处理，可能会导致感染扩散，甚至引起败血症等严重后果。通过脓肿切开和引流，可以迅速排出脓液，减轻感染的程度，同时也可以促进乳腺组织恢复。在引流过程中，需要注意保持引流通畅，定期更换敷料，以防感染复发。

4. 监测与评估

（1）生命体征监测：密切监测患者的血压、心率、体温及尿量，对于评估感染控制和恢复情况至关重要。血压和心率的变化可以反映患者的循环状态，体温的变化则可以反映感染的程度。尿量的监测可以反映肾脏的功能和血容量的情况。通过持续的生命体征监测，医生可以及时发现患者的病情变化，调整治疗方案。例如，如果患者的血压下降、心动过速，可能提示感染加重或出现了休克的迹象，需要及时进行处理。

（2）实验室检查：定期检查血常规、凝血功能及感染标志物，可以评估治疗效果和调整治疗方案。血常规可以反映患者的白细胞计数、红细胞计数、血小板计数等指标，白细胞计数升高通常提示存在感染。凝血功能的检查可以评估患者的凝血状态，防止出现凝血功能障碍等并发症。感染标志物如 C 反应蛋白、降钙素原等可以反映感染的程度和治疗效果。根据实验室检查结果，医生可以调整抗生素的使用、支持性治疗的方案等，以提高治疗效果。

六、产褥期感染的预防

产褥期感染的预防对于降低母婴死亡率和改善分娩后恢复具有重要意义。以下是针对产褥期感染的主要预防措施：

1. 产前护理

（1）健康教育：在妊娠期，为孕妇提供全面的健康教育至关重要。有关个人卫生方面，应向孕妇详细讲解保持身体清洁的重要性，包括勤洗手、保持皮肤清洁、注意口腔卫生等。同时，要告知孕妇妊娠期间身体的生理变化以及可能出现的并发症，如感染等，并传授相应的预防措施。例如，强调避免接触感染源，包括患传染病的人群等；注意饮食卫生，避免食用不洁食物和饮用生水；保持居住环境的清洁和通风等。通过这些教育措施，能够增强孕妇的自我保健意识，积极采取预防措施，降低感染的风险。

（2）基础健康检查：定期进行产前检查是保障母婴健康的重要环节。在检查过程中，医生应仔细识别潜在的高危因素，如糖尿病、肥胖等。对于患有糖尿病的孕妇，要密切监测血糖水平，调整饮食和治疗方案，以控制血糖在合理范围内。因为高血糖状态会影响孕妇的免疫力，增加感染的可能性。对于合并肥胖症的孕妇，要评估其身体状况，制定个性化的饮食和运动计划，以控制体重增长。同时，对于存在其他高危因素的孕妇，如贫血、高血压等，也要制定相应的管理方案，加强监测和治疗，以降低感染等并发症的发生概率。

2．分娩期间的感染控制

（1）无菌操作：在分娩过程中，严格遵循无菌技术是预防感染的关键。手术环境应保持清洁，定期进行消毒和通风，确保空气流通和空气质量。医疗器械应经过严格的消毒和灭菌处理，确保无菌状态。医护人员在进行操作时，要严格遵守无菌操作规程，佩戴口罩、帽子、手套等防护用品，避免交叉感染。例如，在剖宫产手术中要确保手术切口周围的皮肤消毒彻底，使用无菌手术器械和敷料，避免细菌侵入伤口。对于阴道分娩的产妇，也要注意保持分娩环境的清洁，避免污染。

（2）适当使用抗生素：对于有剖宫产或其他高风险手术的产妇，术前预防性应用抗生素是降低术后感染可能性的重要措施。抗生素的选择应根据产妇的具体情况和手术类型来确定，同时要考虑到抗生素的安全性和有效性。在使用抗生素时，要严格掌握用药时机和剂量，避免滥用抗生素导致耐药菌的产生。例如，对于剖宫产产妇，可以在术前半小时至1小时内预防性应用抗生素，以降低手术部位的感染风险。

3．分娩后护理

（1）监测生命体征：在分娩后，对母体进行密切监测是预防感染的重要环节。应定期测量产妇的体温、脉搏、血压等生命体征，并观察阴道分泌物的情况。体温升高是感染的常见症状之一，应特别关注。如果产妇出现发热、寒战等症状，要及时进行检查，确定是否存在感染。脉搏和血压的变化也可以反映产妇的身体状况，如心率加快、血压下降可能提示感染加重或出现休克等情况。阴道分泌物的观察包括颜色、气味、量等方面，异常的阴道分泌物可能是感染的迹象，如脓性分泌物、有异味的分泌物等。

（2）保持良好个人卫生：鼓励产妇在分娩后保持会阴清洁是预防感染的重要措施。产妇应每日用温水清洗阴部，避免使用刺激性的清洁剂。定期更换卫生巾，保持会阴干燥，避免细菌滋生。同时，要注意个人卫生习惯，如勤换内衣裤、避免盆浴等。对于剖宫产产妇，要注意伤口的护理，保持伤口清洁干燥，避免感染。如果伤口出现红肿、渗液等异常情况，应及时就医处理。

（3）适度休息与营养：确保产妇有足够的休息和合理的营养摄入对于增强免疫力、预防感染至关重要。分娩后产妇的身体需要时间恢复，应保证充足的睡眠和休息时间，避免过度劳累。在饮食方面，要提供丰富的营养，包括蛋白质、维生素、矿物质等，以满足产妇的身体需要。例如，多吃新鲜的蔬菜水果、瘦肉、鱼类等食物，避免食用辛辣、油腻、刺激性食物。合理的营养摄入可以增强产妇的免疫力，提高身体的抵抗力，有助于预防感染。

4. 早期识别和干预

（1）教育产妇及家属：告知产妇及家属分娩后感染的早期症状是非常重要的。产妇及家属应了解高热、腹痛、阴道分泌物异常等症状可能是感染的表现，一旦出现这些症状，应及时就医。同时，要教育产妇及家属正确的护理方法和注意事项，如保持个人卫生、观察身体变化等。通过教育，产妇及家属能够提高对分娩后感染的认识，及时发现问题并采取相应的措施。

（2）定期随访：安排分娩后定期随访是及时发现潜在感染迹象的重要手段。医生应在分娩后不同时间段对产妇进行随访，评估母体的恢复情况，包括身体状况、伤口愈合情况、子宫收缩情况等。通过随访，可以及时发现潜在的感染迹象，如伤口感染、子宫内膜炎等，并采取相应的治疗措施。同时，随访也可以为产妇提供必要的健康指导和心理支持，促进产妇的身体恢复和心理健康。

第九章　产褥期病变

产褥期病变是指在分娩后 6 周内，产妇因生理变化、外科干预、感染或其他因素而发生的各种病理状态和并发症。这些病变可能影响生殖系统及全身健康，常见的包括产褥期感染、子宫收缩不良、分娩后出血、乳腺炎、泌尿系统感染以及心理问题（如分娩后抑郁症）。产褥期病变的发生与分娩方式、产妇的基础健康状况、个人护理、医疗干预及分娩后恢复等多种因素密切相关。及时识别和有效管理这些病变对于保障产妇的健康和安全具有重要意义。

一、产褥期病变的病因与发病机制

（一）病因

1. 感染

（1）细菌感染：产褥期感染作为产褥期病变中最为常见的类型，对产妇的健康构成了重大威胁。通常由大肠埃希菌、链球菌和金黄色葡萄球菌等病原体引起的感染，其入侵途径多样。在分娩过程中，阴道处于开放状态，为细菌的侵入提供了潜在通道。尤其是当存在胎膜早破、产程延长等情况时，细菌更容易上行感染至子宫内膜等部位，引发子宫内膜炎。手术切口也是细菌入侵的可能部位，剖宫产手术后，子宫及腹部的切口需要一定时间才能愈合，在此期间，若护理不当，细菌可趁机侵入，导致伤口感染等问题。尿道同样可能成为细菌入侵的途径，尤其是在分娩后排尿困难、留置导尿管等情况下，细菌容易沿尿道上行感染。

（2）免疫功能下降：妊娠期间，女性的免疫系统为了适应胎儿的存在而发生一系列变化。这种变化在分娩后可能导致免疫功能下降，使产妇更易感染。在妊娠过程中，母体的免疫系统会进行一定程度的调整，以免对胎儿产生排斥反应。这包括免疫细胞活性的改变、免疫分子的调节等，分娩后这种调整后的免疫系统需要一段时间才能恢复正常状态。在此期间，产妇的免疫力相对较弱，对病原体的抵抗能力降低。例如，分娩后的白细胞功能可能尚未完全恢复，抗体产生能力也可能受到影响，使得产妇更容易受到细菌、病毒等病原体的侵袭。

2. 分娩方式

（1）剖宫产：剖宫产作为一种手术分娩方式，与阴道分娩相比，具有一定的特殊性。剖宫产手术后，子宫的愈合及恢复过程较长。子宫切口需要经过多层组织的修复，这个过程相对缓慢。在切口愈合过程中，可能会出现各种问题，如切口感染、愈合不良等。切口成为感染的门户，增加了产褥期病变的风险。此外，剖宫产还可能导致腹腔粘连、子宫瘢痕等远期并发症，进一步影响产妇的健康。

（2）阴道分娩的并发症：阴道分娩虽然是自然的分娩方式，但也可能出现一些并发症，增加产褥期病变的风险。如会阴撕裂是阴道分娩常见的并发症之一，当会阴撕裂严重时，可能导致局部组织损伤，为病原体的侵入提供了通道。胎膜早破也是一个重要因素，胎膜早破后，宫腔与外界相通的时间延长，细菌更容易侵入，增加感染的风险。此外，产程过长、难产等情况也可能导致阴道分娩的并发症增多，进而升高产褥期病变的发生风险。

3. 基础健康状况

（1）慢性疾病：如糖尿病、肥胖等基础疾病可对产妇的免疫力和愈合能力产生不良影响，从而增加感染和其他并发症的风险。糖尿病患者由于血糖水平较高，为细菌的生长提供了有利环境。同时高血糖状态会影响白细胞的功能，降低机体对感染的抵抗力，使切口感染的风险增加。肥胖患者则由于脂肪组织较多，血液循环相对较差，免疫功能可能受到一定程度的抑制。此外，肥胖还可能导致手术切口愈合不良，增加感染的风险。

（2）营养不良：若产妇在妊娠期或分娩后营养摄入不足，可能导致体力下降和免疫力减弱。妊娠期和分娩后是女性身体需要大量营养支持的时期，若营养摄入不足，会影响身体的正常功能。例如，蛋白质、维生素、矿物质等营养素的缺乏可能导致机体免疫力下降，使产妇更容易感染疾病。同时，营养不良还可能影响伤口的愈合和身体的恢复，增加病变发生的概率。

4. 激素变化

雌激素和孕激素的变化：分娩后，激素水平的急剧下降是分娩后身体变化的一个重要特征。雌激素和孕激素在妊娠期间维持着生殖道的生理功能和正常菌群的平衡。分娩后，这两种激素水平急剧下降，可能导致生殖道环境的改变。生殖道的酸碱度、黏液分泌等都会受到影响，正常菌群的平衡也可能被打破。这种变化增加了感染的风险，尤其是为一些条件致病菌的生长提供了有利条件。例如，乳酸杆菌等有益菌群的减少可能导致其他病原菌的过度生长，从而引发感染。

（二）发病机制

1. 组织损伤与炎症反应

分娩过程中，尤其是在剖宫产或阴道分娩伴有撕裂的情况下，组织损伤不可避免。这种组织损伤可能导致局部炎症反应的发生。当组织受损时，身体会启动炎症反应机制，以清除损伤组织和病原体。感染发生时，炎症介质如细胞因子、趋化因子等会大量释放。这些炎症介质会引起局部红肿、热痛等症状，并可能引起全身反应，如发热。炎症反应的程度取决于组织损伤的程度和感染的严重程度。如果炎症反应得不到及时控制，可能会进一步扩散，导致全身性炎症反应综合征等严重后果。

2. 腹内压力变化

在分娩后，随着子宫收缩和腹腔压力的变化，盆底支持结构的功能可能受到影响。子宫在妊娠期间逐渐增大，对盆底组织产生持续的压力。分娩后，子宫迅速收缩，但盆底组织可能尚未完全恢复。此时，腹内压力的变化可能导致盆底支持结构的功能障碍。例如，子宫收缩不良可能导致子宫脱垂，膀胱或直肠脱垂等病变也可能随之发生。此外，腹内压力的变化还可能影响盆腔器官的血液循环和神经功能，进一步加重病变的程度。

3. 免疫应答失调

由于妊娠期和分娩后的免疫状态变化，可能导致对感染的免疫反应不足或过度。妊娠期为了避免对胎儿产生排斥反应，母体的免疫系统会进行一定程度的调整。分娩后，这种调整后的免疫系统可能无法迅速恢复正常的免疫功能。免疫反应不足时，身体对病原体的清除能力下降，感染容易扩散。免疫反应过度时，可能会导致炎症反应失控，造成组织损伤和器官功能障碍。例如，过度的炎症反应可能导致多器官功能衰竭等严重后果。

4. 内分泌失调

分娩后激素水平的变化，尤其是雌激素和孕激素的急剧下降，可能影响子宫内膜的恢复和感染风险。雌激素和孕激素在子宫内膜的生长和修复过程中起着重要作用。分娩后，激素水平的下降可能导致子宫内膜修复缓慢，增加感染的风险。此外，内分泌失调还可能影响其他器官的功能，如乳腺、甲状腺等，进而影响分娩后恢复的顺利进行。例如，分娩后甲状腺功能异常可能导致疲劳、情绪波动等症状，影响产妇的身体恢复和心理健康。

二、产褥期病变的临床表现

产褥期病变的临床表现因病变的类型和严重程度而异。以下是常见产褥期病变的主要临床表现。

(一) 产褥期感染

1. 子宫内膜炎

(1) 发热：产褥期子宫内膜炎常表现为高热，这是身体免疫系统对感染的强烈反应。体温通常高于 38℃（100.4 ℉），甚至可达更高温度。高热的出现主要是由于感染引发的炎症反应，导致体内致热原释放，影响了体温调节中枢。在这种情况下，产妇会感到明显的不适，如头痛、乏力、肌肉酸痛等。高热持续不退会对产妇的身体造成严重的消耗，影响分娩后恢复。

(2) 腹痛：下腹部疼痛是子宫内膜炎的常见症状之一。疼痛通常较为明显，常伴有子宫压痛。这是因为子宫内膜受到感染后，炎症刺激子宫及周围组织的神经末梢，引起疼痛反应。下腹部疼痛可能会影响产妇的活动和休息，给产妇带来身体和心理上的双重负担。子宫压痛则是医生在进行体格检查时可以发现的重要体征，通过触诊子宫，可以感受到子宫的紧张度增加和疼痛反应，进一步提示子宫内膜炎的存在。

(3) 阴道分泌物异常：阴道分泌物在子宫内膜炎患者中常表现为血性或脓性，伴有异味。正常情况下，分娩后的阴道分泌物会逐渐减少并恢复正常。但存在子宫内膜炎时，感染会导致子宫内膜的分泌物性质发生改变。血性分泌物可能是由于炎症引起子宫内膜的小血管破裂出血所致，而脓性分泌物则是由于白细胞聚集和细菌感染产生的脓液排出。异味的出现是由于细菌代谢产物的产生，使分泌物散发出难闻的气味。这种异常的阴道分泌物不仅给产妇带来不适，还可能提示感染的严重程度。

(4) 全身症状：除了局部症状外，子宫内膜炎还可能引起全身症状，包括乏力、食欲减退等。乏力是由于身体在对抗感染的过程中消耗了大量的能量，导致产妇感到疲倦无力。食欲减退则可能是由于身体的不适和炎症反应影响了消化系统的功能。全身症状的出现表明感染已经对产妇的整体身体状况产生了影响，需要及时进行治疗。

2. 伤口感染

(1) 伤口红肿：剖宫产切口或会阴撕裂处出现明显红肿是伤口感染的早期表现之一。这是由于感染引起的炎症反应导致局部血管扩张和组织充血。红肿的程度可以反映感染的严重程度，轻度感染可能只有局部的轻微红肿，而严重感染则可能导致整个伤口周围的组织都出现明显的红肿。伤口红肿会给产妇带来疼痛和不适，同时也提示了感染的存在，需要及时进行处理。

（2）局部渗液：伤口感染时，伤口可能有脓性或血性渗液。这是由于炎症导致组织液渗出和白细胞聚集，形成脓液并排出体外。脓性渗液通常是黄色或绿色的，质地较为浓稠，伴有异味。血性渗液则是由于炎症引起伤口周围的小血管破裂出血所致。局部渗液不仅会影响伤口的愈合，还可能导致感染的扩散，加重病情。

（3）疼痛：伤口感染会引起局部触痛明显，疼痛程度可能因感染的严重程度而异。疼痛是由于炎症刺激神经末梢引起的，同时感染还可能导致伤口周围的组织肿胀和张力增加，进一步加重疼痛。疼痛会给产妇带来很大的痛苦，影响其活动和休息。在严重感染时，疼痛可能会伴随全身发热，这是身体免疫系统对感染的反应，表明感染已经较为严重。

（4）恶臭分泌物：严重感染时，伤口可能有恶臭的分泌物。这是由于细菌大量繁殖和代谢产生的异味物质所致。恶臭分泌物的出现提示感染已经非常严重，需要立即进行处理。如果不及时治疗，感染可能会进一步扩散，导致全身性感染，危及产妇的生命。

3. 乳腺炎

（1）乳房疼痛：乳腺炎的主要症状包括乳腺组织的红肿、硬块和压痛。这是由于乳腺导管堵塞和细菌感染引起的炎症反应。炎症导致乳腺组织充血、肿胀，形成硬块，并刺激神经末梢引起疼痛。乳房疼痛通常较为剧烈，尤其是在哺乳时，疼痛可能会加剧。疼痛会给产妇带来很大的痛苦，影响其哺乳和休息。

（2）全身症状：乳腺炎还可能引起全身症状，如发热、寒战、乏力等。发热是身体免疫系统对感染的反应，体温可能升高到38℃以上。寒战是由于发热时身体的体温调节机制出现异常，导致肌肉不自主地收缩以产生热量。乏力则是由于身体在对抗感染的过程中消耗了大量的能量。全身症状的出现表明感染已经较为严重，需要及时进行治疗。

（3）乳头分泌物：在乳腺导管阻塞时，乳头可能排出脓性分泌物。这是由于感染导致乳腺导管内的脓液通过乳头排出体外。脓性分泌物的出现提示乳腺导管已经受到严重的感染，需要及时进行处理。如果不及时治疗，感染可能会扩散到整个乳腺组织，导致更严重的后果。

4. 泌尿系统感染

（1）尿频与尿急：泌尿系统感染会导致产妇感到排尿频繁和急迫感。这是由于炎症刺激膀胱和尿道的神经末梢，引起膀胱敏感性增加和尿道括约肌功能失调。尿频是指排尿次数增多，产妇可能会频繁地感到有尿意，但每次排尿的量却很少。尿急是指突然产生强烈的排尿欲望，难以控制。尿频和尿急会给产妇带来很大的困扰，影响其日常生活和休息。

（2）尿痛：排尿时伴随烧灼感是泌尿系统感染的常见症状之一。这是由于炎症刺激尿道黏膜，使黏膜变得敏感，排尿时尿液刺激黏膜引起疼痛。尿痛的程度可以因感染的严重程度而异，轻度感染可能只有轻微的刺痛感，而严重感染则可能导致剧烈的疼痛。尿痛会给产妇带来很大的痛苦，同时也提示了泌尿系统感染的存在。

（3）下腹部不适：泌尿系统感染可能会引起下腹部的压迫感或疼痛。这是由于炎症刺激膀胱和周围组织的神经末梢，引起疼痛反应。下腹部不适可能会影响产妇的活动和休息，给产妇带来身体和心理上的负担。同时，下腹部不适也可能提示感染已经扩散到周围组织，需要及时进行治疗。

（4）全身症状：在严重病例中，泌尿系统感染可能会出现发热和寒战等全身症状。这是身体免疫系统对感染的强烈反应，表明感染已经较为严重。发热和寒战会给产妇带来很大的不适，同时也提示了感染的严重程度，需要及时进行治疗。

（二）子宫收缩不良

（1）持续出血：正常情况下，分娩后子宫会通过收缩来关闭胎盘附着部位的血管，减少出血。但如果子宫收缩不良，血管无法有效关闭，就会导致持续出血。持续出血会给产妇带来很大的风险，如贫血、休克等。同时，持续出血也可能提示子宫内有残留的胎盘组织或其他异物，需要及时进行检查和处理。

（2）腹痛：子宫收缩不良时，产妇可能会感到持续性腹痛，且与子宫收缩无关。这种腹痛通常是由于子宫内的积血和残留物刺激子宫引起的。腹痛会给产妇带来很大的痛苦，同时也提示了子宫收缩不良的存在。医生在进行体格检查时，可以通过触诊子宫来判断子宫的收缩情况和疼痛的原因。

（3）体征检查：在检查中可触及软的子宫，未能恢复至正常状态。正常情况下，分娩后子宫会逐渐收缩变硬，恢复至孕前的大小和状态。但如果子宫收缩不良，子宫会保持柔软松弛的状态，无法恢复至正常。医生在进行体格检查时，可以通过触诊子宫来判断子宫的收缩情况。如果发现子宫柔软松弛，就需要进一步检查和处理，以促进子宫收缩，减少出血和感染的风险。

（三）分娩后出血

（1）大量阴道出血：常常表现为阴道出血量超过正常范围。分娩后出血是一种严重的并发症，可能危及产妇的生命。大量阴道出血的原因可能是子宫收缩不良、胎盘残留、软产道损伤等。出血量的多少可以因个体差异和病因不同而有所不同，但通常会超过500mL。大量阴道出血会给产妇带来很大的风险，如贫血、休克等。同时，大量阴道出血也需要及时进行处理，以止血和挽救产妇的生命。

（2）低血压与心率加快：大量失血可能导致低血压和心率加快，出现休克状态。当出血量达到一定程度时，身体的血容量会减少，导致血压下降。为了维持身体的血液循环，心脏会加快跳动以增加心输出量。低血压和心率加快是休克的早期表现，如果不及时处理，可能会导致休克加重，危及产妇的生命。医生在处理分娩后出血时，需要密切监测产妇的血压和心率变化，及时进行输血和补液等治疗，以纠正休克状态。

三、产褥期病变的诊断与鉴别诊断

产褥期病变是指女性在产褥期（分娩后6周内）发生的生殖道、泌尿系统、乳腺、心血管或其他系统的病理变化。常见的产褥期病变包括产褥期感染、子宫复旧不良、深静脉血栓形成、乳腺炎等。正确的诊断和鉴别诊断对及时治疗和预防严重并发症至关重要。以下是产褥期病变的诊断与鉴别诊断。

（一）产褥期病变的诊断

产褥期是女性分娩后身体恢复的关键时期，然而，这一阶段也可能出现各种病变，及时准确的诊断对于保障产妇的健康至关重要。产褥期病变的诊断依赖于多方面的综合评估，包括病史、体格检查、实验室检查和影像学评估。

1. 病史与临床表现

（1）发热：在产褥期病变中，发热是一个常见且重要的症状。发热可能由多种原因引起，提示着不同的疾病。例如，产褥期感染是导致发热的常见原因之一，包括子宫内膜炎、盆腔炎等。此外，乳腺炎也常表现为发热，尤其在分娩后哺乳期，由于乳汁淤积和细菌感染，乳房出现胀痛、局部红肿，同时伴有发热。另外，深静脉血栓形成也可能导致发热，通常与单侧下肢肿胀、疼痛同时出现。因此，对于产褥期发热的产妇，需要仔细询问病史，了解是否伴有其他症状，以帮助确定可能的病因。

（2）下腹痛：下腹痛与子宫复旧不良或产褥期感染密切相关。当出现下腹疼痛时，常伴有子宫压痛，尤其是子宫内膜炎。子宫复旧不良可能导致恶露量增多、持续时间延长，同时伴有下腹痛。产褥期感染引起的下腹痛通常较为剧烈，且伴有发热、恶露异常等症状。通过询问疼痛的性质、程度、持续时间以及伴随症状，可以初步判断病变的类型。

（3）恶露异常：在子宫复旧不良或产褥期感染时，恶露会出现异常变化。恶露量增多、持续时间延长或伴有异味，这些都可能提示感染或残留组织问题。正常情况下，分娩后恶露会逐渐减少，颜色由红转白。如果恶露持续增多，可能是由于子宫收缩不良或宫腔内有残留组织。伴有异味的恶露通常提示感染，如子宫内膜炎或阴道炎。观察恶露的变化对于诊断产褥期病变具有重要意义。

（4）乳房症状：乳房胀痛、局部红肿是乳腺炎的典型症状，尤其在哺乳期容易发生。乳汁淤积是乳腺炎的常见诱因，细菌通过乳头侵入乳腺组织，引起炎症反应。产妇可能会感到乳房疼痛、发热，严重时可形成脓肿。及时发现乳房症状并进行治疗，可以避免乳腺炎的进一步发展。

（5）下肢肿痛：深静脉血栓形成是产褥期的严重并发症之一。通常表现为单侧下肢肿胀、疼痛和发热。由于分娩后女性血液处于高凝状态，加上活动减少，容易发生深静脉血栓。如果出现下肢肿痛，尤其是单侧下肢症状，应高度怀疑深静脉血栓形成，及时进行检查和治疗，以防止血栓脱落引起肺栓塞等严重后果。

2. 体格检查

（1）腹部检查：腹部检查对于评估产褥期病变至关重要。医生可以通过触诊下腹部，了解有无压痛、包块或子宫复旧不良情况。子宫压痛是子宫内膜炎或宫腔感染的重要体征之一。如果子宫增大、柔软，收缩不良，可能提示子宫复旧不良。此外，还需要检查腹部是否有包块，如卵巢囊肿、子宫肌瘤等，这些病变也可能在产褥期出现症状。

（2）会阴检查：对于有会阴伤口或剖宫产伤口的产妇，检查伤口是否存在红肿、感染或化脓。会阴伤口感染是产褥期常见的并发症之一，表现为局部红肿、疼痛、渗出物增多。剖宫产伤口感染则可能出现切口红肿、疼痛、发热等症状。及时检查伤口情况，有助于早期发现和处理感染问题。

（3）下肢检查：评估下肢是否存在肿胀、压痛或皮温升高，尤其是存在单侧下肢症状时，需考虑深静脉血栓形成。医生可以通过触诊下肢静脉，检查是否有压痛、条索状硬结等血栓形成的体征。同时，比较双侧下肢的周径，若单侧下肢明显肿胀，应高度怀疑深静脉血栓形成。此外，还可以观察下肢皮肤颜色和温度的变化，血栓形成部位的皮肤可能发红、发热。

3. 实验室检查

（1）血常规：血常规检查是诊断产褥期病变的常用方法之一。白细胞增多、C 反应蛋白（CRP）升高提示感染。在感染状态下，机体的免疫系统被激活，白细胞计数会升高以对抗病原体。CRP 是一种急性时相蛋白，在感染和炎症时迅速升高，其升高程度与炎症的严重程度相关。如果白细胞计数异常升高，则提示严重感染或炎症反应剧烈。通过血常规检查可以初步判断是否存在感染，以及感染的严重程度。

（2）血培养：在产褥期发热伴全身症状时，应进行血培养以排除败血症。败血症是一种严重的全身性感染，可能由产褥期感染扩散引起。血培养可以确定血液中是否存在细菌，并鉴定细菌的种类，为选择合适的抗生素治疗提供依据。如果血培养结果为阳性，说明存在败血症的可能，需要及时进行有效的抗感染治疗。

（3）尿常规：泌尿系统感染的患者可能出现尿路刺激征状，如尿频、尿急、尿痛等。通过尿常规检查可以发现白细胞、红细胞或细菌，确诊泌尿系统感染。产褥期女性由于生理变化和分娩过程的影响，泌尿系统的抵抗力下降，容易发生感染。尿常规检查对于早期发现泌尿系统感染具有重要意义。

4. 影像学检查

（1）超声检查：超声检查在产褥期病变的诊断中具有重要作用。对于子宫复旧不良、产褥期感染的患者，超声检查可发现宫腔内残留组织、积血、积脓或子宫收缩不良。超声图像可以清晰地显示子宫的形态、结构和内部回声，帮助医生判断子宫的恢复情况及是否存在病变。此外，超声检查还可以用于评估附件区是否有异常，如卵巢囊肿、输卵管积水等。

（2）下肢静脉超声：下肢静脉超声是深静脉血栓形成的首选检查手段。它可以直接观察下肢静脉的通畅情况，确定是否存在血栓。超声图像可以显示血栓的位置、大小和形态，为诊断和治疗提供重要依据。对于产褥期出现下肢肿痛的产妇，应及时进行下肢静脉超声检查，以明确是否存在深静脉血栓形成。

（3）胸部 X 线检查和 CT 扫描：对出现呼吸困难、胸痛的产妇，需进行胸部 X 线检查或 CT 扫描以排除肺栓塞。肺栓塞是深静脉血栓形成的严重并发症，当血栓脱落并随血液循环到达肺部时，可能引起肺栓塞。胸部 X 线检查可以显示肺部的病变情况，如是否存在阴影、渗出等。CT 扫描则具有更高的分辨率，可以更清晰地显示肺栓塞的部位和范围。及时进行胸部影像学检查，对于早期发现和治疗肺栓塞至关重要。

（二）产褥期病变的鉴别诊断

在产褥期，准确鉴别不同病变对于制定恰当的治疗方案至关重要。以下是常见产褥期病变与其他相关病变的详细鉴别诊断。

1. 产褥期感染

产褥期感染涵盖了多种情况，如子宫内膜炎、会阴切口感染、泌尿系统感染等。其临床表现复杂多样，通常包括发热、下腹痛以及恶露异常等。在鉴别诊断时，需要与以下疾病进行区分。

（1）泌尿系统感染：分娩后女性泌尿系统感染较为常见。当出现尿频、尿急、尿痛伴发热时，需高度考虑尿路感染的可能性。泌尿系统感染主要是由细菌侵入尿路引起的炎症反应。尿常规检查对于诊断泌尿系统感染具有重要价值，若尿中白细胞计数、红细胞计数升高，细菌计数升高，结合患者的症状，可初步判断为泌尿系统感染。尿培养则是明确诊断的关键，通过培养可以确定感染的细菌种类，为选择敏感的抗生素提供依据。与产褥期感染不同，泌尿系统感染主要局限于尿路系统，通常不会出现恶露异常等产褥期特有的症状。

（2）乳腺炎：乳腺炎在哺乳期较为多发。乳房红肿疼痛伴发热是其典型表现。局部检查可以发现乳房的炎症症状，如乳房肿胀、皮肤发红、触痛明显等。乳腺炎主要是由于乳汁淤积和细菌入侵乳腺组织引起的。与产褥期感染相比，乳腺炎的症状主要集中在乳房部位，而产褥期感染则涉及生殖系统等多个部位。此外，乳腺炎的发热通常与乳房局部症状同时出现，而产褥期感染的发热可能伴随下腹痛、恶露异常等多种表现。

2. 子宫复旧不良

子宫复旧不良常表现为分娩后恶露异常，包括量多、持续时间长、颜色异常，同时可能伴有子宫压痛和发热。在鉴别诊断时，需要考虑以下两种情况。

（1）残留胎盘组织：残留胎盘或其他组织是导致子宫复旧不良的常见原因之一。残留的组织会影响子宫的正常收缩和恢复，引起恶露异常、出血和感染等症状。通过超声检查可以明确诊断，超声图像可以显示宫腔内是否存在残留的胎盘组织或其他异常回声。与单纯的子宫复旧不良相比，残留胎盘组织引起的症状可能更为严重，出血量大且持续时间长，容易并发感染。

（2）子宫内膜炎：子宫内膜炎也可能出现与子宫复旧不良类似的症状。子宫内膜炎是由于细菌感染子宫内膜引起的炎症反应。超声检查可以帮助鉴别是否存在组织残留或单纯性感染。在超声图像上，子宫内膜炎可能表现为子宫内膜增厚、回声不均匀等。此外，子宫内膜炎患者的发热、下腹痛等症状可能更为明显，恶露通常有异味。通过实验室检查，如血常规、C 反应蛋白等，可以发现炎症指标升高，有助于诊断子宫内膜炎。

3. 深静脉血栓形成（DVT）

DVT 是分娩后常见的并发症，尤其在剖宫分娩后或长时间卧床的患者中发生率较高。主要表现为单侧下肢肿胀、疼痛和皮温升高。在鉴别诊断时，需要与以下两种疾病进行区分。

（1）急性蜂窝织炎：下肢红肿疼痛也可能是由于感染引起的急性蜂窝织炎。急性蜂窝织炎是皮下、筋膜下、肌间隙或深部疏松结缔组织的急性、弥漫性、化脓性感染。通过局部体检可以发现皮肤红肿、热痛明显，边界不清。实验室检查通常显示白细胞增高，中性粒细胞比例升高。与 DVT 不同，急性蜂窝织炎的病变主要局限于皮肤和软组织，不会出现下肢静脉血栓特有的肿胀、疼痛局限于一条静脉走行区域等表现。通过抗感染治疗，急性蜂窝织炎的症状通常会逐渐缓解。

（2）淋巴管炎：淋巴管炎也会引起下肢红肿，但通常伴有局部淋巴结肿大。淋巴管炎是由细菌感染淋巴管引起的炎症反应。患者除了下肢红肿外，还可以在病变部位附近摸到肿大的淋巴结，有压痛。通过下肢超声检查可以排除血栓形成，同时可以观察淋巴管的情况。与 DVT 相比，淋巴管炎的症状相对较轻，一般不会出现严重的下肢肿胀和疼痛，且治疗主要以抗感染为主。

4. 乳腺炎

乳腺炎多见于哺乳期女性，表现为乳房局部红肿、疼痛，伴发热。在鉴别诊断时，需要考虑以下两种情况。

（1）乳房脓肿：乳腺炎若未及时治疗，可能发展为乳房脓肿。乳房脓肿表现为局部明显的红肿和压痛，皮肤温度升高，可触及波动感。通过乳腺超声可以确定是否形成脓肿，超声图像上可以看到液性暗区。与单纯的乳腺炎相比，乳房脓肿的症状更为严重，治疗通常需要切开引流。

（2）哺乳期乳房淤积：哺乳期的乳房淤积也会引发疼痛和乳房紧张感，但无明显炎症表现。乳房淤积主要是由于乳汁排出不畅引起的，通常通过及时排空乳汁即可缓解症状。与乳腺炎不同，乳房淤积不会出现发热、红肿等炎症反应，通过局部按摩、热敷和使用正确的哺乳方法，可以有效预防和治疗乳房淤积。

5. 肺栓塞

肺栓塞是 DVT 的严重并发症，表现为突发性胸痛、呼吸急促和发热。在鉴别诊断时，需要与以下两种疾病进行区分。

（1）分娩后贫血：分娩后贫血也可能引起呼吸困难和疲劳，但无胸痛或呼吸急促的急性发作。血常规检查可以鉴别分娩后贫血和肺栓塞。分娩后贫血主要表现为血红蛋白降低，红细胞计数减少。而肺栓塞患者的血常规可能出现白细胞计数、D- 二聚体升高等表现。此外，肺栓塞的胸痛通常较为剧烈，呈突发性质，与分娩后贫血的症状有明显区别。

（2）肺炎：肺炎可引起发热、咳嗽和胸痛。通过胸部 X 线检查或 CT 扫描可以排除肺栓塞。肺炎是由细菌、病毒等病原体感染引起的肺部炎症。患者除了发热、胸痛外，还会有咳嗽、咳痰等症状。胸部影像学检查可以显示肺部的炎症病变，与肺栓塞的影像学表现不同。肺栓塞在 CT 肺动脉造影上可以看到肺动脉内的血栓，而肺炎则表现为肺部实质的炎症改变。

四、产褥期病变的治疗方式

产褥期病变的治疗方式取决于具体的病变类型、病因及患者的整体健康状况。以下是常见产褥期病变的主要治疗方法。

（一）产褥期感染

1. 子宫内膜炎

（1）抗生素治疗：在子宫内膜炎的治疗中，抗生素起着关键作用。由于产褥期子宫内膜炎的病原体可能较为复杂，常使用广谱抗生素以覆盖多种可能的病原体。常见方案包括氨苄西林与阿莫西林－克拉维酸组合。氨苄西林属于青霉素类抗生素，通过抑制细菌细胞壁的合成发挥抗菌作用。阿莫西林－克拉维酸则是一种复方制剂，克拉维酸可增强阿莫西林对产 β- 内酰胺酶细菌的抗菌活性。具体剂量需根据感染严重程度进行调整。对于轻度感染，可能使用相对较低的剂量；而对于严重感染，剂量可能需要增加。在使用抗生素的过程中，医生会密切观察患者的症状变化和药物不良反应，根据病情调整治疗方案。

（2）支持性治疗：除了抗生素治疗外，支持性治疗也非常重要。通过补液维持水电解质平衡是其中的一项关键措施。发热是子宫内膜炎的常见症状之一，发热会导致患者出汗增多，身体失水，同时感染也可能影响患者的食欲和消化功能，导致摄入不足。因此，通过静脉补液可以补充患者身体所需的水分和电解质，缓解发热和不适。此外，还可以给予患者对症治疗，如退热药物、止痛药物等，以提高患者的舒适度。

（3）清宫手术：如果感染未能得到有效控制，可能需要进行清宫术以去除坏死的内膜组织。清宫术是一种有创操作，需要在严格的无菌条件下进行。在手术过程中，医生会使用器械将子宫内的坏死组织和残留物清除干净，以减少感染源。清宫术后，患者需要继续接受抗生素治疗和支持性治疗，以促进子宫的恢复和预防感染的复发。

2. 伤口感染

（1）抗生素治疗：治疗伤口感染同样需要根据细菌培养结果选择合适的抗生素。在细菌培养结果出来之前，可使用头孢菌素或大环内酯类抗生素。头孢菌素具有抗菌谱广、杀菌力强等特点，对多种常见的细菌感染有效。大环内酯类抗生素则对一些革兰阳性菌和支原体、衣原体等有较好的抗菌活性。在使用抗生素的过程中，医生会根据患者的症状变化和药物敏感试验结果调整抗生素的种类和剂量。

（2）伤口处理：伤口处理是伤口感染治疗的重要环节。定期清创和换药可以去除伤口内的坏死组织和分泌物，促进伤口的愈合。在清创过程中，医生会使用无菌器械和敷料，小心地清除伤口内的异物和坏死组织，然后用生理盐水或抗菌溶液冲洗伤口。换药时，会根据伤口的情况选择合适的敷料，如纱布、敷料贴等，以保持伤口的清洁和干燥。如果伤口内有脓肿形成，必要时需要进行引流手术以去除脓肿。引流手术可以通过切开伤口或插入引流管等方式进行，将脓液排出体外，减轻感染的压力。

（3）监测：密切观察伤口愈合情况对于防止感染加重至关重要。医生会定期检查伤口的外观、温度、疼痛程度等，评估伤口的愈合进展。同时，还会关注患者的全身症状，如发热、乏力、食欲减退等，以判断感染是否得到控制。如果发现伤口愈合不良或感染加重的迹象，医生会及时调整治疗方案，如增加抗生素的剂量、更换抗生素种类、进行再次清创等。

3. 乳腺炎

（1）抗生素治疗：乳腺炎主要是由葡萄球菌感染引起的，因此针对葡萄球菌感染的抗生素治疗是关键。抗生素剂量应根据病情调整，对于轻度乳腺炎，可能使用较低剂量的抗生素；而对于严重的乳腺炎，剂量可能需要增加。在使用抗生素的过程中，医生会密切观察患者的症状变化和药物不良反应，如变态反应、胃肠道不适等，及时调整治疗方案。

（2）乳腺引流：如果乳腺炎形成脓肿，需进行切开引流。乳腺脓肿是乳腺炎的严重并发症之一，如果不及时处理，可能会导致感染扩散，加重病情。在进行切开引流时，医生会在局部麻醉下，在脓肿最明显的部位切开皮肤和乳腺组织，将脓液排出体外。然后，会放置引流条或引流管，以保持引流通畅，促进脓肿的愈合。引流术后，患者需要继续接受抗生素治疗和局部护理，以防止感染的复发。

（3）继续哺乳：鼓励产妇继续哺乳对于乳腺炎的治疗也非常重要。继续哺乳可以促进乳腺排空，减少乳汁淤积，从而减轻炎症反应。同时，哺乳还可以刺激乳腺分泌乳汁，保持乳腺的正常功能。在哺乳过程中，产妇需要注意保持乳头的清洁，避免乳头损伤，以减少感染的风险。如果一侧乳房感染严重，可以暂时停止该侧乳房的哺乳，但需要用吸奶器将乳汁吸出，以保持乳腺通畅。

4. 泌尿系统感染

（1）抗生素治疗：泌尿系统感染的治疗需要根据尿培养结果选择合适的抗生素。尿培养可以确定感染的病原体种类和药物敏感性，为选择抗生素提供依据。常用的抗生素有氟喹诺酮类（如左氧氟沙星），这类抗生素具有抗菌谱广、抗菌活性强等特点，对泌尿系统感染常见的病原体（如大肠埃希菌）等有较好的疗效。在使用抗生素的过程中，医生会根据患者的症状变化和药物敏感试验结果调整抗生素的种类和剂量。

（2）支持性治疗：增加液体摄入以促进尿液排出是泌尿系统感染的支持性治疗措施之一。大量饮水可以增加尿量，冲洗尿道，减少细菌在尿道内的停留时间，从而缓解症状。此外，还可以给予患者对症治疗，如止痛药物、退热药物等，以提高患者的舒适度。患者在治疗期间需要注意个人卫生，保持外阴清洁，避免性生活，以防止感染的复发。

（3）监测：观察尿液变化是确保感染得到控制的重要手段。医生会定期检查患者的尿液常规，观察尿液的颜色、透明度、pH、白细胞计数等指标的变化。如果发现尿液异常持续存在或加重，医生会及时调整治疗方案，如增加抗生素的剂量、更换抗生素种类等。

（二）子宫收缩不良

（1）药物治疗：使用缩宫药促进子宫收缩是治疗子宫收缩不良的重要措施。常见的缩宫药如麦角胺等。麦角胺是一种生物碱类药物，也具有促进子宫收缩的作用。药物的使用剂量和方法需要根据患者的具体情况进行调整。在使用缩宫药的过程中，医生会密切观察患者的子宫收缩情况和药物不良反应，如恶心、呕吐、血压升高等，及时调整治疗方案。

（2）液体复苏：补充液体以维持循环稳定对于子宫收缩不良的患者也非常重要。子宫收缩不良可能导致大量出血，从而引起血容量不足和休克。因此，需要及时进行液体复苏，补充患者身体所需的水分和电解质，维持循环稳定。在严重出血的情况下，可能需要行输血治疗，以补充患者丢失的血液成分，提高患者的血红蛋白水平和携氧能力。

（3）监测与评估：定期监测子宫收缩情况是及时调整治疗方案的关键。医生会通过触诊子宫、超声检查等方法，评估子宫的大小、硬度和收缩情况。如果发现子宫收缩不良持续存在或加重，医生会及时调整治疗方案，如增加缩宫药的剂量、联合使用多种缩宫药、进行手术干预等。

（三）分娩后出血

（1）紧急处理：根据出血情况进行液体复苏和输血以稳定生命体征是分娩后出血的紧急处理措施。分娩后出血是一种严重的并发症，可能危及产妇的生命。在紧急处理过程中，医生会迅速评估患者的出血情况和生命体征，建立静脉通道，进行液体复苏和输血治疗。液体复苏可以补充患者丢失的血容量，维持循环稳定；输血则可以补充患者丢失的血液成分，提高患者的血红蛋白水平和携氧能力。

（2）药物治疗：使用缩宫药物促进子宫收缩是控制分娩后出血的重要手段。常见的缩宫药物如缩宫素、麦角新碱等。缩宫素是一种多肽类激素，通过刺激子宫平滑肌收缩，减少子宫出血。麦角新碱则是一种生物碱类药物，也具有促进子宫收缩的作用。药物的使用剂量和方法需要根据患者的具体情况进行调整。在使用缩宫药的过程中，医生会密切观察患者的子宫收缩情况和药物不良反应，及时调整治疗方案。

（3）手术干预：若保守治疗无效，可能需要进行清宫术或子宫切除术以控制出血。清宫术是一种有创操作，是通过清除子宫内的残留物和积血，促进子宫收缩，减少出血。子宫切除术则是一种更为严重的手术，只有在其他治疗方法无效且出血危及产妇生命的情况下才会考虑。手术需要在严格的无菌条件下进行，由经验丰富的医生操作，以确保手术的安全和有效。

五、产褥期病变的预防

产褥期病变的预防对于产妇的健康和安全至关重要，主要涵盖 4 个关键方面。

1. 产前护理

（1）健康教育：在妊娠期，为产妇提供全面的健康教育是预防产褥期病变的基础。有关妊娠期管理的教育内容包括合理的饮食结构、适度的运动以及定期产检的重要性。通过了解妊娠期的生理变化和注意事项，产妇能够更好地照顾自己和胎儿。分娩后恢复方面的教育则着重于身体的康复过程、母乳喂养的技巧，以及分娩后可能出现的问题及应对方法。此外，个人卫生教育强调保持身体清洁的重要性，包括勤洗手、勤换洗衣物等，以增强产妇的自我保健意识。例如，向产妇讲解如何正确清洁会阴部位，避免细菌滋生，降低感染的风险。

（2）基础健康检查：定期的产前检查对于识别高危因素至关重要。通过一系列的检查，如血糖检测、血压测量等，可以及时发现潜在的健康问题，如糖尿病、高血压等。对于患有这些疾病的产妇，医生可以制定相应的管理方案，进行密切监测和干预。例如，对于糖尿病孕妇，调整饮食结构、控制血糖水平，以减少妊娠期和分娩后并发症的发生。对于高血压孕妇，采取适当的降压措施，确保母婴安全。

2. 分娩期间的感染控制

（1）无菌操作：在分娩过程中，严格遵循无菌技术是预防感染的关键。医疗器械和环境的清洁对于减少感染风险至关重要。分娩室应保持整洁，定期进行消毒。医疗器械在使用前必须经过严格的消毒处理，确保无菌状态。医护人员在操作过程中要严格遵守无菌操作规程，佩戴口罩、帽子、手套等防护用品，避免交叉感染。例如，在剖宫产手术中，确保手术切口周围的皮肤消毒彻底，使用无菌手术器械和敷料，减少手术部位感染的风险。

（2）适当使用抗生素：对于剖宫产或其他高风险手术的产妇，术前适当使用预防性抗生素可以有效减少术后感染的发生。抗生素的选择应根据产妇的具体情况和手术类型来确定，同时要考虑到抗生素的安全性和有效性。在使用抗生素时，要严格掌握用药时机和剂量，避免滥用抗生素导致耐药菌的产生。例如，对于剖宫产产妇，可以在手术前 30 分钟至 1 小时预防性给予抗生素，以降低手术部位感染的风险。

3. 分娩后护理

（1）监测生命体征：分娩后对产妇的体温、脉搏、血压进行密切监测是预防产褥期病变的重要措施。体温升高可能是感染的早期信号，脉搏和血压的变化可以反映产妇的循环系统状况。通过定期测量这些生命体征，能够及时发现异常情况，采取相应的治疗措施。例如，若产妇出现发热，应进一步检查是否存在感染源，并给予适当的治疗。

（2）保持良好个人卫生：鼓励产妇保持阴部清洁对于预防感染至关重要。分娩后恶露的排出为细菌的滋生提供了条件，因此保持会阴部清洁尤为重要。产妇应每日用温水清洗阴部，避免使用刺激性的清洁剂。定期更换卫生巾，保持会阴部干燥，减少细菌滋生的机会。例如，告知产妇在更换卫生巾时要注意手部卫生，避免污染。

（3）适度休息与营养：分娩后产妇的身体需要时间恢复，充足的休息可以帮助身体恢复体力。合理的饮食应包括富含蛋白质、维生素、矿物质等营养物质的食物，以满足身体的需要。例如，为产妇提供富含蛋白质的食物，如瘦肉、鱼类、蛋类等，有助于伤口的愈合和身体的恢复。同时，鼓励产妇多吃新鲜的蔬菜水果，摄入足够的维生素和矿物质，增强免疫力。

4. 早期识别与干预

（1）分娩后症状识别：教育产妇及家属识别分娩后感染的早期症状，如高热、腹痛、异常分泌物等，对于及时就医至关重要。产妇和家属应了解这些症状可能是产褥期病变的表现，一旦出现应立即就医。例如，向产妇和家属讲解高热可能是感染的信号，腹痛可能是子宫收缩不良或感染引起的，异常分泌物可能提示感染的存在。

（2）定期随访：安排定期的分娩后随访可以及时发现并处理潜在的感染迹象。医生在随访过程中可以对产妇的身体恢复情况进行评估，包括子宫收缩情况、伤口愈合情况、恶露排出情况等。通过检查和询问，及时发现问题并给予相应的治疗建议。例如，在随访中发现产妇的伤口愈合不良，应及时给予处理，避免感染加重。

5. 心理支持

提供心理支持和辅导对于产妇应对分娩后情绪波动至关重要。分娩后，产妇可能会面临身体的不适、照顾新生儿的压力以及角色的转变等问题，容易出现情绪波动和心理压力。通过提供心理支持和辅导，帮助产妇缓解压力，增强自我照护意识。例如，为产妇提供心理咨询服务，帮助她们应对分娩后抑郁等问题。同时，鼓励家人给予产妇更多的关心和支持，共同营造一个良好的分娩后恢复环境。

第十章　助产技术

第一节　待产辅助姿势与导乐陪伴分娩

一、待产辅助姿势

待产期间的体位选择对于缓解产妇的疼痛、促进产程进展及减少并发症具有至关重要的作用。在这一关键阶段，产妇可以依据自己的舒适程度以及分娩所处的不同阶段，灵活地采用各种不同的待产姿势，以此来促进宫缩的有效进行以及胎儿的顺利娩出。

1. 直立姿势

（1）定义：直立姿势涵盖了多种形式，其中包括站立、行走、下蹲以及使用分娩球等。在这些姿势中，产妇通过自身的重力作用以及身体的活动，为分娩过程带来积极影响。站立时，产妇可以借助地面的支撑，保持身体的稳定，同时让重力自然地作用于胎儿，促使其更好地下降。

行走则是一种动态的直立姿势，产妇在适当的范围内活动，不仅能够利用重力，还可以通过身体的运动刺激宫缩的加强。下蹲姿势要求产妇双腿分开，缓慢下蹲，这个动作可以进一步增强重力对胎儿的影响，同时也有助于打开骨盆。使用分娩球时，产妇可以坐在球上轻轻晃动身体，或者依靠在球上进行伸展，分娩球的弹性可以为产妇提供一定的支撑和舒适感。

（2）优势：首先，直立姿势能够有效地促进胎儿下降。重力在这个过程中发挥着关键作用，它使得胎儿在产道中更容易朝着出口移动，从而加快产程进展。例如，当产妇行走时，胎儿会随着身体的运动而逐渐下降，缩短分娩时间。其次，这种姿势可以缓解产妇的宫缩疼痛。

站立、行走或使用分娩球时，产妇的注意力会从疼痛上转移开一部分，同时身体的活动也会促进内啡肽的分泌，内啡肽是一种天然的止痛物质，可以帮助产妇减轻疼痛。再者，直立姿势能够增加子宫对称收缩。当产妇处于直立状态时，子宫的收缩会更加均匀和有力，降低了子宫收缩不协调的可能性，以及使用干预措施的概率。例如，减少了使用催产素等药物来促进宫缩的需求，避免了因子宫收缩不良而导致的剖宫产等手术干预。

2. 坐姿与半坐姿

（1）定义：坐姿是产妇待产过程中的一种常见姿势。产妇可以坐在椅子上，保持身体的稳定，或者坐在床边，方便随时调整姿势。此外，分娩球也可以作为一种坐姿的辅助工具，产妇坐在球上可以进行轻微的晃动和旋转，以缓解不适。半坐姿则是通过调整床头角度在床上实现的。产妇可以将上半身稍微抬高，形成一个倾斜的角度，这种姿势既可以让产妇保持一定的舒适度，又能够在一定程度上利用重力作用。

（2）优势：一方面，坐姿与半坐姿可以使产妇保持相对舒适的体位。在分娩过程中，产妇的身体会经历各种不适，而这种姿势可以让产妇的身体得到一定的支撑，减轻下背部的压力。例如，坐在椅子上时，产妇可以靠在椅背上，放松背部肌肉，缓解长时间待产带来的疲劳。另一方面，这种姿势有助于促进骨盆扩张。当产妇处于坐姿或半坐姿时，骨盆会受到一定的压力，从而逐渐打开，为胎儿的下降创造更有利的条件。例如，半坐姿时，重力会作用于胎儿的头部，使其更容易进入骨盆，促进分娩的进行。

3. 侧卧姿势

（1）定义：侧卧姿势在待产期间尤其适用于需要休息的产妇。在早期产程中，产妇可能会感到疲劳，此时侧卧可以让身体得到放松，同时也不会对分娩进程产生太大的影响。在使用硬膜外麻醉时，侧卧姿势也较为常见。产妇可以侧卧在床上，将身体微微弯曲，以保持舒适。

（2）优势：首先，侧卧姿势可以在产妇休息的同时保持盆腔的扩张。当产妇侧卧时，身体的重量会分布在一侧，减少了对骨盆的压力，从而使盆腔能够保持一定的扩张状态，利于胎头调整位置。例如，在胎儿位置不太理想的情况下，侧卧可以帮助胎儿自然地旋转到更有利于分娩的位置。其次，对于存在胎心率异常的产妇，侧卧姿势可以改善胎儿的血液供应。当产妇侧卧时，子宫对下腔静脉的压迫会减轻，从而增加了胎盘的血液灌注，改善了胎儿的氧气和营养供应。再者，侧卧姿势适合于硬膜外麻醉下的产妇。在硬膜外麻醉后，产妇的下半身会失去部分感觉和运动能力，侧卧可以减轻对神经系统的压迫，减少不适感。例如，避免了长时间仰卧可能导致的低血压等并发症。

4. 四肢支撑姿势（爬跪姿势）

（1）定义：四肢支撑姿势是指产妇四肢着地，类似于爬行或跪姿。保持这个姿势时，产妇可以将身体的重量均匀地分布在四肢上，减轻对腹部和腰部的压力。有时，产妇也可以在分娩球或椅子上进行支撑，以增加舒适度。例如，产妇可以双手放在分娩球上，膝盖着地，身体微微前倾，利用分娩球的弹性来缓解腰部的不适。

（2）优势：首先，这种姿势可以有效地缓解腰背部疼痛。在待产过程中，许多产妇会经历严重的腰背部疼痛，而四肢支撑姿势可以让腰部得到伸展和放松，减轻疼痛。例如，当产妇跪在床上，将上半身靠在枕头上时，可以缓解腰部的压力，同时也可以让胎儿的重量更好地分布在骨盆上。其次，四肢支撑姿势能够使胎儿调整至理想的胎位。保持这个姿势时，胎儿可以在重力的作用下自然地旋转，减少分娩困难。例如，如果胎儿处于枕后位等不太理想的胎位，四肢支撑姿势可以帮助胎儿调整到枕前位，便于顺利通过产道。再者，这种姿势可以增大骨盆开口。当产妇四肢着地时，骨盆会受到一定的拉伸，从而增加了骨盆的开口大小，便于胎儿顺利通过产道。例如，产妇可以在宫缩来临时，轻轻地前后晃动身体，利用重力和骨盆的运动来促进胎儿的下降。

二、导乐陪伴分娩

导乐陪伴分娩是一种在现代产科中越来越受到重视的分娩支持模式。在产妇分娩过程中，专业导乐人员或受过培训的人员持续陪伴产妇，为其提供多方面的支持，对产妇的分娩体验和母婴健康都有着积极的影响。

1. 导乐的角色

（1）情感支持：分娩对于产妇来说是一个充满挑战和压力的过程，往往伴随着强烈的焦虑和恐惧。导乐的陪伴在这个时候就显得至关重要，他们能够提供安慰和鼓励，给予产妇情感上的支持。导乐人员会以温暖、关爱的态度与产妇交流，倾听她们的担忧和恐惧，给予积极的回应和鼓励。例如，当产妇感到害怕时，导乐会轻声安慰，告诉她这是正常的生理过程，她有足够的能力应对。这种情感上的支持能够减轻产妇的心理负担，增强她们的信心，使她更加勇敢地面对分娩。

（2）信息支持：对于许多产妇及其家属来说，分娩过程可能充满了未知和困惑。导乐人员可以向他们提供有关分娩过程的知识，帮助他们做出知情决策。导乐会详细解释分娩的各个阶段、可能出现的情况以及应对方法。

比如，在分娩前，导乐人员会向产妇介绍不同的分娩姿势和呼吸技巧，让她们在分娩过程中有更多的选择。在产程中，导乐人员会及时告知产妇目前的进展情况，让她们了解自己所处的阶段，减少不安和焦虑。通过提供这些信息，导乐人员可帮助产妇及其家属更好地理解分娩过程，增强他们的参与感和掌控感。

（3）身体支持：分娩过程中的疼痛是产妇面临的主要挑战之一。导乐人员可以通过调整体位、按摩、呼吸指导等方法，帮助缓解产痛，促进分娩顺利进行。导乐人员会根据产妇的需求和产程的进展，指导她们采取合适的体位，如站立、蹲位、侧卧位等。

这些体位的调整可以利用重力的作用，促进胎儿的下降，同时也可以缓解产妇的疼痛。按摩也是导乐常用的方法之一，导乐人员可以通过轻柔的按摩来放松产妇的肌肉，缓解紧张和疼痛。此外，导乐人员还会指导产妇进行正确的呼吸，帮助她们在宫缩时控制呼吸，减轻疼痛。例如，在宫缩来临时，导乐人员会引导产妇进行深呼吸，然后缓慢地呼气，通过这种方式来放松身体，减轻疼痛。

2. 导乐陪伴的优势

（1）缩短产程：研究表明，导乐人员的陪伴可有效缩短第一产程的时间。第一产程是指从规律宫缩开始到宫口开全的阶段，这个阶段通常比较漫长，对产妇来说也是最痛苦的阶段。导乐人员的陪伴可以通过多种方式来缩短第一产程。首先，导乐人员的情感支持可以减轻产妇的焦虑和恐惧，使她们的身体更加放松，从而促进宫缩的正常进行。

其次，导乐人员的信息支持和身体支持可以帮助产妇更好地应对分娩过程中的疼痛和不适，减少因疼痛和紧张而导致的产程延长。此外，导乐人员还可以与医护人员密切配合，及时发现产程中的问题，并采取相应的措施，如调整体位、使用催产素等，以促进产程的进展。减少干预的需求，如剖宫产、产钳或吸引器的使用。剖宫产、产钳和吸引器等干预措施虽然在某些情况下是必要的，但也会增加产妇和胎儿的风险。导乐人员的陪伴可以通过缩短产程、促进自然分娩，减少这些干预措施的使用。

（2）减轻疼痛：分娩疼痛是许多产妇最为担心的问题之一。导乐人员的陪伴可以通过心理和身体上的双重支持，帮助产妇更好地应对分娩中的疼痛，减少药物干预需求。心理上，导乐人员的情感支持可以减轻产妇的焦虑和恐惧，使她们更加放松，从而降低对疼痛的敏感度。

身体上，导乐人员的按摩、体位调整和呼吸指导等方法可以缓解肌肉紧张，减轻疼痛。此外，导乐人员还可以帮助产妇采用非药物性的疼痛缓解方法，如热敷、冷敷、水疗等。这些方法不仅可以减轻疼痛，还可以减少药物对产妇和胎儿的不良反应。

（3）降低剖宫产率：剖宫产是一种重要的分娩方式，但在一些情况下，剖宫产可能是不必要的。导乐人员陪伴分娩有助于降低不必要的剖宫产率。导乐人员的陪伴可以通过多种方式来降低剖宫产率。首先，导乐人员的情感支持和信息支持可以帮助产妇更好地了解分娩过程，增强她们的信心和掌控感，减少因恐惧和不安而选择剖宫产的情况。

其次，导乐人员的身体支持可以帮助产妇更好地应对分娩中的疼痛和不适，促进自然分娩。此外，导乐人员还可以与医护人员密切配合，及时发现产程中的问题，并采取相应的措施，避免剖宫产的发生。减少分娩相关并发症的发生。剖宫产和其他分娩干预措施可能会增加产妇和胎儿的并发症风险，如出血、感染、新生儿窒息等。导乐人员的陪伴可以通过促进自然分娩，减少这些并发症的发生。

（4）提高分娩后恢复：导乐人员的支持不仅限于分娩过程，还包括分娩后的照护。分娩后，导乐人员可以帮助产妇进行母乳喂养、照顾新生儿等，帮助她们更快恢复。导乐人员还可以与产妇及其家属进行交流，了解她们的需求和感受，提供心理支持。

此外，导乐人员的陪伴还可以增强母婴连结。在分娩过程中，导乐人员可以帮助产妇与胎儿建立情感联系，让她们感受到胎儿的存在和力量。分娩后，导乐人员可以帮助产妇尽快与新生儿接触，促进母乳喂养和母婴互动，增强母婴之间的感情。这种母婴连结对产妇和新生儿的健康都有着重要的意义。

第二节　缩宫素应用

一、分娩时的应用

1. 引产

（1）适应证：缩宫素在产科中具有重要的作用，常用于促进宫缩以帮助诱导分娩。在一些特定的情况下，如胎膜早破，若长时间不发动分娩，可能会增加感染的风险，此时使用缩宫素可促使子宫收缩，启动分娩进程。过期妊娠时，胎盘功能可能逐渐减退，对胎儿不利，缩宫素可帮助及时分娩。妊娠高血压患者若病情严重，需要提前终止妊娠，缩宫素也可发挥诱导分娩的作用。

（2）给药方式：缩宫素通常通过静脉滴注给药，这可以精确地控制药物的输注速度和剂量。起始剂量为 $0.5 \sim 2mU/min$，此阶段主要是观察产妇对药物的反应以及子宫的初步收缩情况。然后逐渐增加至 $15 \sim 20mU/min$，在增加剂量的过程中，需密切根据宫缩强度和胎儿情况进行调整。如果宫缩过强可能会对胎儿造成压迫，影响其血液供应；若宫缩过弱，则无法达到有效促进分娩的目的。

（2）作用机制：缩宫素主要通过与子宫肌层上的受体结合，从而增强子宫平滑肌的收缩。这种收缩作用有助于促进子宫颈扩张，为胎儿的下降开辟通道，同时推动胎儿向产道移动，实现顺利分娩。

2. 助产

（1）适应证：当分娩过程进展缓慢或子宫收缩乏力时，会延长产程，增加母婴的风险。此时，缩宫素可以帮助增强宫缩力量，加快产程进展。例如，产妇在分娩过程中出现宫缩间隔时间过长、强度不足的情况，可能导致胎儿在产道中停留时间过长，增加胎儿窘迫的风险。

（2）给药方式：同样通过静脉滴注，根据产妇宫缩情况调整剂量，通常从低剂量开始逐渐增加。这样可以避免一开始就使用高剂量导致宫缩过强带来的不良后果。

（3）注意事项：在使用缩宫素助产过程中，需密切监测宫缩频率和强度。通过胎心率监测等手段观察胎儿的情况，避免因宫缩过强导致胎儿缺氧。同时，也要警惕子宫破裂的风险，尤其是对于有子宫手术史或子宫畸形等高危因素的产妇，更要谨慎使用缩宫素并加强监测。

二、分娩后出血的预防与治疗

1. 预防分娩后出血

（1）适应证：分娩后出血是分娩过程中严重的并发症之一，对产妇的生命健康构成极大威胁。缩宫素在预防分娩后子宫收缩不良引起的出血方面发挥着重要作用，尤其是对于高危产妇而言。剖宫产产妇由于手术对子宫造成了创伤，子宫收缩能力可能受到影响，容易出现分娩后出血。胎盘早剥的产妇在分娩后，子宫也面临着较大的出血风险。在这些情况下，及时使用缩宫素可以有效降低分娩后出血的发生概率。

（2）给药方式：在胎儿娩出后，应立即采取相应的措施预防分娩后出血。此时，可静脉注射 5 ～ 10U 的缩宫素，使药物迅速发挥作用，促进子宫收缩。另外，也可以通过静脉滴注 20 ～ 40U 的缩宫素，以维持子宫的持续收缩状态，减少出血的可能性。在给药过程中，医护人员需要密切观察产妇的反应和子宫收缩情况，确保药物的剂量合适，既能够达到预防出血的目的，又不会引起过度的子宫收缩。

（3）作用机制：缩宫素通过与子宫平滑肌细胞上的受体结合，刺激子宫强烈收缩。当子宫收缩时，会压迫子宫内的血管，减少血液的流出，从而达到预防分娩后出血的效果。这种作用机制使得缩宫素成为预防分娩后出血的重要药物之一。

2. 治疗分娩后出血

（1）适应证：当子宫收缩不良导致分娩后出血发生时，缩宫素是首选药物。分娩后出血如果不能及时得到控制，会迅速危及产妇的生命。缩宫素能够促使子宫收缩，从而起到止血的作用。无论是自然分娩还是剖宫产的产妇，只要出现子宫收缩不良引起的分娩后出血，都可以使用缩宫素进行治疗。

（2）给药方式：在治疗分娩后出血时，通常采用静脉滴注 20 ～ 40U 的缩宫素。医护人员会根据出血量和子宫收缩情况及时调整剂量。如果出血量较大，子宫收缩仍然不佳，可能需要增加缩宫素的剂量或者联合使用其他促进子宫收缩的药物。同时，还需要密切观察产妇的生命体征，如血压、心率，以及出血量的变化，以便及时调整治疗方案。

三、药物诱导的流产

1. 适应证

缩宫素在药物流产中具有特定的应用场景。对于妊娠中期及后期需要引产的患者而言，缩宫素发挥着重要作用。在这个阶段，由于各种原因需要终止妊娠时，缩宫素可以通过促进子宫收缩，帮助胎儿及其附属物排出体外。例如，当孕妇出现严重的胎儿发育异常、母体患有严重疾病，无法继续妊娠等情况时，缩宫素可作为一种有效的引产手段。它能够引发规律性的子宫收缩，模拟自然分娩的过程，促使妊娠产物的排出，以保障孕妇的健康和安全。

2. 给药方式

缩宫素通常采用静脉滴注的方式给药。这种给药方式可以较为精准地控制药物的输注速度和剂量。起始剂量一般为 10 ～ 20U，在给药初期，医生会密切观察患者对药物的反应，包括子宫收缩的强度、频率以及是否出现出血等情况。随着时间的推移，如果子宫收缩不理想，可以根据患者的具体情况逐渐增加剂量。在整个过程中，医护人员会持续监测宫缩和出血情况，以确保引产过程的安全和有效。如果出现宫缩过强或出血过多等异常情况，应及时调整剂量或采取相应的处理措施。

四、泌乳促进

1. 适应证

缩宫素在促进泌乳方面有着重要的作用。对于分娩后的母亲来说，充足的乳汁供应是确保婴儿健康成长的关键。然而，部分母亲可能会面临分娩后泌乳不足的问题。在这种情况下，缩宫素可以发挥其独特的功效。它通过促进乳腺排乳反射，刺激乳腺细胞收缩，从而帮助排出乳汁。例如，对于一些初次生育的母亲或者身体较为虚弱的产妇，分娩后可能出现乳汁分泌不畅的情况，使用缩宫素可以有效地改善这一状况，为婴儿提供足够的营养来源。

2. 给药方式

缩宫素促进泌乳的给药方式通常有喷鼻剂和静脉注射两种。喷鼻剂使用方便，药物可以通过鼻腔黏膜迅速吸收，作用于神经系统，进而刺激乳腺排乳反射。这种方式剂量较小，对身体的影响相对较小。静脉注射则是在特定情况下使用，比如当产妇的泌乳问题较为严重，需要快速起效时。同样，静脉注射的剂量也较小，以避免对身体产生不良影响。在使用过程中，医生会根据产妇的具体情况选择合适的给药方式和剂量，以确保安全有效地促进泌乳。

五、不良反应与注意事项

1. 不良反应

缩宫素虽然在产科中有诸多重要的应用，但也可能引发一系列不良反应。其中，过度宫缩是较为常见的一种情况。当缩宫素使用不当或过量时，会导致子宫平滑肌过度收缩，引起强烈的宫缩。这种过度宫缩不仅会给产妇带来极大的痛苦，还可能对胎儿造成严重影响。胎儿窘迫就是过度宫缩可能引发的后果之一，由于子宫收缩过强，会对胎儿产生过度的压迫，影响胎儿的血液循环和氧气供应，从而导致胎儿心率异常、胎动减少等窘迫表现。

在极端情况下，过量使用缩宫素可能导致子宫破裂，这是一种极其危险的并发症。子宫破裂会引发严重的出血、感染，甚至危及产妇和胎儿的生命。此外，缩宫素还可能导致低血压，使产妇出现头晕、乏力等症状。水中毒也是缩宫素可能引发的不良反应之一，当缩宫素使用不当，特别是在长时间静脉滴注时，如果不注意控制液体摄入量，就可能导致体内水钠潴留，引起水中毒。

2. 注意事项

在使用缩宫素的过程中，应密切监测产妇的宫缩情况和胎儿的胎心率监测。通过持续的观察，可以及时发现宫缩是否过强以及胎儿是否出现缺氧等异常情况。如果发现宫缩过强，应立即调整缩宫素的剂量或停止使用，以避免对母婴造成更大的伤害。

对于高危产妇，如患有妊娠期高血压疾病、心脏病等的产妇，以及有子宫手术史的产妇，应慎重使用缩宫素。这些产妇的子宫可能较为脆弱，对缩宫素的耐受性较差，更容易发生子宫破裂等严重并发症。在使用缩宫素时，要特别注意避免水中毒的发生。尤其是在长时间静脉滴注缩宫素时，应严格控制液体摄入量，密切观察产妇的尿量、电解质等指标，一旦发现异常，应及时采取相应的处理措施。总之，在使用缩宫素时，必须谨慎操作，密切监测，以确保母婴的安全。

第三节　阴道、肛门检查与阴道窥器使用

一、阴道检查

阴道检查在妇科领域及分娩过程中都具有重要的地位，为医生提供了直接评估子宫颈、阴道及其他生殖器官状况的有效手段。

1. 适应证

（1）常规妇科检查：在常规妇科检查中，阴道检查起着关键作用。它能够全面评估产妇的阴道、子宫颈的健康状况，及时发现潜在的问题。通过对这些部位的仔细检查，可以筛查出子宫颈病变，如子宫颈糜烂、子宫颈息肉、宫颈癌前病变等。同时，对于感染的筛查也非常重要，如阴道炎、子宫颈炎等常见的妇科感染疾病。例如，当产妇出现白带异常、异味、瘙痒等症状时，阴道检查可以帮助医生确定感染的类型和程度，从而制定相应的治疗方案。此外，定期的阴道检查还可以早期发现一些潜在的妇科疾病，为及时治疗提供机会，提高产妇的生活质量和健康水平。

（2）分娩评估：在分娩过程中，阴道检查是评估分娩进展的重要方法之一。医生可以通过阴道检查确定子宫颈扩张的程度，了解分娩的阶段。随着产程的推进，子宫颈会逐渐扩张，从最初的闭合状态到完全扩张，这个过程对于顺利分娩至关重要。同时，阴道检查还可以确定胎儿的位置，判断胎儿是头位、臀位还是其他异常胎位。了解胎儿位置有助于医生制定合适的分娩计划，确保母婴安全。此外，检查胎膜状态也是阴道检查的重要内容之一。如果胎膜已破，医生可以及时采取相应的措施，预防感染等并发症的发生。

（3）异常出血或疼痛：当产妇出现阴道异常出血或疼痛时，阴道检查可以帮助确定其原因。阴道异常出血可能是由多种原因引起的，如子宫颈病变、子宫内膜病变、内分泌失调等。通过阴道检查，医生可以观察子宫颈的外观，判断是否有糜烂、溃疡、息肉等病变，这些都可能导致出血。同时，对于疼痛的评估也很重要。疼痛可能是由于感染、炎症、损伤等引起的，阴道检查可以帮助医生确定疼痛的来源和性质，采取相应的治疗措施。

2. 检查过程

（1）产妇体位：在进行阴道检查时，产妇通常取仰卧位。这种体位可以使产妇的身体放松，便于医生进行操作。双腿屈曲并将脚置于支撑器上，可以进一步打开骨盆，使医生更容易进行检查。同时，骨盆略抬高可以使阴道和子宫颈更加暴露，方便医生观察和触诊。在调整体位的过程中，医生会给予产妇适当的指导和帮助，确保产妇的舒适和安全。

（2）手法检查：医务人员在进行阴道检查前，会先戴上无菌手套，以确保检查过程的清洁和安全。然后，将手指轻柔地插入阴道，这个过程需要非常小心，避免给产妇带来不必要的疼痛或不适。插入手指后，医务人员会触摸子宫颈，评估子宫颈的硬度、扩张程度和胎头位置等情况。通过触摸子宫颈，可以判断子宫颈的质地是否正常，有无变软、变短等变化。扩张程度的评估对于分娩进展的判断至关重要，医生可以根据子宫颈扩张的大小来确定产程的阶段。同时，胎头位置的确定也非常重要，它可以帮助医生了解胎儿在产道中的位置，预测分娩的方式和时间。

（3）观察与评估：在手指触诊的过程中，医务人员可以通过感知子宫颈的变化、盆腔情况以及生殖器官的病变或异常来进行综合评估。例如，通过触摸可以感觉到子宫颈是否有肿块、溃疡或出血点等异常情况。同时，还可以评估盆腔内的器官是否有压痛、肿块或其他异常。对于生殖器官的病变或异常，医生可以根据触诊的结果进行进一步的检查和诊断。例如，如果发现子宫颈有肿块，可能需要进行子宫颈涂片、活检等检查，以确定肿块的性质。此外，医生还可以通过观察阴道分泌物的颜色、气味和质地等情况，来判断是否存在感染或其他疾病。

3. 注意事项

在进行阴道检查时，遵循无菌操作是至关重要的。这可以确保检查过程中的清洁和安全，避免感染的发生。医务人员应使用无菌的手套、器械和润滑剂等，避免接触非无菌区域。在检查前后，要对检查区域进行清洁和消毒，确保环境的卫生。同时，保证患者的隐私和舒适也是非常重要的。

医生应在一个私密的环境中进行检查，确保患者的隐私得到充分保护。在检查前，要充分告知患者检查的步骤和目的，让患者有心理准备，避免不必要的紧张或疼痛。在检查过程中，医生要与患者保持沟通，关注患者的感受，及时调整操作方法，确保患者的舒适。如果患者在检查过程中感到疼痛或不适，医生应立即停止操作，采取相应的措施缓解患者的症状。

二、阴道窥器使用

阴道窥器在妇科检查中扮演着至关重要的角色，为医生提供了直接观察阴道和子宫颈的重要途径，对于评估女性生殖系统的健康状况具有不可替代的作用。

1. 适应证

（1）常规筛查：在妇科领域，常规筛查对于早期发现疾病至关重要。阴道窥器常用于宫颈癌筛查，如子宫颈涂片检查。宫颈癌是一种严重威胁女性健康的疾病，早期发现和治疗可以大大提高患者的生存率。通过阴道窥器扩开阴道后，医生可以方便地获取子宫颈细胞样本进行涂片检查，以检测是否存在异常细胞。

此外，当女性出现阴道分泌物异常时，阴道窥器也能发挥重要作用。医生可以直接观察阴道壁和子宫颈表面的情况，判断分泌物的来源和性质，为进一步的诊断提供依据。例如，当患者出现白带增多、颜色异常、异味等症状时，阴道窥器检查可以帮助医生确定是否存在阴道炎、子宫颈炎等疾病。

（2）感染评估：阴道和子宫颈容易受到各种病原体的感染，如细菌、白假丝酵母菌等。阴道窥器在感染评估中起着关键作用。通过扩开阴道，医生可以直接观察阴道壁和子宫颈的外观，寻找感染的迹象。例如，细菌性阴道病患者的阴道壁可能出现充血、分泌物增多且有异味；白假丝酵母菌感染患者则可能出现白色豆腐渣样分泌物，子宫颈表面可能有红斑或溃疡。此外，医生还可以在可视条件下进行分泌物采集，进行实验室检查，以确定病原体的类型，从而制定针对性的治疗方案。

（3）分娩评估：在分娩过程中，阴道窥器对于评估子宫颈扩张情况和判断分娩进展至关重要。随着分娩的进行，子宫颈会逐渐扩张，以允许胎儿通过。医生通过阴道窥器可以直接观察子宫颈的扩张程度、质地和位置，以及胎儿先露部的情况。这有助于医生判断分娩的进展是否正常，是否需要采取干预措施。例如，如果子宫颈扩张缓慢或停滞，医生可以考虑使用缩宫素等药物促进宫缩，或者采取剖宫产等手术方式确保母婴安全。

2. 使用步骤

（1）准备工作：在使用阴道窥器之前，医生或护士需要先向产妇详细说明使用窥器的目的和操作步骤，以缓解产妇的紧张情绪。产妇应放松心情，取仰卧位，双腿分开，以便医生进行操作。医生会为产妇提供一个舒适的环境，确保隐私得到充分保护。

（2）使用窥器：阴道窥器通常由塑料或金属制成，具有不同的形状和大小，以适应不同患者的需求。医生会用温水或润滑剂润滑阴道窥器，以减少插入时的不适感。然后，医生将阴道窥器轻柔地插入阴道，缓慢打开阴道窥器的叶片以扩开阴道。在插入过程中，医生会密切关注产妇的反应，确保操作轻柔，避免引起疼痛或损伤。

（3）直接观察：通过窥器的开口，医生可以直接观察阴道壁、子宫颈表面的情况。医生会仔细观察阴道壁的颜色、质地、有无破损或炎症；子宫颈的形状、大小、颜色、有无糜烂、息肉或其他异常病变。在观察过程中，医生可以进行子宫颈涂片取样、活检或感染筛查等操作。例如，对于宫颈癌筛查，医生会用小刷子在子宫颈表面轻轻刷取细胞样本，进行涂片检查；对于可疑病变，医生可以进行活检，以确定病变的性质。

（4）取样与处理：若需要取样，如进行子宫颈涂片检查或分泌物采集，医生会在可视条件下进行取样操作。取样后，医生会将样本妥善保存，送往实验室进行检查。然后，医生会慢慢关闭并取出阴道窥器，操作过程中要确保产妇的安全和舒适。

3. 注意事项

（1）病人舒适度：确保使用前充分润滑阴道窥器是非常重要的，这可以大大减轻患者的不适感。医生在操作过程中应尽可能轻柔，避免粗暴插入或打开阴道窥器，以免引起疼痛或损伤。如果患者在检查过程中感到疼痛或不适，医生应立即停止操作，调整方法后再继续进行检查。此外，医生还可以与患者交流，分散患者的注意力，缓解紧张情绪。

（2）无菌操作：严格遵循无菌操作是避免感染的关键。医生在使用阴道窥器之前，应确保阴道窥器和其他检查工具经过严格的消毒处理。在操作过程中，医生要避免接触非无菌区域，防止交叉感染。如果需要进行取样操作，医生应使用无菌的取样工具，并在取样后妥善处理样本，以确保实验室检查的准确性。

（3）病人沟通：检查前与患者充分沟通是非常必要的，这可以减少患者的紧张情绪。医生应向患者详细解释检查的目的、操作步骤和可能的不适，让患者有充分的心理准备。在检查过程中，医生要不断与患者交流，询问患者的感受，及时调整操作方法。如果患者有任何疑问或担忧，医生应耐心解答，给予患者足够的支持和安慰。

三、肛门检查

肛门检查在医学诊断中具有重要的地位，主要用于评估直肠、肛管及周围组织的健康状况，对于发现多种疾病起着关键作用。

1. 适应证

（1）直肠出血或疼痛：直肠出血或疼痛是较为常见的症状，可能由多种原因引起。在这种情况下，肛门检查可用于诊断直肠或肛管疾病。痔疮是引起直肠出血的常见原因之一，通过肛门检查可以直接观察到痔核的大小、位置和状态。肛裂通常会导致排便时剧烈疼痛和少量出血，肛门检查可以明确肛裂的位置和深度。此外，直肠肿瘤也可能表现为直肠出血或疼痛，肛门检查可以触及直肠内的肿块，为进一步的诊断提供线索。例如，当患者出现不明原因的直肠出血时，肛门检查可以帮助医生初步判断出血的来源是痔疮、肛裂，还是更严重的直肠肿瘤。

（2）盆腔病变评估：肛门检查在盆腔病变的评估中也具有重要意义。盆腔炎是女性常见的妇科疾病，炎症可能蔓延至直肠周围组织，通过肛门检查可以触及盆腔内的压痛、肿块等异常表现。对于子宫附件病变，虽然主要通过妇科检查进行评估，但在某些情况下，如病变累及直肠周围组织时，肛门检查也可以提供有价值的信息。直肠肿块可能是直肠肿瘤、息肉或其他病变的表现，肛门检查可以初步判断肿块的大小、质地、活动度等特征。例如，在怀疑盆腔炎或子宫附件病变时，肛门检查可以与其他检查方法相结合，为诊断提供更全面的依据。

（3）分娩后评估：分娩后或分娩过程中，女性可能出现肛周不适，如疼痛、坠胀感等。肛门检查可以评估会阴撕裂的程度、是否有直肠损伤以及是否存在痔疮等问题。例如，分娩后出现肛周疼痛的产妇，通过肛门检查可以确定疼痛的原因是会阴撕裂未愈合、痔疮发作，还是其他问题，以便及时采取相应的治疗措施。

2. 检查过程

（1）体位：患者通常取左侧卧位或膝胸卧位。左侧卧位时，患者身体向左侧卧，双腿微曲，这种体位可以使肛门区域充分暴露，便于医生进行检查。膝胸卧位是患者跪在检查床上，胸部贴近床面，臀部抬高，这种体位可以更好地暴露肛门和直肠，适用于一些需要更深入检查的情况。在检查前，医生会要求患者放松肛门区域，避免紧张，以减少检查过程中的不适。

（2）手指检查：医生戴上润滑的无菌手套，将一根手指插入肛门。在插入手指之前，医生会向患者说明操作过程，以缓解患者的紧张情绪。手指插入肛门时应轻柔缓慢，避免引起患者疼痛或不适。插入手指后，医生会通过触诊评估直肠壁、肛管及周围结构的健康状况。医生会感受直肠壁的光滑度、弹性、有无肿块、压痛等异常情况。同时，还会检查肛管的紧张度、有无肛裂、痔疮等病变。

（3）评估内容：通过触诊检查直肠内是否有肿块、脓肿、痔疮或其他异常病变。如果发现肿块，医生会进一步评估肿块的大小、质地、活动度、与周围组织的关系等特征，以判断肿块的性质。对于脓肿，医生可以通过触诊感受到局部的压痛、波动感等。痔疮在肛门检查中也可以被直接观察到，医生可以判断痔疮的类型、严重程度等。此外，医生还会检查直肠周围组织是否有炎症、粘连等异常情况。

3. 注意事项

（1）操作轻柔：插入手指时应轻柔，避免引起患者疼痛或不适。医生在进行肛门检查时，需要充分考虑患者的感受，尽量减少患者的痛苦。如果患者在检查过程中感到疼痛或不适，医生应立即停止操作，调整方法后再继续进行检查。

（2）充分沟通：检查前向患者说明操作步骤，确保患者了解检查目的并尽量放松。良好的沟通是肛门检查顺利进行的关键。医生应向患者详细解释肛门检查的目的、过程和可能的感受，让患者有充分的心理准备。同时，医生还可以向患者介绍一些放松的方法，如深呼吸、放松肛门肌肉等，以减轻患者的紧张情绪。在检查过程中，医生应不断与患者交流，询问患者的感受，及时调整操作方法。

第四节　人工破膜

人工破膜是指在分娩过程中，医生或助产士通过人为干预刺破羊膜囊，使羊水排出，以促进宫缩、加速分娩进程的一种常用助产技术。此操作通常在分娩的活跃期或需要引产时进行。

一、人工破膜的适应证

1. 引产

在产科临床实践中，当产程进展缓慢或需要引产时，人工破膜可作为一种有效的干预手段。产程进展缓慢可能由多种原因引起，如子宫收缩乏力、胎儿头盆不称等。在这种情况下，人工破膜可以通过释放羊水，改变子宫内的压力分布，从而刺激子宫收缩，加速产程进展。

羊水的流出会使子宫颈受到更多的压力，进而促进子宫颈扩张。此外，破膜后，前列腺素等物质的释放也可能增加，进一步增强子宫收缩。例如，对于一些过期妊娠的孕妇，胎儿在宫内的时间过长可能会增加不良妊娠结局的风险。此时通过人工破膜引产可以促使胎儿尽快分娩，降低母婴并发症的发生风险。

2. 活跃产程

对于已经进入活跃产程但宫缩乏力或需要加快分娩进展的产妇，人工破膜同样具有重要意义。活跃产程是分娩过程中的关键阶段，此时子宫收缩应该较为规律且强度适中，以推动胎儿顺利通过产道。然而，有些产妇可能会出现宫缩乏力的情况，导致产程延长。人工破膜可以为分娩提供额外的动力。

破膜后，羊水的流出会使胎儿头部更紧密地贴合子宫颈，增加对子宫颈的压力，从而刺激子宫收缩。同时，破膜也可以让医生更准确地评估羊水的性状和量，以及胎儿的状况。如果羊水出现异常，如羊水污染，医生可以及时采取相应的措施，确保母婴安全。例如，在一些产程进展缓慢但母婴状况良好的情况下，医生可以选择人工破膜来加速分娩，减少产妇的痛苦和疲劳。

3. 胎儿窘迫监测

在需要准确监测胎儿情况时，破膜后可直接放置胎头电极进行胎儿监护。胎儿窘迫是指胎儿在子宫内因缺氧和酸中毒而危及生命的一种状态。及时准确地监测胎儿状况对于预防和处理胎儿窘迫至关重要。人工破膜后，医生可以直接将胎头电极放置在胎儿头部，以获得更准确的胎儿心率信息。

与传统的外部胎儿监护相比，胎头电极可以提供更稳定、更准确的信号，有助于医生及时发现胎儿心率的异常变化。例如，当怀疑胎儿窘迫时，破膜后放置胎头电极可以更好地监测胎儿的心率变化，为医生的决策提供依据。如果发现胎儿心率异常，医生可以采取相应的措施，如改变产妇的体位、给予氧气、使用药物促进子宫收缩等，以改善胎儿的状况。如果情况严重，可能需要紧急剖宫产，以确保胎儿的生命安全。

4. 妊娠并发症

在一些妊娠并发症的情况下，如妊娠高血压、胎儿生长受限等病理性妊娠时，通过破膜促进分娩，避免延长妊娠期对母婴的影响。妊娠高血压是一种常见的妊娠并发症，严重时可能会危及母婴生命。对于患有妊娠高血压的孕妇，适时终止妊娠是重要的治疗措施之一。人工破膜可以加速分娩进程，降低孕妇和胎儿的风险。胎儿生长受限是指胎儿的生长速度低于正常水平，可能会导致胎儿营养不良、缺氧等问题。

在这种情况下，通过破膜促进分娩，可以避免胎儿在宫内继续受到不良影响。例如，对于患有严重妊娠高血压或胎儿生长受限的孕妇，医生可能会根据具体情况选择人工破膜来促进分娩，以确保母婴的安全。然而，在进行人工破膜时，医生需要综合考虑孕妇和胎儿的状况，权衡利弊，选择最合适的时机和方法。同时，破膜后需要密切观察母婴的情况，及时处理可能出现的并发症。

二、人工破膜的操作过程

1. 准备工作

在进行人工破膜这一重要的产科操作之前，充分的准备工作是确保操作安全、顺利进行的关键。医生或助产士会以专业且耐心的态度告知产妇操作的目的和过程。这一沟通环节至关重要，因为产妇对即将进行的操作有清晰的了解，能够减轻其心理压力和恐惧，增强其配合度。操作目的主要是为了加速产程进展、促进分娩，或者在特定情况下如胎儿窘迫监测等。详细地解释操作过程可以让产妇知晓每一个步骤，使其在心理上有所准备。

确保产妇进入合适的体位也是准备工作的重要部分。仰卧屈膝位是较为常见的体位选择，在这个体位下，产妇的腹部和骨盆区域能够充分暴露，便于医生进行操作。同时，屈膝的动作可以使骨盆略微张开，为操作提供更好的空间。侧卧位也是一种可行的选择，尤其对于一些特殊情况的产妇，如存在某些心血管问题或不适宜长时间仰卧的产妇。在确定体位后，进行必要的消毒处理是必不可少的步骤。消毒可以有效降低感染的风险，确保操作区域的清洁。通常会使用消毒液对产妇的外阴部进行仔细的擦拭和消毒，为后续的操作创造一个无菌的环境。

2. 使用工具

人工破膜通常使用专门的破膜钩或破膜针。破膜钩是一种经过精心设计的细长钩状器械，其独特的形状使其能够在操作中轻柔地撕破羊膜，而不会对周围的组织造成过度的损伤。破膜钩的材质通常为不锈钢或其他医用级别的材料，具有良好的耐用性和安全性。其细长的设计可以方便地通过阴道进入羊膜腔，同时又能精确地控制破膜的位置和力度。

破膜针则是另一种常用的工具，通常为一次性使用的无菌器械。破膜针的尖端较为锐利，可以快速而准确地刺破羊膜。在选择使用破膜钩还是破膜针时，医生会根据具体情况进行判断，例如产妇的子宫颈条件、胎头位置、羊水的量等因素。无论使用哪种工具，都需要确保其无菌性和安全性，以避免感染和其他并发症的发生。

3. 操作步骤

医务人员在进行人工破膜操作时，首先会戴上无菌手套，这是确保操作无菌的关键步骤。无菌手套可以有效地防止外界的细菌和污染物进入产妇体内，降低感染的风险。

接着进行阴道检查以确定胎头位置和子宫颈扩张程度。阴道检查是一项重要的步骤，通过手指触诊可以准确地判断胎头是否已下降到骨盆入口并紧贴子宫颈。这一判断对于操作的安全性至关重要，如果胎头位置不合适，贸然进行破膜可能会导致胎头脱垂等严重并发症。只有在确定胎头位置良好的情况下，才能进行下一步操作。

确定胎头位置合适后，缓慢插入破膜钩，通过子宫颈进入羊膜腔。这个过程需要非常小心谨慎，操作的力度和速度都要严格控制。插入破膜钩时要避免对阴道和子宫颈组织造成损伤，同时要确保准确地进入羊膜腔。一旦进入羊膜腔，用破膜钩轻轻刺破羊膜。在刺破羊膜的过程中，要注意控制力度，确保羊水逐渐流出，而不是大量羊水瞬间排出。大量羊水瞬间排出可能会引起胎头脱垂或胎盘早剥等严重并发症，对母婴的生命安全造成威胁。

操作过程中，医务人员会密切监测胎儿心率和宫缩情况。胎儿心率的变化可以反映胎儿的健康状况，任何异常的心率变化都可能提示胎儿存在窘迫等问题。宫缩情况的监测则可以帮助医生判断破膜后产程的进展情况。如果出现胎儿心率异常或宫缩过强等情况，医生需要及时采取相应的措施，以确保母婴的安全。

三、人工破膜的优点

1. 加速产程

在分娩过程中，破膜具有重要意义。破膜后，羊膜腔内的压力发生显著变化。原本羊膜腔内的压力对胎头形成一定的支撑和阻碍，而破膜后压力下降，使得胎头所受的阻力减小。在这种情况下，胎头更容易下降。胎头的下降会对子宫颈产生直接的压迫作用，从而加快子宫颈扩张的速度。随着子宫颈扩张的加速，分娩进展也得以加快。这一过程是分娩自然进程中的关键环节，破膜后的变化有助于推动分娩向最终的阶段发展。

2. 增强宫缩

破膜对于子宫收缩也有着积极的影响。破膜可通过羊水的流出刺激子宫收缩。羊水的流出改变了子宫内的环境，这种变化会被子宫的感受器所感知，从而引发一系列生理反应，以增强宫缩的频率和强度。宫缩的增强有助于更有效地推动胎儿通过产道，为顺利分娩创造有利条件。在分娩过程中，宫缩的力度和频率对于分娩的顺利进行至关重要，而破膜在一定程度上可以促进宫缩，使其达到更理想的状态。

3. 帮助评估羊水情况

通过破膜可以直接观察羊水的颜色和性质，这为分娩过程中的决策提供了重要依据。如果发现羊水混浊或伴有胎粪，这可能提示胎儿在宫内存在一定的状况。例如，羊水混浊可能是由于胎儿缺氧等原因导致胎粪排出进入羊水中。这种情况下，可以及时调整分娩方案。医生可以根据羊水的情况判断胎儿的安危，决定是否需要采取紧急措施，如加快分娩进程、进行剖宫产等，以确保母婴的安全。因此，破膜后对羊水情况的观察是分娩过程中不可或缺的环节。

四、人工破膜的风险

1. 胎头脱垂

在分娩过程中，如果胎头未完全进入骨盆，此时发生破膜是一个较为危险的情况。羊水突然流出会改变子宫内的压力分布，使得原本相对稳定的胎儿位置发生变化。在这种情况下，脐带可能会随着羊水的流出而脱垂。脐带脱垂是一种紧急的产科并发症，因为脐带是胎儿与母体进行氧气和营养物质交换的重要通道。一旦脐带脱垂，脐带可能会受到压迫，导致胎儿的血液供应和氧气供应受阻，严重威胁胎儿的生命安全。因此，一旦发现脐带脱垂，需要迅速采取处理措施，如紧急剖宫产等，以尽快解除对脐带的压迫，保障胎儿的生命安全。

2. 感染风险增加

破膜后，羊膜腔与外界直接相通，这无疑增加了感染的风险。在正常情况下，羊膜腔是一个相对封闭的环境，能够有效地保护胎儿免受外界病原体的侵袭。然而，一旦破膜，外界的细菌、病毒等病原体就有机会进入羊膜腔，从而引发感染。尤其是在长时间破膜的情况下（通常超过 24 小时），感染的风险会进一步增加。长时间的破膜使得羊膜腔暴露于外界的时间延长，病原体更容易侵入并繁殖。感染可能会导致孕妇出现发热、腹痛等症状，严重时还可能影响胎儿的健康，导致胎儿宫内感染、早产等不良后果。

3. 胎儿窘迫

破膜可能导致胎儿头部受到压迫，从而增加胎儿窘迫的风险。破膜后，羊水的流出会改变子宫内的压力和胎儿的位置。如果胎儿头部受到过度的压迫，可能会影响胎儿的血液循环和氧气供应。胎儿窘迫是指胎儿在子宫内因急性或慢性缺氧危及其健康和生命的综合症状。当出现胎儿窘迫时，胎儿的心率可能会发生变化，如心率加快或减慢。此外，胎儿的胎动也可能会减少或消失。如果不及时处理胎儿窘迫，可能会导致胎儿神经系统受损，甚至死亡。

4. 胎盘早剥

如果羊水流出过快，可能会导致胎盘部分剥离，引发出血等并发症。羊水的快速流出会使子宫内的压力急剧下降，这种压力的变化可能会对胎盘造成冲击，导致胎盘与子宫壁部分分离。胎盘早剥是一种严重的妊娠并发症，可能会引起孕妇大出血、休克等危及生命的情况。同时，胎盘早剥也会影响胎儿的血液供应和氧气供应，导致胎儿窘迫甚至死亡。因此，在破膜后，如果羊水流出过快，医生需要密切观察孕妇和胎儿的情况，及时发现并处理胎盘早剥等并发症。

五、注意事项

1. 胎头位置

在考虑进行人工破膜操作之前，胎头位置的准确判断至关重要。只有当胎头已固定在骨盆入口处时，方可进行人工破膜。这一要求的主要目的是避免脐带脱垂这一严重风险的发生。胎头固定在骨盆入口处能够为脐带提供一定的保护，减少因羊水流出导致胎头脱垂的可能性。

如果胎头未固定，人工破膜后羊水的迅速流出可能会改变子宫内的压力分布，使脐带更容易滑向子宫颈口，甚至脱出阴道，这将对胎儿的生命安全造成极大威胁。因此，在进行人工破膜之前，医务人员通常会通过超声检查、阴道检查等手段仔细评估胎头的位置，确保其处于安全的状态，以降低潜在的风险。

2. 持续监护

破膜后，医务人员需要持续监测胎儿心率和产妇宫缩情况。这是因为破膜可能会对胎儿和产妇产生一系列的影响，需要密切观察以及时发现可能的异常情况。胎儿心率是反映胎儿健康状况的重要指标之一。正常情况下，胎儿心率应在一定的范围内波动。破膜后，可能会由于各种原因导致胎儿心率发生变化，如胎儿窘迫、脐带受压等。

因此，通过持续监测胎儿心率，医务人员可以及时发现这些异常情况，并采取相应的措施。同时，产妇的宫缩情况也需要密切关注。破膜可能会刺激子宫收缩，使宫缩的频率和强度发生变化。如果宫缩过强或过频，可能会导致胎儿缺氧、子宫破裂等风险。因此，持续监测产妇宫缩情况，有助于及时调整分娩进程，确保母婴安全。

3. 防止感染

破膜后应严格遵循无菌操作，这对于降低感染风险至关重要。破膜使得羊膜腔与外界相通，增加了感染的机会。为了减少感染的风险，医务人员在破膜后应严格遵守无菌操作规范，包括使用无菌器械、穿戴无菌手套等。同时，尽量减少阴道检查的次数也是降低感染风险的重要措施之一。

虽然阴道检查在某些情况下是必要的，但频繁的阴道检查会增加外界病原体进入羊膜腔的机会。因此，在破膜后，医务人员应根据实际情况合理安排阴道检查的次数，在确保能够准确评估分娩进展的同时，尽量降低感染的风险。此外，破膜后还应注意保持产妇的外阴清洁，及时更换卫生垫等，以进一步减少感染的可能性。

六、人工破膜后的管理

1. 宫缩监测

破膜后，宫缩进程往往会加快。这是因为破膜后羊膜腔内的压力发生改变，对子宫产生刺激，从而影响子宫的收缩情况。医务人员需要定期监测宫缩的频率和强度，这对于评估分娩进展和胎儿的安全至关重要。通过使用专业的监测设备或手法触诊，医务人员可以较为准确地了解宫缩的情况。

宫缩的频率通常以一定时间内宫缩出现的次数来衡量，而强度则可以通过评估宫缩时子宫的紧张程度和压力来判断。如果宫缩频率过快或强度过强，可能会对胎儿造成压迫，增加胎儿窘迫的风险。相反，如果宫缩过弱或不规律，可能会导致分娩进程缓慢，延长产程，增加母婴并发症的发生概率。因此，医务人员需要根据宫缩监测的结果，及时调整分娩方案，采取相应的措施，如给予适当的药物促进宫缩或减缓宫缩强度等，以确保分娩的顺利进行。

2. 胎心率监测

破膜后立即进行胎心率监测具有重要意义。胎心是反映胎儿健康状况的关键指标之一。破膜可能会对胎儿产生一定的影响，如压力变化、感染风险增加等。通过胎心率监测可以观察胎儿的反应，及时了解胎儿在宫内的情况。胎心率监测可以使用电子胎心监护仪等设备，持续监测胎儿的心率变化。

正常情况下，胎儿心率应在一定范围内波动。如果胎心过快或过慢，可能提示胎儿存在缺氧、窘迫等问题。此外，胎心率监测还可以观察到胎儿对宫缩等刺激的反应。如果胎儿在宫缩时心率出现异常变化，如减慢等，也可能提示胎儿存在危险。医务人员需要根据胎心率监测的结果及时采取相应的措施，如给予氧气、改变产妇体位等，以保障胎儿的健康和安全。

3. 评估羊水

破膜后，通过观察羊水的颜色、气味和透明度，可以评估胎儿是否存在胎粪污染或感染的风险。羊水在正常情况下应该是无色透明或略带淡黄色，没有明显的气味。如果羊水出现混浊、变色或有异味，可能提示胎儿存在问题。例如，羊水呈绿色或黄绿色可能是胎粪污染的表现，这可能意味着胎儿在宫内存在缺氧情况，导致肛门括约肌松弛，胎粪排出进入羊水中。

如果羊水有异味，可能提示存在感染，医务人员需要根据羊水的评估结果及时调整分娩方案。如果发现胎粪污染或感染的迹象，可能需要加快分娩进程，采取紧急措施，如剖宫产等，以确保胎儿的安全。同时，对羊水的评估也可以为后续的治疗和护理提供重要的参考依据。

第五节　分娩后胎盘检查及相关处理

分娩后胎盘检查及相关处理在分娩后具有至关重要的意义。这一过程旨在评估胎盘、胎膜和脐带的完整性与健康状态，对确保产妇的健康恢复和预防潜在并发症起着关键作用。胎盘检查有助于判断分娩过程是否顺利。通过观察胎盘的外观、完整性以及胎膜和脐带的情况，可以初步判断是否存在胎盘残留等异常情况。如果胎盘不完整，可能会导致分娩后出血、感染等严重并发症。

在检查过程中，医生会仔细观察胎盘的形状、大小、颜色以及是否有缺损或异常附着物。同时，也会检查胎膜是否完整，有无残留部分在宫腔内。对于脐带，医生会检查其长度、是否有打结或其他异常情况。如果发现胎盘残留，可能需要进行进一步的处理，如清宫手术等，以清除残留组织，预防分娩后出血和感染。此外，对胎盘检查结果的准确评估也有助于为产妇的后续护理和康复提供指导，确保产妇能够顺利度过分娩后恢复期。

一、胎盘检查的目的

1. 确认胎盘完整性

确认胎盘完整性是分娩后至关重要的环节。胎盘是连接母体与胎儿的重要器官，在妊娠期为胎儿提供营养物质和氧气，并排出胎儿的代谢废物。确保胎盘和胎膜完整无残留对于产妇的分娩后恢复和健康至关重要。如果胎盘或胎膜有残留，可能会引发一系列严重的并发症。

分娩后出血是胎盘残留最常见且严重的后果之一。当胎盘或胎膜部分残留于子宫内时，子宫不能正常收缩，导致血管不能有效闭合，从而引起出血。这种出血可能在分娩后立即发生，也可能在分娩后数小时甚至数天内出现。持续性的出血会导致产妇贫血、休克等严重后果，危及生命。此外，胎盘残留还可能引发感染。残留的胎盘组织在子宫内会成为细菌滋生的良好培养基，导致子宫内膜炎、盆腔炎等感染性疾病。感染不仅会引起产妇发热、腹痛等症状，还可能影响子宫的恢复，甚至导致不孕等远期并发症。

为了确认胎盘完整性，医生通常会在胎儿娩出后仔细检查胎盘和胎膜。首先，观察胎盘的外观，看其是否完整，有无缺损或破碎的部分。然后，检查胎膜是否完整，有无残留的胎膜组织。如果发现胎盘或胎膜不完整，医生会进行进一步的检查，如通过超声检查来确定残留组织的位置和大小。必要时，可能需要进行清宫手术，将残留的胎盘或胎膜组织清除干净，以防分娩后出血和感染的发生。

2. 评估胎盘异常

评估胎盘的形态、重量、颜色等方面的异常对于早期识别可能的母婴健康问题具有重要意义。胎盘异常可能反映了妊娠期的各种问题，对母婴的健康产生潜在影响。

胎盘的形态异常包括胎盘形状不规则、大小异常等。例如，胎盘过小可能提示胎儿生长受限，因为胎盘的大小与胎儿的营养供应密切相关。胎盘过大则可能与某些疾病有关，如妊娠期糖尿病等。此外，胎盘的边缘异常，如胎盘边缘血窦破裂等，也可能导致分娩后出血等并发症。

胎盘的重量异常也值得关注。胎盘过重可能与妊娠期高血压疾病、胎儿水肿等有关，而胎盘过轻则可能提示胎儿营养不良。通过测量胎盘的重量，可以为医生提供有关母婴健康状况的线索。

胎盘的颜色异常也可能是某些疾病的表现。例如，胎盘颜色苍白可能提示胎儿贫血，而胎盘颜色发黄可能与胆汁淤积等疾病有关。此外，胎盘的质地异常，如胎盘钙化等，也可能影响胎盘的功能。胎盘钙化可能导致胎盘的血液供应减少，影响胎儿的生长发育。如果在妊娠期超声检查中发现胎盘钙化，医生可能会密切监测胎儿的生长情况和胎盘功能，必要时采取相应的干预措施。

3. 观察脐带

脐带是连接胎儿与胎盘的重要通道，负责为胎儿输送营养物质和氧气，并排出胎儿的代谢废物。检查脐带是否有异常缠绕、打结或血管异常等问题对于胎儿的健康至关重要。

脐带异常缠绕是常见的问题之一。当脐带缠绕胎儿的颈部、肢体等部位时，可能会影响胎儿的血液循环和氧气供应。尤其是脐带绕颈，如果缠绕过紧，可能导致胎儿缺氧、窒息等严重后果。此外，如果脐带打结过紧，会阻碍血液流动，导致胎儿缺氧甚至死亡。

脐带血管异常也需要引起重视。例如，单脐动脉是一种较为常见的脐带血管异常，可能与胎儿的染色体异常、先天性畸形等有关。此外，脐带血管瘤等异常情况也可能影响胎儿的血液供应和发育。

在分娩过程中，医生会密切观察脐带的情况。如果发现脐带异常，会及时采取相应的措施，如调整胎儿的体位、帮助产妇尽快分娩等，以确保胎儿的安全。同时，对于有脐带异常的新生儿，医生会在出生后进行进一步的检查和评估，以确定是否存在其他健康问题。

二、胎盘检查的内容

1. 胎盘的外观和形态

（1）完整性：在分娩后，医生会以严谨的态度仔细检查胎盘的形状是否完整。正常情况下，胎盘应呈圆形或椭圆形，这种形状有助于在子宫内均匀地分布血液供应，为胎儿提供稳定的营养和氧气输送。其厚度约为 2 ~ 3cm，表面光滑，这表明胎盘在妊娠期的发育过程中没有受到异常因素的影响。

如果胎盘不完整，出现撕裂或残留的部分，可能提示胎盘残留。胎盘残留是一种较为严重的情况，需要进一步处理。残留的胎盘组织可能会导致子宫收缩不良，引发分娩后出血，严重时可危及产妇生命。此外，残留的胎盘还可能成为细菌滋生的场所，导致感染，引起子宫内膜炎、盆腔炎等并发症，对产妇的生殖健康造成长期影响。因此，医生在检查胎盘完整性时会格外仔细，一旦发现异常，会立即采取相应的措施，如进行清宫手术等，以确保产妇的安全。

（2）胎盘面：胎盘分为胎儿面和母体面，两个面的外观特征对于判断胎盘的健康状况具有重要意义。胎盘的胎儿面应光滑，覆有羊膜。羊膜是一层透明的薄膜，它为胎儿提供了一个相对稳定的生长环境，防止外界的细菌和有害物质侵入。胎儿面的光滑状态表明羊膜在妊娠期没有受到损伤，这对于胎儿的正常发育至关重要。母体面则有分叶状小叶结构，这种结构有助于增加胎盘与母体子宫壁的接触面积，提高物质交换的效率。

母体面的表面应无明显撕裂或缺损。如果出现任何叶片脱落或撕裂的迹象，可能提示胎盘可能残留在子宫内。这是因为在分娩过程中，胎盘应该完整地从子宫壁上剥离，如果出现部分叶片脱落，很可能是胎盘没有完全剥离，有部分组织残留在子宫内。这种情况需要进一步检查，如通过超声检查等手段确定残留组织的位置和大小，然后采取相应的处理措施，以避免分娩后出血和感染等并发症的发生。

（3）胎盘重量：正常胎盘的重量约为 500g 左右。胎盘的重量在一定程度上反映了胎儿的生长发育情况和妊娠期的健康状况。如果胎盘明显偏重，可能提示胎儿发育异常或妊娠期并发症。例如，胎盘过重可能与妊娠期糖尿病、胎儿巨大等情况有关。在妊娠期糖尿病的情况下，母体血糖水平升高，导致胎儿生长过快，胎盘也会相应增大。

胎儿巨大则会使胎盘需要提供更多的营养物质和氧气，从而导致胎盘重量增加。另一方面，如果胎盘明显偏轻，也可能是胎儿发育不良的表现。例如，胎儿生长受限可能导致胎盘发育不良，重量减轻。此外，胎盘重量过轻还可能与母体营养不良、胎盘功能不全等因素有关。因此，通过测量胎盘的重量，医生可以初步判断胎儿的生长发育情况和妊娠期的健康状况，为进一步的检查和治疗提供依据。

2. 胎膜的检查

（1）完整性：胎膜包括羊膜和绒毛膜，分娩后医生会展开胎膜，仔细检查其是否完整。胎膜在妊娠期起到保护胎儿的作用，它为胎儿提供了一个封闭的生长环境，防止外界的细菌和有害物质侵入。如果胎膜有撕裂、缺损，提示可能有胎膜残留在子宫腔内。胎膜残留可能会导致子宫收缩不良，引起分娩后出血，同时也增加了感染的风险。

因此，医生需要进一步检查，如通过超声检查等手段确定残留胎膜的位置和大小。如果残留的胎膜较多，可能需要进行清宫手术，以清除残留组织，预防并发症的发生。此外，对于胎膜有撕裂或缺损的情况，医生还会关注产妇的分娩后恢复情况，观察是否有发热、腹痛等感染症状的出现，以便及时采取相应的治疗措施。

（2）胎膜颜色：正常的胎膜应为半透明状。这种半透明的状态表明胎膜在妊娠期没有受到异常因素的影响，能够正常地发挥保护胎儿的作用。如果胎膜颜色异常，如呈现绿色或黄褐色，可能提示胎粪污染或感染。胎粪污染是指胎儿在子宫内排出胎粪，污染了羊水和胎膜。这种情况可能会导致胎儿缺氧，严重时可危及胎儿生命。

如果胎膜呈现黄褐色，可能是感染的表现与细菌、病毒等病原体侵入胎膜有关，会导致胎膜的颜色发生改变。感染还可能引起产妇发热、腹痛等症状，对产妇和胎儿的健康造成严重影响。因此，当发现胎膜颜色异常时，医生会进一步检查胎儿的情况，如进行胎心率监测等，以确定胎儿是否受到影响。同时，医生还会对产妇进行抗感染治疗，以防止感染的进一步扩散。

3. 脐带的检查

（1）脐带长度：正常脐带长度在 50～60cm。脐带的长度对于胎儿的分娩过程和宫内发育都有着重要的影响。

如果脐带过短，可能导致难产。在分娩过程中，胎儿通过产道下降时，过短的脐带可能会受到牵拉，导致胎儿缺氧、窒息等严重后果。此外，过短的脐带还可能限制胎儿在子宫内的活动，影响胎儿的正常发育。

如果脐带过长，则可能伴有脐带缠绕或打结。脐带缠绕是指脐带围绕胎儿的颈部、肢体等部位，这种情况在妊娠期较为常见。如果缠绕过紧，可能会影响胎儿的血液循环和氧气供应，导致胎儿缺氧、发育迟缓等问题。脐带打结分为真结和假结，真结较为少见，但可能会影响胎儿的血供，严重时可导致胎儿死亡。因此，医生在检查脐带长度时，会结合胎儿的情况进行综合判断。如果发现脐带长度异常，须密切关注胎儿的胎心、胎动等情况，以便及时发现并处理可能出现的问题，必要时应紧急行剖宫产。

（2）脐带血管：正常脐带应有两条脐动脉和一条脐静脉。这三条血管在胎儿与胎盘之间起着重要的物质交换作用。任何血管数目异常可能提示胎儿发育问题。例如，如果只有一条脐动脉，称为单脐动脉，这种情况可能与胎儿的染色体异常、先天性畸形等有关。单脐动脉会影响胎儿的血液供应，导致胎儿生长受限、缺氧等问题。因此，当发现脐带血管数目异常时，医生会建议进行进一步的检查，如超声检查、染色体检查等，以确定胎儿是否存在其他异常情况。同时，医生会密切监测胎儿的生长发育情况，采取相应的治疗措施，以提高胎儿的存活率和健康水平。

三、胎盘异常的处理

1. 胎盘残留

（1）发现胎盘残留：在分娩后，确认胎盘的完整性是至关重要的环节。如果胎盘不完整，可能提示胎盘部分仍留在子宫腔内，这是一种需要高度重视的情况。胎盘残留会带来严重的后果，其中最主要的是持续的分娩后出血。正常情况下，胎儿娩出后，胎盘会在子宫收缩的作用下完整地排出体外。然而，如果有部分胎盘组织残留在子宫内，会阻碍子宫的正常收缩，导致血管不能有效闭合，从而引起出血。

这种出血可能在分娩后立即发生，也可能在分娩后数小时甚至数天内逐渐出现。持续的出血会使产妇面临贫血、休克等风险，严重威胁产妇的生命健康。此外，胎盘残留还可能导致感染。残留的胎盘组织在子宫内会成为细菌滋生的良好培养基，引发子宫内膜炎、盆腔炎等感染性疾病。感染不仅会引起产妇发热、腹痛等症状，还可能影响子宫的恢复，对产妇的生殖健康造成长期不良影响。

（2）处理措施：对于胎盘残留的情况，需要及时采取有效的处理措施。通常包括手动剥离胎盘或通过清宫术清除残留的胎盘组织。手动剥离胎盘是一种较为直接的方法，医生会在严格的无菌操作下，将手伸入子宫内，轻轻剥离残留的胎盘组织。这种方法需要医生具备丰富的经验和熟练的操作技巧，以避免对子宫造成损伤。

清宫术则是通过器械将子宫内的残留组织刮除干净。在进行这些操作时，医生需密切监测产妇的出血情况。因为在处理胎盘残留的过程中，可能会进一步刺激子宫，导致出血加重。如果出现大量出血，医生需要及时采取止血措施，如使用宫缩剂、压迫止血等。同时，为了预防感染，医生会使用抗生素。抗生素的选择应根据产妇的具体情况和感染的风险因素来确定，以确保有效地预防感染的发生。

2. 胎盘早剥或胎盘钙化

（1）胎盘早剥：在对胎盘进行检查时，如果发现胎盘表面有血肿或部分剥离的痕迹，提示可能发生了胎盘早剥。胎盘早剥是一种严重的妊娠并发症，会对胎儿在宫内的血供产生重大影响。正常情况下，胎盘通过脐带为胎儿提供氧气和营养物质。当发生胎盘早剥时，胎盘与子宫壁之间的血液供应被中断，可导致胎儿缺氧、窒息等严重后果。

胎盘早剥通常与高血压等妊娠并发症有关。高血压会使子宫血管痉挛，影响胎盘的血液灌注，增加胎盘早剥的风险。此外，外伤、多胎妊娠、羊水过多等因素也可能导致胎盘早剥的发生。一旦怀疑胎盘早剥，医生需要立即进行进一步的检查和评估，如超声检查、胎心率监测等，以确定胎儿的状况。如果胎盘早剥的程度较轻，胎儿状况稳定，医生可能会采取保守治疗，密切观察病情的变化。但如果胎盘早剥严重，胎儿出现窘迫症状，需要及时进行剖宫产手术，以确保母婴的安全。

（2）胎盘钙化：胎盘钙化是胎盘老化的一种表现，常见于过期妊娠或妊娠期并发症。随着孕周的增加，胎盘会逐渐成熟，在这个过程中，可能会出现钙化现象。如果胎盘钙化严重，会影响胎儿的供氧。因为钙化的胎盘会导致血液供应减少，氧气和营养物质的输送受到阻碍。

在产前评估中，医生需要尽早发现胎盘钙化的情况，并进行干预。如果发现胎盘钙化严重，医生可能会根据胎儿的成熟度和孕妇的具体情况，考虑提前终止妊娠。例如，如果胎儿已经成熟，医生可能会建议进行剖宫产手术或诱导分娩。同时，医生还会密切监测胎儿的状况，如胎心率监测、超声检查等，以确保胎儿的安全。对于有妊娠期并发症的孕妇，医生会积极治疗并发症，以减少胎盘钙化的风险。

四、处理胎盘的其他步骤

1. 分娩后出血的预防

（1）预防性缩宫素使用：分娩后出血是分娩后严重的并发症之一，会对产妇的生命健康构成极大威胁。为了有效预防分娩后出血，医生在胎盘娩出后通常会立即给予产妇缩宫素。缩宫素是一种能够促进子宫收缩的药物，通过刺激子宫平滑肌，使其强烈收缩，从而压迫子宫内的血管，减少出血。给予缩宫素的方式通常为 10～20U 静脉注射或肌内注射。静脉注射可以使药物迅速进入血液循环，发挥作用快，适用于紧急情况下预防分娩后出血。

肌内注射则相对作用较为缓慢，但持续时间较长。在给予缩宫素后，医生会密切观察产妇的反应和子宫收缩情况。如果子宫收缩良好，出血得到有效控制，说明缩宫素起到了预期的作用。然而，如果子宫收缩仍不理想，可能需要加大缩宫素剂量。医生会根据产妇的具体情况，如出血量、子宫收缩强度、血压等指标进行综合判断。同时，医生还可能考虑采取其他缩宫药物，如麦角新碱等。这些药物也具有促进子宫收缩的作用，但使用时需要注意其不良反应和禁忌证。

（2）宫缩监测：医生会通过手感检查子宫收缩情况，这是一种简单而有效的方法。在分娩后，医生会定期触摸产妇的腹部，感受子宫的硬度和轮廓。正常情况下，子宫在分娩后会迅速收缩，变得硬实，这表明子宫收缩良好。如果子宫柔软，轮廓不清，可能提示子宫收缩不良。子宫收缩不良是分娩后出血的重要原因之一，因此医生会密切关注子宫收缩情况。

如果发现子宫收缩不良，除了采取上述加大缩宫素剂量或使用其他缩宫药物的措施外，还可以采取按摩子宫的方法。按摩子宫可以直接刺激子宫平滑肌，促进子宫收缩。医生会用手掌在产妇的腹部轻轻按摩子宫，力度需适中，避免过度用力造成子宫损伤。同时，医生还会持续观察产妇的出血量和生命体征，如血压、心率等。如果出血量持续增加，生命体征不稳定，可能需要采取更积极的治疗措施，如输血、手术止血等。

2. 脐带的处理

（1）剪断脐带：在胎儿娩出后，处理脐带是一个重要的环节。医生进行脐带检查后，通常会将脐带结扎并剪断。脐带结扎的目的是阻止血液继续从胎盘流向胎儿，同时防止新生儿出血。结扎通常使用无菌的脐带夹或线绳，在距离新生儿腹部约 5～10cm 处进行结扎。结扎要牢固，避免松脱导致出血。结扎后，会在适当的位置剪断脐带。

剪断脐带时要使用消毒的剪刀或器械，确保无菌操作。剪断后的脐带残端会进行消毒处理，防止感染。常用的消毒方法是使用碘伏等消毒剂进行擦拭。消毒后，会用无菌纱布覆盖脐带残端，保持脐带残端清洁干燥。在新生儿出生后的几天内，脐带残端会逐渐干燥、脱落。在此期间，家属要注意保持脐带残端的清洁，避免沾水和污染。如果发现脐带残端有红肿、渗出等异常情况，应及时就医。

（2）胎盘保存或处置：在某些情况下，胎盘可能需要保存用于进一步病理学检查。特别是当存在胎盘病变或产妇、胎儿有其他健康问题时，胎盘的病理学检查可以为诊断和治疗提供重要依据。例如，如果产妇在妊娠期出现高血压、糖尿病等并发症，或者胎儿出现生长受限、畸形等情况，胎盘可能会出现相应的病变。

通过对胎盘进行病理学检查，可以了解病变的性质和程度，为后续的治疗提供指导。在保存胎盘时，医生会将胎盘放入专用的容器中，标注好产妇的信息和检查项目，然后送往病理科进行检查。通常情况下，胎盘会进行无害化处理，如焚烧、深埋等。这些方法可以确保胎盘不会对环境造成污染，同时也符合卫生防疫的要求。在进行无害化处理时，要严格遵守相关的操作规程和卫生标准，确保处理过程安全、环保。

五、胎盘病理学检查的指征

1. 异常分娩

在出现胎儿宫内窘迫、胎儿发育迟缓或死胎等异常分娩情况时，进行胎盘病理学检查具有重要意义。这些不良的分娩结局可能由多种因素引起，而胎盘在胎儿的生长发育及分娩过程中起着关键作用。通过胎盘病理学检查，可以深入了解胎盘是否存在异常，如胎盘梗死、炎症、血管病变等。

若确定胎盘异常为主要原因，可为后续的诊断和治疗提供重要依据，也有助于为再次妊娠提供风险评估和预防策略。例如，当发现胎儿宫内窘迫与胎盘血管病变相关时，可以针对该病因进行针对性的治疗和预防，降低再次发生类似情况的风险。

2. 母体健康问题

当母体存在妊娠高血压、妊娠糖尿病、胎盘早剥等情况时，对胎盘进行病理学检查同样至关重要。这些母体健康问题可能对胎盘的功能和结构产生不良影响。通过病理学检查，可以评估胎盘的形态、血管分布、细胞结构等方面的变化，进而了解胎盘功能是否受损。

对于妊娠高血压患者，可能出现胎盘血管痉挛、梗死等病变，影响胎儿的血液供应。而妊娠糖尿病可能导致胎盘过度生长、血管病变等。胎盘早剥则可能引起胎盘组织的出血和坏死。通过对胎盘的病理学检查，有助于医生制定更合理的治疗方案，保障母婴健康。

第六节 产道损伤修补术

产道损伤修补术是指在分娩过程中，由于胎儿通过产道时造成的会阴、阴道、子宫颈或其他生殖器官损伤后，进行的外科修复手术。这类损伤在自然分娩中较为常见，尤其是在胎儿体积较大、产程较快或产妇的会阴部弹性较差的情况下。一般撕裂程度可分为Ⅰ～Ⅳ度，严重时可能涉及肛门括约肌甚至直肠，需通过手术修复以恢复生殖器官的解剖结构和功能。

及时进行产道损伤修补术至关重要，因为它能够有效预防一系列并发症，如感染、出血和生殖器官功能障碍。感染是撕裂伤口的常见并发症之一，特别是在裂伤较深的情况下，修补术可以关闭伤口，降低感染的风险。手术还能够控制分娩后出血，避免失血过多对产妇健康的进一步威胁。

此外，修补术有助于恢复生殖器官的正常功能，预防因产道损伤导致的长期并发症，如尿失禁、性功能障碍等，确保产妇分娩后的生殖器官健康和生活质量。

一、产道损伤的分类

产道损伤根据受伤部位和严重程度可以分为以下两类，这些损伤在分娩过程中可能会对产妇的健康和分娩后恢复产生重大影响。

1. 会阴裂伤

会阴裂伤是最常见的产道损伤类型，其发生与多种因素密切相关。在分娩过程中，胎儿通过产道时对会阴部位产生的压力是导致会阴裂伤的主要原因之一。按裂伤深度和范围，会阴裂伤可分为四个度。

（1）Ⅰ度裂伤：仅限于会阴皮肤和阴道黏膜裂伤，未涉及肌层。在这种情况下，损伤相对较轻，通常表现为会阴部位的浅表伤口。会阴皮肤和阴道黏膜的裂伤可能会引起少量出血，但一般不会对产妇的身体功能造成严重影响。然而，即使是Ⅰ度裂伤也需要及时处理，以防止感染和促进伤口愈合。例如，医生可能会对伤口进行清洁和消毒，然后使用可吸收缝线进行缝合，以促进伤口的快速愈合。

（2）Ⅱ度裂伤：损伤累及会阴体，涉及会阴肌肉，但肛门括约肌未受损。

当会阴体受损时，产妇可能会感到疼痛加剧，并且可能会出现会阴部位的肿胀和淤血。会阴体是会阴部位的重要结构，它由肌肉、筋膜和结缔组织组成，对维持盆底的支持功能起着重要作用。Ⅱ度裂伤可能会影响产妇的盆底功能，如排尿和排便功能。因此，对于Ⅱ度裂伤，除了进行伤口的清洁和缝合外，还需要进行盆底功能的评估和康复治疗。

（3）Ⅲ度裂伤：损伤累及肛门括约肌，可导致其部分或完全断裂。这是一种较为严重的产道损伤，会对产妇的生活质量产生重大影响。肛门括约肌是控制排便的重要肌肉，当其受损时，产妇可能会出现肛门失禁的症状，即无法控制排便。

Ⅲ度裂伤的发生通常与难产、巨大胎儿、产钳助产等因素有关。在处理Ⅲ度裂伤时，需要进行精细的手术修复，以恢复肛门括约肌的功能。手术通常需要分层缝合，首先修复肛门括约肌，然后修复会阴体和阴道壁。术后，产妇需要进行严格的康复训练，以恢复盆底功能和肛门括约肌的控制能力。

（4）Ⅳ度裂伤：损伤不仅累及肛门括约肌，还包括肛门黏膜的撕裂，会导致肛门和直肠开放。这是最为严重的会阴裂伤类型，对产妇的健康威胁极大。Ⅳ度裂伤可能会导致严重的感染、出血和排便功能障碍。在处理Ⅳ度裂伤时，需要紧急进行手术修复，并且需要进行严格的抗感染治疗。手术过程中，医生需要仔细修复肛门括约肌、肛门黏膜和直肠壁，以恢复肛门的正常功能和结构。术后，产妇需要进行长期的康复治疗和随访，以确保伤口的愈合和肛门功能的恢复。

2. 阴道和子宫颈裂伤

（1）阴道裂伤：阴道壁裂伤可发生在胎头娩出时，常伴有会阴裂伤，尤其是在快速分娩或使用产钳助产的情况下。在快速分娩过程中，胎儿对阴道壁的压力突然增加，可能会导致阴道壁撕裂。产钳助产是一种常用的助产方法，但如果操作不当，也可能会对阴道壁造成损伤。阴道裂伤的症状包括阴道出血、疼痛和肿胀。

如果裂伤较严重，可能会累及周围的组织和器官，如膀胱、尿道等，导致尿失禁、排尿困难等并发症。对于阴道裂伤，医生通常会根据裂伤的程度进行缝合和修复。手术过程中需要注意避免损伤周围的组织和器官，术后确保伤口的愈合良好。

（2）宫颈裂伤：宫颈裂伤常见于子宫颈扩张不完全，胎头强行通过的情况，会导致子宫颈损伤，通常发生在产程急促的产妇中。

子宫颈是连接子宫和阴道的重要通道，在分娩过程中起着重要的作用。当子宫颈扩张不完全时，胎头通过子宫颈可能会对子宫颈造成损伤。宫颈裂伤的症状包括阴道出血、腹痛和子宫颈疼痛。如果裂伤较严重，可能会导致大出血、感染和子宫破裂等严重并发症。对于宫颈裂伤，医生通常会根据裂伤的程度进行缝合和修复。在手术过程中，需要注意避免损伤子宫和周围的组织，并且要确保血供正常，以促进伤口的愈合。

二、产道损伤的修补适应证

1. 会阴裂伤修补

会阴裂伤在分娩过程中较为常见，不同程度的裂伤都应引起重视。任何程度的会阴裂伤都需要及时进行修补，特别是 Ⅱ 度以上的裂伤，这对于产妇的分娩后恢复至关重要。

若不及时修补，可能会导致长期的盆底功能障碍，如尿失禁、盆腔器官脱垂等问题，严重影响产妇的生活质量。此外，还可能引发肛门失禁，给产妇带来极大的身心困扰。因此，出现会阴裂伤必须及时进行专业的修补手术，以确保产妇的身体健康和正常生活。

2. 阴道裂伤修补

阴道壁在分娩等情况下可能发生裂伤。阴道裂伤后，需进行及时修补。若不修补，可能会导致进一步出血，增加产妇贫血等风险。同时，也容易引发感染，导致阴道炎、盆腔炎等疾病，严重影响产妇的生殖系统健康。所以，阴道壁裂伤必须及时进行修补，以免不良后果的发生。

3. 宫颈裂伤修补

宫颈裂伤若不及时处理，后果严重。可能会导致出血，严重时甚至危及生命。还可能引起感染，扩散至盆腔等部位，引发严重的妇科疾病，影响今后的生殖功能，如增加不孕、流产等风险。因此，一旦发现宫颈裂伤，需要及时进行手术缝合修补，以保障产妇的健康和生育能力。

三、修补术的操作步骤

1. 术前准备

（1）评估损伤程度：在进行会阴、阴道及宫颈裂伤修补手术之前，医生首先会通过细致的视诊和触诊来评估产道的损伤情况。视诊时，医生会观察会阴部、阴道及子宫颈的外观，查看是否有明显的裂伤、出血点以及组织的破损情况。触诊则可以帮助医生确定裂伤的部位和深度，了解周围组织的损伤程度。

例如，对于会阴裂伤，医生可以通过触诊判断会阴肌层的断裂情况以及是否累及肛门括约肌。对于阴道裂伤，触诊可以确定裂伤的范围以及是否穿透阴道壁进入周围组织。对于宫颈裂伤，医生可以通过触诊了解子宫颈的裂口大小、深度以及是否累及子宫体。准确评估损伤程度对于选择合适的手术方法和麻醉方式至关重要。

（2）局部麻醉：对于裂伤较浅的产妇，可使用局部麻醉进行修补。局部麻醉通常使用利多卡因等药物，通过在手术部位注射麻醉药物，使局部组织失去感觉，从而减轻产妇在手术过程中的疼痛。这种麻醉方式适用于裂伤程度较轻、手术时间较短的情况。对于裂伤严重者，可能需要硬膜外麻醉或全身麻醉。

硬膜外麻醉是将麻醉药物注入硬膜外腔，阻滞脊神经传导，使产妇下半身失去感觉。全身麻醉则是通过使用药物使产妇进入睡眠状态，完全失去意识和感觉。这两种麻醉方式适用于裂伤程度严重、手术复杂、时间较长的情况。在选择麻醉方式时，医生会综合考虑产妇的身体状况、手术的复杂程度以及产妇的意愿等因素。

（3）清洁与消毒：术前对会阴部、阴道及其周围区域进行彻底消毒是预防术中感染的重要措施。消毒过程通常使用碘伏等消毒剂，对手术区域进行仔细的擦拭和冲洗。首先，需要将会阴部的毛发剃除，以便更好地进行消毒。然后，使用消毒剂对会阴部、阴道及周围的皮肤进行擦拭，确保消毒彻底。对于阴道内的消毒，可以使用消毒棉球或消毒溶液进行冲洗，清除阴道内的分泌物和细菌。消毒过程需要严格遵循无菌操作原则，避免交叉感染。同时，需要为产妇更换干净的手术衣和床单，为手术创造一个无菌的环境。

2. 修补过程

（1）Ⅰ度和Ⅱ度裂伤修补：①会阴裂伤修补：会阴裂伤是分娩过程中常见的产道损伤。对于Ⅰ度和Ⅱ度会阴裂伤，通常采用可吸收缝线从会阴裂伤的最深处开始缝合。首先，医生会将裂伤的边缘对齐，用镊子或持针器夹住可吸收缝线，从裂伤的最深处开始进针，逐层缝合会阴肌层和皮肤。在缝合过程中，要确保伤口对合良好，避免出现死腔和缝隙，以减少出血和感染的风险。缝合会阴肌层时，要注意缝合的深度和张力，避免过紧或过松。过紧的缝合可能会导致组织缺血坏死，过松则可能导致伤口裂开。缝合皮肤时，要选择合适的缝合方法和缝线，确保皮肤的美观和愈合。②阴道裂伤修补：阴道壁的裂伤也需要及时进行修补。对于Ⅰ度和Ⅱ度阴道裂伤，医生会用细小的可吸收缝线进行缝合。缝合前医生会先将阴道内的积血和分泌物清除干净，然后用镊子或持针器将裂伤的边缘对齐。缝合时，要注意避免损伤周围组织，如尿道、膀胱等。同时，要确保缝合的紧密性和牢固性，避免出现阴道瘘等并发症。缝合完毕后，医生会再次检查阴道内是否有出血点和残留的缝线，确保手术的安全和成功。

（2）Ⅲ度和Ⅳ度裂伤修补：①肛门括约肌修复：对于累及肛门括约肌的Ⅲ度和Ⅳ度裂伤，修复过程较为复杂。首先，医生需要分层修复肛门括约肌。在缝合肛门括约肌之前，医生会先将肛门周围的组织清理干净，然后用镊子或持针器将肛门括约肌的断端对齐。缝合时，要使用可吸收缝线进行间断缝合，确保缝合的牢固性和密封性。缝合完毕后要进行肛门指检，检查肛门括约肌的功能是否恢复正常。然后，医生会修补会阴体和阴道壁。会阴体的修复对于恢复肛门的正常位置和功能至关重要。在缝合会阴体时，要注意缝合的深度和张力，避免过紧或过松。阴道壁的修复方法与Ⅰ度和Ⅱ度裂伤的修复方法类似，可使用可吸收缝线进行缝合，确保阴道的完整性和功能。②直肠修复：对于累及直肠黏膜的Ⅳ度裂伤，需进一步进行直肠壁的缝合。在缝合直肠壁之前，医生会先将直肠内的粪便和分泌物清除干净，然后用镊子或持针器将直肠黏膜的断端对齐。缝合时，可使用可吸收缝线进行间断缝合，确保缝合的牢固性和密封性。同时，要避免损伤直肠周围的组织，如膀胱、子宫等。缝合完毕后，要进行直肠指检，检查直肠的通畅性和功能是否恢复正常。为了防止肠内容物外溢和严重感染，医生还会在手术过程中采取一些预防措施，如放置引流管、使用抗生素等。

3. 宫颈裂伤修补

宫颈裂伤通常使用可吸收缝线沿子宫颈的裂口进行缝合。缝合前医生会先将子宫颈周围的血液和分泌物清除干净，然后用镊子或持针器将子宫颈裂口的边缘对齐。缝合时，要注意避免进一步损伤子宫颈组织，选择合适的缝合方法和缝线，确保裂伤完全闭合。同时，要确保子宫颈血供恢复正常，避免出现子宫颈缺血坏死等并发症。缝合完毕后，医生会再次检查子宫颈的外观和功能，确保手术的成功。

四、术后护理

1. 出血监测

术后对产妇的出血情况进行密切监测是至关重要的环节。会阴、阴道及宫颈裂伤修补术后，尽管手术对裂伤部位进行了缝合，但仍存在继续渗血的风险。这是因为分娩过程中对周围组织造成的损伤可能影响到血管的完整性，即使进行了缝合，也可能由于多种原因导致出血未能完全停止。医护人员需要通过密切观察产妇的生命体征、伤口敷料的渗血情况，以及阴道出血量等指标来判断是否存在继续出血的情况。例如，观察产妇的血压、心率等生命体征，若出现血压下降、心率加快等异常情况，可能提示有出血的发生。同时，检查伤口敷料，如果发现敷料上有明显的渗血，或者阴道出血量较多，超过正常恶露的量，就需要引起高度重视。如果发现出血较多，必须及时处理。这可能包括重新对出血部位进行检查，确定出血的原因，如是否有血管未结扎好、缝合线松动等问题。根据具体情况，可能需要重新缝合出血部位，或者采取其他止血措施，如使用止血药物、局部压迫等。及时处理出血可以避免产妇因失血过多而出现贫血、休克等严重后果，保障产妇的生命安全。

2. 感染预防

（1）使用抗生素：术后可根据需要使用广谱抗生素预防感染。特别是对于Ⅲ度和Ⅳ度裂伤患者，由于裂伤程度较为严重，涉及肛门括约肌等重要组织，感染的风险相对更高。广谱抗生素可以有效地抑制多种细菌的生长，降低感染的发生风险。在选择抗生素时，医生会根据患者的具体情况，如身体状况、变态反应史等，选择合适的药物。同时，医生还会考虑药物的安全性和有效性，确保在预防感染的同时，不会对产妇和胎儿造成不良影响。例如，对于一些有变态反应史的产妇，医生会选择不会引起变态反应的抗生素。在使用抗生素的过程中，医生还会密切观察产妇的反应，如是否有变态反应、胃肠道不适等不良反应，及时调整治疗方案。

（2）会阴护理：保持会阴部的清洁和干燥是预防感染的重要措施。分娩后会阴部会有恶露排出，恶露是细菌滋生的良好培养基，如果不及时清理，容易导致伤口感染。因此，产妇需要定期更换卫生巾，保持会阴部的清洁。更换卫生巾前要注意洗手，避免污染伤口。同时，还可以使用温水清洗会阴部，但要避免使用刺激性的清洁剂。此外，产妇还应注意保持会阴部的干燥，可以适当晾晒会阴部，避免长时间处于潮湿的环境中。如果会阴部出现红肿、疼痛、发热等感染症状，应及时就医，进行抗感染治疗。

3. 疼痛管理

术后可能会出现伤口疼痛，这是正常的生理反应。但如果疼痛过于剧烈，会影响产妇的休息和恢复，甚至可能导致分娩后抑郁等心理问题。因此，医生会开具适当的止痛药物，帮助缓解疼痛并促进伤口愈合。止痛药物的选择会根据产妇的具体情况进行，如疼痛的程度、产妇的身体状况、哺乳情况等。对于哺乳期的产妇，医生会选择对婴儿影响较小的止痛药物。同时，产妇应遵医嘱正确使用止痛药物。除了药物治疗外，还可以采取一些非药物治疗方法来缓解疼痛，如冷敷、热敷、按摩等。冷敷可以减轻伤口的肿胀和疼痛，热敷可以促进血液循环，加速伤口愈合。按摩可以放松肌肉，缓解疼痛。产妇可以根据自己的情况选择合适的方法来缓解疼痛。

4. 肛门功能恢复

对于肛门括约肌受损的患者，术后可能会建议进行特定的盆底肌功能训练，帮助恢复肛门括约肌的功能。肛门括约肌是控制排便的重要肌肉，一旦受损，可能会导致肛门失禁，严重影响患者的生活质量。盆底肌功能训练可以通过收缩和放松盆底肌，增强肌肉的力量和协调性，从而恢复肛门括约肌的功能。训练方法包括凯格尔运动等，产妇可以在医生的指导下进行训练。训练时要注意正确的方法和频率，避免过度训练导致肌肉疲劳。同时，还可以结合生物反馈等技术，帮助产妇更好地掌握训练方法，提高训练效果。在训练过程中，医生会定期对产妇的肛门功能进行评估，根据评估结果调整训练方案。如果经过一段时间的训练后，若肛门功能仍未恢复，可能需要进一步的治疗，如手术治疗等。

五、并发症与风险

1. 感染风险

如果在会阴、阴道及宫颈裂伤修补过程中无菌操作不严格或术后护理不当，就可能导致伤口感染。在修补手术中，严格的无菌操作是确保手术成功和减少并发症的关键。如果手术器械、手术区域或医务人员的手部消毒不彻底，细菌就有可能进入伤口，引发感染。例如，手术器械上残留的细菌可能在手术过程中直接污染伤口，导致感染的发生。术后护理不当也是感染的一个重要因素。如果产妇在术后没有保持伤口的清洁，如不及时更换卫生垫、不注意个人卫生等，就会增加感染的风险。此外，分娩后恶露的排出也可能污染伤口，如果不及时清理，也容易引发感染。伤口感染的症状包括伤口红肿、疼痛、发热、有脓性分泌物等。一旦出现这些症状，应及时就医，进行抗感染治疗。

2. 伤口裂开风险

由于伤口处于活动部位，很容易发生伤口裂开。会阴和肛门是人体活动较为频繁的部位，分娩后产妇的活动、排便等都可能对伤口造成压力，增加伤口裂开的风险。例如，产妇在分娩后过早地进行剧烈运动，或者在排便时用力过度，都可能导致伤口裂开。

此外，伤口愈合不良也是伤口裂开的一个重要原因。如果伤口在愈合过程中受到感染、营养不良等因素的影响，就可能导致愈合不良，增加伤口裂开的风险。伤口裂开的症状包括伤口疼痛加剧、有出血现象等。一旦发现伤口裂开，应立即就医，进行再次缝合或其他处理。

3. 慢性疼痛风险

部分产妇在伤口愈合后可能出现长期的会阴或阴道部位疼痛。这种慢性疼痛可能是由于伤口愈合不良、神经损伤、心理因素等多种原因引起的。例如，伤口在愈合过程中形成了瘢痕组织，瘢痕组织收缩可能会对周围的神经造成压迫，导致疼痛。此外，分娩过程中的神经损伤也可能导致慢性疼痛的发生。

心理因素也可能在慢性疼痛的发生中起到一定的作用。如果产妇在分娩过程中经历了严重的创伤，或者对分娩过程有恐惧、焦虑等情绪，都可能加重疼痛的感觉。对于慢性疼痛，需要进一步评估和治疗。医生可能会进行详细的检查，包括妇科检查、神经检查等，以确定疼痛的原因。根据不同的原因，采取相应的治疗措施，如物理治疗、药物治疗、心理治疗等。

六、预防措施

1. 会阴保护

通过控制分娩速度、指导产妇正确用力、使用会阴保护技术（如会阴侧切）可减少会阴裂伤的发生。如果分娩速度过快，胎儿对会阴的压力会突然增加，容易导致会阴裂伤。

医务人员可以通过适当的干预，如使用催产素抑制剂、让产妇在宫缩间歇期休息等，来控制分娩速度。指导产妇正确用力也是预防会阴裂伤的关键。如果产妇在分娩过程中用力不当，如过早用力、用力过猛等，也会增加会阴裂伤的风险。医务人员可以通过指导产妇在宫缩时正确呼吸、用力，来减少对会阴的压力。会阴侧切是一种常见的会阴保护技术。在某些情况下，如胎儿较大、分娩速度较快等，医务人员可能会选择进行会阴侧切，以减少会阴裂伤的发生。

2. 早期识别

分娩过程中，医务人员应密切观察并及时发现产道裂伤，尽早处理以防止伤口扩大或并发症发生。医务人员需要具备丰富的经验和专业知识，能够准确地判断产道是否有裂伤。在分娩过程中，医务人员可以通过观察产妇的会阴、阴道、子宫颈等部位的情况，以及胎儿的分娩情况，来判断是否有裂伤的发生。如果发现有裂伤，应立即进行处理。早期处理可以减少伤口的出血量、降低感染的风险，同时也可以避免伤口扩大，减少并发症的发生。

第十一章　新生儿常见疾病护理

第一节　新生儿一般护理常规

新生儿一般护理常规在新生儿的成长初期起着关键作用。这一系列基础护理措施旨在为新生儿提供全方位的照护，以确保其健康与舒适，同时积极预防感染并促进其生长发育。新生儿护理的目标明确且至关重要，即维护婴儿的生理稳定性。新生儿从母体的宫内环境来到宫外环境，面临着诸多挑战。护理人员通过精心的护理，如保持适宜的环境温度、湿度，确保新生儿的体温稳定，避免体温过高或过低对其身体造成不良影响。同时，严格的卫生措施有助于预防感染，包括勤洗手、保持婴儿用品的清洁等。

此外，促进生长发育也是新生儿护理的重要任务。通过合理的喂养方式，满足新生儿的营养需求，为其身体的快速生长提供充足的能量和养分。密切观察新生儿的生理指标和行为表现，及时发现潜在问题并采取相应措施，为新生儿顺利适应宫外环境创造良好条件，为其未来的健康成长奠定坚实基础。

一、体温管理

新生儿的体温管理在护理工作中占据着举足轻重的地位。这是因为新生儿的体温调节功能尚处于发育未完善的阶段，其体温极易受到周围环境温度的影响。一旦新生儿的体温出现异常，不仅会对其生长发育产生不良影响，还极有可能引发一系列的健康问题。因此，切实维持新生儿体温的稳定对于其健康状况而言至关重要。

1. 体温测量

体温测量是新生儿护理中的基础环节。在众多测量方法中，腋下测温最为常用。这种方法具有安全且不刺激的特点，同时测量结果也较为可靠。一般情况下，新生儿正常腋下体温处于 $36.5 \sim 37.4℃$ 之间。肛门测温虽然较腋下温度高 $0.3 \sim 0.5℃$，但由于其具有一定的刺激性，操作时需要格外谨慎。红外线额温仪虽然使用起来十分便捷，然而其测量结果受外界环境影响较大，因此需在稳定的环境中使用，以确保测量结果的准确性。

2. 温暖环境的维持

新生儿的体温调节能力相对较差，尤其是在出生后的 24 小时内，他们的体温更容易受到外界环境温度的波动影响。所以，保持适宜的环境温度成为确保新生儿体温稳定的关键因素。分娩室和育婴室的室内温度应维持在 $24 \sim 26℃$ 左右，湿度则应控制在 $55\% \sim 65\%$ 之间。在新生儿出生后，应尽快对其进行包裹保暖，以防止热量的散失。尤其需要注意新生儿头部的保暖，这是因为新生儿的头部面积相对较大，热量散失也较多。通过采取这些措施，可以为新生儿创造一个温暖舒适的环境，有助于维持其体温的稳定。

3. 皮肤接触与母婴同室

母婴皮肤接触和母婴同室是体温管理的有效方法。母婴皮肤接触，特别是"袋鼠护理"可以通过母亲体温调节新生儿体温，维持热平衡。母婴同室则有助于护理人员和家属及时发现新生儿的体温异常，及时处理。

二、清洁与皮肤护理

新生儿的皮肤柔嫩，角质层薄，屏障功能尚未完全建立，容易受到感染和刺激，因此皮肤护理需要格外小心谨慎。

1. 沐浴护理

新生儿在出生 24 小时后可以开始进行简单的沐浴。在这个阶段，新生儿的身体较为脆弱，需要特别注意护理方法。在脐带未脱落之前，为了避免脐带感染，建议用湿毛巾擦拭身体，以保持皮肤清洁。使用温水和婴儿专用的温和清洁剂进行擦拭，水温应严格控制在 37℃左右。这个温度接近新生儿的体温，既不会让新生儿感到过热或过冷而产生不适，也能有效地清洁皮肤。过热的水温可能会烫伤新生儿的皮肤，过冷的水温则可能导致新生儿着凉。同时，婴儿专用的温和清洁剂能够避免对新生儿娇嫩的皮肤造成刺激。

2. 皮肤保护

选择柔软、吸水性好的棉质衣物对于新生儿的皮肤保护至关重要。棉质衣物质地柔软，不会摩擦新生儿的皮肤，减少了皮肤受损的风险。同时，其良好的吸水性可以保持新生儿的皮肤干爽。避免使用刺激性洗涤剂清洗新生儿的衣物，因为刺激性洗涤剂可能会残留在衣物上，接触新生儿的皮肤后引发变态反应或刺激反应。频繁更换尿布也是皮肤护理的重要环节。新生儿的排尿和排便较为频繁，保持臀部干燥可以有效防止尿布疹的发生。如果发现臀部有发红现象，可涂抹护臀膏或氧化锌软膏，这些产品能够在皮肤表面形成一层保护膜，减少尿液和粪便对皮肤的刺激。

三、脐带护理

新生儿脐带护理非常重要，护理不当可能会导致脐带感染（脐炎）。

1. 清洁脐部

在脐带脱落前，务必保持脐带部位的干燥和清洁。新生儿出生后，脐带残端作为开放性创口，若处于潮湿或不洁环境，极易成为细菌滋生的温床，进而引发感染。建议使用75% 乙醇或医用碘伏擦拭脐带根部，能够起到有效的消毒杀菌作用，每日 2 次，有助于维持脐带部位的清洁状态，为脐带的正常脱落和愈合营造良好的环境。同时，应避免脐带沾水，例如在新生儿沐浴时，可采用塑料薄膜或干毛巾盖住脐部，防止水分接触脐带，降低感染风险。

2. 观察脐部

仔细检查脐部有无红肿现象，红肿通常是炎症反应的表现之一，提示脐带可能已经受到感染。观察脐部有无渗液情况，若出现黄色或脓性渗液，这也是感染的明显迹象。留意脐部有无异味产生，异味的出现同样表明可能存在感染问题。一旦发现上述感染迹象，应立即就医，以便进行及时、专业的诊断和治疗。

四、喂养管理

母乳是新生儿的最佳营养来源，建议尽早开始母乳喂养。

1. 母乳喂养

分娩后 1 小时内开展早期母乳喂养具有多方面的重要意义。首先，这一举措能够有效地刺激母乳分泌。新生儿的吸吮动作可以向母体传递特定的信号，促使母体的生理机制启动，进而分泌出更多的乳汁，为后续持续的母乳喂养提供坚实的基础。其次，早期母乳喂养对于促进母婴关系的建立起着关键作用。在这个过程中，母婴之间通过亲密的肌肤接触以及互动交流，能够逐渐建立起深厚而独特的情感联系。这种情感纽带不仅对新生儿的心理健康发展至关重要，也有助于增强母亲对育儿的信心和责任感。按需哺乳是母乳喂养的重要原则之一，一般每 2 ～ 3 小时喂养 1 次。这样的喂养频率能够确保新生儿每日获得足够的营养摄入，以满足其处于快速生长发育阶段的身体需求。由于新生儿在不同的生长阶段具有不同的食欲和消化能力，按需哺乳能够根据其实际的生理需求，为其提供恰当而及时的营养支持。

2. 人工喂养

如果母乳不足或者由于某些特殊情况无法进行母乳喂养，选择适合新生儿的配方奶粉便成为一种必要的替代方案。在选择配方奶粉时，应严格按照其使用说明进行调配。不同阶段的新生儿对于营养的需求存在差异，正确的调配比例能够确保配方奶粉为新生儿提供均衡的营养成分。

在进行人工喂养时，务必注意保持奶瓶、奶嘴的清洁卫生。每次喂养前应将奶瓶进行严格的消毒处理，以防细菌滋生。这是因为新生儿的免疫系统尚未完全发育成熟，容易受到外界细菌的侵袭，而不洁的食物摄入可能会引发严重的感染。可采用高温蒸煮等有效的消毒方法，确保奶瓶、奶嘴达到卫生标准，从而为新生儿的健康提供可靠的保障。

五、排泄管理

新生儿出生后 24 小时内应排出胎便，之后每日大便数次，尿量也逐渐增多。这一过程对于评估新生儿的健康状况至关重要。

1. 观察尿便

（1）胎便：新生儿的第一天胎便呈黑绿色，这是由于胎儿在母体内吞食了羊水、胎脂等物质所形成的特殊粪便。随着时间的推移，胎便会逐渐转为黄色或绿色，这标志着新生儿的消化系统开始正常运转。

（2）小便：正常情况下，新生儿每日小便 6 ～ 8 次。排尿应清亮、无异味，这表明新生儿的泌尿系统功能正常。观察尿液颜色是判断婴儿是否脱水的重要指标之一。如果尿液颜色较深，可能提示婴儿水分摄入不足，有脱水的风险。此时，应及时增加母乳喂养或配方奶喂养的次数，以确保婴儿获得足够的水分。

2. 尿布更换

及时更换尿布对于保持新生儿的皮肤清洁和健康至关重要。每次排尿或排便后，应立即清洗臀部。用温水轻轻擦拭，避免用力过猛损伤新生儿娇嫩的皮肤。清洗后，要确保臀部彻底晾干后再换上新的尿布。这样可以减少尿布疹的发生风险。尿布疹是由于尿液和粪便长时间刺激皮肤所引起的炎症反应，表现为臀部皮肤发红、瘙痒等症状。保持臀部干燥，选择透气性好的尿布，也有助于预防尿布疹的发生。同时，家属应密切观察新生儿的尿便情况，如有异常应及时咨询医生。

六、睡眠管理

新生儿每日需要大量睡眠，通常每日睡眠时间约为 16～18 小时。为确保新生儿良好的睡眠质量和安全，需注意以下方面。

1. 睡眠环境

应提供安静、舒适、温暖的睡眠环境。安静可减少外界干扰，让新生儿更好地进入深度睡眠状态。舒适的睡眠环境要求床垫坚实，这有助于为新生儿柔软的身体提供良好支撑，避免因床垫过软导致身体下陷影响骨骼发育。同时，避免使用枕头和过多的被褥，因为新生儿颈部生理弯曲尚未形成，使用枕头可能影响呼吸和颈部发育，过多被褥则会增加窒息风险。保持适宜的室温也很关键，一般应在 24～26℃，避免过度保暖，以防婴儿过热而影响睡眠和身体健康。

2. 安全睡姿

新生儿应以仰卧姿势睡觉，这能有效预防婴儿猝死综合症（SIDS）。侧卧时，新生儿在睡眠中翻身会变成俯卧位；俯卧会直接压迫胸部和腹部，影响呼吸，增加窒息风险，大大提高 SIDS 的发生概率。因此，为确保新生儿睡眠安全，应始终保持仰卧睡姿。

第二节　新生儿黄疸的护理

新生儿黄疸的护理至关重要，因为新生儿黄疸是由于体内胆红素水平升高导致皮肤和巩膜发黄的常见现象。虽然多数新生儿出现的是生理性黄疸，不需要特殊处理，但部分可能发展为病理性黄疸，需要密切监测和及时干预。护理的目标是监测黄疸的进展，预防严重并发症，促进新生儿顺利恢复。

一、黄疸的分类

1. 生理性黄疸

生理性黄疸在新生儿中较为常见。通常在出生后 2～3 日出现，这是由于新生儿出生后，体内红细胞破坏增加，胆红素生成过多，而新生儿肝脏功能尚未完全成熟，对胆红素的代谢能力有限，从而导致胆红素在体内积聚，出现黄疸。在 4～5 日达到高峰，此时黄疸程度较为明显，但一般仍在正常范围内。

随后，随着新生儿肝脏功能的逐渐完善以及胆红素的排泄增加，黄疸在 7～10 日内逐渐消退。生理性黄疸一般为轻度黄疸，呈浅黄色，黄疸逐渐缓解的过程较为平稳，不伴有其他异常症状，通常无需特殊治疗。家属只需密切观察新生儿的皮肤颜色变化、精神状态和食欲等情况，确保黄疸按正常进程消退即可。

2. 病理性黄疸

病理性黄疸则与生理性黄疸有明显不同。出现时间较早，在出生后 24 小时内即出现黄疸，提示可能存在严重的病理情况，如新生儿溶血病、感染等。或者黄疸持续时间超过 2 周，也可能是病理性黄疸的表现。其特点是胆红素水平显著升高，黄疸程度较重，患儿皮肤可能呈金黄色甚至橙黄色。

同时，常伴有食欲减退、嗜睡、哭声微弱、发热等症状。这些症状表明新生儿的身体可能存在某些疾病，影响了胆红素的代谢和排泄。病理性黄疸需要及时治疗，否则可能会对新生儿的神经系统造成严重损害，甚至导致核黄疸等严重后果。医生会根据具体情况进行详细的检查，确定病因，并采取相应的治疗措施，如光疗、药物治疗等。

二、护理目标

新生儿黄疸是新生儿期常见的生理现象，但需密切观察其发展情况，以便及早发现病理性黄疸，防止其对新生儿健康造成不良影响。生理性黄疸通常在出生后 2～3 日出现，4～5 日达到高峰，1～2 周内逐渐消退，而病理性黄疸可能出现较早、持续时间较长或黄疸程度较重，如不及时处理，可能引发高胆红素血症，甚至导致严重的神经系统损害，如核黄疸。

护理中应注重积极促进胆红素排泄，通常可通过增加喂养次数来加速新生儿肠蠕动，促进胆红素随粪便排出。母乳喂养对于新生儿黄疸具有双重影响，一般情况下用乳喂养能促进胆红素代谢，但少数情况下引发母乳性黄疸。因此，护理人员需根据具体情况协调喂养方式，确保婴儿营养充足。同时，对于高风险的黄疸新生儿，如早产儿或家族有黄疸病史的婴儿，需加强监测黄疸的进展情况，并根据需要进行光疗等治疗措施，以减少胆红素在新生儿体内的积聚。

保持营养支持对于新生儿黄疸的护理至关重要。充分的营养摄入不仅能帮助新生儿增强免疫力、促进肝脏功能成熟，还能有效降低黄疸带来的不良影响。通过合理的护理和治疗，新生儿的黄疸状况能得到良好的控制，为其健康成长奠定坚实基础。

三、护理措施

1. 观察和监测

（1）观察皮肤颜色变化：在新生儿护理中，密切观察皮肤颜色变化是早期发现黄疸的重要方法。每日仔细检查新生儿的皮肤和巩膜状况至关重要。皮肤方面，尤其要重点关注胸部、面部和四肢等部位，因为这些部位的黄疸表现往往较为明显。

正常情况下，新生儿可能会有轻微的生理性黄疸，但如果黄疸从面部逐渐蔓延到四肢，且黄疸程度不断加重，这可能是病理性黄疸的征兆，应及时就医。护理人员和家属应学会辨别不同程度的黄疸，如轻度黄疸时皮肤可能呈现浅黄色，而重度黄疸时皮肤颜色会明显加深，甚至呈金黄色或橙黄色。通过日常的细致观察，可以及时发现黄疸的异常变化，为早期诊断和治疗提供依据。

（2）体温监测：每日测量体温是新生儿护理的常规操作之一。观察新生儿有无发热或低温情况对于判断其健康状况具有重要意义。发热可能提示感染，而感染是导致黄疸加重的常见因素之一。

正常新生儿的体温一般在 36.5～37.5℃之间，但由于新生儿的体温调节功能尚未完全发育成熟，其体温容易受到环境因素的影响。因此，在测量体温时应选择合适的体温计和测量方法，并确保测量结果的准确性。如果发现新生儿体温异常，应及时采取相应的措施，如调整环境温度、给予适当的降温或保暖措施等，必要时及时就医，以确定发热的原因。

（3）胆红素水平监测：对于有黄疸风险的婴儿，在医院内定期监测血清胆红素水平是非常必要的。特别是在病理性黄疸或存在高危因素时，如早产、低体重、母婴血型不合等，更应密切监测胆红素水平的变化。

血清胆红素水平的检测可以通过采集新生儿的血液样本进行实验室分析。医生会根据胆红素水平的高低及新生儿的具体情况判断黄疸的严重程度，并制定相应的治疗方案。监测胆红素水平的频率通常根据新生儿的病情和风险因素而定，可每日或每隔数小时进行一次检测。通过及时监测胆红素水平，可以有效地评估黄疸的发展趋势，为及时调整治疗措施提供依据。

2. 喂养护理

（1）母乳喂养：母乳喂养有助于促进新生儿肠道蠕动，这对于加速胆红素从肠道排出、减少胆红素的重吸收至关重要。母乳中含有丰富的营养成分和生物活性物质，能够促进新生儿的消化系统发育和功能完善。建议按需母乳喂养，即根据新生儿的需求进行喂养，每日喂养次数一般为 8～12 次。

在母乳喂养过程护理人员应指导产妇正确的哺乳姿势和方法，确保新生儿能够有效地吸吮母乳。同时，要观察新生儿的喂养情况，如吸吮力、吞咽情况、喂奶后的反应等，以判断喂养是否充足。如果母亲在母乳喂养过程中遇到问题，如乳汁分泌不足、乳头疼痛等，应及时寻求专业的帮助和支持。

（2）人工喂养：对于不能进行母乳喂养的婴儿，选择适当的配方奶是关键。应根据新生儿的年龄、体重和特殊需求，选择适合的配方奶。在进行人工喂养时，要严格按照配方奶的使用说明进行调配，确保配方奶的浓度和温度适宜。

每日定时喂养可以帮助建立规律的喂养习惯，确保新生儿获得充足的营养和水分。与母乳喂养一样，人工喂养也要注意观察新生儿的喂养情况，如喂奶量、消化情况、大便性状等。同时，要确保奶瓶、奶嘴的清洁卫生，每次喂养前应进行消毒处理，以防细菌感染。在喂养过程中，要注意给新生儿提供足够的水分摄入，这有助于促进胆红素排泄，减轻黄疸症状。

3. 光疗护理

（1）适应证：当新生儿的胆红素水平较高时，医生可能会建议进行光疗。光疗是一种通过蓝光照射皮肤，促进胆红素分解，加速其排泄的治疗方法。蓝光可以使胆红素分子发生结构变化，使其更容易从体内排出。光疗通常适用于血清胆红素水平达到一定程度的新生儿，具体的适应证由医生根据新生儿的病情和胆红素水平来确定。在进行光疗前，医生会对新生儿进行全面的评估，包括身体状况、黄疸程度、生命体征等，以确保光疗的安全性和有效性。

（2）护理要点：在光疗过程中，要确保新生儿裸露皮肤暴露在蓝光下。为了达到最佳的治疗效果，应尽量减少新生儿的衣物覆盖，使更多的皮肤暴露在蓝光下。同时，要用护目镜遮住新生儿的眼睛，以防止光线损伤眼睛。蓝光对眼睛有一定的刺激性，可能会导致视网膜损伤，因此必须采取有效的防护措施。

在光疗期间，要定期更换婴儿的体位，以确保光线均匀照射不同部位的皮肤。这可以避免某些部位的皮肤长时间受到光照而出现损伤，同时也能保证全身皮肤都能得到充分的治疗。此外，密切监测婴儿的体温也非常重要。光疗可能会导致皮肤蒸发增加，从而引发脱水和体温变化。如果发现婴儿体温过高或过低，应及时采取相应的措施，如调整光疗箱的温度、给予适当的降温或保暖措施等。同时，要注意婴儿的水分补充，因为光疗可能导致皮肤蒸发增加而引发脱水。可以通过增加喂养次数或给予适量的水分补充来维持婴儿的水分平衡。

4. 药物治疗

对于黄疸较重的病理性黄疸，医生可能会使用药物治疗。苯巴比妥是一种常用的药物，它可以促进肝脏对胆红素的代谢。在使用药物治疗时，必须严格遵医嘱给药。医生会根据新生儿的体重、病情和药物的特性，确定合适的药物剂量和给药方式。

护理人员应准确地执行医嘱，按时给新生儿服药，并密切观察药物的效果和不良反应。药物治疗可能会引起一些不良反应，如嗜睡、烦躁、皮疹等。如果发现新生儿出现异常症状，应及时通知医生进行处理。同时，要定期复查新生儿的胆红素水平，以评估药物治疗的效果。如果药物治疗效果不佳，医生可能会调整治疗方案或考虑其他治疗方法。

5. 换血治疗

（1）适应证：在严重高胆红素血症或光疗无效时，可能需要进行换血治疗。换血治疗是一种通过将新生儿体内含有高浓度胆红素的血液置换为新鲜血液，快速降低血液中的胆红素水平的治疗方法。换血治疗通常适用于血清胆红素水平极高、有发生胆红素脑病风险的新生儿。此项治疗需要在专科医院进行，由专业的医生和护士团队进行操作。在进行换血治疗前，医生会对新生儿进行全面的评估，包括身体状况、血型、血常规、凝血功能等，以确定是否适合进行换血治疗。

（2）护理要点：换血治疗的术前准备与术后监测应严格进行，以确保治疗的安全与有效性。术前，要做好新生儿的准备工作，如禁食、清洁皮肤、建立静脉通道等。同时，要准备好所需的血液制品和换血设备，并进行严格的消毒和检查。在换血过程中，要密切监测新生儿的生命体征，如心率、呼吸、血压、血氧饱和度等，以及血液的出入量和颜色变化。

换血治疗后，要继续密切观察新生儿的病情变化，如黄疸程度、体温、心率、呼吸、喂养情况等。同时，要定期复查血常规、胆红素水平、凝血功能等指标，以评估治疗效果和监测并发症的发生。换血治疗可能会引起一些并发症，如感染、贫血、低钙血症、高钾血症等。如果发现新生儿出现异常症状，应及时通知医生进行处理。

四、家庭护理建议

1. 观察症状

家属应持续密切观察新生儿的黄疸情况。黄疸加重是一个需要高度警惕的信号，可能意味着病情的恶化。拒奶表现可能反映出新生儿身体不适，影响了食欲。嗜睡则可能是神经系统受到影响的迹象，而呼吸急促可能提示存在呼吸系统或其他严重问题。一旦出现这些不适症状，应立即就医，以便医生进行详细的检查和诊断，及时采取相应的治疗措施，防止病情进一步发展对新生儿的健康造成严重威胁。

2. 阳光照射

对于轻微的黄疸，在早晨或傍晚时分适当让婴儿晒太阳具有一定的辅助治疗作用。此时的阳光较为柔和，避免了强光直射对新生儿皮肤的伤害。阳光中的蓝光成分可以促进胆红素的分解和排泄，有助于缓解黄疸。但要注意控制时间，不要让婴儿在阳光下暴露过久，防止晒伤。同时，应密切观察婴儿的反应，如有不适立即停止。

3. 保持新生儿的清洁

定期为新生儿洗澡对于保持其健康至关重要。洗澡可以保持皮肤干净，减少细菌滋生的机会。干净的皮肤有助于促进新陈代谢，对黄疸的消退也有一定的帮助。洗澡时要使用温和的婴儿沐浴产品，避免刺激新生儿娇嫩的皮肤。同时，要注意保暖，防止新生儿着凉。

4. 定期复查

出院后，根据医生的建议定期进行胆红素复查是非常必要的。特别是在黄疸持续不退的情况下，复查可以及时了解胆红素水平的变化，评估病情的发展。医生会根据复查结果调整治疗方案，确保新生儿的黄疸得到有效控制。家属应严格按照医生的要求，按时带新生儿进行复查，以便及时发现问题并采取相应的措施。

第三节　新生儿腹泻的护理

新生儿腹泻是新生儿期较为常见的症状之一，主要表现为大便次数明显增多，质地变稀，甚至呈水样便。新生儿腹泻的发生通常与胃肠道发育不成熟有关，特别是在早产儿和低出生体重儿中较为常见。此外，喂养不当（如过度喂养、过早引入固体食物）或母乳过敏也可能引发腹泻。而感染因素，如病毒性、细菌性或寄生虫感染，尤其是轮状病毒感染，也是引起新生儿腹泻的重要原因。

护理的主要目标是防止脱水和电解质紊乱，维持适当的营养支持，并促进新生儿消化系统的恢复。首先，应注意观察大便的性质和次数，及时发现脱水症状，如口干、皮肤弹性减弱、尿量减少等。鼓励持续母乳喂养，或使用适当的低乳糖配方奶，避免由于禁食引发的营养不良。同时，针对感染引起的腹泻，需根据医嘱使用抗感染药物。此外，还应提供足够的液体摄入，通过口服补液盐或静脉输液来恢复水电解质平衡。护理人员需密切监测体重和生命体征，确保新生儿的安全并促进其健康恢复。

一、腹泻的分类

1. 生理性腹泻

生理性腹泻在新生儿中较为常见，主要原因是新生儿胃肠道尚未发育完全。尤其是母乳喂养的新生儿，由于母乳中某些成分的影响，大便次数往往较多，且大便性状稀薄。这是因为新生儿的消化系统在出生后需要一段时间来逐渐适应外界的食物摄入和消化过程。在这个阶段，胃肠道的消化酶分泌相对不足，肠道蠕动较快，导致大便的频率和性状与成人有所不同。

生理性腹泻的大便通常呈黄色或黄绿色、软膏状。这种大便的质地较为柔软，没有明显的异味。同时，新生儿一般无其他不适症状，食欲良好，能够正常地吃奶和摄取营养，体重增长也处于正常范围，这表明新生儿的身体发育并未受到腹泻的影响。家属在面对新生儿生理性腹泻时通常无需过度紧张，只需密切观察新生儿的状态，保持臀部清洁，防止尿布疹的发生。

2. 病理性腹泻

病理性腹泻则是由多种原因引起的。胃肠道感染是常见的原因之一，可能是由细菌、病毒或真菌等病原体侵入新生儿的肠道，导致肠道炎症和功能紊乱。喂养不当也是引发病理性腹泻的重要因素，例如奶粉不耐受或过量喂养。奶粉不耐受可能是由于新生儿对某些奶粉中的成分过敏或消化不良，而过量喂养则会加重胃肠道的负担，引起腹泻。此外，过敏和先天性肠道疾病也可能导致病理性腹泻。过敏可能是对食物、药物或环境中的某些物质过敏，引起肠道免疫反应，导致腹泻。先天性肠道疾病如先天性巨结肠、肠旋转不良等，会影响肠道的正常功能，导致腹泻等症状。

病理性腹泻的特点是大便次数明显增多，质地稀薄或水样。与生理性腹泻不同，病理性腹泻的大便可能有异味，颜色也可能发生变化。同时，新生儿会伴有其他症状，如呕吐、发热、哭闹等。这些症状表明新生儿的身体出现了异常，需要及时就医。体重不增或脱水也是病理性腹泻的严重后果之一，需要引起高度重视。

二、护理目标

新生儿腹泻是新生儿期常见的消化道症状，表现为大便频次增多、质地变稀，甚至呈水样便。腹泻若未能得到及时、有效的处理，容易导致脱水和电解质失衡，严重时可危及生命。因此，护理的首要任务是合理补充水分和电解质，预防和纠正因腹泻引起的脱水状态。对于轻度脱水的新生儿，建议通过口服补液盐补充水分和电解质，而中重度脱水的患儿需在医生指导下进行静脉输液治疗，以确保水电解质平衡恢复至正常水平。

腹泻期间必须保持新生儿的营养摄入，以维持其生长发育所需的能量和营养支持。即使在腹泻时，母乳仍是最理想的喂养方式，不仅易于消化吸收，还能提供抗感染成分，帮助减轻腹泻症状。对于无法母乳喂养的患儿，可使用适当的低乳糖配方奶。护理中应采取少量多次喂养的方法，避免一次性喂养过多导致胃肠道负担加重。同时，建议根据新生儿的具体情况调整喂养频率，以确保胃肠功能逐步恢复。

合理的护理和营养支持对于新生儿腹泻的康复至关重要，可以保持水电解质平衡并促进正常胃肠功能的恢复，有助于减轻腹泻对新生儿的身体影响，保障其健康成长。护理人员需密切观察患儿的体液状况、体重变化以及大便性状，及时发现并处理可能出现的并发症，如脱水或营养不良，确保新生儿的生命体征平稳。

三、护理措施

1. 补充水分与电解质

（1）口服补液盐（ORS）：当新生儿腹泻严重时，在医生的专业指导下使用口服补液盐来补充水分和电解质是至关重要的举措。这是因为严重腹泻会导致新生儿体内大量水分和电解质丢失，若不及时补充，可能引发脱水等严重后果。口服补液盐的配比通常为1包溶于200mL水，在喂服时应遵循少量多次的原则，这样可以有效避免呕吐。每次给予少量的补液盐溶液，让新生儿的胃肠道逐步适应，既能保证水分和电解质的摄入，又能减少呕吐的风险。

（2）频繁喂奶：如果新生儿没有明显脱水或呕吐症状，可以继续进行母乳或配方奶喂养。对于维持新生儿的水分和电解质平衡而言，这是一种有效的方式。尤其是母乳喂养，在帮助腹泻婴儿恢复方面具有积极作用。母乳中富含抗体，这些抗体能够帮助新生儿对抗感染，同时母乳还能提供新生儿所需的营养和水分，有助于维持其身体的正常功能。

2. 调整喂养方式

（1）继续母乳喂养：在新生儿腹泻期间，母乳喂养通常是最佳选择。一般情况下不建议停止母乳喂养，因为母乳中的免疫物质有助于抵抗感染，并且能够为新生儿提供全面的营养和水分。母乳的成分易于消化吸收，不会给新生儿的胃肠道带来过多负担，有利于腹泻的恢复。

（2）配方奶喂养的调整：如果婴儿是配方奶喂养，在腹泻期间可能需要咨询医生调整奶粉种类。例如，可以选择低乳糖或抗腹泻配方奶粉。这是因为在腹泻时，新生儿的肠道功能可能受到影响，容易出现乳糖不耐受的情况。选择低乳糖或抗腹泻配方奶粉可以避免因乳糖不耐受而加重腹泻症状。

（3）避免过量喂养：在腹泻期间，应适当减少每次喂奶的量，同时增加喂奶次数。这样可以避免一次性喂食过多，加重新生儿的胃肠负担。新生儿的胃肠道在腹泻时较为脆弱，过多的食物摄入可能导致消化不良，进一步加重腹泻症状。

3. 观察病情

（1）大便变化：家属需要每日认真记录新生儿的大便次数、颜色、性状及有无血丝等情况。通过观察这些指标，可以及时了解腹泻的变化趋势，判断腹泻是在缓解还是加重。例如，如果大便次数逐渐减少、颜色恢复正常、性状变稠，且没有血丝出现，可能表明腹泻正在缓解；反之，则可能需要进一步采取措施。

（2）体重监测：腹泻期间，定期测量新生儿体重是非常重要的。体重的变化可以反映新生儿的营养状况和健康状态。如果出现体重下降或停止增长的情况，可能提示新生儿存在营养不良或其他健康问题。此时，需要及时调整喂养方案，确保新生儿获得足够的营养。

（3）尿量观察：注意观察新生儿的尿量也很关键。如果尿布干燥或尿量减少，可能提示新生儿出现了脱水症状。这是因为腹泻会导致水分丢失，而尿量减少是身体缺水的一个重要表现。一旦发现尿量减少，应及时采取措施补充水分和电解质。

4. 保持皮肤清洁与护理

（1）及时更换尿布：腹泻时，新生儿的大便较为频繁，因此需要勤更换尿布。避免长时间让新生儿的皮肤接触粪便，以防止尿布疹或皮肤感染的发生。及时更换尿布可以保持新生儿的皮肤清洁干燥，减少细菌滋生的机会。

（2）臀部护理：每次排便后，使用温水清洗新生儿的臀部是必要的步骤。确保皮肤干净后，轻轻拍干，避免用力擦拭，以免损伤新生儿娇嫩的皮肤。可以使用护臀膏或氧化锌软膏保护皮肤，这些产品可以在新生儿的皮肤表面形成一层保护膜，有效预防尿布疹的发生。

5. 预防并发症

（1）防止脱水：脱水是腹泻最常见的并发症之一。家属需要密切观察新生儿的精神状态、眼窝是否凹陷、口唇是否干燥等脱水症状。如果发现新生儿出现精神萎靡、眼窝凹陷、口唇干燥等情况，应立即采取措施补充水分和电解质，防止脱水进一步加重。

（2）营养不足：长时间腹泻可能导致新生儿营养不良。因此，需要密切关注体重增长情况，及时调整喂养方案。如果发现新生儿体重增长缓慢或停止增长，应咨询医生，调整饮食结构，增加营养摄入，以保证新生儿的正常生长发育。

四、家庭护理建议

1. 保持环境卫生

在婴儿腹泻期间，维持其周围环境的清洁至关重要。婴儿的免疫系统尚未完全发育成熟，对细菌和病毒的抵抗力较弱。由于奶瓶、奶嘴等喂养工具需要直接与婴儿的口腔接触，若不保持清洁，极易滋生细菌，进而加重腹泻症状。因此，这些喂养工具需每日进行严格消毒。可以采用高温蒸煮、专用消毒器等方式进行消毒，确保杀死可能存在的细菌和病毒。同时，婴儿的床铺、衣物等也应保持干净整洁，定期更换和清洗，为婴儿创造一个卫生、舒适的生活环境。

2. 家属的手部卫生

家属在接触婴儿前，务必做好手部卫生。手是传播细菌和病毒的重要途径，家属在日常生活中会接触各种物品，可能携带大量的病原体。如果不洗手就接触婴儿，很容易将细菌通过手传递给婴儿，尤其是婴儿腹泻期间身体较为虚弱，更容易受到感染。家属应养成良好的洗手习惯，使用肥皂和流动水认真洗手，特别是在处理婴儿的粪便、更换尿布后，以及准备食物前等关键环节。

3. 饮食调整

对于进行母乳喂养的母亲来说，在婴儿腹泻期间，自身的饮食调整尤为重要。母亲的饮食会直接影响乳汁的质量，进而影响婴儿的健康。母亲应注意保持饮食清淡，避免食用辛辣、刺激性食物。这些食物可能会通过乳汁传递给婴儿，刺激婴儿的胃肠道，加重腹泻症状。此外，母亲还应避免食用生冷食物、油腻食物等，多摄入富含营养、易于消化的食物，如蔬菜、水果、瘦肉、鱼类等，以保证乳汁的质量和营养成分，为婴儿提供充足的营养支持，促进婴儿的身体恢复。

第四节　新生儿胃食管反流的护理

新生儿胃食管反流（GER）是一种常见的现象，指胃内容物逆流进入食管，可能导致新生儿出现吐奶、溢奶、呕吐等症状。多数情况下，胃食管反流属于发育过程中的一部分，随着新生儿胃肠系统的发育，症状会逐渐减轻和消失。但在某些情况下，反流过于频繁或引起并发症（如反流性食管炎或呼吸问题），则需要特殊护理和处理。

一、护理目标

促进新生儿的营养摄入对于其生长发育至关重要，其中喂养姿势和方法的调整可以显著减少胃内容物反流的发生。正确的喂养姿势不仅能帮助新生儿有效摄入营养，还能减少因反流导致的吸入性肺炎、食管炎等并发症的风险。建议在喂养时将新生儿的头部和上半身保持适度抬高，呈 $30° \sim 45°$ 的倾斜角度，这有助于减少胃食管反流的发生。同时，喂养后将新生儿竖直抱起拍背，帮助其排气，避免胃内空气压迫引发反流。

在喂养方法上，建议采用少量多次喂养的策略，这样可以减少一次性大量摄入对胃部的压力，降低反流的可能性。此外，应注意调整喂奶速度，避免过快或过慢的喂养节奏，过快可能导致吸入过多空气，过慢则可能引发新生儿疲劳、哭闹，从而增加反流的风险。

针对有反流倾向的新生儿，护理中还应密切观察其进食后的反应，如有无哭闹、烦躁或呕吐的表现。这些症状若持续出现，需及时调整喂养姿势或喂养方式。同时，建议喂养后避免立即平卧，可让新生儿保持竖直或轻微倾斜的体位约30分钟，以减少胃食管反流发生的可能性。

通过合理调整喂养姿势和方法，营造良好的进食环境，不仅可以确保新生儿的营养摄入效率，还能有效预防与反流相关的并发症，保障其胃肠道功能的正常运作，促进其健康成长。

二、护理措施

1. 喂养管理

（1）少量多餐：在新生儿喂养过程中，采取少量多餐的方式具有重要意义。减少每次的喂奶量，能够降低胃内一次性容纳的奶液量，从而减轻胃内容物的压力。增加喂奶次数，如每2～3小时喂1次，可以保证新生儿在总体摄入量不变的情况下，避免因一次摄入过多奶液而引发反流。这种喂养方式有助于新生儿的消化系统更好地适应食物的摄入，减少反流的发生风险。同时，家属需要密切观察新生儿在少量多餐喂养过程中的反应，如是否有哭闹、不安等表现，以便及时调整喂养策略。

（2）适当调整奶粉：对于使用配方奶的新生儿，如果出现频繁的反流现象，可能需要在医生的专业指导下选择抗反流配方奶粉。这些配方奶粉通常较为浓稠，其特殊的配方设计能够减少反流的发生。抗反流配方奶粉中的成分可能经过调整，以更好地适应新生儿的消化系统特点。在选择和使用抗反流配方奶粉时，家属应严格遵循医生的建议，注意观察新生儿的反应，如是否有变态反应、消化不良等症状。同时，要确保奶粉的冲调方法正确，避免因冲调不当而影响奶粉的效果。

（3）避免喂食后立即平卧：喂奶后让新生儿立即平躺是不可取的做法，因为这会增加反流的风险。建议在喂奶后保持新生儿竖直抱姿或半坐卧姿势，持续20～30分钟。这种姿势有助于胃内容物顺利下行，减少反流的可能性。在保持竖直抱姿时，要注意支撑好新生儿的头部和颈部，避免其晃动或受伤。半坐卧姿势可以通过使用合适的婴儿靠垫或调整婴儿床的角度来实现。家属还可以在这个过程中与新生儿进行互动，如轻轻抚摸其背部，给予安抚，促进亲子关系的发展。

2. 喂养姿势调整

（1）竖抱喂奶：喂奶时将新生儿抱在稍微直立的位置是一种有效的预防反流的方法。与完全平躺相比，这种姿势有助于奶液顺利进入胃中，减少反流的发生。建议头部高于身体，保持30°～45°角。在竖抱喂奶过程中，要确保新生儿的头部、颈部和脊柱得到良好的支撑，避免因姿势不当而对其身体造成伤害。同时，要注意观察新生儿的吞咽情况，确保奶液能够顺畅地进入胃中，而不是流入呼吸道。

（2）喂奶后竖抱排气：每次喂奶后竖抱新生儿并轻拍背部，对于减少胃内空气引起的反流至关重要。轻拍背部可以帮助新生儿排出胃内的空气，降低胃内压力，从而减少反流的发生。在轻拍背部时，要注意力度适中，避免过于用力。可以使用空心掌，从新生儿的背部下方开始，轻轻向上拍打，直到听到新生儿打嗝为止。如果新生儿在一段时间内没有打嗝，也不要过于强求，可以继续保持竖抱姿势一段时间，让空气自然排出。

（3）侧卧位抬高床头：将新生儿放置侧卧位或头高脚低的姿势，并在床头放置一个

15°～30°的坡垫，能够利用重力作用使胃内容物更难逆流。侧卧位可以让新生儿的身体处于较为舒适的状态，同时也有助于减少反流的发生。在放置坡垫时，要确保其稳固性，避免坡垫滑动导致新生儿的位置发生变化。家属还可以定期检查新生儿的睡眠姿势，确保其始终保持在安全且有利于减少反流的位置。

3. 保持适宜的喂奶速度

（1）奶瓶喂养时：选择合适流速的奶嘴对于避免新生儿吸入过多空气至关重要。不同年龄段的新生儿需要不同流速的奶嘴，家属应根据新生儿的年龄和吸吮能力选择合适的奶嘴。确保奶液流速适中，避免流速过快导致新生儿吸入过多空气，引发胀气和反流。同时，在奶瓶喂养过程中，要注意保持奶瓶的倾斜角度，使奶液充满奶嘴，避免新生儿吸入空气。

（2）母乳喂养时：调整喂养时间和节奏也是预防反流的重要措施。母乳喂养的母亲可以观察新生儿的吸吮情况，避免过快或过长时间的哺乳。过快的哺乳可能导致新生儿吞咽不及时，容易吸入空气；过长时间的哺乳则可能使新生儿过度疲劳，影响消化功能。母亲还可以尝试改变体位，寻找婴儿最舒适且不易反流的姿势。例如，可以尝试侧卧哺乳、坐式哺乳等不同的姿势，观察新生儿的反应，选择最适合的喂养姿势。

4. 观察大便和体重

（1）体重监测：定期监测新生儿的体重增长情况是评估其生长发育和营养状况的重要手段。确保反流没有影响婴儿的生长发育至关重要。如果体重不增或出现下降，可能提示反流影响了营养摄入，需要进一步干预。家属可以使用婴儿体重秤定期测量新生儿的体重，并记录下来，与标准生长曲线进行对比。如果发现体重增长异常，应及时咨询医生，调整喂养策略或采取其他治疗措施。

（2）大便观察：注意新生儿的排便情况也有助于判断其消化功能和喂养方式是否合适。如果伴有便秘或大便性状异常，如大便变硬或颜色异常，可能需要调整喂养方式或奶粉种类。便秘可能是由于奶液浓度过高、摄入水分不足等原因引起的，而大便性状异常可能提示消化不良或其他健康问题。家属应密切观察新生儿的大便次数、颜色、形状和质地等方面的变化，并及时向医生反馈，以便医生做出准确的诊断和治疗建议。

三、症状管理

1. 反流引发的不适

（1）缓解哭闹：新生儿胃食管反流常常会带来反酸、疼痛等不适感受，这会使新生儿处于烦躁不安的状态。此时，家属应采取适当的安抚措施。竖抱是一种有效的方式，将新生儿竖直抱起，使其头部靠在家属的肩膀上，这样可以利用重力作用减少胃内容物的反流。

同时也能给新生儿带来安全感。轻柔拍背也有助于缓解不适，家属可以用手掌轻轻拍打新生儿的背部，从下往上，力度要适中，这可以帮助新生儿排出胃内的气体，减轻胃部压力。通过这些方法，可以缓解新生儿的烦躁情绪，使其逐渐平静下来。

（2）避免紧身衣物：在为新生儿选择衣物和包裹时，应避免过于紧身的款式。尤其是腹部位置，过紧的衣物或包裹会增加胃部压力，从而导致反流加重。新生儿的身体较为娇嫩，腹部的压力增加可能会影响消化系统的正常功能。因此，应选择宽松、舒适的衣物，确保新生儿的身体能够自由活动，同时也不会对胃部造成不必要的压力。

2. 反流引发的呼吸问题

（1）注意呼吸道问题：有些新生儿胃食管反流可能会引发吸入性呼吸道感染。这是因为反流的胃内容物可能会误吸入呼吸道，从而导致咳嗽、喘息、气促等症状。家属应密切观察新生儿的呼吸情况，一旦发现这些症状反复出现，应及时就医。

医生可以通过详细的检查和诊断，确定是否存在呼吸道感染，并采取相应的治疗措施。同时，对于有胃食管反流的新生儿，医生也可以根据具体情况调整喂养方案和治疗方法，以减少反流对呼吸道的影响。

（2）保持良好的空气环境：在婴儿睡觉时，确保空气流通至关重要。良好的空气环境可以减少婴儿因反流引发的呼吸问题。保持室内空气新鲜，可以通过开窗通风、使用空气净化器等方式实现。

同时，要注意避免室内温度过高或过低，保持适宜的湿度，这有助于婴儿的呼吸道保持湿润，减少呼吸道感染的风险。此外，婴儿的睡眠姿势也很重要，可适当抬高婴儿的头部，以减少反流物进入呼吸道的可能性。

四、预防措施

1. 母亲饮食调整

对于母乳喂养的母亲而言，饮食调整对缓解婴儿的反流症状起着重要作用。某些刺激性食物，如咖啡因、辛辣食物、巧克力等，可能会通过乳汁传递给婴儿，进而影响婴儿的反流症状。咖啡因具有兴奋作用，可能会刺激婴儿的神经系统，导致其肠胃功能紊乱，加重反流。辛辣食物会使乳汁带有刺激性味道，可能刺激婴儿的胃肠道，引起不适和反流。巧克力中含有可可碱等成分，可能对婴儿的神经系统和消化系统产生不良影响，增加反流的发生概率。因此，母乳喂养的母亲应谨慎选择食物，避免摄入这些可能加重婴儿反流症状的刺激性食物，以保证乳汁的质量和安全性，为婴儿的健康成长提供良好的营养环境。

2. 减少吸入空气

在喂养过程中，减少婴儿吸入空气是缓解反流症状的重要措施。喂养时应避免让婴儿吸入过多空气，因为过多的空气进入胃肠道会增加胃部压力，容易导致反流。母乳喂养时，母亲应确保婴儿含住乳晕，而不仅仅是乳头。这样可以使婴儿的吸吮更加有效，减少空气的吸入。

同时，母亲的哺乳姿势也很重要，应保持舒适的姿势，让婴儿的头部稍高于身体，有助于乳汁的顺利流入。对于奶瓶喂养的情况，应选择防胀气奶瓶或使用防胀气奶嘴。这样可以有效地减少空气在喂养过程中的进入，降低婴儿胃肠道内的气压，从而减少反流的发生。此外，喂奶时要注意奶瓶的倾斜角度，确保奶液充满奶嘴，避免婴儿吸入空气。

五、家庭护理建议

1. 保持喂养节律

对于新生儿来说，保持喂养节律至关重要。家属需制定规律的喂养计划，有助于新生儿建立良好的消化秩序。新生儿的胃肠道功能尚未完全发育成熟，较为脆弱敏感。如果喂养过量，会使胃肠道负担过重，可能导致消化不良、腹胀、呕吐等不适症状。而喂养过少则无法满足新生儿快速生长发育的营养需求，可能影响其体重增长和身体发育。

因此，家属应根据新生儿的年龄、体重和需求，合理安排喂养时间和奶量。例如，刚出生的新生儿可能需要每 2 ～ 3 个小时喂养 1 次，随着年龄的增长，喂养间隔可以逐渐延长。同时，要注意观察新生儿的饥饿和饱足信号，如哭闹、吸吮手指等表示饥饿，拒绝吃奶、转头等表示饱足。通过制定规律的喂养计划，确保新生儿的胃肠道处于良好的工作状态，减少不适的发生。

2. 定期就医

如果婴儿出现反流加重、无法维持正常体重增长、频繁呕吐或反流引发呼吸困难等情况，应及时带婴儿就医。这些症状可能是某些疾病的表现，需要进行进一步的检查和治疗。反流加重可能是胃肠道功能紊乱、食管括约肌松弛等问题的信号。

无法维持正常体重增长可能是由于喂养不当、消化不良、吸收障碍或其他疾病导致营养摄入不足。频繁呕吐可能是胃肠道感染、变态反应、先天性疾病等的症状。而反流引发呼吸困难则可能是由于反流物进入呼吸道，引起呼吸道梗阻或炎症。医生会通过详细的问诊、体格检查和必要的实验室检查，确定婴儿的病因，并制定相应的治疗方案。

第五节　新生儿感染性肺炎的护理

新生儿感染性肺炎是一种严重的呼吸系统疾病，通常由细菌、病毒或真菌感染引起，可能发生在出生前、出生时或出生后。由于新生儿免疫系统尚未发育完善，感染性肺炎可能快速进展，影响呼吸和全身健康。护理的目标是确保呼吸功能正常，防止并发症，并帮助新生儿尽快恢复健康。

一、护理目标

保持新生儿呼吸道通畅对于其生命体征的稳定和健康至关重要，尤其是在早产儿或患有呼吸系统疾病的新生儿中，确保其呼吸道的畅通有助于提供充足的氧气供应，维持正常的血氧饱和度，防止缺氧导致的脑损伤及其他器官功能障碍。护理过程中应密切关注新生儿的呼吸情况，及时清除呼吸道分泌物，必要时通过吸引装置或物理排痰手段保持气道通畅，防止因痰液积聚导致的呼吸困难。

在护理高风险新生儿时，预防呼吸衰竭至关重要。呼吸衰竭可能因多种原因引发，如呼吸道阻塞、感染或早产肺发育不成熟等。因此，需通过监测呼吸频率、胸廓起伏、血氧饱和度等生命体征，及时发现呼吸功能减弱的迹象。对于有呼吸窘迫症状的新生儿，应立即给予相应的氧疗，确保其获得足够的氧气供应。

同时，护理人员还需警惕并发症的发生，如败血症、肺炎等感染性疾病，这些疾病不仅会加重呼吸系统负担，还可能对全身健康造成严重影响。定期监测新生儿的体温、血象等指标，以便及早发现感染迹象，并在医生指导下给予适当的抗感染治疗。

在确保呼吸道通畅的同时，促进新生儿的营养摄入也是护理的重要环节。充足的营养摄入不仅能维持新生儿的体力，还能增强其免疫功能，有助于抵御感染和疾病的侵袭。通过合理的喂养方法，确保新生儿获得所需的营养和能量，结合科学的治疗方案和护理措施，护理人员可以为新生儿的健康成长提供强有力的支持，助其顺利度过关键的发育期。

二、护理措施

1. 呼吸道管理

（1）保持呼吸道通畅：在新生儿感染性肺炎的护理中，保持呼吸道通畅是至关重要的环节。使用吸痰管清理新生儿的呼吸道是常用的方法之一，尤其是当新生儿有大量痰液时，及时清理痰液可以有效防止呼吸道阻塞，从而避免窒息的发生。

在进行吸痰操作时，必须严格遵循无菌操作原则，这是为了防止二次感染的发生。护理人员应使用无菌的吸痰管，并在操作前进行严格的手部消毒。吸痰的过程应轻柔、迅速，避免对新生儿的呼吸道造成损伤。同时，要密切观察新生儿的反应，如面色、呼吸等，一旦出现异常应立即停止操作，并通知医生进行处理。

（2）体位护理：保持新生儿合适的体位对于呼吸道管理也非常重要。半卧位或侧卧位有助于减少痰液在呼吸道的聚集，从而保持呼吸道的通畅。护理人员应定期帮助新生儿翻身，避免长时间保持同一姿势。翻身可以促进肺部的血液循环，有利于痰液的排出，同时也可以预防压疮的发生。在翻身过程中，要注意动作轻柔，避免对新生儿造成不必要的伤害。

（3）湿化空气：使用加湿器维持适度的空气湿度可以帮助湿润新生儿的呼吸道，减轻呼吸道刺激，有利于痰液的排出。一般来说，空气湿度应保持在 40%～50% 之间。护理人员应根据实际情况调整加湿器的湿度设置，确保空气湿度在合适的范围内。同时，要定期对加湿器进行清洁和消毒，以防细菌滋生。此外，还可以通过给新生儿喂水等方式，增加其体内的水分摄入，也有助于湿润呼吸道。

2. 氧疗支持

（1）氧疗：对于呼吸困难或出现发绀的新生儿，氧疗是必要的支持措施。氧疗的目的是维持正常的血氧饱和度，目标血氧饱和度一般为 92% 以上。氧疗方式可根据病情选择鼻导管、氧罩或机械通气。在进行氧疗时，家属需积极配合医务人员，确保氧气流量和浓度适当。护理人员应密切观察新生儿的呼吸状况和血氧饱和度的变化，根据实际情况调整氧疗的参数。同时，要注意观察新生儿是否出现氧中毒的症状，如视网膜病变、肺损伤等。

（2）监测呼吸：定期监测新生儿的呼吸频率、呼吸深度及节律是护理的重要内容之一。通过监测呼吸状况，可以及时发现新生儿是否出现呼吸急促、呼吸暂停、发绀等呼吸衰竭症状。一旦出现这些症状，应立即通知医护人员进行处理。护理人员应每日多次观察新生儿的呼吸情况，并记录呼吸频率、呼吸深度及节律等参数。同时，要注意观察新生儿的面色、口唇颜色等，以判断其氧合情况是否良好。

3. 体温监测与控制

（1）体温监测：定期测量新生儿的体温对于早期发现感染性肺炎至关重要。高热或低温都是感染性肺炎的警示信号，因此一般应每 4 小时测量 1 次体温。护理人员应使用合适的体温计，如电子体温计或耳温计，准确测量新生儿的体温。同时，要注意测量体温的方法和时间，确保测量结果的准确性。在测量体温的过程中，要密切观察新生儿的反应，如是否哭闹、烦躁等。

（2）控制体温：如果新生儿体温过高（38.5℃ 以上），可采取物理降温措施。温水擦拭新生儿的额头、腋下等部位是常用的物理降温方法之一。在进行物理降温时，要注意水温不宜过高或过低，一般以32～34℃为宜。同时，要避免擦拭新生儿的心脏部位和腹部，以免引起不适。如果物理降温效果不佳，可遵医嘱使用退热药物。在使用退热药物时，要严格按照医生的指示，掌握好药物的剂量和使用时间，避免药物过量或使用不当导致不良反应的发生。

4. 药物治疗

（1）抗生素治疗：如果感染性肺炎是由细菌感染引起的，需使用抗生素进行治疗。常用的抗生素包括青霉素类、头孢菌素等。家属需严格按照医生的指示，确保按时用药，不随意停药或改变剂量。护理人员应向家属详细介绍抗生素的使用方法和注意事项，提高家属的依从性。同时，要密切观察新生儿在使用抗生素过程中是否出现了不良反应，如变态反应、胃肠道不适等，及时通知医生进行处理。

（2）抗病毒治疗：若为病毒感染引起的肺炎，可能需要使用抗病毒药物治疗，如利巴韦林等。但抗病毒药物的使用需根据病情决定，医生会综合考虑新生儿的症状、体征、实验室检查结果等因素来确定是否使用抗病毒药物。在使用抗病毒药物时，也要严格遵循医生的指示，注意观察药物的不良反应。

（3）支持治疗：在感染性肺炎的治疗中，可能需要使用支气管扩张剂或类固醇来减轻气道阻力，帮助呼吸通畅。这些药物的使用应在医生的指导下进行，护理人员要密切观察新生儿在使用药物后的反应，如呼吸状况是否改善、是否出现不良反应等。

（4）液体治疗：对于严重感染的新生儿，可能需要通过静脉输注补充液体，维持体内的水、电解质平衡。护理人员要严格控制输注速度和输注量，避免输注过快或过多导致心力衰竭等并发症的发生。同时，要密切观察新生儿的尿量、皮肤弹性等指标，以判断治疗效果。

5. 营养支持

（1）喂养管理：肺炎会导致新生儿食欲下降或吞咽困难，因此喂养时需特别小心。可以采取少量多次喂奶的方式，确保新生儿获得充足的营养和液体。在喂养过程中，要注意观察新生儿的反应，如是否有呛咳、呕吐等情况。如果新生儿呼吸困难且无法自主进食，可能需要通过胃管喂养或静脉营养支持。护理人员应向家属详细介绍胃管喂养和静脉营养的方法和注意事项，提高家属的配合度。

（2）母乳喂养：母乳富含抗体，有助于提高新生儿的免疫力，因此建议尽量母乳喂养。如果母乳不足，可选择适合新生儿的配方奶进行补充。在进行母乳喂养或配方奶喂养时，要注意保持奶瓶、奶嘴的清洁卫生，避免细菌感染。同时，要根据新生儿的年龄和体重，合理调整喂养量和喂养频率。

6. 密切监测病情

（1）生命体征监测：持续监测新生儿的心率、呼吸频率、血氧饱和度等生命体征是及时发现病情变化的重要手段。护理人员应使用专业的监护设备，如心电监护仪、血氧饱和度监测仪等，对新生儿的生命体征进行实时监测。同时，要定期记录新生儿的生命体征数值，并观察其变化趋势。如果新生儿生命体征出现异常波动，应立即通知医生进行处理。

（2）精神状态观察：观察新生儿的精神状态也是监测病情的重要内容之一。如是否嗜睡、哭闹、反应迟钝等变化。如果病情加重，婴儿可能会出现嗜睡、食欲明显下降等表现。护理人员应每日多次观察新生儿的精神状态，并与家属进行沟通，了解新生儿的日常表现。如果发现新生儿的精神状态异常，应及时通知医生进行评估。

（3）大便和尿量监测：通过观察新生儿的排便和尿量，可以评估其营养摄入和水分情况。如果尿量减少或尿色加深，可能提示脱水或营养不足。护理人员应每日记录新生儿的大便次数、性状和尿量，并观察其变化趋势。如果发现异常情况，应及时通知医生进行处理。同时，要注意保持新生儿的臀部清洁干燥，预防尿布疹的发生。

三、并发症的预防

1. 预防呼吸衰竭

密切监测新生儿的呼吸情况至关重要。持续观察呼吸频率、节律、深度以及氧饱和度等指标，以确保氧疗和吸痰操作的有效性。氧疗旨在提高新生儿血液中的氧气含量，维持正常的生理功能。吸痰则是为了清除呼吸道中的分泌物，保持气道通畅。

如果发现呼吸困难加重，如呼吸急促、费力、喘息等，应及时调整氧疗策略。这可能包括增加氧气流量、调整吸氧方式等。在严重情况下，可能需要使用机械通气来辅助呼吸。机械通气可以提供更有效的呼吸支持，但也存在一定的风险，因此需要谨慎使用，并密切监测其效果和并发症。

2. 预防继发感染

对于在医院接受治疗的新生儿，严格遵守无菌操作是预防继发感染的关键。在进行各种医疗操作，如插管、穿刺等侵入性操作时，必须严格遵循无菌原则，以减少感染风险。此外，家属和护理人员在接触新生儿前应洗手，这是预防交叉感染的重要措施。洗手可以去除手上的病原体，避免将其传播给新生儿。同时，要保持新生儿的居住环境清洁卫生，定期消毒，减少空气中的细菌和病毒含量。

3. 防止肺不张和肺炎扩散

通过体位变化和吸痰可以帮助痰液排出，从而防止痰液阻塞气道导致的肺不张和感染扩散。体位变化可以利用重力作用，促进痰液向大气道流动，便于排出。例如，定期将新生儿翻身至侧卧位或俯卧位，可以改善肺部的通气和引流。吸痰操作应在必要时进行，由专业人员严格按照操作规程进行，避免损伤呼吸道黏膜。

同时，要注意观察痰液的颜色、性状和量，以判断肺部感染的情况。如果痰液增多、变稠或出现脓性分泌物，应及时通知医生，采取相应的治疗措施。

四、家庭护理建议

1. 空气质量管理

新生儿出院后，其生活环境的空气质量至关重要。家中的空气应保持清新，这有助于新生儿的呼吸系统正常运作。避免烟雾、灰尘等刺激物的存在，因为这些物质可能刺激新生儿娇嫩的呼吸道，引发咳嗽、喘息等不适症状。使用加湿器可以帮助维持适宜的空气湿度，一般来说，相对湿度保持在 40% ～ 60% 之间较为适宜。适宜的湿度可以减少新生儿呼吸道黏膜的干燥，降低感染的风险。同时，要定期清洁加湿器，防止细菌滋生，避免对新生儿造成二次感染。

2. 避免外界感染

在新生儿康复期间，应尽量避免带婴儿去人群密集的公共场所。公共场所人员复杂，存在各种病原体，新生儿的免疫系统尚未完全发育成熟，极易感染其他疾病。同时，家人在感冒、咳嗽等情况下应避免接触婴儿。如果家人患病，应佩戴口罩，保持距离，并注意手部卫生，防止将病原体传播给新生儿。

3. 营养支持和护理

在新生儿康复期间，继续进行母乳喂养或配方奶喂养至关重要。母乳中含有丰富的营养物质和免疫因子，能够为新生儿提供足够的营养和免疫支持。配方奶应选择适合新生儿年龄阶段的产品。家属需密切观察新生儿的吃奶情况，包括吃奶量、吃奶频率等。同时，要观察新生儿的排泄情况，如大便的次数、颜色、性状等，以判断新生儿的消化吸收功能是否正常。通过良好的营养支持和护理，可以促进新生儿的康复和生长发育。

第六节　新生儿寒冷损伤综合征的护理

新生儿寒冷损伤综合征（NCIS）是新生儿在寒冷环境中暴露过久或温度调节功能受损导致的体温过低（< 36℃），并引发一系列生理和代谢功能紊乱。新生儿由于皮肤薄、脂肪储备少、体温调节中枢不完善，特别是早产儿或低体重儿，更容易受到寒冷的影响。护理的目标是及时纠正低体温，维持正常体温，并防止进一步的损伤和并发症。

一、护理目标

低体温对新生儿的危害极大，可能影响多个系统的功能，因此必须及时采取有效措施，确保其体温恢复至正常水平。新生儿的体温调节能力较弱，尤其是早产儿和低出生体重儿更易出现低体温。护理中应通过适当的保暖措施，如使用辐射暖箱、恒温毯等，帮助维持新生儿的体温，防止体温再次下降。保持新生儿环境温度稳定，避免暴露于寒冷环境也是预防低体温复发的重要手段。

持续低体温可能引发一系列并发症，包括酸中毒、呼吸衰竭、低血糖等，对新生儿的生命构成严重威胁。低体温导致的代谢紊乱不仅会影响氧气和营养物质的正常利用，还可能对脑、心脏等关键器官造成不可逆的损害。因此，护理人员需密切监测新生儿的体温、血糖水平、酸碱平衡等指标，及时发现问题并采取相应干预措施。

通过有效的保暖护理和全面的监测，维持新生儿体内环境的平衡，有助于预防低体温引发的系统性损害，保障新生儿的健康发育与成长。

二、护理措施

1. 迅速升温

（1）皮肤对皮肤接触：在应对轻度体温下降的新生儿时，袋鼠式护理是一种极为有效的方法。这种护理方式通过让新生儿与母亲或护理者进行皮肤对皮肤的紧密接触，能够充分利用成人体温来逐步升高新生儿的体温。人体的皮肤具有一定的温度传导性，当新生儿与成人紧密接触时，成人的体温可以有效地传递给新生儿，为其提供温暖。

同时，用毛毯包裹可以进一步增强保暖效果。毛毯能够减少热量的散失，形成一个相对温暖的小环境，有助于维持新生儿的体温稳定。在进行袋鼠式护理时，护理者应保持身体的清洁和温暖，为新生儿提供一个舒适的接触环境。同时，要密切观察新生儿的反应，如呼吸、肤色等，确保其安全舒适。

（2）暖箱保暖：当新生儿体温较低（＜35℃）时，迅速将其转移至暖箱中升温是必要的措施。暖箱能够提供一个稳定的温度环境，有助于新生儿体温的恢复。暖箱的温度应逐渐调至适合新生儿的水平（32～35℃），这是因为过快的温度变化可能会导致新生儿出现血管扩张或其他并发症。在调整暖箱温度时，应根据新生儿的体温变化和身体状况进行逐步调整，避免温度过高或过低对新生儿造成不良影响。同时，护理人员应密切观察新生儿在暖箱中的表现，如呼吸、心率、肤色等，及时调整护理措施。

（3）辐射加热：在医院环境中，辐射加热台也是帮助新生儿均匀升温的重要设备。特别是对于早产儿或体温过低的婴儿，辐射加热台能够提供快速而均匀的热量。辐射加热通过红外线辐射的方式将热量传递给新生儿，使其体温逐渐升高。在使用辐射加热台时，应注意调整加热的强度和距离，避免过度加热对新生儿造成伤害。同时，要密切观察新生儿的体温变化，及时调整加热参数，确保新生儿的体温稳定恢复。

2. 衣物和保暖用品的使用

（1）适当包裹：使用温暖的毛毯或保暖衣物将新生儿包裹起来是一种简单而有效的保暖方法。在包裹新生儿时，要注意不要过度包裹，确保婴儿呼吸通畅。过度包裹可能会导致新生儿呼吸困难或过热，对其健康造成不良影响。同时，尽可能使用保暖帽、袜子、手套等，这些部位是新生儿容易散失体热的地方，通过对头部、四肢的保暖，可以有效地防止体热的散失。在选择保暖用品时，应选择柔软、舒适、透气的材质，避免对新生儿的皮肤造成刺激。

（2）温暖环境：确保婴儿所在的环境温度适宜对于新生儿的体温维持至关重要。室温应保持在22～26℃左右，这是一个适合新生儿生活的温度范围。天气寒冷时，可以使用加热设备来保持室内温暖，如暖气、空调等。在使用加热设备时，要注意调整温度和湿度，避免室内过于干燥或温度过高。同时，要注意通风换气，保持室内空气的新鲜。此外，还可以使用加湿器来增加室内的湿度，有助于新生儿呼吸道的湿润和舒适。

3. 监测体温

（1）体温监测：应定期监测新生儿的体温，这是了解新生儿体温变化和评估升温效果的重要手段。通常每30分钟至1小时监测1次，直到体温恢复正常且稳定。腋温测量相对简单方便，但准确性可能稍低于直肠温测量。直肠温测量更为准确，但需要注意操作方法，避免对新生儿造成伤害。在测量体温时，要确保体温计的清洁和正确使用，以获得准确的测量结果。同时，要记录每次测量的体温数值，观察体温的变化趋势，为调整护理措施提供依据。

（2）避免体温骤升：在升温过程中，需避免温度上升过快，以防止过度升温引发的并发症。温度每小时应逐渐升高1℃，直到达到正常体温（36.5～37.5℃）。过快的升温可能会导致新生儿出现脱水、高热惊厥等并发症。

因此，在升温过程中，要密切观察新生儿的体温变化，根据体温的上升速度调整升温措施。如果体温上升过快，可以适当降低升温设备的温度或减少保暖措施，以免过度升温。同时，要注意观察新生儿的反应，如是否出现烦躁、出汗等症状，及时调整护理措施。

4. 血糖监测和营养支持

（1）预防低血糖：寒冷会增加新生儿的代谢率，从而消耗体内的葡萄糖储备，导致低血糖的发生。因此，在护理过程中需密切监测血糖水平。可以通过采集新生儿的指尖血或足跟血进行血糖检测，了解其血糖变化情况。如果发现血糖偏低，应及时采取措施进行纠正。同时，要注意观察新生儿是否出现低血糖的症状，如嗜睡、震颤、呼吸急促等，以便及时发现并处理低血糖问题。

（2）及时喂养：当新生儿体温升至 36℃ 以上时，可以开始少量多次喂养，确保其摄入足够的热量。母乳是首选的喂养方式，因为母乳富含营养物质和免疫因子，有助于新生儿的健康成长。如果母乳不足，可以补充适量的配方奶。在喂养过程中，要注意观察新生儿的吸吮力、吞咽情况和消化情况，确保喂养的安全和有效。同时，要根据新生儿的体重和年龄，合理调整喂养量和喂养频率，避免过度喂养或喂养不足。

（3）静脉补液：如果新生儿出现严重低血糖，且无法通过口服喂养纠正，可以根据医生建议进行静脉补液，补充葡萄糖。静脉补液是一种快速有效的纠正低血糖的方法，但需在医生的指导下进行。在进行静脉补液时，要严格控制补液的速度和剂量，避免补液过快或过多导致心力衰竭等并发症的发生。同时，要密切观察新生儿的生命体征和血糖变化，及时调整补液方案。

5. 酸碱平衡监测

低温会导致代谢紊乱，出现代谢性酸中毒。因此，在护理过程中应密切监测新生儿的血气分析结果。血气分析可以检测新生儿血液中的氧气、二氧化碳和酸碱度等指标，了解其酸碱平衡状态。如果出现酸中毒，应按照医嘱进行纠正，通常通过静脉输注碳酸氢钠来调整酸碱平衡。

在进行碳酸氢钠输注时，要严格控制输注的速度和剂量，避免输注过快或过多导致碱中毒等并发症的发生。同时，要密切观察新生儿的生命体征和血气分析结果，及时调整治疗方案。此外，还可以通过改善新生儿的通气状况、纠正低氧血症等方法来预防和纠正酸中毒。

三、护理中的其他支持性措施

1. 呼吸支持

（1）氧疗：在新生儿出现体温过低的状况时，其身体机能会受到显著影响。其中，呼吸功能可能出现不同程度的障碍，表现为呼吸减慢、呼吸困难等情况。此时，提供氧疗支持成为必要的措施。氧疗能够为新生儿提供充足的氧气，维持正常的血氧水平，确保身体各器官组织的正常代谢需求。通过合适的氧疗设备，如鼻导管吸氧、面罩吸氧等，可以根据新生儿的具体情况调整氧气的流量和浓度，以达到最佳的治疗效果。

（2）监测呼吸：定期检查新生儿的呼吸频率、节律和氧饱和度是保障其呼吸系统稳定的重要手段。呼吸频率的变化可以反映出新生儿的呼吸功能状态，呼吸频率过快或过慢都可能提示存在问题。呼吸节律的异常，如不规则呼吸、间歇性呼吸等，也可能是呼吸系统疾病的表现。同时，血氧饱和度的监测可以直接反映新生儿血液中氧气的含量，确保其在正常范围内。通过持续的呼吸监测，可以及时发现问题并采取相应的治疗措施，防止呼吸功能进一步恶化。

2. 液体管理

寒冷损伤综合征可能导致新生儿出现脱水或电解质紊乱等情况，因此密切监测液体出入量至关重要。应准确记录新生儿的摄入量，包括母乳、配方奶、静脉补液等，以及排出量，如尿量、粪便量等。根据病情调整静脉输液速度和种类，以确保水、电解质平衡。例如，在脱水的情况下，可能需要增加静脉输注量和速度，补充丢失的水分；而在电解质紊乱时，需要根据具体的电解质异常情况调整输注的成分，如补充钠、钾等电解质。

3. 观察病情变化

（1）生命体征监测：密切观察新生儿的体温、呼吸、心率等生命体征是及时发现异常并进行处理的关键。体温的变化直接反映了新生儿的寒冷损伤程度和治疗效果，持续的低体温可能引发严重的并发症。

呼吸和心率的监测可以反映新生儿的心肺功能状态，呼吸或心率异常可能提示存在呼吸系统或心血管系统的问题。同时，持续监测新生儿的精神状态也非常重要，避免因低体温引发嗜睡、昏迷等严重症状。精神状态的改变往往是病情恶化的早期信号，及时发现并处理可以有效防止病情进一步发展。

（2）皮肤观察：寒冷损伤综合征可能导致局部组织的冻伤或皮肤发紫。应仔细检查新生儿皮肤的颜色和状况，预防进一步的皮肤损伤。观察皮肤是否出现红肿、硬结、水疱等冻伤表现，以及皮肤的颜色是否正常，有无发紫、苍白等情况。对于出现皮肤问题的新生儿，应及时采取保暖、按摩等措施，促进血液循环，防止皮肤损伤加重。同时，要保持皮肤的清洁和干燥，避免感染的发生。

四、家庭护理与预防措施

1. 预防寒冷暴露

出院后，家属需高度重视为新生儿营造温暖的生活环境，以有效预防寒冷暴露。新生儿的体温调节能力相对较弱，长时间处于寒冷环境中可能会引发一系列健康问题。在寒冷季节，应尽量减少婴儿外出活动的时间。这是因为外界寒冷的气温可能会迅速降低新生儿的体温，使其面临低体温的风险。

当不得不外出时，必须为婴儿穿戴适宜的保暖衣物。例如，选择柔软、保暖性好的棉质衣物，戴上帽子、围巾和手套等，以减少热量的散失。同时，室内环境也应保持适宜的温度，一般在 24～26℃。可以使用空调、暖气等设备调节室温，确保新生儿始终处于温暖舒适的环境中。

2. 适度保暖

家属应准确掌握适当的保暖方法，避免因过度包裹导致婴儿体温过高。适度保暖对于新生儿的健康至关重要。保持婴儿的头部、手脚温暖，可通过戴合适的帽子、穿袜子等方式实现。然而，在保暖过程中，必须确保婴儿的呼吸通畅。绝不能用被子、毛巾等物品盖住婴儿的口鼻，以免引起窒息。过度包裹不仅会使婴儿体温过高，还可能导致皮肤问题，如痱子、湿疹等。家属应根据室内外温度和婴儿的实际情况，灵活调整保暖措施，以实现适度保暖的目标，为新生儿的健康成长提供良好的条件。

第七节　新生儿呼吸窘迫综合征的护理

新生儿呼吸窘迫综合征（RDS）是早产儿常见的严重呼吸疾病，通常由于肺部发育不成熟，缺乏足够的肺表面活性物质导致肺泡塌陷，引发呼吸困难、缺氧等症状。护理的目标是维持呼吸功能，防止并发症，并帮助新生儿顺利度过危险期。

一、护理目标

新生儿呼吸窘迫综合征的护理目标旨在为患病新生儿提供全面、精心的照护，以最大程度地改善其呼吸功能，提高生存质量，促进健康成长。具体而言，通过密切观察新生儿的生命体征，尤其是呼吸频率、节律和血氧饱和度等指标，及时发现呼吸窘迫的早期迹象并采取相应措施。保持呼吸道通畅是关键环节，包括适时清理呼吸道分泌物，确保氧气的有效输送。

同时，提供适宜的呼吸支持，如根据病情合理使用无创或有创通气设备，精确调节参数以满足新生儿的呼吸需求。维持稳定的体温环境有助于减少新生儿的能量消耗，避免因体温波动加重呼吸窘迫症状。此外，合理喂养以保证新生儿获得充足的营养支持，增强其机体抵抗力，促进肺部发育及功能恢复。通过精心护理，降低并发症的发生风险，为新生儿的康复创造有利条件。

二、护理措施

1. 呼吸支持

（1）氧疗：对于轻度病情的新生儿，氧疗是一项关键的支持措施。鼻导管或氧罩可作为提供氧气支持的有效方式。由于不同新生儿的病情和身体状况存在差异，氧浓度的调整需严格依据血氧饱和度进行。目标血氧饱和度通常设定为90%～95%，在此范围内能够满足新生儿对氧气的需求，同时尽可能降低因氧浓度过高或过低带来的不良影响。

护理人员在实施氧疗过程中，应持续密切观察新生儿的各项生命体征，如肤色变化、呼吸频率及心率等。同时，要定时进行血氧饱和度检测，以便根据实际情况及时、精准地调整氧浓度，确保氧疗的安全性与有效性，为新生儿的康复提供有力保障。

（2）持续气道正压通气（CPAP）：对于中度到重度呼吸窘迫的新生儿，CPAP起着至关重要的作用。CPAP通过持续施加正压，有助于保持肺泡处于张开状态，有效防止肺泡塌陷。肺泡的正常张开对于氧气交换效率的提升至关重要，一旦肺泡塌陷，将会极大地降低氧气交换效率，使新生儿面临严重的缺氧风险。

护理人员务必确保面罩或鼻导管的位置正确无误，这是保证治疗效果的关键因素。若位置不当，很容易出现漏气现象，从而降低CPAP的压力，严重影响治疗效果。因此，护理人员应仔细检查面罩或鼻导管的固定情况，确保其与新生儿的面部紧密贴合，同时密切观察新生儿的呼吸状况，为其康复创造良好条件。

（3）机械通气：对于严重呼吸衰竭的新生儿，机械通气可能成为必要的支持手段。通过设置适当的呼吸参数，如潮气量、呼吸频率等，可以维持肺部的氧气供给和二氧化碳排出，确保新生儿的生命安全。在实施机械通气过程中，医护人员需要根据新生儿的具体病情进行精确调整，密切监测各项生命体征，以保障治疗的有效性和安全性。

2. 肺表面活性物质补充

在新生儿呼吸窘迫综合征早期，医生通常会通过气管内注射人工肺表面活性物质，以弥补新生儿体内的不足。这种物质能够帮助肺泡扩展，维持肺部正常功能。在护理过程中，护理人员应密切观察新生儿对治疗的反应，包括呼吸频率、深度的变化以及面色、精神状态等方面的表现。同时，要持续监测呼吸和血氧水平的变化，及时向医生反馈异常情况，以便调整治疗方案，为新生儿的康复奠定坚实基础。

3. 体位护理

（1）半卧位或侧卧位：在新生儿护理中，将其放置在半卧位或侧卧位具有重要意义。处于这样的体位可以有效地帮助减轻胸部压力。对于新生儿来说，其胸部较为柔软，呼吸功能尚未完全成熟，胸部压力的增加可能会对呼吸造成阻碍。半卧位或侧卧位能够使新生儿的呼吸道更加通畅，有助于呼吸顺畅进行。同时，这种体位还有利于肺泡的扩展。肺泡是气体交换的重要场所，良好的肺泡扩展可以提高气体交换效率，为新生儿提供充足的氧气，促进其身体的正常发育。

（2）定期翻身：每隔 2～3 小时为新生儿翻身 1 次是非常必要的。新生儿长时间保持单一姿势可能会引发一系列问题。一方面，容易导致肺部积液。长时间的固定姿势会使肺部的血液和淋巴循环受到影响，液体在肺部积聚，增加肺部感染的风险。另一方面，可能会引起肺部局部不张。局部不张会影响肺部的正常通气功能，导致氧气供应不足。通过定期翻身可以改变新生儿的体位，促进血液循环和淋巴流动，避免肺部积液和局部不张的发生。

4. 体温管理

（1）保持体温稳定：新生儿的体温调节功能较弱，尤其是早产儿。他们的身体表面积相对较大，散热快，容易发生体温过低。为了维持新生儿的体温稳定，应通过暖箱或辐射加热台等设备提供适宜的环境温度。将新生儿体温维持在 36.5～37.5℃之间是较为理想的状态。

体温过低会引发代谢和呼吸负担增加。低体温时，新生儿的身体需要消耗更多的能量来维持体温，这会导致代谢加快。同时，呼吸也会受到影响，为了获取足够的氧气，呼吸频率可能会加快，增加肺部的负担。

（2）体温监测：定期监测新生儿体温是护理中的重要环节。通常每 2 小时测量 1 次新生儿体温，以确保体温在正常范围内。在氧疗和机械通气过程中，体温监测尤为重要。这些治疗措施可能会对新生儿的体温产生影响，因此需要更加密切地关注体温变化。及时发现体温异常并采取相应的措施，可以避免因体温问题对新生儿的健康造成不良影响。

三、营养支持与液体管理

1. 营养支持

（1）喂养管理：患有呼吸窘迫综合征的婴儿，由于病情影响，通常无法自行进食。此时可能需要通过胃管喂养来提供母乳或配方奶。在护理过程中，需密切关注婴儿的病情变化，进而调整喂养方式。若病情严重，为避免加重呼吸负担，可能暂时停止喂养，改为静脉营养支持。胃管喂养可以确保婴儿获得必要的营养物质，但需注意喂养的速度和量，防止误吸等不良情况发生。

（2）静脉营养：对于严重呼吸窘迫的新生儿，静脉输注成为提供足够能量、蛋白质、电解质和液体的重要途径。通过精确的计算和调配，确保婴儿的营养和代谢需求得到满足。静脉营养可以在婴儿无法经口进食的情况下维持其身体机能，但也需要严格控制输注的速度和成分，以避免出现不良反应，如感染、静脉炎等。

2. 液体管理

在护理呼吸窘迫综合征的新生儿过程中，密切监测其液体入量和出量至关重要。需防止脱水或液体过多导致的肺部积液等不良后果。液体管理应根据婴儿的体重、尿量和呼吸情况进行个体化调整。准确记录液体的输入量，包括喂养的奶量、静脉输注量等。

同时，密切观察尿量等出量指标，以判断液体平衡状态。根据不同情况及时调整液体的供给，确保婴儿的身体处于良好的水分和电解质平衡状态，为其康复创造有利条件。

第八节　新生儿缺氧缺血性脑病的护理

新生儿缺氧缺血性脑病（HIE）是一种由于围产期缺氧或脑血流减少导致的脑部损伤。它常见于新生儿窒息、早产、分娩过程中的并发症或胎盘功能不全的情况下，可能导致新生儿神经系统的急性损伤，严重者可引起永久性神经系统后遗症。护理的目标是促进大脑功能恢复，预防并发症，并维持新生儿的生命体征稳定。

一、护理目标

改善新生儿脑部血液供应与氧气供给是防止脑损伤进一步恶化的关键举措，尤其对于早产儿或经历过缺氧缺血的新生儿而言，通过优化脑部氧合，能够显著降低脑细胞的不可逆损害。护理人员应采取综合措施，确保新生儿获得充足的氧气，维持脑部良好的血液循环。通过适当的呼吸支持，如使用鼻导管或氧罩，甚至在必要时使用机械通气，能够有效提升氧气输送，保障脑组织的正常代谢需求。

同时，防止并发症的出现也是护理中的重要任务。常见并发症如脑水肿、癫痫发作和呼吸困难等，若不及时干预，可能会加重新生儿的病情。为预防脑水肿，护理中应通过保持适当的液体平衡、使用脱水剂（如甘露醇）或通过适当的体位调节，帮助减轻颅内压，减轻脑组织压力。癫痫发作是脑损伤的常见表现，护理人员应密切观察新生儿是否有异常抽搐、反应迟钝等表现，必要时根据医嘱使用抗癫痫药物（如苯巴比妥）进行控制。此外，呼吸困难常伴随脑损伤或其并发症，及时识别并给予足够的氧疗或呼吸支持有助于维持正常的血氧水平。

全力支持新生儿的生命功能是护理工作的重中之重，维持呼吸、心脏功能和血压的稳定，对于防止病情恶化至关重要。护理人员需密切监测生命体征，定期检查血氧饱和度、心率及血压，及时处理任何异常波动，确保新生儿生命体征的平稳。

通过精心的呼吸支持、神经保护及生命体征监测，能够有效减少并发症的发生，维护新生儿的整体健康，助其顺利度过危险期并促进康复。

二、护理措施

1. 呼吸支持

（1）氧疗：在新生儿缺氧缺血性脑病（HIE）的治疗中，对于轻度缺氧的新生儿，氧疗是一项重要的支持措施。鼻导管或氧罩可用于提供氧气，以确保血氧饱和度维持在92%～95%之间。这一范围的血氧饱和度对于防止低氧加重脑损伤至关重要。低氧状态会进一步损害新生儿的大脑细胞，加重病情。

护理人员在实施氧疗过程中，应密切监测新生儿的血氧饱和度，根据实际情况调整氧流量和浓度。同时，要观察新生儿的面色、呼吸频率、心率等生命体征，以评估氧疗的效果。如果血氧饱和度持续低于目标范围，应及时通知医生进行进一步的处理。

（2）机械通气：对于中度至重度脑病患儿，机械通气可能是必要的支持手段。机械通气不仅能够帮助维持正常的氧气供应，还可以减轻新生儿呼吸系统的负担。在HIE病情较为严重时，新生儿的呼吸功能可能受到明显影响，自主呼吸难以满足身体对氧气的需求。

机械通气通过设置适当的呼吸参数，如潮气量、呼吸频率等，确保肺部的氧气供给和二氧化碳排出。护理人员在机械通气过程中，需密切监测新生儿的呼吸状况，包括呼吸频率、节律以及有无呼吸暂停等。同时，要确保机械通气设备的正常运行，如检查管道连接是否紧密、呼吸机参数设置是否正确等。如果发现呼吸异常或加重，需立即采取相应的急救措施，如调整呼吸机参数、通知医生进行紧急处理等。

（3）监测呼吸：护理中对新生儿呼吸的密切监测至关重要。需持续观察新生儿的呼吸频率、节律以及有无呼吸暂停。正常新生儿的呼吸频率和节律相对稳定，但在HIE影响下，可能出现呼吸异常。

呼吸频率过快或过慢、节律不规则及呼吸暂停都可能是病情加重的表现。护理人员应每日多次观察新生儿的呼吸情况，并记录呼吸频率、节律等参数。如果发现呼吸异常，应立即采取措施，如给予氧气支持、调整体位等，以改善呼吸状况。同时，要及时通知医生进行进一步的检查和处理，以确定呼吸异常的原因，并制定相应的治疗方案。

2. 控制体温

（1）治疗性低温治疗：对于中重度HIE的新生儿，治疗性低温治疗是一种有效的治疗方法。这种方法可减轻脑缺氧缺血后的继发性损伤。通常将体温降至33.5℃后再持续72小时，然后逐步回升至正常体温。在低温治疗过程中，护理人员应密切监测体温，确保低温治疗过程的稳定。可以使用专业的体温监测设备，如电子体温计或体温探头，实时监测新生儿的体温变化。同时，要注意保持低温治疗设备的正常运行，如降温毯、冰帽等。在体温下降和回升过程中，要严格按照医生的指示进行操作，避免温度变化过快对新生儿造成不良影响。此外，还要观察新生儿在低温治疗过程中的反应，如皮肤颜色、心率、呼吸等，及时发现并处理可能出现的并发症。

（2）常规体温监测：即使不进行低温治疗，也应保持新生儿体温稳定在36.5～37.5℃之间。过高或过低的体温都可能对脑损伤产生进一步的影响。护理人员应定期测量新生儿的体温，通常每2～4小时测量1次。在测量体温时，要选择合适的测量方法，如腋下测量、肛门测量等，确保测量结果的准确性。

如果发现体温异常，应及时采取相应的措施进行调整。对于体温过高的新生儿，可以采取物理降温措施，如使用温水擦拭、降低环境温度等；对于体温过低的新生儿，可以使用保暖设备，如暖箱、热水袋等，以提高体温。同时，要注意避免过度降温或升温，以免对新生儿造成不良影响。

3. 控制癫痫发作

（1）抗癫痫药物：HIE可能引发癫痫发作，护理中应密切观察新生儿有无抽搐表现。例如，口唇抖动、四肢抽动、意识丧失等都是癫痫发作的常见症状。如有癫痫发作，应遵医嘱给予抗癫痫药物，如苯巴比妥或苯妥英钠。在给予抗癫痫药物时，护理人员要严格按照医生的指示进行操作，确保药物的剂量和给药时间准确无误。

同时，要密切监测药物效果和不良反应。药物效果可以通过观察癫痫发作的频率和程度来评估，如果癫痫发作得到有效控制，说明药物治疗有效；如果癫痫发作持续或加重，应及时通知医生进行调整。药物不良反应可能包括嗜睡、呼吸抑制、皮疹等，护理人员要密切观察新生儿的反应，一旦发现不良反应，应立即通知医生进行处理。

（2）癫痫监测：可通过脑电图（EEG）监测癫痫活动，评估新生儿神经系统的活动状况。脑电图是一种无创的检查方法，可以记录大脑的电活动。在 HIE 患者中，脑电图可以帮助医生发现潜在的异常活动，如癫痫波等。

护理人员应协助医生进行脑电图检查，确保检查过程的顺利进行。在检查前后，要密切观察新生儿的反应，如是否出现不适、哭闹等。同时，要将脑电图检查结果及时反馈给医生，以便医生根据检查结果调整治疗方案。

4. 营养支持

（1）胃管喂养：由于 HIE 患儿可能有吞咽困难或无力吸吮，早期常通过胃管喂养提供营养。胃管喂养可以确保新生儿获得充足的能量和营养，促进身体的恢复。在进行胃管喂养时，护理人员要选择合适的胃管型号和插入深度，确保胃管在位通畅。

可以使用母乳或配方奶进行喂养，根据新生儿的体重和年龄确定喂养量和喂养频率。在喂养过程中，要密切观察新生儿的反应，如是否有呕吐、腹胀等情况。如果出现喂养不耐受，应及时通知医生进行调整，如减少喂养量、延长喂养间隔等。

（2）静脉营养支持：对于不能进行经口喂养的新生儿，需通过静脉营养提供液体、电解质和葡萄糖。静脉营养可以满足新生儿的基本营养需求，避免低血糖和脱水发生。在进行静脉营养时，护理人员要严格遵守无菌操作原则，确保输注的安全。

要密切观察输液部位是否有红肿、渗漏等情况，及时处理并发症。同时，要根据新生儿的体重和病情调整输注速度和成分，确保营养的合理供给。定期监测新生儿的血糖、电解质等指标，及时调整静脉营养方案。

（3）监测营养状况：定期监测新生儿体重、尿量和排便情况是评估营养摄入是否足够的重要手段。体重是反映新生儿营养状况的重要指标之一，护理人员应定期测量新生儿的体重，并记录体重变化趋势。尿量和排便情况也可以反映新生儿的水分摄入和消化功能。

如果尿量减少或尿色加深，可能提示脱水；如果排便次数减少或大便性状改变，可能提示消化功能不良。护理人员要密切观察新生儿的这些指标，并将监测结果及时反馈给医生。医生会根据监测结果调整营养支持方案，确保新生儿获得足够的营养，促进身体的恢复。

三、监测与观察

1. 生命体征监测

（1）血压与心率监测：新生儿缺氧缺血性脑病（HIE）患儿由于脑部受损，可能伴有血液循环障碍。在这种情况下，密切监测血压和心率至关重要。血压的稳定对于维持身体各器官的正常灌注至关重要。通过持续的血压监测，可以及时发现血压的异常波动，如低血压或高血压。对于低血压的患儿，可能需要给予升压药物支持，以确保足够的血液供应到脑部和其他重要器官。

在给予升压药物时，需要严格控制药物剂量和输注速度，密切观察患儿的反应，以防止药物不良反应的发生。同时，心率的监测也不容忽视。心率变化可以反映心脏功能的状态，心率过快或过慢都可能提示心脏问题或其他潜在的并发症。护理人员应定期记录患儿的血压和心率数据，并根据医生的指示进行相应的处理。

（2）血氧饱和度监测：通过脉搏血氧仪持续监测新生儿的血氧饱和度是 HIE 护理中的重要环节。血氧饱和度反映了血液中氧气的含量，确保氧疗的效果对于 HIE 患儿的康复至关重要。氧疗可以提高血液中的氧气含量，减轻脑部缺氧的程度。然而，氧浓度过高也可能引发并发症，如视网膜病变、肺损伤等。

因此，在进行氧疗时，需要根据患儿的具体情况调整氧流量和浓度，以确保血氧饱和度维持在合适的范围内。护理人员应密切观察脉搏血氧仪的读数，及时调整氧疗方案，并注意观察患儿是否出现发绀、呼吸困难等缺氧症状。同时，还应定期检查脉搏血氧仪的准确性和可靠性，确保监测结果的准确性。

2. 神经系统监测

（1）观察意识水平：护理人员应定期评估新生儿的意识状态，这对于及时发现病情变化至关重要。意识水平的改变可能提示病情恶化，因此需要密切观察。意识状态可以通过观察新生儿的反应、对外界刺激的敏感度以及睡眠 - 觉醒周期等来评估。

如果新生儿出现反应迟钝、对外界刺激无反应或嗜睡等情况，应立即通知医生进行进一步的检查和评估。意识水平的下降可能是由于脑部缺氧加重、脑水肿、颅内压升高等原因引起的。在观察意识水平的同时，还应注意观察新生儿的瞳孔大小、对光反射等指标，这些指标也可以反映脑部的功能状态。

（2）肌张力评估：HIE 患儿可能出现肌张力异常，包括肌张力过高或过低。肌张力的异常会影响新生儿的运动功能和发育。护理中需定期检查四肢活动情况，以早期发现肌张力异常。

肌张力过高时，新生儿的四肢可能会出现僵硬、痉挛等症状；肌张力过低时，新生儿的四肢可能会显得软弱无力、活动减少。通过定期的肌张力评估，可以为后续的康复护理提供指导。康复护理人员可以根据肌张力的情况制定相应的康复计划，如物理治疗、按摩、被动运动等，以促进肌张力的恢复和运动功能的发展。

3. 体液与电解质监测

（1）血糖监测：新生儿 HIE 可能伴有血糖不稳的情况。低血糖可能加重脑损伤，因此需密切监测血糖水平。护理中应按时监测血糖，一般每 2 ~ 4 小时监测 1 次，确保血糖维持在正常范围（2.6 ~ 4.4mmol/L）。

对于低血糖的患儿，应及时给予葡萄糖补充，以提高血糖水平。在给予葡萄糖时，需要注意剂量和输注速度，避免血糖过高或过低的波动。同时，还应密切观察患儿的反应，如是否出现出汗、震颤、呼吸急促等低血糖症状或高血糖症状。对于高血糖的患儿，可能需要调整葡萄糖的输注速度或给予胰岛素治疗。

（2）酸碱平衡监测：HIE 可能导致代谢性酸中毒，这是由于脑部缺氧引起的代谢紊乱所致。应通过血气分析监测血液的酸碱度（pH），以评估酸碱平衡状态。如果 pH 低于正常范围，提示代谢性酸中毒。

在这种情况下，可能需要进行碱化治疗，如静脉补充碳酸氢钠。碱化治疗需要根据血气分析的结果和患儿的具体情况进行调整，以避免过度碱化或碱化不足。同时，还应密切观察患儿的呼吸、心率、血压等生命体征，以及是否出现抽搐、心律失常等并发症。在治疗过程中，应定期复查血气分析，以评估治疗效果并调整治疗方案。

四、家庭护理与康复指导

1. 心理支持

新生儿缺氧缺血性脑病（HIE）是一种严重影响新生儿健康的疾病，会给家属带来极大的心理压力。家属往往会陷入焦虑和担忧之中，这种情绪可能会对他们的身心健康以及对患儿的照顾产生负面影响。护理人员应主动向家属详细解释护理和治疗的具体过程，包括采取的各种医疗措施的目的和预期效果。通过清晰的讲解，让家属对疾病的发展和治疗有更深入的了解，从而缓解他们的焦虑情绪。同时，给予家属心理上的安慰和支持，让他们感受到关怀与温暖，增强面对困难的信心和勇气。

2. 康复指导

对于出院后的 HIE 患儿，早期干预和康复训练至关重要。家属需要充分认识到这一点。康复护理涵盖多个方面，早期的物理治疗有助于促进患儿的身体发育和运动功能恢复；语言训练可以刺激患儿的语言中枢发育，提高语言表达能力；认知行为训练则有助于提升患儿的认知水平和行为能力。

通过这些综合的康复措施，可以在一定程度上减轻后遗症的发生风险，为患儿的未来发展创造更好的条件。家属应积极配合医生和护理人员的指导，坚持为患儿进行康复训练，密切观察患儿的进展情况，并及时向专业人员反馈，以便调整康复方案，确保康复效果的最大化。

第九节　新生儿颅内出血的护理

新生儿颅内出血（ICH）是新生儿期的一种严重疾病，通常发生在早产儿、窒息、分娩过程困难或凝血功能异常的婴儿中。颅内出血可能累及脑室、蛛网膜下腔、硬膜下腔等部位，引起脑组织损伤。护理的目标是稳定新生儿的生命体征，预防并发症，并提供支持性治疗，促进脑功能恢复。

一、护理目标

维持颅内压稳定对新生儿具有极其重要的临床意义，尤其对于脑损伤、缺氧缺血或早产儿等高危新生儿群体而言，避免颅内压进一步增高能够有效减少脑部的二次损伤。颅内压升高可导致脑血流量减少，进而加剧脑细胞缺氧和代谢紊乱，因此护理人员需采取积极的干预措施，以维持颅内压在正常范围内。

为了预防颅内压升高的并发症，护理重点应放在防止脑水肿和癫痫发作等常见问题上。脑水肿的发生会进一步压迫脑组织，加剧颅内压增高，因此护理中需密切监测新生儿的意识状态、瞳孔变化及头围增长等早期征兆，及时给予脱水剂（如甘露醇）或其他利尿剂以减轻水肿。体位管理也是降低颅内压的有效方法，建议保持新生儿头部适度抬高，并避免颈部受压，促进静脉回流，减少颅内压力。

对于癫痫发作的预防和管理，护理人员应警惕新生儿的反应变化，如突然的肌肉抽搐、眼球固定或意识丧失等表现。必要时，根据医嘱使用抗癫痫药物（如苯巴比妥）进行控制，避免癫痫加重脑部的代谢负担，导致更严重的神经系统损害。

全力支持新生儿的呼吸功能和循环功能，是保障脑组织获得充足氧气和营养供应的基础。护理过程中应持续监测新生儿的血氧饱和度、心率和血压，确保循环系统稳定运行。同时，适时给予足够的氧疗或机械通气支持，有助于维持正常的脑氧供给，防止因缺氧导致的脑损伤恶化。

通过严密监测、科学的干预措施和全面的生命支持，护理人员可以有效维持颅内压稳定，预防并发症的发生，保障新生儿的脑部健康与生命安全，为其康复提供坚实的基础。

二、护理措施

1. 呼吸支持

（1）氧疗：对于轻度颅内出血的新生儿而言，氧疗是一项重要的支持措施。通过鼻导管或氧罩提供氧疗，能够确保新生儿获得足够的氧气供应。维持血氧饱和度在92%～95%之间具有关键意义，这一范围的血氧饱和度有助于降低脑缺氧的风险。

脑缺氧可能导致进一步的脑损伤，加重颅内出血的病情。在实施氧疗过程中，医护人员需密切监测新生儿的血氧饱和度、呼吸频率等指标，根据实际情况调整氧流量和吸氧方式，以确保氧疗的有效性和安全性。

（2）机械通气：对于严重颅内出血、呼吸困难或呼吸暂停的婴儿，机械通气支持往往成为必要的选择。机械通气不仅能够维持呼吸功能，确保新生儿获得足够的氧气和排出二氧化碳，还能帮助控制二氧化碳水平，避免酸碱失衡。

酸碱失衡会对新生儿的身体产生严重影响，尤其是对神经系统的发育和功能。在进行机械通气时，医护人员需要精确调整呼吸机的参数，如呼吸频率、潮气量、吸气压力等，以适应不同新生儿的具体情况。同时，要密切观察新生儿的呼吸状态、胸廓起伏、血气分析结果等，及时发现并处理可能出现的并发症，如气压伤、呼吸机相关性肺炎等。

2. 体温管理

（1）保持体温稳定：颅内出血可能导致新生儿的体温调节功能紊乱，因此保持体温稳定至关重要。通过暖箱或辐射加热设备维持新生儿的体温在36.5～37.5℃之间是较为理想的状态。体温过低会加重脑损伤，因为低温会导致血液循环减慢，影响脑部的血液供应和氧气输送。而体温过高也会对脑部造成损害，可能加重脑水肿和颅内压增高。

医护人员需要每2小时监测1次新生儿的体温，根据体温变化及时调整保温措施。如果体温过低，可以适当提高暖箱温度或增加覆盖物；如果体温过高，则可以降低暖箱温度或采取物理降温措施。

（2）防止体温波动：为了避免频繁搬动新生儿导致体温波动或应激反应，医护人员在护理过程中应尽量保持新生儿的安静和稳定。减少不必要的搬动和刺激，有助于维持体温的稳定。同时，要注意保持室内温度的恒定，避免温度变化过大对新生儿的体温产生影响。在进行护理操作时，要动作轻柔、迅速，尽量减少对新生儿的干扰。

3. 颅内压管理

（1）头部抬高：将新生儿头部抬高15°～30°是一种有效的颅内压管理方法。这一姿势可以帮助降低颅内压，改善脑脊液和静脉回流。当头部抬高时，重力作用有助于促进脑脊液的流动和静脉血的回流，从而减轻脑水肿和颅内压增高。

医护人员需要确保新生儿的头部处于正确的抬高角度，并使用合适的枕头或垫子来维持这一姿势。同时，要密切观察新生儿的呼吸、心率、血压等生命体征，以及有无呕吐、抽搐等症状，及时发现并处理可能出现的颅内压增高的迹象。

（2）避免剧烈活动：在护理过程中，应避免新生儿的剧烈活动或不必要的搬动，以防止颅内压增高。剧烈活动和不必要的搬动可能会导致头部位置的改变、血压波动等，从而加重颅内压增高的风险。

吸痰或进行其他护理操作时，应轻柔操作，避免引起颅内压的急剧变化。在进行吸痰时要选择合适的吸痰管，控制吸痰的压力和时间，避免对呼吸道造成过度刺激。同时，要密切观察新生儿的反应，如出现烦躁不安、心率加快、血压升高等情况，应立即停止操作，并采取相应的措施降低颅内压。

4. 药物治疗

（1）脱水剂：对于脑水肿或颅内压增高的患儿，医生可能会开具甘露醇或呋塞米等脱水药物。这些药物能够通过促进尿液排出，减少体内的水分，从而降低颅内压。护理人员在使用脱水药物时，需密切监测尿量。

如果尿量过多，可能会导致脱水过度，引起电解质紊乱等并发症。因此，要定期检查新生儿的电解质水平，如钠、钾、氯等，根据检查结果调整输注方案和脱水药物的剂量。同时，要观察新生儿的皮肤弹性、囟门张力等指标，以判断脱水程度。

（2）抗惊厥药物：如果颅内出血引发癫痫发作，应遵医嘱使用抗惊厥药物，如苯巴比妥、苯妥英钠等。这些药物能够抑制神经元的异常放电，控制癫痫发作。护理人员在使用抗惊厥药物时，应监测癫痫发作的频率和药物的不良反应。

常见的不良反应包括嗜睡、呼吸抑制、肝功能损害等。如果发现癫痫发作频率增加或药物不良反应明显，应及时通知医生，调整治疗方案。同时，要注意观察新生儿的意识状态、瞳孔大小等变化，以判断癫痫发作的控制情况。

（3）维生素K：对于因凝血功能障碍导致的颅内出血，可能需要补充维生素K或输注新鲜冷冻血浆，帮助纠正凝血功能异常。

维生素K是参与凝血过程的重要物质，缺乏维生素K会导致凝血功能障碍，增加颅内出血的风险。在补充维生素K或输注新鲜冷冻血浆时，要严格遵守操作规程，确保药物或血液制品的质量和安全性。同时，要监测新生儿的凝血功能指标，如凝血酶原时间、部分凝血活酶时间等，以判断治疗效果。

5. 营养支持

（1）胃管喂养：由于颅内出血的婴儿常有吞咽困难，早期通常通过胃管喂养提供营养。可以使用母乳或配方奶，但应控制喂奶量，避免过度喂养加重颅内压。胃管喂养能够确保新生儿获得足够的营养，同时减少误吸的风险。

在进行胃管喂养时，要选择合适的胃管型号和插入深度，确保胃管在位通畅。喂奶前要回抽胃液，观察胃内残留量，根据残留量调整喂奶量。同时，要注意喂奶的速度和温度，避免喂得过快，或过冷、过热的奶液刺激胃肠道。

（2）静脉营养：对于病情较重、无法经口喂养的新生儿，需通过静脉输注提供液体、电解质和葡萄糖，防止低血糖和营养不良。静脉营养能够满足新生儿的基本营养需求，但也存在一定的风险，如感染、静脉炎等。

在进行静脉营养时，要严格遵守无菌操作规程，选择合适的静脉通道，如中心静脉或外周静脉。要定期检查静脉通道的通畅情况，观察有无红肿、渗漏等现象。同时，要根据新生儿的体重、病情、代谢情况等调整输注方案，确保营养支持的合理性和安全性。

（3）监测营养状况：定期监测新生儿的体重、尿量和大便情况是确保营养支持足够的重要措施。

体重是反映新生儿营养状况的重要指标，定期测量体重可以了解新生儿的生长发育情况。尿量和大便情况也能够反映新生儿的水分摄入和消化吸收功能。如果发现体重下降、尿量减少或大便异常，应及时调整营养支持方案。同时，要注意观察新生儿的皮肤弹性、毛发色泽等指标，以综合判断营养状况。

三、家庭护理与出院指导

1. 心理支持

颅内出血对于新生儿来说是一种极为严重的疾病状况，这往往使家属陷入深深的焦虑与不安之中。护理人员应及时向家属详细解释病情的发展情况、所采取的护理措施及其原理。通过专业的讲解，让家属对疾病有更清晰的认识，从而缓解他们因未知而产生的焦虑情绪。同时，给予家属心理上的支持与鼓励，让他们感受到关怀与温暖，增强面对困难的信心。

2. 出院后康复护理

新生儿颅内出血的患儿出院后，应持续进行康复护理，包括早期的物理治疗、语言训练和认知干预等多方面内容，对于降低后遗症的发生风险至关重要。家属在此过程中承担着重要责任，需定期带婴儿进行神经发育评估和随访。

通过这些评估，可以及时了解婴儿的神经发育状况，以便调整康复护理方案。物理治疗有助于促进婴儿的肢体运动功能恢复，语言训练和认知干预则能为其未来的发展奠定良好基础。

第十节　新生儿肺出血的护理

新生儿肺出血（NPH）是一种少见但严重的急性疾病，常见于早产儿、低出生体重儿和患有呼吸窘迫综合征或其他肺部疾病的婴儿。肺出血通常是由肺循环压力过高、感染或呼吸支持治疗中的压力过大引起的。护理的目标是及时控制出血、维持呼吸功能、预防并发症，并确保新生儿生命体征的稳定。

一、护理目标

迅速稳定新生儿的呼吸功能对其生命安全至关重要，尤其在肺出血的情况下，呼吸系统的有效支持是防止窒息和严重缺氧的关键措施。肺出血不仅会导致呼吸道堵塞，影响氧气摄入，还可能引发急性呼吸衰竭，危及新生儿的生命。因此，护理人员应立即采取措施，通过氧疗或机械通气等手段来保持新生儿呼吸道通畅，确保其血氧饱和度维持在正常水平。

在肺出血的处理中，减少出血量并控制出血是另一个护理重点。应根据病情需要，及时使用止血药物或进行必要的血液制品输注，帮助维持血容量和血红蛋白水平，以支持正常的氧气输送。此外，对于严重肺出血的新生儿，可能需要进行气管插管和机械通气，以保证呼吸功能的持续运作，并通过吸引装置清除呼吸道内的血液和分泌物，防止呼吸道阻塞。

在控制出血和维持呼吸功能的同时，预防和处理并发症也是护理中不可忽视的环节。呼吸衰竭是肺出血的常见并发症，护理人员应密切监测新生儿的呼吸频率、胸廓运动和血氧水平，及时调整呼吸支持设备的参数，确保呼吸道压力适中，避免肺损伤进一步加重。此外，由于肺出血可能削弱新生儿的免疫系统，增加感染的风险，因此在护理中需严格遵守无菌操作，防止院内感染的发生。

通过及时的治疗和预防性护理，护理人员可以有效减轻肺出血对新生儿的影响，帮助其维持正常的呼吸和氧气供应，最大限度地减少并发症的发生，为新生儿的生命健康提供有力保障。

二、护理措施

1. 加强呼吸支持

（1）提高氧浓度：肺出血的患儿面临着严重的氧气供应不足风险，因此需立即提高氧气浓度以维持血氧水平。高浓度氧疗能够迅速增加血液中的氧含量，有效避免严重低氧血症的发生。医护人员需密切根据患儿的氧合情况，动态调整氧气浓度。

通过监测脉搏血氧饱和度，将其维持在 90%～95% 的合理范围，以确保患儿身体各器官获得足够的氧气供应。在调整氧气浓度的过程中，要充分考虑患儿的病情变化和身体耐受程度，避免因氧浓度过高或过低对患儿造成不良影响。

（2）机械通气管理：对于严重肺出血且呼吸功能受损的新生儿，高频振荡通气（HFOV）可能成为必要的治疗手段。这种通气方式通过提供更高的气道压力，能够有效地维持肺泡的开放性，减少肺部出血的风险。在进行机械通气时，压力调节至关重要。

过高的压力可能会对新生儿的肺部造成二次损伤，如气压伤等；而过低的压力则可能无法达到预期的治疗效果。因此，医护人员需要根据患儿的具体情况，精确调整机械通气的压力参数，同时密切观察患儿的呼吸状态、胸廓起伏等指标，确保机械通气的安全有效。

（3）保持呼吸道通畅：定时进行吸痰操作是维持肺出血患儿呼吸道通畅的重要措施。及时清理呼吸道内的分泌物和血液，能够防止痰液和血液阻塞呼吸道，保障气体交换的顺利进行。在护理过程中，必须严格注意保持吸痰时的无菌操作。

吸痰管的选择要合适，操作要轻柔，避免损伤呼吸道黏膜。吸痰前后要给予适当的氧气吸入，以防止低氧血症的发生。同时，要密切观察患儿在吸痰过程中的反应，如心率、呼吸、面色等变化，一旦出现异常情况，应立即停止吸痰并采取相应的处理措施。

2. 体位管理

（1）侧卧或半卧位：将新生儿安置在侧卧或半卧位具有重要的临床意义。这种体位可以防止因血液积聚而加重呼吸困难。在侧卧或半卧位时，血液和分泌物更容易向一侧引流，减少对健侧肺部的压迫，从而改善呼吸功能。

侧卧位还有助于减轻肺部出血量，促进血液和液体的引流。医护人员应根据患儿的具体情况选择合适的侧卧位方向，并定期更换体位，以防止局部受压时间过长导致皮肤损伤等并发症。

（2）保持头部抬高：适度抬高头部（15°～30°）是减轻肺部压力、改善氧合、减少肺部出血风险的有效方法。头部抬高可以利用重力作用，促进血液回流，减少肺部淤血。同时，也有助于改善呼吸道的通畅度，使呼吸更加顺畅。

在实施头部抬高时，要确保体位的稳定性，避免头部晃动对患儿造成不良影响。可以使用合适的枕头或垫子来维持头部的抬高角度，并定期检查体位是否保持正确。

3. 药物治疗

（1）支气管扩张剂：在医生的指导下，合理使用支气管扩张剂（如沙丁胺醇）可以帮助打开气道，减轻气道阻力，有助于改善呼吸通畅度。支气管扩张剂通过作用于支气管平滑肌，使其松弛，从而扩大气道内径，减少气流阻力。

对于肺出血患儿，气道阻力的增加可能会进一步加重呼吸困难，因此使用支气管扩张剂可以起到辅助治疗的作用。在使用支气管扩张剂时，要严格按照医嘱的剂量和给药方式用药，密切观察患儿的反应，如心率、呼吸频率、血压等变化，以及有无震颤、心动过速等不良反应。

（2）止血药物：根据病情合理使用维生素 K 或凝血酶类药物，有助于减少出血。维生素 K 参与肝脏合成凝血因子，对于因凝血功能障碍导致的肺出血具有一定的治疗作用。凝血酶类药物则可以直接促进血液凝固，达到止血的目的。

在使用止血药物时，需在医生的监督下进行，并密切监测药物的疗效和新生儿的凝血功能。定期检查凝血指标，如凝血酶原时间、部分凝血活酶时间等，根据检查结果调整药物剂量，以确保止血效果的同时，避免因过度止血导致血栓形成等并发症。

（3）类固醇类药物：部分肺出血患儿可能需要使用类固醇类药物来减少炎症反应和毛细血管渗漏，帮助减少出血。类固醇类药物具有强大的抗炎作用，可以抑制炎症细胞的聚集和活性，减轻肺部组织的炎症反应。

同时，它还可以降低毛细血管的通透性，减少液体和血液的渗出。然而，类固醇类药物的使用需慎重，因为其可能会带来一些不良反应，如免疫抑制、生长发育迟缓等。在使用类固醇类药物时，必须严格遵医嘱调整剂量，密切观察患儿的病情变化和不良反应，一旦出现异常情况，应及时调整治疗方案。

4. 液体与血液管理

（1）液体管理：在肺出血期间，严格控制液体输入量是护理中的关键环节。过多的液体可能会导致肺水肿和进一步的血管渗漏，加重肺部出血。因此，在保障循环系统功能的基础上，要合理调整液体输注速度，避免液体过载。医护人员需要根据患儿的体重、病情、尿量等指标，精确计算液体的出入量，确保液体平衡。

在调整液体输注速度时，要密切观察患儿的心率、血压、尿量等变化，以及有无水肿、呼吸困难等症状，一旦出现液体过多的迹象，应立即减少液体输注量，并采取相应的治疗措施。

（2）输血支持：对于因出血导致贫血或血容量不足的新生儿，输注红细胞悬液或血浆可能是必要的治疗手段。输血可以补充循环血量，改善氧输送能力，维持身体各器官的正常功能。在护理过程中，需密切监测输血反应。

　　输血前要严格核对血型、交叉配血结果等信息，确保输血的安全性。输血过程中要密切观察患儿的体温、心率、呼吸、面色等变化，以及有无皮疹、寒战、发热等输血反应。一旦出现输血反应，应立即停止输血，并采取相应的处理措施。同时，要定期检查血常规、凝血功能等指标，根据检查结果调整输血方案，确保输血的有效性和安全性。

三、预防并发症

　　1. 预防肺水肿

　　（1）控制液体出入量：对于新生儿而言，严格控制液体摄入是预防肺水肿的重要措施。液体负荷过大会增加心脏负担，导致肺部毛细血管压力升高，进而引发肺水肿，严重影响呼吸功能。在护理过程中，需持续密切观察新生儿的尿量。

　　尿量是反映肾脏功能和液体平衡的重要指标之一。如果尿量过少，可能提示液体摄入过多或肾脏功能受损；如果尿量过多，可能需要调整补液速度，以避免脱水。通过观察尿量，可以及时调整补液方案，确保液体摄入量适中，预防肺水肿的发生。

　　（2）使用利尿剂：在某些情况下，如液体负荷过重或已经出现肺水肿的迹象时，可能需要使用利尿剂。呋塞米是一种常用的利尿剂，它可以促进肾脏排出体内多余的液体，减轻肺部水肿。然而，使用利尿剂也需要谨慎，因为它可能会导致电解质紊乱，如低钾血症、低钠血症等。

　　因此，在使用利尿剂的过程中，需要密切监测电解质平衡和尿量。定期检查血液中的电解质水平，如钾、钠、氯等，及时调整治疗方案，以维持电解质的平衡。同时，观察尿量的变化，确保利尿剂的使用达到预期效果，而不会引起过度利尿导致脱水等不良后果。

　　2. 防止呼吸道感染

　　（1）保持呼吸道清洁：保持新生儿呼吸道清洁是防止感染发生的关键。及时清理痰液和分泌物，可以避免痰液堵塞呼吸道，减少细菌滋生的机会。对于使用机械通气的患儿，呼吸道护理尤为重要。需注意呼吸机管道的无菌操作，避免交叉感染。

　　呼吸机管道是细菌滋生的潜在部位，如果不严格遵守无菌操作，细菌可能通过管道进入新生儿的呼吸道，引发感染。定期更换呼吸机管道，严格消毒，确保其无菌状态。同时，加强呼吸道的湿化和雾化治疗，有助于稀释痰液，促进痰液排出。

　　（2）抗生素使用：在医生的建议下，可能会使用广谱抗生素预防继发性感染。新生儿的免疫系统尚未完全发育成熟，容易受到感染。特别是在患有肺部疾病的情况下，感染的风险更高。使用抗生素可以有效地预防和控制感染的发生。然而，抗生素的使用也需要谨慎，因为过度使用可能会导致细菌产生耐药性。

　　在使用抗生素时，需定期监测新生儿的感染指标，如白细胞计数和 C 反应蛋白水平。白细胞计数和 C 反应蛋白水平升高通常提示感染的存在。通过监测这些指标，可以及时调整抗生素的使用方案，防止感染加重。同时，注意观察新生儿的临床症状，如体温、呼吸、心率等，以及有无皮疹、腹泻等不良反应，确保抗生素的安全使用。

四、家庭护理与出院指导

　　1. 家庭护理建议

　　肺出血患儿康复后，家庭护理至关重要。家属需为婴儿营造良好的居家环境，避免婴儿暴露于烟雾、灰尘等有害环境。烟雾中的有害物质会刺激婴儿的呼吸道，加重肺部负担；灰尘可能携带细菌等病原体，增加感染风险。定期随访是确保婴儿健康发育的关键环节。家属应严格根据医嘱进行肺部功能检查和神经发育评估。肺部功能检查可及时发现潜在的肺部问题，神经发育评估有助于了解婴儿的神经系统发育是否正常，以便早期干预和治疗。

2. 出院后复查

家属应定期带新生儿前往医院复查。重点关注其肺功能、发育状况和呼吸系统恢复情况，尤其是早产儿或伴有其他高危因素的婴儿。早产儿身体各器官发育相对不成熟，更容易出现问题。任何呼吸困难、咯血或异常表现都需及时就医。呼吸困难可能是肺部问题的表现，咯血则提示肺部可能再次出血，及时就医可以尽早发现问题并采取相应措施，保障婴儿的健康。

第十一节　新生儿败血症的护理

新生儿败血症是一种严重的全身性感染，常由细菌、病毒或真菌引起，影响血液和多个器官系统。由于新生儿免疫系统不成熟，出现败血症会非常危险，容易导致多器官功能衰竭，需立即进行护理和治疗。护理的目标是控制感染、维持生命体征稳定、预防并发症并促进婴儿的康复。

一、护理目标

通过及时使用抗生素或抗病毒药物，可以有效控制新生儿感染，防止感染扩散和加重。对于细菌感染，应根据血培养结果选择敏感的抗生素，尽早启动广谱抗生素治疗，以尽可能降低感染对新生儿健康的威胁。对于病毒感染，特别是严重的病毒性肺炎或脑膜炎，使用抗病毒药物（如更昔洛韦或阿昔洛韦）治疗可有效控制病毒的复制和传播。治疗过程中需定期监测病原学变化，以根据需要调整治疗方案。

维持新生儿的呼吸、血压和体温处于正常范围是预防败血症休克的关键。感染可能导致新生儿的全身炎症反应，引发呼吸困难、血压下降和体温波动。护理人员应密切监测新生儿生命体征，及时给予呼吸支持，如鼻导管氧疗或机械通气，确保其血氧饱和度在正常范围内。同时，应通过静脉补液或升压药物维持血压稳定，防止低血压导致的器官灌注不足。

预防败血症休克是新生儿护理中的重要目标。败血症休克通常由全身感染引发，可能导致多器官功能衰竭，特别是呼吸、心血管和中枢神经系统。因此，护理人员需定期评估新生儿的全身状况，尤其是血压、尿量、呼吸频率和体温等生命体征，发现异常需立即处理。

在护理过程中，还需密切关注感染可能引发的并发症，如呼吸衰竭、脑膜炎和肺炎等。对存在呼吸衰竭风险的新生儿，需提供持续的呼吸支持，确保肺功能得到良好维持。对于疑似脑膜炎的患儿，应及时进行脑脊液检测，及早启动针对性治疗。感染后肺部受损时，则需提供充足的氧气供应，并及时进行肺部影像学检查，以评估肺部情况。

通过及时的感染控制和全身器官功能支持，能够有效预防和控制新生儿败血症及其并发症，为新生儿的健康提供全面保障。

二、护理措施

1. 抗感染治疗

（1）抗生素治疗：在新生儿败血症的治疗中，抗生素的合理应用至关重要。应根据病原学结果和医生的专业指示，迅速启动广谱抗生素治疗。这是因为在疾病初期，病原体往往尚未明确，广谱抗生素能够覆盖多种可能的致病菌，为新生儿提供及时的抗感染保护。一旦病原体明确后，应针对性地调整抗生素，以提高治疗的有效性和减少不必要的不良反应。常用的药物包括氨基糖苷类（如庆大霉素）和广谱头孢菌素（如头孢噻肟）等。

这些药物具有不同的抗菌谱和作用机制，医生会根据新生儿的具体病情、年龄、体重等因素选择合适的抗生素。在使用抗生素的过程中，需严格遵循医嘱，包括药物的剂量、给药途径和给药时间等。护理人员应准确执行医嘱，确保药物按时、按量给予新生儿。同时，要密切监测药物的疗效，观察新生儿的临床症状是否改善，如体温是否下降、呼吸是否平稳、食欲是否恢复等。此外，还应注意观察药物的不良反应，如变态反应、肝肾功能损害等，一旦发现异常情况，应立即通知医生进行处理。

（2）抗病毒治疗：如果新生儿败血症是由病毒引起，抗病毒药物的使用就显得尤为重要。例如，对于单纯疱疹病毒感染，可能需要使用阿昔洛韦进行治疗。注意应根据病情变化及时调整药物剂量，因为新生儿的身体状况较为脆弱，药物剂量的调整需要非常谨慎。

一方面，剂量过低可能无法达到有效的治疗效果；另一方面，剂量过高可能会导致药物中毒等严重后果。因此，护理人员应密切观察新生儿的病情变化，如体温、皮疹、神经系统症状等，及时向医生反馈，以便医生根据具体情况调整药物剂量。同时，要注意观察抗病毒药物的不良反应，如肾功能损害、神经系统毒性等，确保治疗的安全进行。

（3）真菌感染治疗：对于真菌性败血症，抗真菌药物的使用是关键。两性霉素 B 是常用的抗真菌药物之一，但它也具有一定的毒性和不良反应。在使用过程中，应根据药物的耐受性和疗效调整治疗方案。

护理人员要密切观察新生儿对抗真菌药物的反应，如是否出现发热、寒战、皮疹、肾功能损害等不良反应。同时，要定期进行真菌培养和药物敏感试验，以评估治疗效果和调整药物方案。如果治疗效果不佳，医生可能会考虑更换其他抗真菌药物或联合使用多种抗真菌药物。

2. 呼吸支持

（1）持续氧疗：新生儿败血症常伴有呼吸窘迫或呼吸衰竭，这是由于感染导致的肺部炎症和功能障碍所致。为了维持血氧饱和度，提供氧疗是必要的支持措施。可通过鼻导管或氧罩进行氧疗，护理人员应根据新生儿的病情和血氧饱和度调整氧流量和浓度。

确保血氧水平维持在 92% ～ 95%，这一范围既能满足新生儿的氧气需求，又能避免氧中毒等并发症的发生。在氧疗过程中，要密切观察新生儿的呼吸状况，如呼吸频率、节律、深度等，以及皮肤颜色、口唇颜色等，以判断氧疗的效果。如果血氧饱和度持续低于目标范围，应及时通知医生进行调整。

（2）机械通气：对于严重败血症患儿，特别是伴有肺炎或急性呼吸窘迫综合征（ARDS）的婴儿，机械通气可能是必要的支持手段。机械通气能够通过设置适当的呼吸参数，如潮气量、呼吸频率、呼气末正压等，为新生儿提供有效的呼吸支持，维持肺部的氧气供给和二氧化碳排出。护理人员应密切监测呼吸机参数，确保适当的通气支持。

这包括观察呼吸机的工作状态、管道连接是否紧密、参数设置是否正确等。同时，要注意观察新生儿的呼吸状况和生命体征，如心率、血压、血氧饱和度等，避免过度通气或氧中毒的发生。如果发现呼吸机报警或新生儿出现异常情况，应立即通知医生进行处理。

3. 体温管理

（1）保持体温稳定：新生儿败血症常伴随发热或低温，这是由于感染引起的机体免疫反应和代谢紊乱所致。因此，严格监测体温，并采取相应措施进行温控是非常重要的。发热时，可通过物理降温的方法帮助新生儿降温，如温水擦拭、降低环境温度等。物理降温是一种较为安全的降温方法，能够避免药物降温可能带来的不良反应。但在进行物理降温时要注意方法的正确性和适度性，避免过度降温导致新生儿不适。

如果物理降温效果不佳，必要时可在医生的指导下使用退热药物。对于低体温的新生儿，应通过暖箱或辐射加热设备维持正常体温。暖箱和辐射加热设备能够提供稳定的温度环境，有助于新生儿体温的恢复。在使用这些设备时，要注意调整温度和湿度，避免温度过高或过低对新生儿造成不良影响。同时，要密切观察新生儿的体温变化，避免体温波动加重病情。

（2）体温监测：每2小时监测1次体温是新生儿败血症护理中的重要环节。通过定期监测体温，可以及时发现体温的异常变化，为调整治疗措施提供依据。在监测体温时，要选择合适的测量方法，如腋下测量、肛门测量等，确保测量结果的准确性。

同时，要记录每次测量的体温数值，观察体温的变化趋势。如果发现体温持续升高或降低，应及时通知医生进行处理。此外，还要注意观察新生儿的其他症状，如面色、呼吸、心率等，以综合判断病情的变化。

4. 液体与电解质管理

（1）静脉补液：由于败血症可能导致新生儿血压下降和休克，因此通过静脉输注维持血容量和组织灌注是重要的治疗措施之一。补液的种类和速度需根据病情进行调整。一般补液的种类包括生理盐水、葡萄糖溶液、胶体液等。医生会根据新生儿的具体情况选择合适的补液种类和比例。

在补液过程中，要严格控制输注速度，避免过快或过慢的输注导致心脏负担过重或血容量不足。同时，要密切观察新生儿的生命体征和尿量等指标，以评估补液的效果。确保液体平衡，避免液体过载或脱水的发生。如果出现液体过载的症状，如呼吸困难、水肿等，应及时调整补液方案；如果出现脱水的症状，如尿量减少、皮肤干燥等，应增加补液量。

（2）电解质监测：护理过程中应密切监测电解质水平，如钠、钾、钙等。败血症常引发电解质紊乱，这是由于感染导致的机体代谢异常和肾功能损害等原因所致。因此，根据检测结果及时调整补充方案，保持内环境稳定是非常重要的。护理人员应定期采集新生儿的血液样本进行电解质检测，并将检测结果及时反馈给医生。

医生会根据电解质的水平调整补充方案，如补充氯化钠、氯化钾、葡萄糖酸钙等。在补充电解质的过程中要注意药物的剂量和给药途径，避免补充过量或不足导致不良后果。同时，要密切观察新生儿的反应，如是否出现心律失常、肌肉无力等症状，及时调整治疗方案。

5. 营养支持

（1）胃管喂养：新生儿败血症患儿常出现吸吮无力、吞咽困难等症状，这是由于感染导致的食欲减退和消化系统功能障碍所致。因此，早期应通过胃管喂养提供母乳或配方奶，确保能量摄入充足。胃管喂养是一种较为安全有效的喂养方法，能够避免经口喂养可能导致的呛咳、窒息等风险。在进行胃管喂养时，护理人员要注意选择合适的胃管型号和插入深度，确保胃管在位通畅。

同时，要根据新生儿的体重和年龄确定喂奶量和喂奶频率，避免过度喂养或喂养不足。在喂养过程中，要密切观察新生儿的反应，如是否有呕吐、腹胀、腹泻等症状。如果出现喂养不耐受的情况，应及时通知医生进行调整，如减少喂奶量、延长喂奶间隔等。

（2）静脉营养：对于无法经口喂养或病情较重的婴儿，需使用静脉营养支持。静脉营养能够提供葡萄糖、电解质、氨基酸等营养物质，满足新生儿的基本营养需求。在进行静脉营养时，护理人员要严格遵守无菌操作原则，确保输注的安全。要密切观察输注部位是否有红肿、渗漏等情况，及时处理并发症。

同时，要根据新生儿的体重和病情调整输注速度和成分，确保营养的合理供给。定期监测新生儿的体重、血糖、电解质等指标，及时调整静脉营养方案。如果新生儿的病情好转，应逐渐过渡到经口喂养，以促进消化系统的恢复和功能完善。

6. 血糖监测

新生儿败血症容易引发低血糖，这是由于感染导致的机体代谢紊乱和胰岛素分泌异常所致。因此，应定时监测血糖水平，维持血糖在 2.6 ~ 4.4mmol/L 之间。护理人员可以通过采集新生儿的指尖血或足跟血进行血糖检测，了解其血糖变化情况。如果发现血糖偏低，应及时采取措施进行纠正。

这包括通过静脉输注葡萄糖进行快速纠正，以及调整喂养方案，增加碳水化合物的摄入等。在纠正低血糖的过程中，要注意避免血糖升高过快导致的高血糖症。同时，要密切观察新生儿的反应，如是否出现出汗、震颤、嗜睡等低血糖症状，以及是否有烦躁、多饮、多尿等高血糖症状。及时调整治疗方案，防止低血糖加重败血症的病情。此外，还要注意观察血糖监测的准确性和可靠性，避免因检测方法不当或设备故障导致的误差。如果对血糖检测结果有疑问，应及时进行复查或采用其他检测方法进行确认。

三、监测与观察

1. 生命体征的密切监测

（1）呼吸与心率监测：在新生儿败血症的护理中，持续监测新生儿的呼吸频率、心率和节律具有至关重要的意义。呼吸频率的变化是反映病情的重要指标之一。当呼吸频率增快时，可能提示感染加重，肺部受到更严重的影响，或者可能发生呼吸衰竭的风险增加。此时，护理人员应密切观察新生儿的呼吸形态，包括呼吸的深度、是否有呼吸困难的表现，如鼻翼扇动、三凹征等。

心率的异常同样需要高度关注。心动过速可能是身体对感染的应激反应，也可能是心脏功能受到影响的表现。而心动过缓则可能提示严重的病情变化。通过持续的监测，可以及时发现这些异常情况，并采取相应的措施，如调整氧疗、给予呼吸支持等。

（2）血压与脉搏监测：新生儿败血症可导致严重的循环系统问题，常见的并发症包括低血压或休克等。因此，定期监测血压和脉搏对于及时发现病情变化至关重要。血压的下降可能表明循环系统功能受损，身体各器官的灌注不足。

护理人员应根据新生儿的年龄、体重等因素，确定正常的血压范围，并密切观察血压的变化。脉搏的微弱或不规律也可能是循环系统出现问题的信号。当发现血压下降或脉搏微弱时，应立即采取紧急处理措施，如给予升压药物、补充液体等，以维持血压稳定，确保重要器官的血液供应。

（3）血氧饱和度监测：通过脉搏血氧仪持续监测血氧饱和度是评估新生儿氧合状态的重要手段。血氧饱和度反映了血液中氧气的含量，对于维持身体各器官的正常功能至关重要。在新生儿败血症中，由于感染可能影响肺部功能，导致氧合不足。因此，确保适当的氧合支持是护理的关键之一。

当血氧水平出现波动时，护理人员应及时调整氧疗方式，如增加氧流量、调整吸氧浓度等，或者根据病情需要考虑给予呼吸支持。同时，还应密切观察新生儿的肤色、口唇颜色等，以判断氧合情况是否得到改善。

2. 感染控制与出血监测

（1）感染控制监测：护理人员在护理新生儿败血症患儿时，需密切观察新生儿是否有感染恶化的迹象。发热是常见的感染表现之一，但新生儿的体温调节功能尚未完全发育，可能出现体温不升或高热的情况。脓性分泌物的出现，如鼻腔、口腔、眼睛等部位的分泌物增多且呈脓性，可能提示感染加重。皮疹也是可能出现的症状之一，不同类型的皮疹可能与特定的感染病原体有关。

定期进行血培养、C反应蛋白（CRP）和白细胞计数监测，可以帮助评估感染控制的效果。血培养可以确定感染的病原体，为选择合适的抗生素提供依据。CRP和白细胞计数的变化可以反映身体的炎症反应程度，帮助判断感染的严重程度和治疗效果。

（2）出血倾向监测：败血症可能引发弥散性血管内凝血（DIC），这是一种严重的并发症，可导致全身广泛的出血。因此，护理人员需密切观察新生儿是否有出血倾向，如皮肤瘀斑、口腔出血、鼻出血等。同时，进行凝血功能检测，包括凝血酶原时间、部分凝血活酶时间、血小板计数等，可以及时发现凝血功能异常。如果发现出血倾向或凝血功能异常，应立即采取相应的治疗措施，如补充凝血因子、给予止血药物等。

3. 神经系统监测

（1）意识状态评估：败血症可能导致脑膜炎或脑部感染，对新生儿的神经系统造成严重影响。护理中应评估新生儿的神经系统状态，观察有无嗜睡、烦躁、反应迟钝等表现。嗜睡是指新生儿过度睡眠，难以唤醒；烦躁则表现为新生儿不安、哭闹不止；反应迟钝可能表现为对刺激的反应减弱或消失。这些症状可能提示脑部受到感染，需要进一步评估。必要时进行脑脊液检查，可以明确是否存在脑膜炎等脑部感染，并确定感染的病原体，为治疗提供依据。

（2）癫痫监测：新生儿败血症可能引发癫痫发作，这是由于脑部神经元异常放电造成的。护理人员应密切监测有无抽搐表现，包括全身性抽搐、局部抽搐等。一旦发现抽搐，应立即采取措施，如保持呼吸道通畅、防止受伤等，并给予抗惊厥药物。同时，密切观察药物的疗效，包括抽搐的频率、程度是否减轻等。如果癫痫发作持续不缓解或加重，应及时通知医生进行进一步的处理。

四、预防并发症

1. 呼吸系统并发症的预防

（1）预防呼吸衰竭：败血症患儿由于身体免疫系统受到严重挑战，极易发生呼吸衰竭。在护理过程中，保持呼吸道通畅是关键举措之一。这需要避免分泌物堵塞气道，因为分泌物的积聚不仅会阻碍空气的正常流通，还可能滋生细菌，加重病情。应由专业护理人员使用合适的吸痰设备定期进行吸痰护理，轻柔地清除呼吸道内的分泌物。同时，密切监测呼吸道情况，包括呼吸频率、深度、节律等，一旦发现异常，及时采取相应措施。如果病情严重，必要时进行机械通气支持，以确保患儿获得足够的氧气供应。

（2）防止肺部感染：对于使用呼吸支持设备的败血症患儿，保持呼吸机管道无菌至关重要。呼吸机管道在使用过程中容易成为细菌滋生的场所，若不严格保持无菌状态，很可能引发继发性肺炎等严重并发症。护理人员应严格按照操作规程，定期更换和消毒呼吸机管道，确保其处于无菌状态。同时，加强对患儿的呼吸道护理，包括定时翻身、拍背等，促进痰液排出，降低肺部感染的风险。

2. 循环衰竭的预防

通过合理的补液和血压支持，能够有效维持新生儿的循环功能。护理人员需密切关注患儿的尿量和血压变化。尿量是反映肾脏灌注和循环功能的重要指标之一，过少的尿量可能提示循环不足。根据尿量和血压调整液体输注量，确保既不过度补液导致心脏负担过重，又能防止循环衰竭的发生。在调整液体输注量时，要综合考虑患儿的病情、体重、年龄等因素，制定个性化的补液方案。

3. 中枢神经系统损伤的预防

败血症患儿可能因脑膜炎或脑水肿导致颅内压增高。在护理过程中，需仔细评估有无颅内压增高的表现。例如，前囟张力增大是常见的表现之一，护理人员可通过轻柔触摸前囟部位，感受其紧张度。此外，抽搐也是颅内压增高的重要信号。

一旦发现这些表现，应立即通知医生，并在必要时进行脱水剂治疗。脱水剂可以减少脑组织中的水分含量，降低颅内压，保护中枢神经系统。同时，密切观察患儿的意识状态、瞳孔大小等变化，以便及时发现并处理中枢神经系统的问题。

第十二节　新生儿破伤风的护理

新生儿破伤风是由破伤风梭菌通过感染脐带创口进入新生儿体内所引起的急性神经系统疾病，常见于未接种破伤风疫苗或卫生条件差的产妇及新生儿。破伤风毒素会引发肌肉强直、痉挛和神经系统损伤，具有较高的病死率。因此，护理的主要目标是控制痉挛发作、维持呼吸功能、支持营养摄入及预防并发症。

一、护理目标

严格控制新生儿破伤风引发的肌肉痉挛和强直是预防窒息等严重并发症的关键。破伤风的典型表现是全身性强直和阵发性痉挛，这些症状会影响新生儿的呼吸肌，导致呼吸功能障碍，进而引发窒息。因此，护理中需通过使用镇静药物和抗痉挛药物（如苯巴比妥、地西泮等）来抑制痉挛的发生，减轻肌肉的过度紧张。同时，为避免新生儿因痉挛导致呼吸道梗阻，必要时应进行气管插管或机械通气，确保气道畅通，保障正常呼吸功能。

全力支持新生儿的呼吸和循环功能是维持生命体征稳定的重要环节。由于破伤风可能导致呼吸衰竭和循环功能不稳定，需持续监测新生儿的呼吸频率、心率、血压及血氧饱和度，及时采取相应的干预措施，确保各项生命体征保持在正常范围内。如果出现呼吸衰竭，应立即启动机械通气支持；如血压波动明显，则可通过静脉补液或使用升压药物来维持循环功能的稳定。

在控制症状的同时，护理人员还需积极促进伤口愈合，防止破伤风梭菌的持续扩散。应严格按照无菌操作处理感染伤口，使用抗生素（如青霉素或甲硝唑）以抑制破伤风梭菌的生长，避免进一步的感染扩散。同时，及时清除伤口内的坏死组织，减少病菌滋生环境，有助于促进组织修复。

此外，为了减少新生儿的外界刺激，护理过程中应尽量减少光线、声音和操作等对新生儿的干扰，避免因外界刺激诱发痉挛。为新生儿创造一个安静、舒适的环境，有助于减少肌肉强直的发生频率，降低破伤风对新生儿健康的威胁。

通过对症支持治疗、呼吸和循环系统的全力维护以及感染控制，护理人员能够有效降低破伤风的并发症风险，为新生儿的生命安全和健康成长提供有力保障。

二、护理措施

1. 控制痉挛和强直

（1）减少环境刺激：在新生儿破伤风的护理过程中，创造一个安静、柔和的环境至关重要。过多的触摸、强烈的声音或过亮的光线都可能成为诱发新生儿肌肉痉挛的因素。因此，应将新生儿放置在单独的安静房间中，以最大程度地减少外界刺激的干扰。柔和的光线可以营造出宁静的氛围，避免强光对新生儿的视觉刺激。

同时，减少不必要的触摸，避免因外界的物理刺激引发肌肉痉挛。声音的控制也尤为重要，保持环境安静，避免嘈杂的声音，有助于新生儿保持平静的状态。护理人员在进行护理操作时，应尽可能动作轻柔、安静，避免产生过大的声响。通过这些措施，可以为新生儿提供一个稳定、舒适的环境，降低肌肉痉挛的发生风险。

（2）药物控制痉挛：根据医生的指示，使用镇静药物或抗痉挛药物是控制破伤风引起的肌肉强直和痉挛发作的重要手段。地西泮是一种常用的镇静药物，它可以通过抑制中枢神经系统的兴奋性，缓解肌肉痉挛。巴氯芬等抗痉挛药物则可以直接作用于肌肉，减轻肌肉的紧张程度。在使用这些药物时，镇静药物的剂量需根据新生儿的体重及病情进行精确调整。

这是因为新生儿的身体发育尚未完全成熟，对药物的代谢和耐受能力与成人有很大差异。因此，医生会根据新生儿的具体情况，计算出合适的药物剂量，以确保药物的有效性和安全性。护理人员在给药过程中，应严格按照医嘱执行，确保药物的准确剂量和给药时间。同时，要持续观察药物的效果，包括肌肉痉挛的频率、程度是否减轻，新生儿的意识状态、呼吸频率等是否受到影响。如果发现药物效果不佳或出现不良反应，应及时通知医生进行调整。

（3）保持安静姿势：将新生儿置于舒适的体位对于控制痉挛也非常重要。在痉挛期，新生儿的体位护理应轻柔缓慢，避免体位变动过大。突然的体位变化可能会引发肌肉痉挛，加重新生儿的痛苦和病情。护理人员应选择合适的体位，如仰卧位或侧卧位，确保新生儿的身体处于放松状态。

同时，要注意保持新生儿的肢体自然伸展，避免过度弯曲或伸展。可以使用柔软的垫子或毛巾来支撑新生儿的身体，增加舒适度。在进行体位调整时，要动作轻柔，避免引起新生儿的不适和痉挛。此外，还应定期更换新生儿的体位，以防止局部皮肤受压，预防压疮的发生。

2. 呼吸支持

（1）保持气道通畅：由于破伤风引起的痉挛可能会影响新生儿的呼吸道，因此护理中应密切观察呼吸情况。破伤风患儿可能会出现呼吸困难、呼吸暂停等症状，这是由于肌肉痉挛导致呼吸道狭窄或阻塞所致。护理人员应及时清理口腔分泌物，防止窒息的发生。可以使用吸痰器或柔软的纱布轻轻擦拭口腔，清除分泌物。

同时，要密切观察新生儿的呼吸频率、节律和深度，以及皮肤颜色、口唇颜色等，以判断呼吸是否通畅。如发现呼吸暂停或气道阻塞，需立即进行急救处理。包括进行人工呼吸、胸外按压等措施，以恢复新生儿的呼吸功能。同时，要及时通知医生进行进一步的处理。

（2）气管插管与机械通气：对于严重破伤风导致呼吸肌痉挛的患儿，气管插管并连接机械通气设备可能是必要的呼吸支持手段。当呼吸肌严重痉挛，无法正常进行呼吸时，机械通气可以确保充分的氧气供应，维持新生儿的生命体征稳定。护理人员需密切监测机械通气的压力和频率，确保呼吸支持充分且适当。这需要根据新生儿的具体病情和身体状况进行调整。

如果压力过高或频率过快，可能会对新生儿的肺部造成损伤；如果压力过低或频率过慢，则可能无法满足新生儿的氧气需求。因此，护理人员应密切观察机械通气的效果，如血氧饱和度、呼吸频率等指标，及时调整机械通气的参数。同时，要注意观察新生儿是否出现并发症，如气胸、肺部感染等，一旦发现异常情况，应立即通知医生进行处理。

（3）氧疗：对于呼吸困难的患儿，轻度病例可通过鼻导管或氧罩提供氧疗。氧疗可以增加新生儿的氧气摄入，缓解呼吸困难的症状。氧浓度需根据病情调整，保持血氧饱和度在 92% ～ 95% 之间。这是因为过高的氧浓度可能会导致氧中毒，对新生儿的肺部造成损伤；而过低的氧浓度则可能无法满足新生儿的氧气需求。

护理人员应根据新生儿的病情变化，及时调整氧疗的参数。同时，要密切观察新生儿的呼吸状况和血氧饱和度，确保氧疗的效果。如果发现血氧饱和度持续低于目标范围，应及时通知医生进行调整。

3. 营养支持

（1）胃管喂养：由于破伤风患儿通常无法正常吸吮和吞咽，因此通过胃管喂养提供营养是一种重要的护理措施。母乳或配方奶均可使用，但需分次少量进行喂养，避免引起呛咳或误吸。在进行胃管喂养时，护理人员应选择合适的胃管型号和插入深度，确保胃管在位、通畅。同时，要根据新生儿的体重和年龄确定喂养量和喂养频率。

喂养过程中要缓慢注入食物，避免过快的注入速度导致胃部不适。在喂养后，要密切观察新生儿是否出现呕吐、腹胀等症状，如有异常应及时通知医生进行处理。此外，还应定期检查胃管的位置，确保胃管在正确的位置，避免胃管移位或脱出。

（2）静脉营养支持：在严重痉挛发作期间，如果无法通过胃管喂养满足营养需求，需通过静脉补液提供葡萄糖、电解质和营养物质。静脉营养可以为新生儿提供全面的营养支持，避免营养不良和脱水的发生。在进行静脉营养时，护理人员应严格遵守无菌操作原则，确保静脉补液的安全。

要密切观察输注部位是否有红肿、渗漏等情况，及时处理并发症。同时，要根据新生儿的体重和病情调整输注速度和成分，确保营养的合理供给。定期监测新生儿的体重、血糖、电解质等指标，及时调整静脉营养方案。如果新生儿的病情好转，应逐渐过渡到胃管喂养或经口喂养，以促进消化系统的恢复和功能完善。

4. 伤口处理与感染控制

（1）脐带护理：新生儿破伤风多通过脐带感染，因此护理人员需严格无菌操作清理脐带残端。在进行脐带护理时，应使用消毒液（如碘伏）清洗伤口，保持局部干燥和清洁。这可以有效地杀灭破伤风梭菌，防止感染的进一步扩散。

护理人员应每日检查脐带残端的情况，观察是否有红肿、渗出、异味等感染迹象。如果发现异常情况，应及时通知医生进行处理。必要时可进行脐带残端的切除，以彻底清除感染源。在切除脐带残端时，应严格遵守无菌操作原则，确保手术的安全。同时，要注意观察新生儿的术后反应，如是否有出血、感染等并发症。

（2）抗毒素治疗：在医生指导下，需早期注射破伤风抗毒素，中和体内游离的破伤风毒素。人破伤风免疫球蛋白是一种常用的破伤风抗毒素，它可以快速有效地中和破伤风毒素，减轻病情。破伤风抗毒素的使用剂量需严格按照病情调整，这是因为不同病情的新生儿对破伤风抗毒素的需求不同。

在使用破伤风抗毒素之前，应进行药物过敏试验，防止变态反应的发生。如果出现变态反应，应立即停止使用抗毒素，并采取相应的抗过敏措施。护理人员在注射破伤风抗毒素时，应严格按照医嘱执行，确保药物的准确剂量和给药时间。同时，要密切观察新生儿的反应，如是否出现皮疹、呼吸困难等变态反应，以及是否有发热、寒战等不良反应。

（3）抗生素治疗：护理中应根据医生指示，使用广谱抗生素控制破伤风梭菌的繁殖。青霉素或甲硝唑是常用的抗生素，它们可以有效地杀灭破伤风梭菌，防止感染的进一步扩散，具体用法用量应遵医嘱。

同时，要密切观察药物反应，如是否出现变态反应、胃肠道不适等不良反应。如果发现不良反应，应及时通知医生进行处理。此外，还应定期进行细菌培养和药物敏感试验，以评估抗生素的治疗效果，并根据结果调整抗生素的使用方案。

三、家庭护理与出院指导

1. 家属心理支持

破伤风作为一种严重的疾病，给家属带来极大的心理压力。家属往往会陷入焦虑和恐慌之中，这种情绪状态不仅影响他们自身的身心健康，也可能对患儿的护理产生负面影响。护理人员在此过程中起着关键作用，应及时向家属详细解释病情的严重程度、发展趋势以及所采取的护理措施。通过专业的讲解，让家属对疾病有更清晰的认识，从而缓解他们的焦虑和恐慌情绪。同时，给予家属心理上的支持和鼓励，让他们感受到关怀与温暖。护理人员可以与家属分享成功治疗的案例，帮助他们保持积极的心态，共同为患儿的康复努力。

2. 疫苗接种教育

对于高危新生儿的家属而言，了解破伤风的预防措施至关重要。特别是孕妇在妊娠期的破伤风疫苗接种计划，对于预防新生儿破伤风具有重要意义。护理人员应向家属详细介绍破伤风的传播途径、发病机制以及预防方法。强调孕妇在妊娠期接种破伤风疫苗的重要性，以及如何确保疫苗的有效性。同时，提醒家属在日常生活中注意保持环境卫生，避免新生儿接触可能感染破伤风的物品。通过教育，提高家属的预防意识，避免再次感染的发生。

3. 出院后的持续护理

出院后，新生儿的神经系统发育情况需要密切关注。定期随访是确保新生儿健康成长的重要环节。护理人员应向家属解释随访的重要性，并指导家属如何观察新生儿的神经系统发育情况。包括观察新生儿的运动能力、反应能力、睡眠情况等。如果发现异常，应及时就医。同时，根据医生的建议，家属应定期带新生儿进行康复评估和相关治疗。康复训练对于促进新生儿神经系统的恢复至关重要。家属应积极配合医生的指导，坚持进行康复训练，为新生儿的未来发展创造良好的条件。

第十三节　新生儿坏死性小肠结肠炎的护理

新生儿坏死性小肠结肠炎（NEC）是一种严重的胃肠道疾病，常发生在早产儿或低出生体重儿中，其特征为肠道炎症、缺血、细菌感染和肠壁坏死。该病进展迅速，可能导致肠穿孔、败血症甚至死亡。护理的主要目标是控制感染、支持肠道功能、预防并发症以及维持全身器官功能的稳定。

一、护理目标

减轻新生儿的胃肠道压力对于防止肠道进一步损伤至关重要，尤其在消化系统尚未完全发育的早产儿和患有胃肠道疾病的新生儿中，合理控制胃肠道负担能够显著降低肠道损伤的风险。护理中应通过调整喂养方式，如采取少量多次喂养，避免一次性摄入过多食物，减少胃肠道压力。同时，对于存在严重胃肠道问题的新生儿，可能需要短期内暂停经口喂养，使用静脉营养支持，以减轻肠道负担，促进其恢复。

控制感染是避免新生儿发展为全身性败血症的关键。一旦出现感染迹象，如发热、呼吸急促或皮肤发绀，护理人员需立即采取措施，进行血液培养并启动抗生素治疗，以抑制病原菌扩散。密切监测新生儿的感染指标，特别是C反应蛋白和白细胞计数，确保感染得到及时控制，避免全身性感染对重要器官的侵害。

支持新生儿的全身器官功能，特别是呼吸、循环和肾脏功能，对于其生存和健康至关重要。由于感染或胃肠道问题可能影响多个系统，护理人员需定期监测生命体征，特别是血压、心率和尿量。针对呼吸功能不稳定的新生儿，应提供氧疗或机械通气支持，确保充分的氧气供应；如出现肾功能不全，需根据病情调整液体摄入量，并密切监测电解质和尿量变化。

同时，促进营养支持和肠道恢复是帮助新生儿恢复健康的基础。护理中应根据新生儿的消化能力和病情，合理选择喂养方式，逐步增加喂养量和营养密度，确保能量和营养摄入的平衡。对于肠道严重受损的新生儿，可以考虑使用肠外营养与肠内营养相结合的方式，逐步恢复肠道功能。在此过程中，护理人员需密切观察喂养耐受情况，并及时调整营养方案，以促进胃肠道的恢复和功能改善。

通过以上综合护理措施，护理人员可以有效减轻新生儿胃肠道压力，预防严重并发症的发生，确保全身器官功能得到良好支持，为新生儿的健康成长提供全面保障。

二、护理措施

1. 停止肠内喂养

（1）停止经口喂养：在新生儿被确诊或高度怀疑患有坏死性小肠结肠炎时，立即停止所有经口喂养是至关重要的一步。这一举措的目的在于减轻肠道负担，避免因继续进食而对已经受损的肠道造成进一步的损伤。新生儿的肠道在患病状态下十分脆弱，任何额外的食物摄入都可能加重肠道的炎症反应和损伤程度。通过停止经口喂养，可以让肠道得到充分的休息，为后续的治疗和恢复创造有利条件。

同时，通过胃管进行胃内容物的持续引流也是必要的措施。胃管引流可以有效地防止肠道内积气和液体过多，从而减轻腹胀和肠道压力。护理人员在进行胃管引流操作时，应确保胃管的位置正确，以保证引流的效果。定期检查胃管的位置可以避免胃管移位或脱出，确保引流的持续进行。同时，要密切观察胃管的引流量，了解肠道内积气和积液的情况，为医生调整治疗方案提供依据。

（2）胃管减压：插入胃管进行减压是坏死性小肠结肠炎护理中的重要环节。胃管可以帮助排出胃内的积气和积液，进一步减轻腹胀和压力。护理人员需要定期检查胃管的位置和引流量，以确保其有效性。在检查胃管位置时，可以通过观察胃管的刻度、听诊胃部等方法来判断胃管是否在正确的位置。

如果胃管位置不当，应及时调整，以保证减压的效果。同时，要密切监测胃液的颜色和性质。正常情况下，胃液应为无色或淡黄色透明液体。如果发现胃液中出现血性内容物，应立即报告医生。血性胃液可能提示肠道出血等严重情况，需要医生及时进行评估和处理。此外，护理人员还应注意保持胃管的通畅，避免胃管堵塞影响减压效果。可以定期用生理盐水冲洗胃管，确保胃管内无堵塞物。

2. 抗感染治疗

（1）广谱抗生素：为了防止继发性感染和败血症的发生，在坏死性小肠结肠炎的早期治疗中，使用广谱抗生素是必要的措施。由于坏死性小肠结肠炎可能导致肠道屏障功能受损，细菌容易侵入血液，引发全身性感染。广谱抗生素可以覆盖多种可能的致病菌，为新生儿提供有效的抗感染保护。在选择抗生素时，医生会根据新生儿的具体情况，如年龄、体重、病情严重程度等，选择合适的抗生素种类。

常用的抗生素包括头孢菌素、氨基糖苷类抗生素等。抗生素的剂量应根据新生儿的体重和病情进行调整，以确保药物的有效性和安全性。同时，应根据病原体培养结果进行调整。在使用抗生素的过程中，医生会定期进行病原体培养和药物敏感试验，以确定感染的病原体种类和对抗生素的敏感性。根据培养结果，医生可以调整抗生素的选择和剂量，确保有效控制感染。

（2）严格无菌操作：在护理过程中，严格执行无菌操作是防止医院内感染发生的关键。特别是在处理胃管、输液管路和注射时，护理人员应格外注意无菌操作。这是因为新生儿的免疫系统尚未完全发育成熟，对感染的抵抗力较弱。任何一个环节的污染都可能导致新生儿发生医院内感染，加重病情。护理人员在进行操作时，应戴手套和口罩，确保自身的清洁和卫生。

同时，要确保新生儿的护理环境清洁无菌。定期对病房进行消毒，保持空气流通，减少细菌和病毒的滋生。在处理胃管、输液管路和注射时，要严格遵守无菌操作规范，避免交叉感染的发生。例如，在更换胃管时，要使用无菌器械进行操作，避免污染胃管。在连接输液管路时，要确保接口处的无菌状态。在进行注射时，要严格消毒注射部位，避免感染的发生。

3. 呼吸与循环支持

（1）氧疗：坏死性小肠结肠炎可能导致全身性炎症和低氧血症，因此需要通过鼻导管或氧罩提供氧疗。低氧血症是由于炎症反应导致肺部功能受损，氧气交换能力下降所致。通过氧疗可以提高新生儿的血氧水平，确保血氧水平在 92% ~ 95% 之间，维持正常的组织氧合。

护理人员在进行氧疗时，应根据新生儿的病情和血氧饱和度调整氧流量和浓度。同时，要密切观察新生儿的呼吸状况和血氧饱和度，确保氧疗的效果。如果血氧饱和度持续低于目标范围，应及时通知医生进行调整。此外，要注意保持氧疗设备的清洁和通畅，避免堵塞和污染。

（2）机械通气支持：对于严重病情、合并呼吸衰竭的新生儿，机械通气支持可能是必要的措施。当新生儿的呼吸功能严重受损，无法自主进行有效的呼吸时，机械通气可以为其提供必要的呼吸支持。护理人员应定期监测呼吸机参数，确保通气效果。

这包括监测呼吸频率、潮气量、呼气末正压等参数，根据新生儿的病情和身体状况进行调整。同时，要注意观察新生儿的呼吸状况和生命体征，如心率、血压、血氧饱和度等，防止进一步的呼吸系统并发症的发生。例如，要密切观察新生儿是否出现气胸、肺不张等并发症，一旦发现异常情况，应立即通知医生进行处理。此外，护理人员还应注意保持呼吸机的清洁和通畅，定期进行消毒和维护，确保设备的正常运行。

（3）血压监测与药物支持：由于坏死性小肠结肠炎可能伴随低血压或休克，因此应定期监测血压。低血压或休克是由于炎症反应导致血管扩张、血容量不足等原因所致。通过定期监测血压，可以及时发现血压的异常变化，为医生调整治疗方案提供依据。

必要时，使用升压药物维持正常血压是重要的治疗措施。升压药物可以收缩血管，增加心输出量，提高血压，确保器官灌注良好。护理人员在使用升压药物时，应严格按照医嘱执行，密切观察药物的效果和不良反应。同时，要注意观察新生儿的生命体征和尿量等指标，评估器官灌注情况。如果发现药物效果不佳或出现不良反应，应及时通知医生进行调整。此外，护理人员还应注意保持输液管路的通畅，避免药物渗漏和堵塞。

4. 液体与电解质管理

（1）静脉补液：在坏死性小肠结肠炎的护理中，通过静脉补充适量的液体、电解质和葡萄糖是维持体液平衡和血压稳定的重要措施。由于新生儿无法经口进食，且可能存在呕吐、腹泻等情况，导致体液丢失和电解质紊乱。因此，通过静脉补液可以补充丢失的体液和电解质，维持身体的正常代谢功能。液体管理应根据尿量、体重和电解质水平进行调整。护理人员应密切观察新生儿的尿量，尿量是反映肾脏功能和体液平衡的重要指标之一。根据尿量的多少，可以调整输注速度和液体量，避免脱水或液体过载。

同时，要定期测量新生儿的体重，体重的变化可以反映体液平衡的情况。如果体重增加过快，可能提示液体过载；如果体重下降过多，可能提示脱水。此外，要定期监测电解质水平，如钠、钾、钙等，根据检测结果调整补充方案。例如，如果出现低钠血症，应补充适量的氯化钠；如果出现低钾血症，应补充适量的氯化钾。

（2）电解质监测：由于坏死性小肠结肠炎可能引发电解质紊乱，因此需定期监测电解质水平。电解质紊乱是由于肠道功能受损、呕吐、腹泻等原因导致体内电解质的丢失和失衡。常见的电解质紊乱包括低钠血症、低钾血症、低钙血症等。护理人员应定期采集新生儿的血液样本进行电解质检测，并将检测结果及时反馈给医生。

医生会根据电解质的水平调整补充方案，以维持体内电解质的平衡。例如，如果出现低钠血症，医生可能会调整输注的氯化钠含量；如果出现低钾血症，医生可能会增加氯化钾的输注量。同时，护理人员要密切观察新生儿的临床表现，如是否出现乏力、心律失常、抽搐等症状，这些症状可能提示电解质紊乱。如果发现新生儿出现电解质紊乱的症状，应立即通知医生进行处理。

5. 营养支持

（1）完全静脉营养（TPN）：在停止经口喂养期间，新生儿需依赖完全静脉营养进行能量、蛋白质和维生素的补充。完全静脉营养是一种通过静脉输入营养液的方式，为新生儿提供全面的营养支持。护理人员在进行完全静脉营养时，需密切监测 TPN 的输注速度和成分。输入速度应根据新生儿的体重和病情进行调整，避免过快或过慢的输入速度导致不良反应的发生。同时，要密切观察营养液的成分，确保营养充足。

完全静脉营养的成分包括葡萄糖、氨基酸、脂肪乳、维生素、矿物质等，医生会根据新生儿的具体情况调整营养液的配方。此外，护理人员还应注意预防肝脏损伤或感染等并发症的发生。完全静脉营养可能会对肝脏造成一定的负担，导致肝功能异常。因此，要定期监测肝功能指标，如转氨酶、胆红素等，一旦发现异常情况，应及时通知医生进行处理。同时，要严格遵守无菌操作规范，避免感染的发生。

（2）逐步恢复喂养：病情稳定后，需在医生的指导下，逐步恢复肠内喂养。肠内喂养是新生儿获取营养的最佳方式，但在坏死性小肠结肠炎的恢复期，需要谨慎地进行。通常先从少量母乳或低过敏性配方奶开始，观察婴儿的耐受情况。这是因为新生儿的肠道在患病后需要逐渐恢复功能，过早或过多的喂养可能会导致肠道负担过重，再次引发病情恶化。

护理人员应密切观察喂养过程中是否出现腹胀、呕吐等不良反应。如果出现不良反应，应立即停止喂养，并通知医生进行处理。随着新生儿的肠道功能逐渐恢复，可以逐步增加喂养量。在增加喂养量的过程中，要密切观察新生儿的反应，确保喂养的安全和有效。同时，要注意保持喂养的卫生，避免感染的发生。例如，喂养母乳时要确保母亲的乳房清洁；喂养配方奶时要确保奶瓶和奶嘴的清洁消毒。

三、监测与观察

1. 生命体征监测

（1）呼吸与心率监测：在新生儿坏死性小肠结肠炎的护理中，定期监测新生儿的呼吸频率和心率是至关重要的环节。呼吸频率的变化可以反映肺部功能和整体身体状况。正常情况下，新生儿的呼吸频率相对较快，但如果出现呼吸频率明显增快或减慢，都可能是身体出现问题的信号。例如，呼吸频率过快可能提示呼吸困难，可能是由于肺部感染、炎症或其他并发症引起的。同时，心率的监测也不容忽视。心率的异常变化，如心动过速或心动过缓，可能与心脏功能受损、休克或其他严重情况相关。

护理人员应按照规定的时间间隔进行呼吸频率和心率的监测，并详细记录数据。一旦发现异常，应及时调整呼吸支持和液体管理。如果出现呼吸困难，可能需要调整氧疗方式，增加氧气供应或调整呼吸机参数。在液体管理方面，要根据新生儿的具体情况调整输注速度和液体种类，以维持身体的正常代谢和循环功能。

（2）血压监测：坏死性小肠结肠炎可能导致新生儿出现低血压或休克等严重情况。因此，护理人员应密切监测血压，确保血压稳定在正常范围内。血压的变化可以反映循环系统的功能状态。如果血压下降，可能提示循环血量不足、心脏功能受损或其他严重问题。

在监测血压的过程中，护理人员应使用合适的血压测量设备，并确保测量的准确性。如果发现血压异常，应及时通知医生，并根据需要进行液体或药物调整。液体调整包括增加输注量以提高循环血量，或者调整输注的速度和成分。药物调整可能包括使用升压药物来提升血压，以维持身体各器官的正常灌注。

2. 腹部体征监测

（1）腹胀和腹部触诊：定期检查新生儿的腹部对于及时发现坏死性小肠结肠炎的病情变化至关重要。腹胀是该疾病常见的症状之一，护理人员应仔细观察新生儿的腹部是否有明显的膨隆、腹壁张力增加等情况。同时，进行腹部触诊可以帮助判断肠道的情况。如果触诊发现明显的压痛，可能提示肠穿孔或病情恶化。

在进行腹部检查时，护理人员应动作轻柔，避免对新生儿造成不必要的刺激和伤害。如果发现腹胀加重或触诊有明显压痛，应立即报告医生，以便及时进行进一步的检查和处理。医生可能会根据情况进行腹部超声、X线等检查，以确定肠道的病变程度和是否存在并发症。

（2）腹部影像学监测：通过腹部X线片或超声检查，可以直观地评估肠道内积气和病变情况。腹部X线片可以显示肠道的形态、位置以及是否存在积气、积液等异常。超声检查则可以更详细地观察肠道的结构和血流情况。

在治疗过程中，必要时可进行定期随访影像学检查，以判断治疗效果。例如，如果经过一段时间的治疗后，腹部X线片显示肠道积气减少、病变范围缩小，说明治疗可能有效。反之，如果影像学检查结果显示病情没有改善或进一步恶化，医生可能需要调整治疗方案。

3. 排便和引流观察

（1）观察大便性状：护理人员需密切观察新生儿的大便情况，包括大便的颜色、性质和频率。正常新生儿的大便颜色通常为黄色或金黄色，质地较软。在坏死性小肠结肠炎的情况下，大便可能会出现异常变化。特别是血便或异常黏液便的出现，是病情严重的重要标志。如果大便中带血，提示可能存在肠黏膜损伤或坏死。此时，护理人员应立即采取相应治疗措施，并通知医生进行进一步的检查和诊断。医生可能会根据大便的情况进行大便常规检查、细菌培养等，以确定病因并制定相应的治疗方案。

（2）引流液观察：对于放置胃管的新生儿，护理人员需定期检查通过胃管排出的胃内容物。观察引流液的量、颜色和性质可以帮助判断胃肠道的情况。如果引流液中出现血性或胆汁样液体，需高度警惕病情加重。血性引流液可能提示胃肠道出血，胆汁样液体可能提示肠道梗阻或其他严重问题。

护理人员应详细记录引流液的情况，并及时向医生报告异常情况。医生可能会根据引流液的变化调整治疗方案，如调整胃管的位置、改变喂养方式或进行进一步的检查和治疗。

4. 感染迹象监测

定期监测新生儿的体温是发现感染迹象的重要手段之一。新生儿的体温调节功能尚未完全发育成熟，容易出现体温波动。如果出现发热或体温过低的情况，都可能是感染或其他严重问题的表现。发热可能是由于败血症、肺部感染或其他部位的感染引起的。体温过低则可能提示循环功能不良、休克或严重感染。

护理人员应密切观察新生儿的体温变化，并采取适当的措施进行调节。同时，要密切注意败血症或全身性感染的早期症状，如精神萎靡、食欲减退、哭声减弱等。通过监测C反应蛋白（CRP）和白细胞计数，可以评估感染控制的效果。CRP是一种炎症标志物，在感染时会升高。白细胞计数的变化也可以反映身体的感染情况。如果CRP和白细胞计数持续升高或不降反升，说明感染可能没有得到有效控制，医生可能需要调整抗生素治疗方案。在调整抗生素治疗方案时，医生会根据细菌培养结果和药物敏感试验，选择敏感的抗生素进行治疗，以提高治疗效果。

四、预防并发症

1. 肠穿孔的预防

（1）及时监测腹部体征：肠穿孔作为坏死性小肠结肠炎的严重并发症，对新生儿的生命健康构成极大威胁。在护理过程中，应密切且持续地监测新生儿的腹部症状。腹胀加重可能是肠道内压力不断升高的表现，腹部压痛则提示肠道可能存在局部炎症或损伤，而腹壁硬化更是危险信号，可能意味着肠道病变已经较为严重。一旦出现这些症状，必须立即通知医生进行紧急处理。医生会根据具体情况判断是否需要进行手术干预，以防止病情进一步恶化。

（2）保持胃管引流通畅：通过胃管持续引流胃内容物是预防肠穿孔的重要措施之一。胃管能够有效地将胃内的气体和液体引出，从而减轻肠道的压力。当肠道压力降低时，发生肠穿孔的风险也会相应减小。护理人员需要确保胃管的位置正确且引流通畅，定时检查胃管是否堵塞或移位。同时，要密切观察引流液的颜色、量和性质，及时向医生反馈异常情况，以便调整治疗方案。

2. 呼吸衰竭的预防

（1）及时调整呼吸支持：护理人员在护理患有坏死性小肠结肠炎的新生儿时，应密切关注其血氧饱和度和呼吸状况。根据这些指标，及时调整氧疗或机械通气支持至关重要。如果血氧饱和度下降，表明新生儿可能存在低氧血症，需要增加氧流量或调整吸氧方式。当呼吸状况恶化，出现呼吸困难、呼吸急促或呼吸节律异常时，可能需要及时启动机械通气支持，以确保新生儿的氧气供应，防止呼吸衰竭的发生。

（2）肺部感染预防：由于新生儿在胃肠道疾病期间身体抵抗力较弱，容易发生肺部感染。在护理过程中，保持呼吸道通畅是预防吸入性肺炎的关键。护理人员应定时为新生儿翻身、拍背，促进痰液排出。同时，要注意避免新生儿误吸，喂奶时要保持正确的姿势和速度，防止奶液进入呼吸道。此外，要保持病房的空气清新，定期进行空气消毒，减少空气中的细菌和病毒含量。

3. 电解质紊乱的预防

通过严格的补液和电解质监测，可以有效预防电解质紊乱和酸碱平衡失调。在坏死性小肠结肠炎的治疗过程中，新生儿的体液平衡容易受到影响。严格控制液体输注量和速度，根据新生儿的体重、病情和生理需求进行精确调整，确保既不过度补液，也不出现脱水。

同时，密切监测电解质水平，包括钾、钠、氯等。低钾血症可能导致心脏功能异常和肌肉无力，低钠血症则会影响神经系统功能。一旦发现电解质紊乱，应及时调整输注方案，补充相应的电解质，防止对心脏和神经系统造成损害。此外，定期进行血气分析，监测酸碱平衡状态，及时纠正酸中毒或碱中毒。

第十四节 新生儿细菌性脑膜炎的护理

新生儿细菌性脑膜炎是由细菌感染引起的中枢神经系统疾病，主要表现为脑膜的炎症和脑脊液的异常，常见病原菌包括大肠埃希菌、B族链球菌和肺炎链球菌等。该病进展迅速，可能导致脑积水、癫痫和神经系统后遗症，甚至死亡。因此，护理的主要目标是尽早控制感染、减轻脑部炎症、维持生命体征稳定并预防并发症。

一、护理目标

通过早期实施合理的抗生素治疗，可以有效控制中枢神经系统的感染，尤其在新生儿或免疫功能较弱的患者中，及时启动广谱抗生素能够迅速抑制病原体的扩散。这种治疗不仅能够缓解脑膜和脑组织的炎症反应，还能够防止炎症进一步蔓延，减轻对中枢神经系统的损害，避免因炎症持续而引发更为严重的脑损伤。在使用抗生素治疗期间，需根据药物敏感试验结果及时调整药物，确保治疗的针对性和有效性。

在治疗过程中，护理人员应特别关注患者的呼吸、循环和神经系统功能稳定。这些系统的状态直接影响患者整体病情的进展，尤其是在中枢神经系统感染时，呼吸和循环功能的不稳定可能导致脑组织供氧和营养不足，进而加重病情。因此，密切监测患者的呼吸频率、心率、血压以及血氧饱和度至关重要，必要时可使用氧疗或机械通气支持，确保患者获得足够的氧气供应，同时维持正常的血液循环。

此外，应高度警惕可能出现的并发症，如脑积水、癫痫发作和脑损伤等。脑积水的早期识别和干预对于防止颅内压升高至关重要，必要时可进行脑脊液引流或手术治疗；对于癫痫的预防和控制，须密切监测神经系统表现，及时给予抗癫痫药物（如苯巴比妥）进行处理，避免癫痫发作进一步加重脑组织损伤。

通过综合治疗与精心护理，护理人员需全程关注患者的生命体征和病情变化，采取积极措施确保病情不恶化。合理应用抗生素，对并发症的预防与管理，以及呼吸、循环支持，能够为患者的康复提供有力的保障，创造更为有利的恢复条件。

二、护理措施

1. 抗感染治疗

（1）早期应用广谱抗生素：在新生儿细菌性脑膜炎的治疗中，尽早使用广谱抗生素是关键的一步。由于在疾病初期，往往难以迅速确定具体的病原体，而广谱抗生素能够覆盖多种可能的致病菌，为新生儿提供及时有效的抗感染治疗。

例如，三代头孢菌素具有较广的抗菌谱，对多种革兰阳性菌和革兰阴性菌都有一定的抗菌活性；氨基糖苷类抗生素在特定情况下也可用于严重感染的治疗。然而，不同的抗生素对新生儿的作用和不良反应各不相同，医生需要根据新生儿的体重和感染严重程度仔细调整剂量。对于体重较轻的新生儿，药物剂量需相应减少，以避免药物过量对其脆弱的身体造成损害。

同时，严格遵守治疗时间至关重要，这不仅有助于确保药物在体内持续发挥作用，杀灭细菌，还能防止复发或耐药性的产生。如果治疗时间不足，可能导致细菌未被完全清除，从而引发病情反复；而不规律的用药则可能促使细菌产生耐药性，使后续治疗更加困难。护理人员在执行抗生素治疗时，应严格按照医嘱准确给予药物，记录用药时间和剂量，密切观察新生儿的反应，如是否出现变态反应、胃肠道不适等，及时向医生反馈，以便调整治疗方案。

（2）脑脊液监测：治疗过程中定期进行脑脊液检查对于评估抗生素疗效和炎症消退情况具有重要意义。脑脊液是环绕在脑和脊髓周围的液体，其成分的变化可以反映出脑部炎症的程度。护理人员需密切关注脑脊液的颜色、压力和白细胞计数的变化。正常情况下，脑脊液是无色透明的，当发生细菌性脑膜炎时，脑脊液可能变得浑浊，颜色发生改变。压力的升高也是炎症的一个重要指标，过高的压力可能对脑部组织造成压迫，加重病情。白细胞计数升高，通常提示炎症的存在。通过定期检查脑脊液，医生可以了解抗生素是否有效地控制了感染，炎症是否在逐渐消退。如果脑脊液的指标没有明显改善，医生可能需要调整抗生素的种类或剂量。护理人员在协助进行脑脊液检查时，应严格遵守无菌操作原则，确保检查过程的安全，同时准确记录检查结果，为医生的诊断和治疗提供可靠依据。

2. 呼吸支持

（1）氧疗：脑膜炎可能引发呼吸系统并发症，这是因为炎症可能影响到呼吸中枢或导致肺部功能受损。呼吸急促或窒息是常见的症状，此时提供氧疗至关重要。通过鼻导管或氧罩给予高浓度氧气，可以提高新生儿血液中的氧含量，确保血氧饱和度维持在92%～95%，满足新生儿身体对氧气的需求，避免脑缺氧加重。

护理人员在进行氧疗时，应根据新生儿的病情和血氧饱和度调整氧流量和浓度。同时，要密切观察新生儿的呼吸状况，如呼吸频率、节律、深度等，以及皮肤颜色、口唇颜色等，以判断氧疗的效果。如果血氧饱和度持续低于目标范围，应及时通知医生进行调整。此外，要注意保持氧疗设备的清洁和通畅，避免堵塞和污染。

（2）机械通气支持：对于呼吸衰竭的患儿，机械通气支持可能是必要的措施。当新生儿的呼吸功能严重受损，无法自主进行有效的呼吸时，机械通气可以为其提供必要的呼吸支持。护理人员需根据病情调整呼吸机参数，这需要具备专业的知识和技能。呼吸机参数包括呼吸频率、潮气量、呼气末正压等，这些参数的调整应根据新生儿的具体病情、体重、年龄等因素进行。例如，对于肺部顺应性较差的新生儿，可能需要增加呼气末正压，以改善肺部的通气和换气功能。同时，要防止二氧化碳潴留或低氧血症的发生。二氧化碳潴留会导致呼吸性酸中毒，加重病情；低氧血症则会引起脑缺氧，进一步损害神经系统。

护理人员应密切观察呼吸机的工作状态和新生儿的生命体征，如心率、血压、血氧饱和度等，及时发现并处理可能出现的问题。例如，如果呼吸机报警，应迅速查找原因并进行处理；如果新生儿出现心率加快、血压下降等情况，可能提示呼吸机参数设置不当或出现了其他并发症，应立即通知医生进行调整。

3. 控制颅内压

（1）保持头部抬高：将新生儿头部抬高15°～30°是一种有效地控制颅内压的方法。这个体位可以促进脑脊液回流，降低颅内压。脑脊液的正常循环对于维持脑部的正常功能至关重要，当颅内压增高时，脑脊液的回流受阻，进一步加重脑部水肿和压迫症状。通过抬高头部，可以利用重力作用促进脑脊液的回流，减少脑脊液在脑部的积聚，从而降低颅内压。

此姿势还有助于减轻脑部水肿和压迫症状，防止进一步脑损伤。护理人员在护理过程中，应确保新生儿的头部始终保持在适当的抬高位置，可以使用柔软的枕头或垫子来支撑头部。同时，要注意观察新生儿的舒适度和反应，避免因头部抬高过度导致不适或其他并发症。

（2）脱水剂应用：对于颅内压升高的患儿，医生可能会开具甘露醇或呋塞米等脱水剂。这些脱水剂可以通过促进尿液排出，减少体内的水分，从而降低颅内压。然而，脱水剂的应用也可能带来一些不良反应，如水、电解质紊乱。护理人员需密切观察尿量和电解质水平，这是因为尿量的变化可以反映脱水剂的作用效果，而电解质的平衡对于维持身体的正常功能至关重要。

如果尿量过多，可能提示脱水过度，需要调整脱水剂的剂量；如果出现电解质紊乱，如低钠血症、低钾血症等，应根据检测结果进行适当补充。例如，对于低钠血症，可以补充适量的氯化钠；对于低钾血症，可以补充氯化钾。同时，要注意观察新生儿的生命体征和神经系统症状，如心率、血压、意识状态等，及时发现并处理可能出现的并发症。

4. 体温管理

（1）严格体温监测：脑膜炎患儿可能出现高热或体温波动，这是由于炎症反应导致身体的体温调节中枢功能紊乱所致。因此，每2小时检测1次体温是必要的措施。通过频繁的体温监测，可以及时发现异常体温变化，为采取相应的治疗措施提供依据。高热时，可通过物理降温控制体温，如温水擦拭。温水擦拭可以通过蒸发散热的方式降低体温，是一种较为安全有效的降温方法。在进行温水擦拭时，应注意水温不宜过高或过低，一般以32～34℃为宜。同时，要避免擦拭新生儿的心脏部位和腹部，以免引起不适。

如果物理降温效果不佳，必要时可使用退热药物。在使用退热药物时，应严格按照医嘱执行，注意药物的剂量和使用时间，避免药物过量或使用不当导致不良反应的发生。此外，要密切观察新生儿的体温变化和反应，如是否出现出汗、皮肤苍白等症状，及时调整治疗措施。

（2）保持体温稳定：对于体温过低的新生儿，应使用暖箱或辐射加热设备维持体温在36.5～37.5℃之间。体温过低会影响全身代谢和循环，加重病情。暖箱和辐射加热设备可以提供稳定的温度环境，帮助新生儿恢复正常体温。

护理人员在使用这些设备时，应根据新生儿的体重、年龄和病情调整温度设置，确保温度适宜。同时，要密切观察新生儿的体温变化和反应，如是否出现皮肤发红、出汗等症状，及时调整设备的温度和参数。此外，要注意保持新生儿的皮肤清洁干燥，避免因温度过高或过低导致皮肤受损。

5. 癫痫监测与控制

（1）早期使用抗癫痫药物：新生儿细菌性脑膜炎易引发癫痫发作，这是由于炎症对神经系统的刺激所致。应根据医生的指示使用抗癫痫药物，如苯巴比妥或苯妥英钠，控制癫痫发作频率和强度。这些药物可以通过抑制神经系统的异常放电，减少癫痫发作的次数和程度。护理人员需密切观察药物效果，及时调整剂量。

药物效果可以通过观察癫痫发作的频率、持续时间和强度来评估。如果癫痫发作仍然频繁或严重，可能需要增加药物剂量；如果癫痫发作得到有效控制，可以适当减少药物剂量。同时，要注意观察药物的不良反应，如嗜睡、呼吸抑制、皮疹等，及时向医生反馈，以便调整治疗方案。防止癫痫进一步损伤大脑是非常重要的，因为频繁的癫痫发作会导致脑部缺氧和神经元损伤，加重病情。

（2）癫痫监测：通过脑电图（EEG）监测癫痫活动是评估神经系统功能的重要手段。脑电图可以记录大脑的电活动，发现潜在的癫痫活动。护理人员应协助医生进行脑电图检查，确保检查过程的顺利进行。

在检查前后，要密切观察新生儿的反应，如是否出现不适、哭闹等。同时，要将脑电图检查结果及时反馈给医生，以便医生根据检查结果调整治疗策略。如果脑电图显示有癫痫活动，医生可能会调整抗癫痫药物的种类或剂量；如果脑电图正常，但新生儿仍有癫痫发作的症状，医生可能需要进一步检查，以排除其他原因引起的癫痫发作。

6. 液体与电解质管理

（1）静脉补液：护理中应通过静脉输注补充液体和电解质，维持正常的水电解质平衡。新生儿由于无法经口摄入足够的水分和电解质，且可能因呕吐、腹泻等原因导致体液丢失，因此需要通过静脉输注进行补充。液体管理需根据新生儿的尿量、体重和电解质水平进行个体化调整。尿量是反映肾脏功能和体液平衡的重要指标之一，护理人员应密切观察新生儿的尿量，根据尿量的多少调整输注速度和液体量。

如果尿量减少，可能提示脱水，需要增加输注量；如果尿量过多，可能提示输注过量，需要减少输注量。体重的变化也可以反映体液平衡的情况，护理人员应定期测量新生儿的体重，根据体重的变化调整输液方案。同时，要定期检测电解质水平，如钠离子、钾离子、钙离子等，根据检测结果进行适当补充。例如，如果出现低钠血症，应补充适量的氯化钠；如果出现低钾血症，应补充氯化钾。

（2）电解质监测：细菌性脑膜炎可能伴随电解质紊乱，这是由于炎症反应和脱水剂的应用等原因导致体内电解质的平衡被打破。定期检测钠离子、钾离子、钙离子等电解质水平对于及时发现和处理电解质紊乱至关重要。护理人员应按照医生的指示定期采集新生儿的血液样本进行电解质检测，并将检测结果及时反馈给医生。

医生会根据检测结果调整治疗方案，进行适当的补充。例如，如果出现低钠血症，可能会调整输注的氯化钠含量；如果出现高钾血症，可能会给予利尿剂促进钾的排出。同时，要密切观察新生儿的临床表现，如是否出现乏力、心律失常、抽搐等症状，这些症状可能提示电解质紊乱。如果发现新生儿出现电解质紊乱的症状，应立即通知医生进行处理。此外，护理人员还应注意保持输液管路的通畅，避免药物渗漏和堵塞。

7. 营养支持

（1）胃管喂养：由于脑膜炎患儿常有吸吮无力或吞咽困难，早期可通过胃管喂养提供母乳或配方奶。胃管喂养是一种较为安全有效的喂养方法，可以避免经口喂养可能导致的呛咳、窒息等风险。护理过程中需控制喂养量，避免呕吐或误吸。这是因为新生儿的胃肠道功能较弱，且脑膜炎可能影响到胃肠道的蠕动和消化功能。如果喂养量过大，可能会导致呕吐，增加误吸的风险；如果喂养量不足，又可能导致营养不良。

护理人员应根据新生儿的体重、年龄和病情确定喂养量和喂养频率，在喂养过程中要缓慢注入食物，避免过快的注入速度导致胃部不适。同时，要密切观察新生儿的反应，如是否有呕吐、腹胀、腹泻等症状。如果出现喂养不耐受的情况，应及时通知医生进行调整，如减少喂养量、延长喂养间隔等。

（2）静脉营养支持：对于无法经口喂养的患儿，需通过静脉输注提供营养和能量。静脉营养可以提供葡萄糖、氨基酸、脂肪乳、维生素、矿物质等营养物质，满足新生儿的生长发育需要。护理人员在进行静脉营养时，应严格遵守无菌操作原则，确保输注的安全。要密切观察输液部位是否有红肿、渗漏等情况，及时处理输液并发症。

同时，要根据新生儿的体重和病情调整输注速度和成分，确保营养的合理供给。定期监测新生儿的体重、血糖、电解质等指标，及时调整静脉营养方案。如果新生儿的病情好转，应逐渐过渡到经口喂养或胃管喂养，以促进胃肠道功能的恢复和营养的吸收。此外，要注意观察新生儿是否出现变态反应、感染等并发症，一旦发现异常情况，应立即通知医生进行处理。

三、监测与观察

1. 生命体征的密切监测

（1）呼吸与心率监测：在新生儿脑膜炎的护理中，护理人员承担着至关重要的生命体征监测任务。定期监测新生儿的呼吸频率和心率是一项关键工作。呼吸频率的变化往往能敏锐地反映出新生儿的身体状况。当护理人员观察到呼吸频率增快时，这可能意味着新生儿正面临呼吸困难的挑战，或者感染加重。

同时，心率异常也不容忽视。如果心率出现异常，可能提示着感染已经对新生儿的心脏功能产生了影响，甚至可能预示着呼吸衰竭的潜在风险。一旦发现这些异常表现，护理人员必须迅速采取行动，及时调整呼吸支持措施，确保新生儿能够获得足够的氧气供应。同时，抗感染治疗方案也可能需要根据病情的变化进行相应的调整，以更好地控制感染的发展。

（2）血压监测：由于脑膜炎可能引发循环功能紊乱，血压监测成为另一个重要的关注点。定期监测血压能够帮助护理人员及时了解新生儿的器官灌注情况。如果血压出现异常波动，可能意味着新生儿的循环系统出现了问题。

在这种情况下，护理人员需要密切关注新生儿的身体状况，并采取相应的措施。必要时，可以通过使用升压药物来提升血压，确保器官能够得到足够的血液灌注。同时，调整液体输注量也是一种有效的手段，可以根据新生儿的具体情况，精确地调整液体的输注速度和量，以维持正常的血压水平。

2. 神经系统监测

（1）意识状态评估：在护理过程中，定期评估新生儿的意识水平是至关重要的。意识状态的变化可以直接反映出新生儿神经系统的功能状况。护理人员需要仔细观察新生儿是否有反应迟钝、嗜睡、昏迷等表现。如果发现新生儿的意识状态出现恶化，这可能意味着颅内压增高或者神经系统受到了严重的损伤。在这种情况下，护理人员应立即通知医生，进行进一步的检查和诊断，以便及时采取有效的治疗措施。

（2）反射和肌张力监测：定期检查新生儿的原始反射和肌张力也是评估神经系统功能的重要手段。原始反射是新生儿神经系统发育的重要标志，而肌张力则反映了肌肉的紧张程度。如果护理人员发现新生儿的反射减弱或肌张力异常，这可能提示病情正在进展，需要及时报告医生，并调整治疗方案。医生可能会根据具体情况进行进一步的神经系统检查，以确定病情的严重程度，并制定相应的治疗计划。

3. 感染监测

定期监测新生儿的体温和感染指标是评估抗生素治疗效果的重要方法。护理人员应密切关注新生儿的体温变化，发热是感染的常见表现之一。同时，C反应蛋白和白细胞计数等感染指标也能反映出身体的炎症反应程度。

如果这些指标持续升高或者没有明显降低，可能意味着抗生素治疗效果不佳，需要及时调整治疗方案。护理人员还应特别警惕发热、脓性分泌物等感染恶化的迹象，一旦发现这些情况，应立即通知医生，以便采取更加积极的治疗措施。

4. 排尿与液体平衡观察

在护理过程中，密切观察新生儿的尿量是确保液体摄入与排出平衡的关键。尿量的变化可以反映出新生儿的肾功能和循环功能状况。如果尿量减少，可能提示肾功能受损或者循环功能不佳。在这种情况下，护理人员需要及时调整补液方案，确保新生儿能够获得足够的水分和营养物质，同时避免液体过多或过少对身体造成不良影响。护理人员可以通过记录尿量、观察尿液的颜色和性质等方法，来评估新生儿的排尿情况，并根据具体情况调整液体的摄入量和速度。

第十五节　新生儿巨细胞病毒感染的护理

新生儿巨细胞病毒感染（CMV）是由巨细胞病毒引起的常见病毒感染，特别是早产儿和免疫功能不全的新生儿易感。巨细胞病毒可通过母婴垂直传播，导致新生儿多系统损伤，包括中枢神经系统、肝脏、肺部和血液系统，严重者可致脑部发育迟缓、听力丧失或其他长期并发症。护理的重点是控制病毒感染、支持受损器官功能以及预防相关并发症。

一、护理目标

通过有效的抗病毒治疗抑制病毒复制，是控制新生儿感染进展的关键措施。早期、合理的抗病毒干预有助于减少病毒对全身器官的直接损伤，减轻感染引发的炎症反应，从而防止病情恶化。在抗病毒治疗过程中，针对不同病原体，需根据具体感染情况选用合适的抗病毒药物，如阿昔洛韦或更昔洛韦，以尽早控制病毒繁殖。同时，根据疗效评估和药物不良反应，及时调整剂量或更换药物，确保治疗的安全性和有效性。

在抗病毒治疗期间，全力支持患儿的全身器官功能至关重要。尤其要密切关注神经系统、肝脏和血液系统的稳定性。这些系统的功能状态直接关系到患儿的康复进展。神经系统的正常运作对于新生儿的生长发育至关重要，任何病毒性损害都可能影响智力和运动能力的发展。因此，护理人员应定期评估神经系统表现，观察有无意识改变、肌张力异常或癫痫发作，并及时给予干预。肝脏则在代谢和解毒方面起着关键作用，护理过程中须密切监测肝功能指标，避免药物对肝脏的进一步损害，确保代谢功能正常。血液系统负责将氧气和营养物质输送至全身，因此应定期监测血红蛋白、白细胞和血小板水平，确保其在正常范围内，以支持全身器官的功能。

此外，积极预防和管理可能的并发症也是护理中的重要环节。病毒感染可能对神经系统造成后遗症，如影响智力、运动能力和语言发育，因此应定期进行神经发育评估，及时识别异常表现。听力损伤是另一常见的并发症，需通过听力筛查早期发现并进行干预，避免影响语言发育。肝功能异常可能导致全身代谢紊乱，护理中应密切关注黄疸、肝脏酶水平及肝功能相关指标，及时采取相应措施以预防进一步损害。

通过有效的抗病毒治疗和全方位的器官支持，才能在感染控制的同时，最大程度降低并发症的发生风险，确保新生儿的健康发展和康复。

二、护理措施

1. 抗病毒治疗

（1）广谱抗病毒药物：巨细胞病毒感染是新生儿面临的严重健康问题之一，常需使用抗病毒药物进行早期治疗。更昔洛韦是常用的治疗药物，静脉给药时，常规剂量为每次5mg/kg，每12小时给药1次，疗程为6周。护理人员在执行药物治疗时，必须严格遵循剂量要求，确保药物的有效性和安全性。任何剂量的偏差都可能影响治疗效果或导致不良反应的发生。

同时，密切观察药物不良反应至关重要。尤其是对血液系统和肾功能的变化要高度关注。更昔洛韦可能引起血液系统异常，如贫血、白细胞计数减少、血小板计数减少等。肾功能方面，可能出现肌酐升高、尿量减少等情况。护理人员应定期检查血常规和肾功能指标，及时发现异常并报告医生。医生会根据具体情况调整药物剂量或采取相应的治疗措施。

（2）药物监测：定期监测更昔洛韦的药物浓度是确保治疗安全有效的重要手段。药物浓度过高可能导致毒性反应，过低则可能影响治疗效果。监测需结合临床效果和肝肾功能检查结果进行综合评估。如果药物浓度不在有效范围内，医生会根据具体情况调整剂量。

例如，当药物浓度过高时，可能减少剂量或延长给药间隔；当药物浓度过低时，可能增加剂量或缩短给药间隔。同时，护理人员应密切观察新生儿的临床症状和体征，如体温、呼吸、心率、精神状态等，以评估治疗效果。如果新生儿的症状没有改善或出现新的症状，应及时报告医生进行调整。

2. 呼吸支持

（1）氧疗：对于肺部受累的新生儿，氧疗是重要的支持措施。鼻导管或氧罩进行低流量氧疗可以提供额外的氧气，确保血氧饱和度在92%～95%之间。在进行氧疗时，护理人员要注意避免氧浓度过高，以防止氧中毒的发生。

氧中毒可能对新生儿的肺部和眼睛造成严重损害。因此，应根据新生儿的具体情况调整氧流量和浓度，确保氧疗的安全性和有效性。同时，要密切观察新生儿的呼吸状况，如呼吸频率、节律、深度等，以及皮肤颜色、口唇颜色等，以判断氧疗的效果。

（2）监测呼吸状况：定期观察呼吸频率和节律是护理人员的重要职责之一。呼吸频率和节律的变化可能是呼吸困难或呼吸暂停的早期信号。护理人员应每日多次观察新生儿的呼吸状况，并记录呼吸频率、节律和深度等参数。

如果发现呼吸急促或呼吸不规律，应立即采取呼吸支持措施，并及时报告医生。呼吸支持措施可能包括调整体位、给予氧气、使用呼吸辅助设备等。同时，要密切观察新生儿的生命体征，如心率、血压、体温等，以及意识状态、皮肤颜色等，以评估呼吸支持的效果。

3. 支持肝脏功能

（1）肝功能监测：巨细胞病毒感染常伴有肝功能异常，因此护理人员需定期检查肝功能指标，如转氨酶、胆红素等，以评估肝脏受损程度。转氨酶升高通常提示肝细胞受损，胆红素升高可能表明胆汁排泄不畅或肝细胞功能障碍。护理人员应根据医生的指示，定期采集新生儿的血液样本进行肝功能检查，并及时将检查结果报告医生。医生会根据肝功能指标的变化调整治疗方案。

必要时，医生会给予保肝药物，如乙酰半胱氨酸，以支持肝脏功能恢复。护理人员在给予保肝药物时，要严格按照医嘱执行，确保药物的剂量和给药时间准确无误。同时，要密切观察新生儿的不良反应，如变态反应、胃肠道不适等，及时报告医生进行处理。

（2）营养支持：对于肝脏功能受损的患儿，合理的营养摄入至关重要。尤其是要控制蛋白质的摄入量，以防止肝性脑病的发生。肝性脑病是肝脏功能严重受损时可能出现的并发症，主要表现为意识障碍、行为异常等。护理人员应根据医生的建议，制定合理的营养计划。早期可通过胃管喂养提供营养，选择适合新生儿的配方奶或母乳，并逐步增加喂养量。

在喂养过程中，要密切观察新生儿的喂养耐受性，如是否有呕吐、胃胀等现象。如果出现喂养不耐受，应及时调整喂养方案。对于重症病例，可能需要通过静脉营养支持提供必要的营养物质。护理人员在进行静脉营养时，要严格遵守无菌操作规范，确保静脉输注的安全。同时，要密切观察新生儿的营养状态，定期检查体重、身高、头围等生长指标，以及血常规、生化指标等，根据检查结果调整营养配方。

4. 听力监测

（1）听力筛查：巨细胞病毒感染常伴有听力损伤，因此需进行早期听力筛查。脑干听觉诱发电位（ABR）是常用的听力筛查方法之一，可以评估听力是否受损。护理人员应在新生儿出生后尽快进行听力筛查，并定期进行随访监测。如果发现听力异常，应及时报告医生进行进一步的检查和诊断。早期发现听力问题对于新生儿的语言发育至关重要。如果听力损伤得不到及时干预，可能导致长期语言发育迟缓。

（2）早期干预：对于确诊的听力损伤，建议尽早进行干预。干预措施可能包括使用助听设备，如助听器、人工耳蜗等，以及进行语言训练。护理人员应与医生、听力师和语言治疗师密切合作，为新生儿提供全面的康复服务。同时，要向家属提供心理支持和教育，帮助他们了解听力损伤的影响和康复过程，积极配合治疗。

5. 血液系统支持

（1）监测血液系统：巨细胞病毒感染可引发贫血、血小板计数减少等血液系统异常。护理人员应定期监测全血细胞计数，及时发现血液系统异常。全血细胞计数包括红细胞计数、白细胞计数、血小板计数、血红蛋白浓度等指标。

如果患儿出现严重贫血或血小板计数减少，需根据医生的建议给予红细胞或血小板输注。在输血过程中，护理人员要严格遵守输血操作规程，确保输血的安全。同时，要密切观察新生儿的不良反应，如发热、变态反应、溶血反应等，及时报告医生进行处理。

（2）预防感染：由于巨细胞病毒感染可能抑制免疫系统，新生儿感染风险增加。因此，护理过程中需严格无菌操作，减少感染机会。护理人员在操作时应佩戴手套和口罩，特别是在处理静脉导管和胃管时。要保持新生儿的皮肤清洁干燥，定期更换尿布和衣物。同时，要保持病房的环境清洁卫生，定期进行消毒和通风。避免新生儿与感染患者接触，减少交叉感染的风险。

6. 营养管理

（1）胃管喂养：早期可能需通过胃管喂养提供营养，尤其是对于存在吸吮无力或吞咽困难的患儿。胃管喂养可以确保新生儿获得足够的能量和营养支持。护理人员在进行胃管喂养时，要选择合适的胃管型号和插入深度，确保胃管在位通畅。

逐步增加喂养量，并监测喂养耐受性，观察是否有呕吐或胃胀现象。如果出现喂养不耐受，应及时调整喂养方案，如减少喂养量、延长喂养间隔等。同时，要注意喂养的温度和速度，避免喂得过快，或过冷、过热的奶液刺激胃肠道。

（2）静脉营养：对于严重感染、肝脏功能障碍或无法进行肠内喂养的患儿，需使用静脉营养支持。静脉营养可以提供蛋白质、糖类、脂肪、维生素和矿物质等必要营养物质。护理人员在进行静脉营养时，要严格遵守无菌操作规范，确保静脉输注的安全。

密切监测营养状态，定期检查体重、身高、头围等生长指标，以及血常规、生化指标等，根据检查结果调整营养配方。同时，要注意观察新生儿的不良反应，如静脉炎、感染、代谢紊乱等，及时报告医生进行处理。

三、家庭护理与出院指导

1. 家属教育与心理支持

新生儿巨细胞病毒感染是一种较为复杂的疾病状况，护理人员有责任向家属详细解释该疾病的病情特点以及治疗进展情况。通过专业的讲解，使家属对疾病有更深入的认知，从而缓解他们因未知而产生的焦虑与担忧。

同时，为家属提供心理支持至关重要，帮助他们应对因新生儿患病所带来的巨大压力。家属在这个过程中应积极配合，了解出院后需定期随访的重要内容。其中，听力检查和神经系统发育评估尤为关键，因为巨细胞病毒感染可能对新生儿的听力和神经系统造成潜在损害，通过定期随访可以及时发现问题并采取相应措施。

2. 出院后的随访计划

出院后，家属需严格按照医嘱定期带新生儿进行听力测试、肝功能检查及神经发育评估。听力测试能够及时发现是否存在听力损伤，以便尽早进行干预治疗。肝功能检查可以监测肝脏功能是否正常，因为巨细胞病毒感染可能影响肝脏代谢。

神经发育评估则有助于早期发现神经系统发育异常，为及时干预提供依据。通过这些定期检查，可以早期发现并发症并进行有效干预，为新生儿的健康成长创造良好条件。

第十六节 新生儿低血糖的护理

新生儿低血糖是指新生儿血糖水平低于生理正常范围，通常指血糖低于 2.6mmol/L。低血糖是新生儿期常见的问题，尤其在早产儿、低出生体重儿、糖尿病母亲的婴儿及有窒息经历的新生儿中较为常见。由于新生儿大脑对葡萄糖依赖性较强，持续低血糖可能引起不可逆的脑损伤。因此，护理的关键在于迅速纠正低血糖、预防复发，以及持续监测血糖水平。

一、护理目标

新生儿期的大脑对葡萄糖的需求尤为敏感，若未能及时干预，低血糖可能引发神经系统不可逆的损害，如发育迟缓、智力低下等。因此，早期、有效地治疗至关重要。护理中应通过立即给予葡萄糖补充来恢复血糖水平，轻度低血糖可口服 10% 葡萄糖溶液，严重低血糖则需通过静脉注射葡萄糖以快速纠正。

为了防止低血糖复发，护理人员需积极制定并执行合理的喂养方案。早期母乳喂养或配方奶喂养有助于维持血糖的稳定，建议采取少量多次喂养方式，避免因长时间禁食引发低血糖。对于有高风险的新生儿，如早产儿或糖尿病母亲的婴儿，需考虑在喂养外补充葡萄糖溶液，以确保其血糖水平维持在正常范围内。

与此同时，密切监测血糖水平是护理中的重点之一。通过先进的血糖监测技术，护理人员可定时进行血糖检测，确保早期发现异常情况。尤其在治疗低血糖后，应在 30 分钟至 1 小时内进行复测，以判断治疗效果。若血糖水平仍然偏低，需根据病情调整治疗方案，避免反复发作。

对于低血糖的早期症状表现，如嗜睡、震颤、呼吸急促、喂养困难等，护理人员需高度警惕，及时采取干预措施。除了葡萄糖补充外，护理中还应注意维持新生儿的体温和液体平衡，避免其他应激因素加重低血糖症状。同时，应加强家属教育，使其能够了解低血糖的风险及处理措施。

通过全面的护理管理、合理的营养支持及定期血糖监测，能够有效预防低血糖的复发，为新生儿的健康成长提供有力保障。

二、护理措施

1. 立即补充葡萄糖

（1）口服葡萄糖：对于轻度低血糖的新生儿（如血糖在 2.0 ～ 2.6mmol/L），护理人员应尽快通过口服葡萄糖溶液（10% 葡萄糖溶液）进行补充，每次给予 2 ～ 5mL/kg，并密切监测血糖水平。如果新生儿能够耐受母乳或配方奶，可结合喂奶以增强补糖效果。

（2）静脉补充葡萄糖：对于血糖＜ 2.0mmol/L 或口服后血糖无明显改善的新生儿，应立即通过静脉输注 10% 的葡萄糖溶液，初始剂量为 2 ～ 4mL/kg，根据血糖情况调整补充剂量。严重低血糖的新生儿可需要持续静脉补糖，通常以 6 ～ 8mg/（kg·min）的速率滴注，并在补充过程中严密监测血糖变化。

2. 监测与调整血糖

（1）定期监测血糖水平：护理人员应在补糖后的 30 分钟至 1 小时内监测血糖，评估治疗效果。如果血糖恢复正常，需继续每 3 ～ 4 小时监测血糖，确保其持续稳定。对于有低血糖复发风险的患儿，如早产儿或糖尿病母亲的婴儿，应保持更频繁的监测，必要时延长监测周期。

（2）动态调整治疗：根据血糖监测结果，护理人员应及时调整口服或静脉葡萄糖的补充量，确保新生儿血糖保持在 2.6mmol/L 以上。对于需要长期静脉补充的患儿，可逐步减少补糖速率，观察其是否能通过正常喂养维持血糖稳定。

3. 预防复发

（1）尽早喂养：早期喂养是预防低血糖复发的重要措施。对于高危新生儿，护理人员应尽早进行母乳喂养或配方奶喂养。确保新生儿能够充分摄取营养，每 2 ～ 3 小时喂奶 1 次，防止因空腹时间过长引发低血糖。母乳喂养困难的患儿可通过胃管喂养提供营养支持。

（2）高危新生儿的护理：对于存在高风险的早产儿、低出生体重儿或糖尿病母亲的婴儿，护理中应密切观察其喂养情况、活动状态及体温波动，必要时增加喂养频率或调整喂养量，确保其获得足够的能量摄入。

4. 并发症预防

（1）防止脑损伤：低血糖对新生儿大脑的影响是不可逆的，护理人员需在低血糖发生后尽早采取补糖措施，防止因低血糖持续时间过长引发脑损伤。对于长期低血糖患儿，需进行脑电图检查或其他神经系统评估，监测是否有神经发育异常的表现。

（2）防止体温波动：新生儿低血糖时常伴随体温不稳定，特别是早产儿和低出生体重儿，易发生体温下降。护理人员应保持新生儿的体温稳定，通过暖箱或辐射保温设备将体温维持在 36.5 ～ 37.5℃，防止体温过低进一步加重低血糖症状。

5. 密切观察临床表现

（1）警惕低血糖症状：护理人员需密切观察新生儿的行为表现，如烦躁不安、哭闹、嗜睡、喂养困难、呼吸急促、皮肤发青或肌张力低下等，这些可能是低血糖的早期症状。对于反应迟钝、抽搐或昏迷的新生儿，需立即处理，并密切监测血糖。

（2）监测尿量与体液平衡：低血糖常伴随水电解质代谢紊乱，护理人员应密切监测新生儿的尿量及体液平衡，防止脱水或水钠失衡，特别是在持续静脉补充葡萄糖的患儿中。

三、家庭护理与出院指导

1. 家属教育

护理人员在新生儿低血糖的护理中，应向家属进行全面而深入的教育。详细解释新生儿低血糖的产生原因，如早产、母亲糖尿病等因素的影响。阐述护理要点，包括及时喂养、保持适宜环境温度等。强调日常观察事项的重要性，家属需了解喂养对预防低血糖至关重要，密切关注新生儿的喂养情况，确保按时按量喂养。

同时留意新生儿的行为变化，如嗜睡、震颤等可能是低血糖的表现，以及体温变化，因为体温异常也可能与低血糖相关。定期随访和血糖监测是出院后必须持续进行的护理措施，尤其对于高危新生儿，如低体重儿、有家族遗传史等，让家属充分认识到其重要性并积极配合。

2. 出院随访计划

低血糖新生儿出院后，家属肩负着重要的随访责任。需定期带新生儿进行随访，通过专业的检查评估新生儿的生长发育情况，确保其在身体和智力等方面发育良好。密切监测血糖水平是关键任务，可使用家用血糖仪或定期到医院检测。

这是因为长期低血糖可能导致潜在的神经发育障碍，影响新生儿的未来成长。家属应严格按照医生的建议进行随访和监测，如有异常及时就医，为新生儿的健康提供持续保障。

四、特殊护理措施

1. 长期低血糖管理

对于患有先天性低血糖症的新生儿，长期的管理至关重要。由于病情的特殊性，可能需要长期进行补糖操作以及定期的血糖监测。在护理过程中，应充分考虑患儿的个体差异，根据其具体情况精心制定个性化的护理方案。

确保患儿获得充足的营养支持是关键环节，涉及合理调整喂养方式和营养成分的搭配。必要时，应进行药物干预，选择合适的药物来调节血糖水平，或者在特定情况下考虑手术治疗。通过综合的管理措施，为患儿的生长发育提供稳定的血糖环境。

2. 防止低血糖诱因

护理人员在日常护理中应高度警惕，尽量避免新生儿暴露于可能诱发低血糖的风险因素。寒冷环境会增加新生儿的能量消耗，可能引发低血糖，应保持适宜的环境温度。长时间禁食也是一个重要的风险因素，需合理安排喂养时间。对于存在感染风险的患儿，更需密切观察感染迹象，如体温变化、精神状态等。

一旦发现感染，应及时采取有效的治疗措施，因为感染会影响新生儿的代谢，增加低血糖的发生风险。通过积极预防诱因，可以降低低血糖的发生概率，保障新生儿的健康。

第十七节　新生儿低钙血症的护理

新生儿低钙血症是一种常见的电解质失衡，主要表现为血清钙水平降低，常见于早产儿、糖尿病母亲的婴儿和存在窒息史的新生儿。低钙血症会导致神经肌肉系统兴奋性增加，进而出现惊厥、肌肉抽搐、心律失常等症状。护理的关键在于快速纠正血钙水平，预防并发症，密切监测新生儿的临床表现和电解质平衡。

一、护理目标

新生儿低钙血症需及时予以纠正，以缓解由此引发的神经肌肉异常症状，如手足抽搐、惊厥等。新生儿在钙水平不足时，神经肌肉的兴奋性增加，导致其出现抽搐或癫痫样发作，严重时可能危及生命。因此，早期通过钙剂补充纠正低钙状态十分关键。护理中可根据新生儿的具体情况选择口服或静脉补钙，对于轻度低钙血症的患儿，口服葡萄糖酸钙通常足以恢复正常钙水平，而对于出现明显临床症状或严重低钙血症的新生儿，需采用静脉注射葡萄糖酸钙，并注意推注速度，以避免引发心律失常。

在此过程中，维持电解质平衡至关重要。低钙血症常与低镁血症、低磷血症等电解质失衡相伴，护理人员应定期监测其他电解质水平，确保平衡状态的恢复。这不仅能防止心律失常等心血管并发症的发生，还对新生儿的骨骼发育起到保护作用，避免因长期低钙而导致的骨质发育不良。

在护理过程中，需密切监测钙水平的变化及其临床症状表现。通过精确的血钙检测，护理人员可随时掌握钙质补充的疗效，尤其是在补钙治疗后的 30 分钟至 1 小时内，应进行血钙水平的复测，确保及时调整治疗方案以维持钙水平在正常范围内。对于高危新生儿，如早产儿或患有代谢性疾病的新生儿，建议进行更为密集的监测，确保早期发现并纠正电解质异常。

此外，护理人员还需注意新生儿的整体状态，如有无癫痫发作、肌肉抽搐或反应迟钝等症状，及时干预以防止进一步的神经系统损害。通过合理的钙质补充、精确的电解质监测和全面的护理管理，能够有效降低低钙血症对新生儿健康的长期影响，促进其正常的生理发育，为新生儿的健康成长提供有力保障。

二、护理措施

1. 调整补钙方案

（1）渐进式补钙：在新生儿低钙血症的治疗中，对于轻度低钙血症且无明显临床症状的患儿，口服钙剂是一种较为合适的补充钙质的方法。乳酸钙或葡萄糖酸钙等常用药物可根据患儿的体重和病情进行剂量调节。在给予口服钙剂的过程中，护理人员需密切观察患儿的喂养情况。这是因为新生儿的消化系统尚未完全发育成熟，口服钙剂可能会对其胃肠道产生一定的刺激，从而导致呕吐或腹泻等不良反应。

因此，护理人员应仔细观察患儿在服用钙剂后的反应，如是否出现恶心、呕吐、腹胀等症状。同时，要注意观察患儿的大便情况，包括大便的次数、颜色、性状等，以判断是否存在胃肠道功能紊乱。如果发现患儿出现呕吐或腹泻等情况，应及时通知医生，调整钙剂的剂量或更换补钙方式。

（2）逐步静脉补钙：对于中度至重度低钙血症伴临床症状的新生儿，静脉补钙则成为必要的治疗手段。10% 葡萄糖酸钙是常用的静脉补钙药物，推荐剂量为 1～2mL/kg。在进行静脉推注时，必须缓慢进行，以防止因推注过快导致心脏并发症的发生，如心动过缓。护理人员在静脉补钙过程中应随时监测心电图变化，这是因为低钙血症本身可能会对心脏功能产生影响，而快速静脉补钙也可能加重心脏负荷。

通过密切观察心电图的变化，如心率、心律、ST 段等指标，可以及时发现心脏功能的异常，并采取相应的措施。例如，如果出现心动过缓，可能需要暂停补钙或调整补钙速度。

2. 预防与监测低钙血症复发

（1）定期监测血钙水平：在护理新生儿低钙血症的过程中，定期监测血钙水平是至关重要的环节。初次补钙后 30 分钟至 1 小时内进行血钙水平监测，可以及时判断补钙的效果。如果血钙水平未达到正常范围，可能需要调整补钙方案。后续根据新生儿的病情，每隔 4～6 小时监测一次血钙水平，以确保血钙稳定维持在正常范围。

对于存在低钙复发风险的早产儿或糖尿病母亲的新生儿，持续进行血钙监测尤为重要。这是因为这些新生儿的身体状况较为特殊，更容易出现低钙血症的复发。通过持续监测血钙水平，可以及时发现低钙血症的复发迹象，并采取相应的治疗措施。例如，如果血钙水平再次下降，可能需要增加钙剂的剂量或调整补钙方式。

（2）维生素 D 补充：新生儿低钙血症常伴随维生素 D 缺乏，因此补充维生素 D 对于促进钙的吸收具有重要意义。护理人员应根据医生的指示，给予新生儿适量的维生素 D。一般推荐每日剂量为 400U，但具体剂量应根据钙吸收情况进行调整。维生素 D 的补充应与补钙方案配合使用，以确保长期疗效。

例如，可以在给予钙剂的同时，给予维生素 D 滴剂或注射剂。在补充维生素 D 的过程中，护理人员应注意观察新生儿是否出现不良反应，如呕吐、腹泻、烦躁不安等。如果出现不良反应，应及时通知医生，调整维生素 D 的剂量或更换补充方式。

3. 支持神经系统功能

（1）癫痫和惊厥预防：新生儿低钙血症可能导致神经肌肉系统过度兴奋，从而出现惊厥或癫痫发作。护理人员在护理过程中需密切观察新生儿是否出现突然的抽搐、意识改变或肌张力异常等症状。如果出现癫痫症状，应及时给予抗惊厥药物，如苯巴比妥。

在补钙的同时进行神经系统支持治疗也是非常重要的。这包括保持新生儿的呼吸道通畅，避免因抽搐导致窒息；给予氧气吸入，以改善缺氧状态；监测神经系统功能，如脑电图、脑血流等，以评估神经系统的损伤程度。此外，护理人员还应向家属做好健康教育，告知他们癫痫发作的应急处理方法，如将新生儿侧卧，避免呕吐物吸入呼吸道等。

（2）肌肉痉挛缓解：护理人员应密切注意新生儿有无肌肉抽搐或痉挛的症状，特别是在补钙初期。肌肉痉挛是低钙血症的常见症状之一，会给新生儿带来不适和痛苦。通过调整补钙速度和药物剂量，可以尽量减少因钙缺乏引起的肌肉痉挛。例如，如果肌肉痉挛较为严重，可以适当增加钙剂的剂量或加快补钙速度；如果肌肉痉挛缓解，可以适当减少钙剂的剂量或减慢补钙速度。

同时，护理人员还可以采取一些物理治疗方法，如按摩、热敷等，来缓解肌肉痉挛。此外，护理人员还应注意观察新生儿的皮肤颜色、温度等，以判断是否存在血液循环障碍。如果出现皮肤苍白、发凉等症状，应及时通知医生进行处理。

4. 呼吸和心脏功能支持

（1）心电图监测：低钙血症可导致心脏功能异常，特别是在补钙过程中，可能引发心律失常等心脏并发症。因此，护理人员应密切监测心电图，特别是在静脉补钙时。通过心电图监测，可以及时发现心脏功能的异常变化，并采取相应的措施。

例如，如果出现心律失常，可能需要暂停补钙或调整补钙速度。同时，护理人员还应注意观察新生儿的面色、口唇颜色等，以判断是否存在缺氧症状。如果出现缺氧症状，应及时给予氧气吸入，以改善缺氧状态。

（2）维持正常呼吸功能：低钙血症严重时可能影响呼吸功能，导致呼吸暂停或呼吸急促等症状。护理人员在护理过程中应密切观察新生儿的呼吸频率和节律，确保呼吸道通畅。如果发现新生儿出现呼吸异常，应及时采取相应的措施。

例如，如果出现呼吸暂停，应立即给予刺激，如拍打足底、摩擦背部等，以恢复呼吸；如果出现呼吸急促，应给予氧气吸入，以改善缺氧状态。必要时，还可以提供氧疗支持，如鼻导管吸氧、面罩吸氧等。同时，护理人员还应注意让新生儿保持舒适的体位，避免因体位不当导致呼吸道阻塞。此外，护理人员还应定期为新生儿翻身、拍背，促进痰液排出，预防肺部感染。

5. 营养与液体平衡管理

（1）合理的营养支持：低钙血症患儿常因营养不良或摄入不足导致钙质缺乏，因此在需确保患儿获得足够的钙质摄入。对于早产儿和低出生体重儿，由于其身体发育尚未成熟，对钙质的需求更为迫切。护理人员应通过母乳或钙强化的配方奶进行喂养，以满足其生长发育的需要。

对于无法经口喂养的患儿，需通过胃管喂养或静脉营养提供能量支持。在选择喂养方式时应根据患儿的具体情况进行选择，确保喂养的安全和有效。同时，护理人员还应注意观察患儿的喂养耐受情况，如是否出现呕吐、腹胀、腹泻等症状。如果出现喂养不耐受，应及时调整喂养方案，如减少喂养量、延长喂养间隔等。

（2）液体管理：在补钙过程中，需监测新生儿的液体摄入量与排出量，避免因静脉补钙或药物应用导致的水电解质紊乱。护理人员应定期评估新生儿的尿量和体液平衡，这是因为尿量是反映肾脏功能和体液平衡的重要指标之一。如果尿量减少，可能提示肾脏功能受损或体液不足；如果尿量增多，可能提示肾脏功能良好或体液过多。通过观察尿量的变化，可以及时调整静脉补液量，维持水钠平衡。

同时，护理人员还应注意观察新生儿的皮肤弹性、眼窝凹陷程度等，以判断是否存在脱水或水肿等症状。如果出现脱水症状，应及时给予补液治疗；如果出现水肿症状，应限制液体摄入，并给予利尿剂等药物进行治疗。此外，护理人员还应注意观察新生儿的电解质水平，如钾离子、钠离子、氯离子等，以判断是否存在电解质紊乱。如果出现电解质紊乱，应及时调整补液方案，给予相应的电解质补充或限制。

三、监测与观察

1. 生命体征的持续监测

（1）血压监测：在新生儿护理中，血压监测是至关重要的环节。护理过程中需定期对新生儿的血压进行监测，以确保其循环功能稳定。低钙血症可能对新生儿的心血管系统产生不良影响，引发低血压或导致血压出现波动。尤其是在补钙过程中，更需密切关注血压变化。

这是因为补钙可能会对血压产生一定的影响，若发现血压异常，应及时调整液体和药物治疗方案。护理人员应使用合适的血压测量设备，准确记录血压数值，并根据新生儿的具体情况进行分析。如果血压过低，可能需要调整输注速度或给予升压药物；若血压过高，则需考虑减少液体输注量或调整药物剂量，以维持血压在正常范围内。

（2）呼吸和心率监测：通过持续监测呼吸频率、心率和血氧饱和度，护理人员能够有效地评估新生儿的呼吸和循环系统是否受到影响。低钙血症可能导致呼吸急促、心律失常等症状，这些症状可能是身体对低钙状态的一种反应。护理人员应定时记录呼吸频率、心率和血氧饱和度的数值，并观察其变化趋势。如出现呼吸急促，可能需要调整氧气供应或采取其他呼吸支持措施；若出现心律失常，应立即进行进一步的检查和评估，并采取相应的治疗措施，如补钙及其他支持治疗。同时，密切观察新生儿的皮肤颜色、口唇颜色等，以判断其氧合情况是否良好。

2. 神经系统评估

（1）意识与反射监测：在护理过程中，需密切观察新生儿的意识状态。特别是在补钙初期，应仔细评估新生儿有无反应迟钝、嗜睡或意识改变的表现。这些症状可能提示神经系统受到低钙血症的影响。同时，需检查新生儿的原始反射，如抓握反射、吸吮反射等是否正常。反射减弱可能提示神经系统受损，需要进一步的评估和处理。护理人员应通过轻柔的刺激来检查反射情况，并记录反射的强度和出现的时间。如果发现反射异常，应及时通知医生进行进一步的检查和诊断。

（2）癫痫发作监控：低钙血症常伴有癫痫发作的风险，因此需对新生儿进行定期的神经系统评估。对于长期低钙血症患儿，建议进行脑电图监测，以了解神经系统的活动情况。脑电图可以检测到脑电活动的异常变化，有助于早期发现癫痫发作的迹象。护理人员应密切观察新生儿是否出现抽搐、痉挛等癫痫发作的症状，并及时采取相应的急救措施。同时，要保持新生儿的呼吸道通畅，防止窒息的发生。出现癫痫发作后，应及时记录发作的时间、症状和持续时间，并通知医生进行进一步的处理。

四、预防低钙血症的复发

1. 早期干预和喂养管理

（1）母乳喂养支持：在新生儿护理中，对于低钙血症高风险的新生儿，母乳喂养具有重要意义。母乳中含有天然钙质及多种营养成分，有助于满足新生儿的生长发育需求。护理人员应积极鼓励早期母乳喂养，这不仅能为新生儿提供最佳的营养来源，还能促进母婴情感交流。同时，适时进行母乳强化也是必要的措施。通过添加富含钙质等营养物质的强化剂，可以确保婴儿摄入足够的钙质和其他关键营养物质，从而降低低钙血症的发生风险。护理人员应向母亲提供正确的母乳喂养指导，包括正确的哺乳姿势、频率等，以提高母乳喂养的成功率。

（2）富钙配方奶喂养：对于无法进行母乳喂养的婴儿，选择富含钙质的特殊配方奶至关重要。护理人员应根据新生儿的体重和发育情况，精心调整喂养量和频次。通过精确计算每日所需的营养摄入量，确保婴儿不会因钙质摄入不足而引发低钙血症。同时，密切观察婴儿在喂养过程中的反应和生长发育指标，如体重增长、身高变化等，以便及时调整喂养方案，保障婴儿的健康成长。

2. 预防诱发因素

感染、寒冷和其他应激状态可能成为低钙血症的诱发因素，加重病情。因此，在护理过程中，应保持新生儿生活环境的温暖和清洁。维持适宜的室温，避免新生儿受寒，减少低钙血症的发生风险。同时，严格注意环境卫生，避免外界感染源的侵入。对于早产儿和低出生体重儿，他们的身体更为脆弱，应尽量减少操作性刺激。为他们提供温暖安静的护理环境，减少不必要的打扰和刺激，有助于降低应激反应，从而预防低钙血症的发生。护理人员应密切观察新生儿的生命体征和临床表现，一旦发现异常，及时采取相应的干预措施。

第十二章　母乳喂养与健康教育

第一节　母乳喂养

一、母乳喂养的益处

1. 对婴儿的益处

（1）理想的营养：母乳无疑是为婴儿提供理想营养的天然源泉。母乳中含有丰富且比例恰当的蛋白质、脂肪、碳水化合物、维生素和矿物质等。其中，蛋白质的含量适中，且以易于消化吸收的乳清蛋白为主，为婴儿的生长发育提供了必需的氨基酸。

脂肪不仅为婴儿提供能量，还含有对大脑和神经系统发育至关重要的不饱和脂肪酸，如二十二碳六烯酸（DHA）和花生四烯酸（ARA）等。碳水化合物主要以乳糖的形式存在，为婴儿提供易于消化吸收的能量来源，同时还能促进肠道中有益菌的生长。维生素和矿物质的种类和含量也与婴儿的需求相匹配，如维生素 A、维生素 D、维生素 E、维生素 K 和钙、铁、锌等，能够满足婴儿在不同生长阶段的营养需求。

（2）增强免疫力：母乳中含有丰富的免疫球蛋白、淋巴细胞、巨噬细胞等免疫成分，为婴儿构筑了一道天然的免疫防线。免疫球蛋白如 IgA、IgG 和 IgM 等，能够在婴儿的肠道、呼吸道等黏膜表面形成一层保护膜，阻止病原体的入侵。淋巴细胞和巨噬细胞则能够识别并吞噬入侵的病原体，增强婴儿的免疫防御能力。

这些免疫成分能够有效帮助婴儿抵抗感染和疾病，如腹泻、肺炎、耳部感染等常见的婴幼儿疾病。母乳中的乳铁蛋白还具有抗菌、抗病毒和抗真菌的作用，进一步增强了婴儿的免疫力。

（3）促进智力发育：众多研究表明，母乳喂养的婴儿在智力发育上可能有更好的表现。母乳中的脂肪酸，尤其是 DHA 和 ARA 等不饱和脂肪酸，对婴儿的大脑发育起着关键作用。这些脂肪酸是构成大脑细胞膜的重要成分，能够促进神经元的生长和连接，提高婴儿的认知能力、学习能力和记忆力。

此外，母乳中的其他营养成分如牛磺酸、胆碱等也对婴儿的智力发育有积极影响。母乳喂养过程中的亲密接触和情感交流也有助于婴儿的心理发育，可为其智力发展奠定良好的基础。

（4）降低过敏风险：母乳喂养能够减少婴儿对牛奶蛋白等变应原的敏感性，降低婴儿发生变应性疾病的风险。母乳中的蛋白质与婴儿的免疫系统更为相容，不易引起变态反应。同时，母乳中的免疫成分还能够调节婴儿的免疫系统，增强其对变应原的耐受性。与配方奶粉喂养相比，母乳喂养的婴儿患变应性鼻炎、哮喘、湿疹等变应性疾病的概率明显降低。

2. 对母亲的益处

（1）促进分娩后恢复：哺乳过程中，母体释放缩宫素，这一重要的生理过程对母亲的分娩后恢复具有积极意义。缩宫素能够促使子宫收缩，减少分娩后出血。在分娩后，子宫需要逐渐恢复到孕前的状态，而缩宫素的作用能够加速这一过程。通过子宫的有力收缩，血管得以闭合，减少了出血的风险，同时也有助于排出子宫内的残留组织，促进子宫的复旧。此外，哺乳还能够刺激母体分泌催乳素等激素，这些激素对乳腺的发育和乳汁的分泌起着重要作用，同时也有助于调节母亲的内分泌系统，促进分娩后身体的恢复。

（2）降低患病风险：母乳喂养的母亲患乳腺癌、卵巢癌和 2 型糖尿病的风险较低。长期母乳喂养可能通过多种机制降低这些疾病的发生风险。对于乳腺癌和卵巢癌，母乳喂养可能减少了女性体内雌激素的暴露时间，从而降低了患病风险。

同时，哺乳过程中激素水平的变化也可能对乳腺和卵巢组织产生保护作用。对于 2 型糖尿病，母乳喂养有助于改善母亲的胰岛素敏感性，调节血糖水平，降低患病风险。此外，母乳喂养还可能对母亲的心血管健康产生积极影响，降低患心血管疾病的风险。

（3）帮助减重：母乳喂养可加速分娩后体重恢复，这对于母亲的身体健康和自信心恢复至关重要。在哺乳过程中，母亲需要消耗大量的能量来产生乳汁，这有助于消耗妊娠期间储存的能量。同时，哺乳还能够促进新陈代谢，增加脂肪的燃烧。此外，合理的饮食和适量的运动结合母乳喂养，能够更好地帮助母亲恢复孕前的体重和身材。

（4）母婴联结：哺乳过程中的肌肤接触和情感交流有助于增强母婴之间的亲密关系，促进心理健康。当母亲怀抱婴儿进行哺乳时，肌肤的亲密接触能够传递温暖和安全感，让婴儿感受到母亲的关爱。同时，眼神的交流、温柔的抚摸和轻声的安抚也能够加深母婴之间的情感连接。这种亲密关系不仅对婴儿的心理发展有益，也能够给母亲带来满足感和幸福感，缓解分娩后的焦虑和抑郁情绪，促进母亲的心理健康。

3. 对家庭和社会的益处

（1）经济实惠：母乳是免费的天然食品，相较于配方奶粉喂养，大大减少了家庭的经济负担。配方奶粉的购买需要花费一定的费用，而且随着婴儿的成长，奶粉的消耗量也不断增加。此外，还需要购买奶瓶、奶嘴等喂养器具，以及消毒设备等，这些都增加了家庭的经济支出。而母乳喂养则无需这些额外的费用，为家庭节省了一笔可观的开支。对于一些经济条件较为困难的家庭来说，母乳喂养是一种更经济实惠的选择。

（2）环境友好：母乳喂养减少了奶瓶、配方奶粉等物品的使用，对环境更友好。配方奶粉的生产需要消耗大量的资源，包括能源、水和原材料等。同时，奶粉的包装也会产生大量的废弃物，对环境造成一定的压力。而母乳喂养则无需这些物品，减少了对环境的污染和资源的消耗。此外，母乳喂养还能够减少能源的消耗，因为不需要对奶粉进行加热和消毒等处理。从长远来看，母乳喂养对环境保护具有积极的意义。

二、母乳喂养的基本原则

1. 早期开奶

在婴儿出生后，尽早开始哺乳具有至关重要的意义。通常应在分娩后 1 小时内进行，这一时期被称为早期开奶的黄金时间。早期的皮肤接触，即让新生儿赤裸着身体与母亲进行直接的肌肤接触，有着多方面的积极作用。首先，这种亲密的接触能够帮助稳定新生儿的体温。新生儿刚离开母体，其体温调节能力相对较弱，通过与母亲的皮肤接触，可以从母亲身体获取温暖，保持体温的稳定。

其次，有助于稳定新生儿的心率。亲密的接触能够给新生儿带来安全感，使他们的心率处于较为平稳的状态。再者，对稳定新生儿的血糖也起着关键作用。早期的母乳喂养能够为新生儿提供充足的葡萄糖，防止低血糖的发生。此外，早期的皮肤接触和母乳喂养还能够促进母婴之间的情感连接，激发母亲的母性本能，为后续的母乳喂养奠定良好的基础。

2. 按需哺乳

母乳喂养应以婴儿的需求为主，而不是遵循固定的时间表。新生儿的生理需求较为特殊，他们的胃容量小，消化速度快，因此需要频繁地进食。一般来说，新生儿每日需要喂奶 8 ～ 12 次。按需哺乳意味着当婴儿表现出饥饿的迹象时，如哭闹、寻找乳头、吸吮手指等，母亲就应及时进行哺乳。

这种喂养方式可以确保婴儿获得足够的营养，满足其快速生长发育的需求。同时，按需哺乳也有助于维持母乳的分泌。频繁的吸吮刺激能够促使母亲的身体分泌更多的催乳素和催产素，从而增加母乳的产量。此外，按需哺乳还能够让母亲更好地了解婴儿的需求和个性，建立起更加亲密的亲子关系。

3. 正确的哺乳姿势

确保婴儿能够正确吸吮母乳对于母乳喂养的成功至关重要。婴儿应能将乳头及部分乳晕完全含入口中，这是实现有效吸吮的关键。如果婴儿仅含住乳头部分进行吸吮，容易导致乳头疼痛、破损，甚至可能引起乳腺炎等问题。同时，吸吮不良还可能导致母乳不足，因为婴儿无法充分刺激乳腺分泌乳汁。

常见的哺乳姿势有多种，抱婴姿势是较为传统的一种，母亲用一只手臂托住婴儿的头部和颈部，另一只手臂支撑婴儿的身体，让婴儿的头部靠近母亲的乳房。交叉抱婴姿势则是在抱婴姿势的基础上，将支撑婴儿的手臂交叉，使婴儿的身体更加贴近母亲。侧卧姿势适合在母亲休息时使用，母亲和婴儿侧卧在床上，面对面进行哺乳。橄榄球姿势适用于一些特殊情况，如母亲进行剖宫产手术后或婴儿体型较大时，母亲将婴儿夹在身体一侧，像抱着一个橄榄球一样进行哺乳。选择合适的哺乳姿势可以让母亲和婴儿都感到舒适，提高母乳喂养的成功率。

4. 持续母乳喂养

（1）纯母乳喂养：建议在婴儿出生后的前 6 个月进行纯母乳喂养。在这一阶段，母乳是婴儿最佳的营养来源，能够提供婴儿所需的全部营养物质，包括蛋白质、脂肪、碳水化合物、维生素和矿物质等。同时，母乳中还含有丰富的免疫因子，如免疫球蛋白、乳铁蛋白等，能够帮助婴儿增强免疫力，预防感染性疾病的发生。不提供任何其他食物或液体（包括水），可以确保婴儿充分吸收母乳中的营养，避免因摄入其他食物或液体而导致消化不良或过敏等问题。

（2）添加辅食后继续哺乳：6 个月后，随着婴儿的生长发育，单纯的母乳已经不能满足其全部营养需求，此时可以开始添加辅食。但母乳仍应继续作为主要的营养来源，至少持续到婴儿 2 岁或更长时间。辅食的添加应该循序渐进，从单一的食物开始，逐渐增加食物的种类和数量。同时，母亲应继续进行母乳喂养，为婴儿提供额外的营养和免疫保护。持续的母乳喂养还能够促进母婴之间的情感交流，增强婴儿的安全感和信任感。

三、常见母乳喂养问题及处理

1. 乳头疼痛

（1）原因：乳头疼痛在哺乳期较为常见，通常由婴儿吸吮方式不正确引起。在正常的哺乳过程中，婴儿应完全含住乳头和乳晕，这样才能确保有效的吸吮并减少对乳头的损伤。然而，如果婴儿未能完全含住乳头和乳晕，仅仅咬住乳头部分进行吸吮，就会对乳头造成较大的压力和摩擦，从而导致乳头疼痛。

这种不正确的吸吮方式可能是由于多种原因造成的，例如婴儿出生后早期未能正确引导其含乳姿势，或者婴儿在吸吮过程中受到外界干扰而改变了含乳方式。此外，婴儿口腔结构的异常、舌系带过短等问题也可能影响其含乳姿势，进而导致乳头疼痛。

（2）处理：当出现乳头疼痛时，调整婴儿的含乳姿势是关键的解决措施。母亲可以在哺乳前先帮助婴儿正确地张大嘴巴，然后将乳头和乳晕一起放入婴儿口中，确保婴儿的下唇外翻，下巴紧贴乳房。这样可以使婴儿的吸吮力均匀分布在乳晕周围，减少对乳头的压力。同时，保持乳头干燥也非常重要。

每次哺乳后，可以用干净的柔软毛巾轻轻擦拭乳头，避免乳头长时间处于潮湿状态，因为潮湿的环境容易滋生细菌，加重乳头疼痛。必要时，可使用乳头保护霜或哺乳贴帮助缓解疼痛。乳头保护霜通常含有天然的油脂和保湿成分，可以在乳头表面形成一层保护膜，减少摩擦和刺激。哺乳贴则可以在哺乳过程中起到缓冲作用，减轻婴儿吸吮对乳头的压力。

2. 乳腺堵塞

（1）原因：乳腺堵塞是哺乳期另一个常见的问题。哺乳次数不足或吸吮不充分可能导致乳汁淤积，形成乳腺堵塞。当母亲未能按时哺乳，或者婴儿在吸吮时未能有效地排空乳房，乳汁就会在乳腺管内积聚。此外，母亲穿着过紧的内衣、睡眠姿势不当等也可能压迫乳腺管，影响乳汁的流通，从而导致乳腺堵塞。另外，母亲的饮食中摄入过多油腻食物、水分摄入不足等也可能影响乳汁的流动性，增加乳腺堵塞的风险。

（2）处理：当出现乳腺堵塞时，增加哺乳频率是首要的处理方法。母亲可以让婴儿更频繁地吸吮乳房，以帮助排空乳汁，缓解堵塞。同时，采用不同的哺乳姿势也有助于疏通乳腺管。例如，母亲可以尝试让婴儿以侧卧、仰卧等不同姿势进行吸吮，这样可以改变乳汁的流动方向，促进堵塞部位的乳汁排出。

轻轻按摩乳房也是促进乳汁排出的有效方法。母亲可以用手指从乳房的外围向乳头方向轻轻按摩，注意力度要适中，避免过度用力造成乳房损伤。若严重者出现发热等感染症状，需及时就医。医生可能会根据情况给予抗生素治疗，以控制感染，同时可能会采取其他措施，如疏通乳腺管、引流脓液等。

3. 乳汁不足

（1）原因：乳汁不足是许多哺乳期母亲面临的问题。常见原因包括母亲营养不良、压力过大或哺乳次数不够。母亲的饮食对于乳汁的分泌起着重要作用。如果母亲摄入的营养不足，身体就无法产生足够的乳汁。例如，缺乏蛋白质、维生素和矿物质等营养素可能会影响乳汁的质量和数量。压力过大也是导致乳汁不足的一个重要因素。

当母亲处于紧张、焦虑、疲劳等状态时，身体会分泌一些应激激素，这些激素可能会抑制乳汁的分泌。此外，哺乳次数不够也会影响乳汁的分泌。乳房排空会刺激乳汁的产生，如果哺乳次数过少，乳房不能得到充分的排空，乳汁分泌就会逐渐减少。

（2）处理：当出现乳汁不足时，按需哺乳是非常重要的。母亲应根据婴儿的需求进行哺乳，不要严格按照时间间隔来喂奶。这样可以确保乳房得到充分的刺激，促进乳汁的分泌。同时，确保母亲获得充分的营养和休息，保持良好的心理状态。母亲应摄入均衡的饮食，包括富含蛋白质、维生素和矿物质的食物。

充足的休息可以帮助母亲缓解压力，恢复体力，从而有利于乳汁的分泌。保持良好的心理状态也非常关键，母亲可以通过听音乐、做瑜伽、与家人朋友交流等方式缓解压力，放松心情。必要时，可通过挤奶器刺激乳汁分泌。挤奶器可以模拟婴儿的吸吮动作，刺激乳房产生乳汁。母亲可以在哺乳后或间隔一定时间使用挤奶器，以增加乳汁的分泌量。

4. 回奶或断奶

自然回奶通常发生在母亲减少哺乳频率或婴儿逐渐添加辅食后。随着婴儿的成长，对母乳的需求逐渐减少，母亲的乳汁分泌也会相应地减少。当母亲减少哺乳频率时，乳房的刺激减少，乳汁的分泌也会逐渐减少，从而实现自然回奶。为了顺利断奶，应逐步减少哺乳次数，让母亲和婴儿逐步适应。母亲可以先减少日间的哺乳次数，然后逐渐减少夜间的哺乳次数。

在断奶过程中，母亲要注意观察婴儿的反应，确保婴儿能够适应新的饮食和生活方式。同时，母亲也要注意自身的身体变化，如乳房胀痛等。如果乳房胀痛严重，可以适当挤出一些乳汁，但不要完全排空乳房，以免刺激乳汁的分泌。

此外，母亲可以通过穿着合适的内衣、避免刺激乳房等方式来缓解乳房胀痛。在断奶期间，母亲还可以适当增加一些富含维生素 B_6 的食物，如全麦面包、香蕉等，这些食物有助于减少乳汁的分泌。

四、母乳喂养的特殊情况

1. 母亲健康状况影响

母亲的健康状况对母乳喂养有着重要的影响。在某些特定情况下，如母亲患有传染性疾病，像艾滋病或结核病，母乳喂养可能会给婴儿带来潜在的风险。艾滋病病毒可以通过母乳传播给婴儿，增加婴儿感染艾滋病的概率。结核病患者在活动期也可能通过母乳将结核菌传播给婴儿，对婴儿的健康造成严重威胁。此外，如果母亲正在使用某些不适合哺乳期间使用的药物，也可能需要暂时或完全中止母乳喂养。

一些药物可能会通过乳汁进入婴儿体内，对婴儿的生长发育产生不良影响。例如，某些抗生素、抗癫痫药物、抗肿瘤药物等可能会对婴儿的肝脏、肾脏等器官造成损害。在这种情况下，应在医生的专业指导下决定是否继续哺乳或选择替代喂养方式。

医生会综合考虑母亲的病情、所使用的药物以及婴儿的健康状况等因素，给出合理的建议。如果需要中止母乳喂养，医生可能会推荐适合婴儿的配方奶粉，并指导母亲如何正确地进行人工喂养。

2. 婴儿健康问题

对于一些早产儿、低体重儿或有特殊健康问题的婴儿，母乳仍是理想的营养来源。母乳中含有丰富的营养物质和免疫因子，能够为这些脆弱的婴儿提供更好的保护，促进他们的生长发育。然而，由于这些婴儿可能存在吸吮能力较弱、吞咽功能不协调等问题，可能需要借助特殊护理措施。

例如，可以通过母乳喂养辅具，如乳盾、特殊奶嘴等，帮助婴儿更好地含接乳头，进行母乳喂养。挤奶器也是一种常用的工具，可以将母乳挤出后，通过特殊的容器和管道喂给婴儿。

对于一些患有特殊疾病的婴儿，如唇腭裂、先天性心脏病等，可能需要在医生和护士的指导下进行特殊的母乳喂养方法，以确保婴儿能够获得足够的营养。同时，对于这些婴儿，还需要密切关注他们的生长发育情况和健康状况，及时调整喂养方案。

第二节　新生儿常见疾病健康教育与康复护理

新生儿常见疾病的健康教育与康复护理是确保新生儿健康成长的重要环节。由于新生儿的器官和系统尚未完全发育成熟，他们对外界环境的适应能力较弱，容易受到各种疾病的影响，如新生儿黄疸、呼吸窘迫综合征、低血糖等。通过有效的健康教育，家属能够更好地了解新生儿常见疾病的预防、早期症状识别及护理要点，从而在日常生活中采取适当的预防措施，降低疾病发生的风险。

康复护理对于新生儿在疾病发生后的恢复具有重要作用。护理人员应根据不同疾病的特点制定个性化的康复方案，重点关注新生儿的营养支持、呼吸道管理及电解质平衡等方面。同时，借助现代医学技术，定期进行体征监测，如体温、呼吸、血氧饱和度等，确保新生儿在康复过程中获得持续的护理支持。通过科学的康复护理，新生儿不仅可以加快身体的恢复速度，还能有效预防疾病引发的并发症，促进其正常发育和成长。

一、黄疸

黄疸是新生儿最常见的疾病之一，对新生儿的健康有着重要影响。其主要表现为皮肤和眼白发黄，通常是由于胆红素代谢异常所导致。胆红素是红细胞分解后的产物，在正常情况下，肝脏能够有效地处理胆红素，使其通过粪便和尿液排出体外。然而，新生儿的肝脏功能尚未完全成熟，胆红素的代谢能力相对较弱，容易导致胆红素在体内积聚，从而引发黄疸。

1. 健康教育

（1）生理性黄疸：生理性黄疸在新生儿中极为常见。通常在新生儿出生后 2～3 日出现，这是因为新生儿出生后，红细胞的破坏增加，而肝脏处理胆红素的能力尚未完全建立，导致胆红素在体内逐渐积聚。到 4～5 日达到高峰，此时黄疸的程度最为明显。但一般情况下，生理性黄疸会在 7～10 日内自行消退。

家属应了解黄疸是新生儿常见的现象，不必过于惊慌。在这一过程中，家属要及时观察黄疸的变化，包括黄疸的范围、颜色的深浅以及新生儿的一般状况。可以通过观察新生儿的皮肤、巩膜的颜色来初步判断黄疸的程度。如果黄疸仅局限于面部和躯干，颜色较浅，新生儿的精神状态、食欲和睡眠都正常，很可能是生理性黄疸。但如果黄疸范围逐渐扩大，颜色加深，或者新生儿出现异常症状，如嗜睡、拒奶等，就需要及时就医。

（2）病理性黄疸：与生理性黄疸不同，病理性黄疸的出现时间、持续时间和伴随症状都有所不同。如果黄疸在出生 24 小时内出现，这是一个危险的信号，可能提示存在严重的疾病，如新生儿溶血病、先天性胆道闭锁等。或者黄疸持续时间超过 2 周，也应引起高度重视，可能是由于肝脏疾病、感染等原因导致胆红素代谢异常。

此外，如果黄疸伴有食欲差、嗜睡、呕吐、发热等症状，更应及时就医。这些症状可能表明新生儿存在严重的健康问题，需要进行详细的检查和诊断。家属要了解病理性黄疸的这些特点，以便能够及时发现问题并采取相应的措施。

2. 康复护理

（1）光疗：对于黄疸较严重的新生儿，光疗是常用的治疗方法。光疗利用蓝光促进胆红素的分解排出。蓝光能够使胆红素的分子结构发生改变，使其更容易从体内排出。在进行光疗时，新生儿通常会被放置在特殊的光疗箱中，全身暴露在蓝光下。

光疗的时间和强度会根据新生儿的黄疸程度进行调整。家属应配合医生的治疗，确保光疗的顺利进行。在光疗过程中，要注意保护新生儿的眼睛和生殖器，可以使用眼罩和尿布进行遮盖。同时，要密切观察新生儿的体温、心率、呼吸等生命体征，以及皮肤颜色的变化。如果出现异常情况，应及时通知医生。

（2）加强喂养：母乳喂养能促进胆红素的排泄。母乳中含有丰富的营养物质和免疫因子，对新生儿的健康非常有益。同时，母乳喂养还可以促进肠道蠕动，增加胆红素的排泄。因此，应按需喂养，即根据新生儿的需求进行喂养，而不是按照固定的时间间隔。

保持良好的水分摄入也有助于黄疸的恢复。如果新生儿的尿量减少，可能提示水分摄入不足，这会影响胆红素的排泄。家属可以在两次喂奶之间给新生儿喂一些温开水，以保证其水分的摄入。

（3）居家护理：在新生儿黄疸的康复过程中，居家护理也非常重要。家属要注意观察黄疸的发展，包括黄疸的范围、颜色的深浅以及新生儿的一般状况。可以每日在相同的光线条件下观察新生儿的皮肤和巩膜的颜色，记录黄疸的变化情况。同时，要及时复查胆红素水平。一般来说，医生会根据新生儿的黄疸程度安排复查的时间。

在复查时，医生会通过血液检测等方法来确定胆红素的水平，以评估黄疸的恢复情况。此外，要避免宝宝受凉，为其提供舒适的环境。保持室内温度适宜，一般在24 ~ 26℃比较合适。注意给新生儿保暖，可以使用柔软的毛毯或包被将其包裹起来，但要注意不要过紧，以免影响新生儿的呼吸和血液循环。

二、新生儿呼吸窘迫综合征

新生儿呼吸窘迫综合征（RDS）是早产儿中较为常见的一种疾病，对早产儿的生命健康构成了严重威胁。主要是由于肺部发育不成熟，缺乏肺表面活性物质，导致呼吸困难。肺表面活性物质是一种由肺泡Ⅱ型细胞分泌的物质，它能够降低肺泡表面张力，防止肺泡塌陷，维持正常的呼吸功能。早产儿的肺部发育尚未完全成熟，肺表面活性物质的分泌不足，容易导致肺泡塌陷，从而引发呼吸窘迫综合征。

1. 健康教育

（1）早期识别：家属应了解新生儿 RDS 的症状，以便能够及时发现问题并采取相应的措施。呼吸急促是新生儿 RDS 最常见的症状之一，表现为新生儿的呼吸频率明显加快，超过正常范围。呻吟也是新生儿 RDS 的一个重要症状，这是由于新生儿呼吸困难，为了减轻呼吸的负担而发出的声音。

鼻翼扇动也是新生儿RDS的常见症状之一，新生儿在呼吸急促时，鼻翼会随着呼吸的节奏而扇动。家属要密切观察新生儿的这些症状，一旦发现异常，应立即就医。早发现早治疗对于新生儿RDS的预后非常重要。

（2）预防措施：早产儿容易发生RDS，因此，母亲在妊娠期间应按时产检，这是预防早产的重要措施。通过产检，医生可以及时发现妊娠期的各种问题，并采取相应的措施进行处理，以降低早产的风险。避免早产是预防新生儿RDS的关键，因为早产是新生儿RDS的主要危险因素之一。

如果孕妇存在早产的风险，医生可能会采取一些措施来延长妊娠期，如卧床休息、使用保胎药物等。必要时，使用妊娠期类固醇类药物促进胎儿肺成熟。妊娠期类固醇类药物可以刺激胎儿肺部的发育，增加肺表面活性物质的分泌，从而降低新生儿RDS的发生风险。

2. 康复护理

（1）氧疗：在医院内，新生儿可能需要氧气支持，以帮助维持正常的氧饱和度。氧疗是治疗新生儿RDS的重要手段之一。根据新生儿的病情严重程度，医生会选择不同的氧疗方式，如鼻导管吸氧、面罩吸氧、持续气道正压通气（CPAP）等。

家属应配合医务人员，确保氧气供应稳定。在氧疗过程中，要密切观察新生儿的呼吸情况和面色，如有异常应及时通知医生。同时，要注意保持氧疗设备的清洁和通畅，避免感染。

（2）监测呼吸：康复过程中，家属应密切观察婴儿的呼吸情况，注意呼吸频率和深度的变化。可以通过观察新生儿的胸廓起伏、鼻翼扇动等情况来判断其呼吸是否正常。同时，家属还可以使用听诊器听取新生儿的呼吸音，如有异常应及时向医生汇报。在观察呼吸的过程中，家属应注意保持安静，避免干扰新生儿的呼吸。此外，要注意观察新生儿的面色、口唇颜色等，如有发绀等情况，应立即通知医生。

（3）营养支持：由于呼吸困难，早产儿能量消耗较大，需提供足够的营养支持，帮助宝宝体力恢复。营养支持对于新生儿RDS的康复非常重要。在喂养方面，可以根据新生儿的病情和吸吮能力选择合适的喂养方式，如母乳喂养、鼻饲喂养等。如果新生儿的吸吮能力较弱，可以使用滴管或胃管进行喂养。

同时，要注意保证营养的均衡，提供足够的蛋白质、脂肪、碳水化合物、维生素和矿物质等营养物质。在喂养过程中，要注意观察新生儿的消化情况，如有呕吐、腹胀等情况，应及时调整喂养方案。

三、新生儿败血症

新生儿败血症是一种严重的感染性疾病，对新生儿的生命健康构成了极大的威胁。新生儿败血症通常是由于细菌通过血液传播引起的，患儿早期症状较为隐匿，但进展迅速，需及早识别。

1. 健康教育

（1）感染预防：新生儿免疫力较低，容易受到各种病原体的感染。因此，家属和照护者应注意手部清洁，这是预防感染的关键措施。在接触新生儿之前，要用肥皂和流动水洗手，或者使用乙醇洗手液进行消毒。避免直接接触病原体，如避免接触患有感染性疾病的人，避免让新生儿接触不洁的物品等。防止交叉感染也非常重要，如避免新生儿与其他患病的婴儿共用物品，避免在医院等公共场所停留时间过长等。

（2）及时就医：若新生儿出现发热、嗜睡、食欲不振、呼吸困难等症状，应立即就医进行血液检查，排除败血症可能。这些症状可能是新生儿败血症的早期表现，但也可能是其他疾病的症状，因此，需要进行详细的检查和诊断。血液检查是诊断新生儿败血症的重要手段之一，通过检测血液中的细菌计数、白细胞计数、C反应蛋白等指标，可以确定是否存在感染以及感染的严重程度。家属要了解这些症状的重要性，一旦发现新生儿出现这些症状，应立即就医，不要延误病情。

2. 康复护理

（1）抗生素治疗：确诊败血症后，通常需要使用抗生素治疗。抗生素是治疗新生儿败血症的主要药物，能够有效地杀灭细菌，控制感染。家属应遵医嘱按时给药，并监测婴儿的反应。在使用抗生素治疗期间，要注意观察新生儿的体温、心率、呼吸等生命体征，以及皮肤颜色、食欲、精神状态等变化。如果出现变态反应、胃肠道不适等不良反应，应及时通知医生。同时，要按照医生的要求进行复查，以确定感染是否得到控制。

（2）支持性治疗：在抗感染治疗的基础上，可能还需进行液体支持和营养支持，以帮助新生儿康复。液体支持可以纠正新生儿的水、电解质紊乱，维持正常的血液循环和代谢功能。营养支持可以提供足够的能量和营养物质，促进新生儿的体力恢复和生长发育。在进行支持性治疗时，要根据新生儿的具体情况进行调整，确保治疗的安全和有效。

（3）免疫支持：出院后，需加强新生儿的免疫支持，如按时接种疫苗，增强抵抗力，避免二次感染。疫苗是预防感染性疾病的有效手段之一，按时接种疫苗可以提高新生儿的免疫力，降低感染的风险。同时，要注意保持新生儿的生活环境清洁卫生，避免接触感染源。合理喂养也可以增强新生儿的免疫力，如母乳喂养可以提供丰富的免疫因子，有助于新生儿抵抗感染。此外，要注意给新生儿提供充足的睡眠和适当的运动，促进其身体的发育和免疫力的提高。

四、新生儿低血糖

新生儿低血糖是一种常见的新生儿疾病，尤其容易出现在早产儿、母亲患有糖尿病的婴儿及低体重儿中。这是因为早产儿的身体器官发育尚未完全成熟，其肝糖原储存能力和调节血糖的功能相对较弱；母亲患有糖尿病的婴儿，由于在胎儿期长期处于高血糖环境，其自身的胰岛素分泌可能会增加，出生后若未能及时调整，容易出现低血糖；而低体重儿身体的储备能力有限，也容易发生低血糖。

其表现形式多样，嗜睡是常见症状之一。新生儿在低血糖状态下，大脑能量供应不足，导致神经系统功能受到抑制，从而表现出嗜睡的状态。哭声弱也是低血糖的一个表现，由于身体虚弱，新生儿的哭声可能变得微弱无力。

喂养困难在低血糖新生儿中也较为常见，低血糖会影响新生儿的吸吮能力和食欲，使其难以正常进食。严重的情况下，甚至可能出现抽搐，这是因为低血糖导致大脑神经元异常放电，引起肌肉的不自主收缩。

1. 健康教育

（1）早期喂养：家属应在新生儿出生后尽早进行母乳喂养。母乳是新生儿最理想的食物，其中含有丰富的营养物质和免疫因子，同时也含有适量的葡萄糖，能够为新生儿提供足够的能量，预防低血糖的发生。初乳尤其珍贵，富含大量的免疫球蛋白和生长因子，对新生儿的健康发育至关重要。尽早开始母乳喂养，不仅可以满足新生儿的营养需求，还可以促进母婴之间的情感交流，建立良好的亲子关系。对于无法进行母乳喂养的新生儿，应及时给予配方奶喂养，确保婴儿获得足够的葡萄糖。

（2）症状识别：家属应了解新生儿低血糖的症状，以便及时发现问题并就医。嗜睡是低血糖的早期表现之一，家属应注意观察新生儿的睡眠状态，如果新生儿睡眠时间过长，不易唤醒，或者唤醒后很快又进入睡眠状态，应警惕低血糖的可能。无力吸吮也是一个重要的症状，新生儿在低血糖时，吸吮能力会减弱，表现为吃奶无力，吃奶时间延长或者吃奶量减少。

易怒是新生儿低血糖的另一个表现，新生儿可能会因为身体不适而变得烦躁不安，哭闹不止。手足抖动也是低血糖的症状之一，这是由于低血糖导致神经系统功能异常，引起肌肉的不自主收缩。如果家属发现新生儿出现上述症状，应立即带其就医，进行血糖检测，以便及时诊断和治疗。

2. 康复护理

（1）持续喂养：低血糖新生儿需要定时喂养，以确保摄入充足的糖分。母乳是首选的喂养方式，因为母乳中的营养成分最适合新生儿的生长发育需求，同时也含有适量的葡萄糖，可以帮助新生儿维持血糖水平。如果母乳不足，可以添加配方奶进行混合喂养。在喂养过程中，家属应注意观察新生儿的吸吮情况和吃奶量，确保新生儿能够摄入足够的食物。对于吸吮能力较弱的新生儿，可以使用小勺或者滴管进行喂养，避免呛奶。

（2）血糖监测：在康复期间，需定期监测婴儿的血糖水平。这可以通过使用血糖仪进行指尖采血检测来实现。家属应按照医生的建议，定期为新生儿检测血糖，并记录下检测结果。如果血糖水平不稳定，应及时向医生汇报，以便调整治疗方案。一般来说，新生儿的血糖水平应维持在一定的范围内，以确保其身体的正常代谢和生长发育。

（3）支持治疗：在医院中，对于低血糖严重的婴儿，可能需要通过静脉输注葡萄糖进行治疗。这是一种快速有效的治疗方法，可以迅速提高新生儿的血糖水平。家属应配合医护人员进行管理治疗，密切观察新生儿的生命体征和静脉输注情况，确保治疗的安全和有效。在静脉输注过程中，家属应注意观察新生儿的皮肤颜色、呼吸频率、心率等指标，如有异常应及时通知医护人员。同时，家属还应注意保持输注部位的清洁和干燥，避免感染。

五、新生儿湿肺

新生儿湿肺是指婴儿在出生后肺内残留过多的羊水，导致呼吸急促。这种情况常见于剖宫产新生儿或分娩过快的婴儿。剖宫产的新生儿由于没有经过产道的挤压，肺内的羊水不易排出，容易发生湿肺；分娩过快的婴儿，由于肺部在短时间内受到较大的压力变化，也容易导致羊水残留。

1. 健康教育

（1）早期识别：家属应了解湿肺的症状，以便及时发现问题并向医生咨询。呼吸急促是新生儿湿肺最主要的症状，表现为新生儿的呼吸频率明显加快，超过正常范围。鼻翼扇动也是湿肺的常见症状之一，新生儿在呼吸急促时，鼻翼会随着呼吸的节奏而扇动。

轻微呻吟也是湿肺的一个表现，这是由于新生儿呼吸困难，为了减轻呼吸的负担而发出的声音。如果家属发现新生儿出现上述症状，应立即向医生咨询，以便及时诊断和治疗。

（2）适当护理：剖宫产的新生儿尤其应注意护理。家属应避免婴儿在出生后受凉，为其提供温暖的环境。保持室内温度适宜，一般在 24～26℃。同时，要注意给新生儿保暖，可以使用柔软的毛毯或包被将其包裹起来，但要注意不要过紧，以免影响新生儿的呼吸和血液循环。此外，家属还应注意保持室内空气清新，定期通风换气，但要避免新生儿直接吹冷风。

2. 康复护理

（1）氧疗：若新生儿湿肺较严重，需在医生指导下进行氧气支持。这可以帮助婴儿排出多余液体，改善呼吸。氧疗的方式有多种，如鼻导管吸氧、面罩吸氧等。医生会根据新生儿的病情选择合适的氧疗方式。在氧疗过程中，家属应密切观察新生儿的呼吸情况和面色，如有异常应及时通知医护人员。同时，家属还应注意保持氧疗设备的清洁和通畅，避免感染。

（2）监测呼吸：家属需观察婴儿的呼吸频率和深度，注意是否有呼吸困难的迹象。可以通过观察新生儿的胸廓起伏、鼻翼扇动等情况来判断其呼吸是否正常。在观察呼吸的过程中，家属应注意保持安静，避免干扰新生儿的呼吸。

（3）定时喂养：在康复过程中，婴儿可能由于呼吸困难影响吸吮，家属应耐心喂养，提供充足的营养支持。可以采用少量多次的喂养方式，避免新生儿一次吃得过多而加重呼吸困难。同时，家属还应注意观察新生儿的吃奶情况，如有呛奶、吐奶等情况应及时处理。对于吸吮能力较弱的新生儿，可以使用小勺或者滴管进行喂养，确保其摄入足够的营养。

六、新生儿脐炎

脐炎是新生儿脐带感染引起的炎症，表现为脐带根部红肿、流脓或有异味。若不及时治疗，可能会引发更严重的全身感染。这是因为新生儿的免疫系统尚未完全发育成熟，对感染的抵抗力较弱，一旦脐带感染扩散，容易引起败血症等严重并发症。

1. 健康教育

（1）脐部护理：在脐带脱落前，家属应保持新生儿脐部清洁和干燥，避免水分进入。这是预防脐炎的关键措施。在给新生儿洗澡时，可以使用防水贴将脐带部位保护起来，避免沾水。

同时，要注意保持脐带周围的皮肤清洁，可以用柔软的纱布或棉球蘸取温水轻轻擦拭脐带周围的皮肤，但要避免用力擦拭脐带根部。清洁脐部时可以用乙醇擦拭，防止感染。乙醇具有杀菌消毒的作用，可以有效地预防脐炎的发生。在使用乙醇擦拭时，要注意从脐带根部向外围擦拭，避免反复擦拭同一部位，以免损伤脐带。

（2）及时发现：若脐部出现红肿、渗液或发臭等情况，应立即就医处理。这些症状是脐炎的典型表现，一旦出现，说明脐带已经发生感染，需要及时进行治疗。家属应密切观察新生儿的脐带情况，如有异常应及时带其就医，不要自行处理，以免延误病情。

2. 康复护理

（1）局部护理：脐炎轻症可通过局部消毒治疗。每日使用医用消毒剂清理脐部，如碘伏、双氧水等。在消毒时，要注意先将脐带周围的皮肤清洁干净，然后用消毒棉球蘸取消毒剂轻轻擦拭脐带根部，注意不要用力擦拭，以免损伤脐带。消毒后，可以用干净的纱布或棉球覆盖脐带部位，保持其清洁和干燥。

（2）抗生素治疗：若感染严重，医生可能会开具抗生素进行全身治疗。家属应遵医嘱按时用药，并密切监测感染情况。在使用抗生素治疗期间，家属要注意观察新生儿的体温、食欲、精神状态等指标，如有异常应及时向医生汇报。同时，家属还应注意给新生儿补充足够的水分，以促进药物的代谢和排泄。

参考文献

[1] 韩伟 . 妇产科疾病诊疗实践 [M]. 长春：吉林科学技术出版社，2019.

[2] 曹江珊 . 现代妇产科疾病诊疗进展 [M]. 长春：吉林科学技术出版社，2020.

[3] 孙延霞 . 新编妇产科疾病诊疗与护理精要 [M]. 长春：吉林科学技术出版社，2019.

[4] 王生玲 . 新编临床妇产科疾病诊疗学 [M]. 西安：西安交通大学出版社，2018.

[5] 张绍荣 . 临床妇产科疾病诊疗学 [M]. 天津：天津科学技术出版社，2018.

[6] 张庆悦，施丽洁 . 中西医结合妇产科疾病诊疗学 [M]. 西安：西安交通大学出版社，
   2014.

[7] 伍雪梅 . 实用妇产科疾病临床诊疗学 [M]. 长春：吉林科学技术出版社，2023.

[8] 魏利，林圣纳，刘蓓 . 妇产科临床疾病诊疗与护理 [M]. 世界图书出版广东有限公司，
   2021.

[9] 位玲霞，高新珍，阎永芳，等 . 妇产科疾病的临床诊疗与护理 [M]. 北京：中国纺织出版社，
   2022.

[10] 张靖霄，张志敏 . 妇产科疾病观察与护理技能 [M]. 北京：中国医药科技出版社，
   2019.

[11] 李国先，刘洪菊，张雪芹 . 妇产科常见疾病护理 [M]. 北京：中国工人出版社，2008.

[12] 李桂芳，孙翠珍，房冬梅 . 新编常见妇产科疾病的诊疗与护理 [M]. 云南出版集团公司；
   昆明：云南科技出版社，2009.

[13] 荆菁 . 妇产科疾病现状与进展 [M]. 沈阳：辽宁科学技术出版社，2022.

[14] 宋艳 . 精编妇产科疾病诊治要点与技巧 [M]. 长春：吉林科学技术出版社，2023.